中国营养学会特殊营养分会

老年营养与认知功能维护
——科学证据评价

顾　问　程义勇　孙建琴

主　编　蒋与刚

副主编　黄承钰　黄国伟　肖　荣　朱惠莲

北京大学医学出版社

LAONIAN YINGYANG YU RENZHI GONGNENG WEIHU——KEXUE ZHENGJU
PINGJIA

图书在版编目（CIP）数据

老年营养与认知功能维护：科学证据评价 / 蒋与刚
主编 . -- 北京：北京大学医学出版社，2024. 8.
ISBN 978-7-5659-3200-7

Ⅰ. R153.3；R749.1

中国国家版本馆 CIP 数据核字第 20241V6X65 号

老年营养与认知功能维护——科学证据评价

主　　编：蒋与刚
出版发行：北京大学医学出版社
地　　址：（100191）北京市海淀区学院路 38 号　北京大学医学部院内
电　　话：发行部 010-82802230；图书邮购 010-82802495
网　　址：http://www.pumpress.com.cn
E-mail：booksale@bjmu.edu.cn
印　　刷：中煤（北京）印务有限公司
经　　销：新华书店
策划编辑：董采萱
责任编辑：张李娜　　责任校对：靳新强　　责任印制：李　啸
开　　本：787 mm×1092 mm　1/16　印张：31.25　字数：795 千字
版　　次：2024 年 8 月第 1 版　2024 年 8 月第 1 次印刷
书　　号：ISBN 978-7-5659-3200-7
定　　价：158.00 元

编写委员会名单

肖　荣　首都医科大学

杨红澎　天津农学院

余　清　温州医科大学

查宇亮　四川大学

翟军亚　河南省肿瘤医院

张国雄　达能营养中心

张　坚　中国疾病预防控制中心营养与健康所

周继昌　中山大学

周　俭　北京中医药大学

周政华　川北医学院

朱惠莲　中山大学

祝建洪　温州医科大学

审稿专家

曹建民　北京体育大学

王志宏　中国疾病预防控制中心营养与健康所

殷召雪　中国疾病预防控制中心营养与健康所

李　峻　四川大学华西医院

秘　书

王　锋　周政华　徐雅馨　毛沛钰

特别鸣谢

中国营养学会

达能营养中心（中国）

序

国家卫生健康委员会发布的统计资料显示，2021年我国人均预期寿命达到78.2岁。这个数据不仅表明中国居民比以前活得更长，而且标志着中国在社会、经济和国民健康等方面的发展都取得了长足的进步。但从另一个角度来看，人均预期寿命的提高意味着老龄人群的增多以及老年保健工作愈益重要。

当人们步入老年期以后，大脑与其他器官一样，都可能出现组织和功能退化的问题。即使是正常老年人，也会有理解能力和反应速度减退的表现；如果不幸发展到认知功能障碍乃至痴呆的疾病阶段，则老年人的整体健康状况和生活自理能力都会受到严重影响。

在这个背景下，《老年营养与认知功能维护——科学证据评价》一书由北京大学医学出版社出版发行。这本专著的问世，对于推动我国营养与神经-认知科学的研究，对于主动采取营养措施，延缓脑衰老，预防痴呆，具有重要的学术和实用价值。进一步讲，对于促进我国广大老年人群实现健康老龄化也具有积极意义。作为一名长期从事营养与脑健康研究的学者，我感到由衷的高兴，并表示热烈祝贺！

本书系统介绍了营养素、食物、膳食、运动、睡眠、心理、社交等多种因素与老年认知功能及认知相关疾病的关系，并按照循证营养学原则，对其科学证据的等级进行了评价。此外，作者还精心绘制了维护大脑健康、防治痴呆的扇形图，提出了平衡膳食、科学运动、良好心态、优质睡眠、生活规律和功能维护六大策略。上述内容紧密结合实践，为我国两亿多老年人提供了延缓脑衰老的科学指导。

《老年营养与认知功能维护——科学证据评价》由中国营养学会特殊营养分会主任委员蒋与刚教授领衔，组织国内40余名从事营养与心理、老年营养、运动营养等相关研究的学者，历时3年、数易其稿、精心编写完成。当读者阅读本书的一篇篇内容时，就可以领略到其中蕴含着他们付出的艰辛劳动和精益求精的态度。

这本专著的出版是继2022年《维护老年人认知功能营养专家共识》发布之后，我国科技人员在营养与脑健康研究领域取得的又一个重要学术成果，也是继《中国老年人膳食指南（2022）》之后，落实老年人群营养改善行动的重要举措。衷心希望我国有更多的学者投身于营养与神经-认知科学的研究中，不断取得新的成就！

营养学研究员
中国营养学会前任理事长
2024年1月

前　言

进入新世纪，脑科学的研究备受瞩目。新近，国家科技部布局了科技创新 2030—"脑科学与类脑研究"重大项目，拉开了"中国脑计划"研究的序幕，彰显了国家对脑科学研究的重视。该重大项目包括脑认知原理解析、认知障碍相关重大脑疾病发病机制与干预技术研究、类脑计算与脑机智能技术及应用、儿童青少年脑智发育研究、技术平台建设以及青年科学家项目。

良好的认知功能是成功衰老的必备条件，努力发挥认知功能是预防认知功能障碍和痴呆的根本措施。根据国家统计局发布的信息，2023 年末，我国 60 岁及以上人口为 2.9697 亿人，占 21.1%，其中 65 岁及以上人口为 2.1676 亿人，占 15.4%。按照老龄化社会划分标准，我国已进入中度 / 全面老龄化社会。2020 年流行病学调查显示，我国 60 岁以上老人中有 1507 万痴呆患者，占全球痴呆患者的 32%，而阿尔茨海默病患者多达 983 万人（65.23%）。我国已成为世界上痴呆患者最多且增长速度最快的国家，这势必给社会和家庭带来沉重负担。阿尔茨海默病已成为继心血管疾病、恶性肿瘤、脑卒中之后老年人的第 4 位死因。我国痴呆的直接经济负担 2020 年约为 3173.53 亿元，预计 2050 年将高达 7453.21 亿元。然而，对于痴呆目前尚缺乏有效治疗手段。

老年认知功能与营养、运动、睡眠、心理、社交等因素密切相关。老年营养与认知领域已成为营养学一个重要的研究方向。营养与老年认知功能的主要科学问题可归纳为以下五个方面：①营养素、食物、膳食与老年认知功能的关系。②维持老年认知功能的营养素适宜摄入量。③预防认知功能衰退、降低痴呆及其他常见认知相关疾病发生风险的营养学措施。④营养干预改善老年认知功能的相关机制。⑤精神和心理疾患的营养干预及其生物学机制。相关研究成果将为维护老年认知功能、延缓老年认知衰退以及阿尔茨海默病的发生和发展提供营养学措施，必将有利于我国健康老龄化的实现。

《老年营养与认知功能维护——科学证据评价》包括五篇二十章和五个附录。主要内容涉及营养与老年认知功能概论，营养素、食物、膳食、运动、睡眠、心理和社交与老年认知功能关系的最新进展和科学证据，以及维护老年人认知功能营养专家共识的推荐意见。其中附录一"本书涉及的重要概念和术语"均源于相关专著或重要文献。

在中国营养学会指导和达能营养中心（中国）支持下，中国营养学会特殊营养分会联合老年营养分会、营养与神经科学分会以及中国老年学和老年医学学会营养食品分会、中国老年医学学会营养与食品安全分会，组织多学科领域知名专家，共同编写完成了《维护老年人认知功能营养专家共识》，已于 2022 年 12 月在达能营养中心第二十四届学术研讨会上发布，同月在《营养学报》发表。随后组织完成了本专著的编写工作。

需要指出的是，本专著主要纳入老年人营养与认知领域的最新研究成果，但考虑到中年人是老年人的后备军，他们的体力和智力也在悄然下降，同样值得认真关注，故本专著也部分纳入中老年人的研究成果。因此，本书研究结果可适用于中老年人认知功能维护和保健。另外，由于缺乏高质量的人群研究证据，对于某些因素与老年认知功能及相关疾病的关系，仍然无法进行科学证据评价，有待今后补充完善。同时，由于纳入的国内外研究文献来自不同国家和地区、涉及不同研究目的，部分营养素、膳食的种类、用量和使用范围仅供参考，作者难以对其维护认知的效果做出评价。

衷心感谢参加本书编写的所有专家！也希望有更多的营养界同仁进入营养与老年认知功能这一研究领域，共同促进营养与神经科学研究的发展，为实现全生命周期的脑健康营养保障作出新的更大贡献！

特别感谢中国营养学会杨月欣理事长的指导以及达能营养中心（中国）的大力支持！感谢担任《维护老年人认知功能营养专家共识》编制技术顾问的程义勇、孙建琴两位教授，他们分别在营养与神经科学、老年营养学领域有很深的造诣！也要感谢北京体育大学曹建民教授、中国疾病预防控制中心营养与健康所王志宏教授和殷召雪教授、四川大学华西医院李峻主任医师的精心审阅以及北京大学医学出版社董采萱编辑的辛勤劳动与重要意见！

由于水平所限，书中肯定存在诸多不足之处，敬请大家批评指正！

营养学研究员

中国营养学会特殊营养分会主任委员

2024 年 1 月

目　　录

第一篇　概　论

第二篇　营养素与老年认知功能

第三篇　食物、膳食与老年认知功能

第四篇　黄酮类化合物、肠道菌群与老年认知功能

第五篇　其他生活方式与老年认知功能

附录

第一篇 概　　论

《老年营养与认知功能维护—科学证据评价》一书包括五篇。第一篇是概论，第二篇是营养素与老年认知功能，第三篇是食物、膳食与老年认知功能，第四篇是其他膳食成分、肠道菌群与老年认知功能，第五篇是运动、睡眠和心理与老年认知功能。

本篇为概论，首先是营养与老年认知功能概述，然后阐述老年认知功能影响因素以及营养与老年认知功能的研究方法，最后介绍维护老年认知功能六大策略及本专著的内容框架。

第一章　营养与老年认知功能概述

本章重点讨论脑结构和认知功能，并介绍常见老年认知相关疾病的特点。

第一节　脑结构与认知功能

中枢神经系统（central nervous system，CNS）由脑和脊髓组成。人脑的平均重量占体重的比例不超过 2%，但却拥有非常复杂而强大的功能，可全面调节与整合体内各系统和器官的生理活动，其中认知功能是脑的主要功能之一[1]。认知（cognition）是指人脑接受外界信息，经过加工处理，转换成内在的心理活动，从而获取知识和应用知识的过程。它包括记忆、语言、视空间、执行、计算和理解判断等方面。人脑分为大脑、间脑、脑干、小脑几个部分[2]，不同的脑结构及组成影响认知功能的领域各不相同。

一、大脑

大脑又称大脑半球（cerebral hemisphere），其表面由大脑皮质所覆盖，在脑表面形成脑沟和脑回，内部为白质、基底核及侧脑室。两侧大脑半球由胼胝体连接。每侧大脑半球借中央沟、大脑外侧裂和其延长线、顶枕沟和枕前切迹的连线分为额叶、顶叶、颞叶和枕叶，根据功能又有不同分区。此外，大脑还包括位于大脑外侧裂深部的岛叶和位于半球内侧面的由边缘叶、杏仁核、丘脑前核、下丘脑等组成的边缘系统。

两侧大脑半球的功能不完全对称，按功能分优势半球和非优势半球。优势大脑半球为语言、逻辑思维、分析综合及计算功能等方面占优势，多位于左侧，只有一小部分右"优势"手和约半数左"优势"手可能在右侧。非优势大脑半球多位于右侧，主要在音乐、美术、综合能力、空间、几何图形和人物面容的识别及视觉记忆功能等方面占优势。如果不同部位的大脑发生损害，会产生不同的认知功能障碍的临床症状。

1. 额叶

额叶（frontal lobe）占大脑半球表面的前 1/3，位于外侧裂上方和中央沟前方，是大脑半球主要功能区之一。前端为额极，外侧面以中央沟与顶叶分界，底面以外侧裂与颞叶分界，内侧面以扣带沟与扣带回分界。中央沟前有与之略平行的中央前沟，两沟之间为中央前回，是大脑皮质运动区。中央前回前方从上向下有额上沟及额下沟，将额叶外侧面的其余部分分为额上回、额中回和额下回。

额叶的主要功能与执行功能、精神、语言和随意运动有关，其主要功能区包括：①皮质运动区；②运动前区；③皮质侧视中枢；④书写中枢；⑤运动性语言中枢（Broca 区）；⑥额叶前部。其中与认知关系较大的为：Broca 区，主要管理语言运动；额叶前部，有广泛的联络纤维，与记忆、判断、抽象思维、情感和冲动行为有关。额叶病变可引起言语交流能力障碍，常见于 Broca 失语、经皮质运动性失语等；执行功能障碍常见于血管性痴呆、阿尔茨海默病、帕金森病性痴呆、进行性核上性麻痹、路易体痴呆和额颞叶痴呆等。

2. 顶叶

顶叶（parietal lobe）位于中央沟后、顶枕沟前和外侧裂延线的上方。前面以中央沟与额叶分界，后面以顶枕沟和枕前切迹的连线与枕叶分界，下面以外侧裂与颞叶分界。中央沟与中央后沟之间为中央后回，为大脑皮质感觉区。中央后回后面有横行的顶间沟，将顶叶分为顶上小叶和顶下小叶。顶下小叶由围绕外侧裂末端的缘上回和围绕上沟终点的角回组成。顶叶的主要功能分区包括：①皮质感觉区；②运用中枢；③视觉性语言中枢，又称阅读中枢。顶叶的病变与记忆、失认、失用等认知功能相关。优势半球顶叶的病变与观念运动性失用有关，非优势半球顶叶或顶枕联合区的病变与穿衣失用、结构性失用相关。

3. 颞叶

颞叶（temporal lobe）位于外侧裂的下方，顶枕沟前方。以外侧裂与额、顶叶分界，后面与枕叶相邻。叶前端为极，外侧面有与外侧裂平行的上沟以及底面的下沟，两沟界定了上回、中回和下回。颞上回的一部分掩入外侧裂中，为横回。颞叶的主要功能区包括：①感觉性语言中枢（Wernicke 区）；②听觉中枢；③嗅觉中枢；④叶前部；⑤叶内侧面。尤其后两个功能区与记忆、精神、行为和比较等高级神经活动有关，海马是其中的重要结构。因此，颞叶病变常与记忆、听觉性失语、失认等认知功能相关，海马区萎缩是阿尔茨海默病的重要病理表现。

4. 枕叶

枕叶（occipital lobe）位于顶枕沟和枕前切迹连线的后方，为大脑半球后部的小部分。其后端为枕极，内侧面以距状裂分成楔回和舌回。围绕距状裂的皮质为视中枢，亦称纹状区，接受外侧膝状体传来的视网膜视觉冲动。距状裂上方的视皮质接受上部视网膜传来的冲动，下方的视皮质接受下部视网膜传来的冲动。枕叶主要与视觉有关，其病变与视觉失认、视觉记忆相关。

5. 岛叶

岛叶（insular lobe）又称脑岛（insula），呈三角形岛状，位于外侧裂深面，被额、顶、颞叶所覆盖。岛叶损害多引起内脏运动和感觉的障碍。

6. 边缘叶

边缘叶（limbic lobe）由半球内侧面位于胼胝体周围和侧脑室下角底壁的一圆弧形结构构成，包括隔区、扣带回、海马回、海马旁回和钩回。边缘叶与杏仁核、丘脑前核、下丘脑、中脑被盖、岛叶前部、额叶眶面等结构共同组成边缘系统。边缘系统与网状结构和大脑皮质有广泛联系，参与高级神经、精神（情绪和记忆等）和内脏的活动。边缘系统损害时可出现情绪及记忆障碍、行为异常、幻觉、反应迟钝等精神障碍及内脏活动障碍。

二、内囊

内囊（internal capsule）是宽厚的白质层，位于尾状核、豆状核及丘脑之间，其外侧为豆状核，内侧为丘脑，前内侧为尾状核，由纵行的纤维束组成，向上呈放射状投射至皮质各部。在水平切面上，内部形成尖端向内的钝角形，分为前肢、后肢和额桥束膝部。内囊受损可导致失语，表现为语言流利性降低，语速慢，理解基本无障碍，常常用词不当。

三、基底神经节

基底神经节（basal ganglia）亦称基底核（basal nucleus），位于大脑白质深部，其主要由尾状核、豆状核、屏状核、杏仁核组成，另外红核、黑质及丘脑底核也参与基底核系统的组成。基底核是锥体外系统的中继站，各核之间有密切的纤维联系，其经丘脑将信息上传至大脑皮质，又经丘脑将冲动下传至豆状核结构中的苍白球，再通过红核、黑质、网状结构等影响脊髓下运动神经元。基底神经节受损可导致失语，表现为语言流利性降低，语速慢，理解基本无障碍，常常用词不当。基底神经节与大脑皮质及小脑协同调节随意运动、肌张力和姿势反射，也参与复杂行为的调节。

四、间脑

间脑（diencephalon）位于两侧大脑半球之间，是脑干与大脑半球连接的中继站。间脑前方以室间孔与视交叉上缘的连线为界，下方与中脑相连，两侧为内囊。左右间脑之间的矢状窄隙为第三脑室，其侧壁为左右间脑的内侧面。间脑包括丘脑（thalamus）、上丘脑（epithalamus）、下丘脑（hypothalamus）和底丘脑（subthalamus）四部分。丘脑是各种感觉（嗅觉除外）传导的皮质下中枢和中继站，其对运动系统、感觉系统、边缘系统、上行网状系统和大脑皮质的活动发挥着重要影响。

五、脑干

脑干（brain stem）上连间脑，下接脊髓，包括中脑、脑桥和延髓。脑干病变大都出现交叉性瘫痪，即病灶侧脑神经周围性瘫痪和对侧肢体中枢性瘫痪及感觉障碍。脑干病变多见于血管病、肿瘤和多发性硬化等。

六、小脑

小脑（cerebellum）位于颅后窝，小脑幕下方，脑桥及延髓的背侧。上方借小脑幕与枕叶隔开，下方为小脑延髓池，腹侧为脑桥和延髓，其间为第四脑室。小脑的中央为小脑蚓部，两侧为小脑半球。根据小脑表面的沟和裂，小脑分为三个主叶，即绒球小结叶、前叶和后叶。小脑主要维持躯体平衡，控制姿势和步态，调节肌张力和协调随意运动的准确性。也有研究指出，小脑与记忆相关。

第二节　常见老年认知相关疾病

常见的老年认知相关疾病包括阿尔茨海默病（Alzheimer's disease，AD）及其早期阶段轻度认知障碍（mild cognitive impairment，MCI）、血管性认知障碍（vascular cognitive impairment，VCI）、帕金森病性痴呆（Parkinson disease dementia，PDD）、路易体痴呆（dementia with Lewy body，DLB）以及其他类型的痴呆。上述不同疾病，其认知功能的改变各有不同。

1. 阿尔茨海默病

阿尔茨海默病是以进行性认知功能障碍、记忆丧失、行为异常及日常生活能力降低为主要特征的一种中枢神经系统退行性疾病，占所有类型痴呆的 50% ～ 70%，好发年龄主要在 60 ～ 70 岁[3]。阿尔茨海默病的发生和发展是一个长期的临床连续过程，根据认知障碍的严重程度，一般分为阿尔茨海默病临床前阶段[4]、阿尔茨海默病源性轻度认知障碍阶段[5]和阿尔茨海默病痴呆阶段[6]。在阿尔茨海默病的发病过程中，神经病理损伤可在临床症状出现前十余年甚至数十年开始，并逐渐加重；出现临床症状后经历数年至十余年的进展，患者从仅有轻度认知受损症状发展到完全失去生活自理能力[7]。

（1）阿尔茨海默病临床前阶段的认知功能：2011 年美国国立老化研究所和阿尔茨海默病协会（National Institute on Aging-Alzheimer's Association，NIA-AA）提出的阿尔茨海默病诊断指南中明确提出了阿尔茨海默病临床前阶段的概念[4]。主要指患者脑内已存在逐渐进展的阿尔茨海默病病理变化，但仍无明确临床症状，或存在明确的阿尔茨海默病相关病理改变证据，但尚未达到轻度认知障碍或痴呆的标准。

（2）阿尔茨海默病源性轻度认知障碍阶段的认知功能：轻度认知障碍（MCI）是指记忆或其他认知功能较相同年龄和教育背景的人群明显受损，但尚未显著影响日常生活能力，未达到痴呆标准[8]。根据患者认知受损模式不同，可将轻度认知障碍分为单认知域遗忘型、多认知域遗忘型、单认知域非遗忘型和多认知域非遗忘型四个亚型，其中遗忘型轻度认知障碍与阿尔茨海默病的关系可能更为密切。对于阿尔茨海默病源性轻度认知障碍，除上述认知表现外，同时伴有提示阿尔茨海默病病理过程或符合阿尔茨海默病神经损伤特征的生物标志物，如 Aβ 沉积、脑脊液 tau 蛋白水平、特征性脑萎缩表现等。研究显示，我国 60 岁以上老年人轻度认知功能障碍的患病率已高达 15.5%，且 50% 以上的轻度认知障碍患者可在 5 年内进展为痴呆。轻度认知障碍的全球患病率难以估计，部分原因是诊断标准不同，导致 65 岁或以上成年人的患病率估计范围很广（3% ～ 42%）。

（3）阿尔茨海默病痴呆阶段的认知功能：出现认知和行为障碍，Aβ 和 tau 蛋白阳性。

出现哭笑无常、情感淡漠、丧失语言能力，不能完成简单的日常生活事项，如穿衣、行走、进食等，丧失与外界接触的能力。

2. 血管性认知障碍

血管性认知障碍（VCI）也叫血管性痴呆（vascular dementia，VaD），是仅次于阿尔茨海默病的第二常见痴呆病因。血管性认知障碍是包括了血管源性因素导致的认知功能障碍由轻至重的连续过程，包括血管性轻度认知障碍（mild vascular cognitive impairment，mVCI）和血管性痴呆[9]。血管性痴呆的病因是脑缺血引起的脑血管疾病，包括脑出血和脑梗死，导致认知功能下降。目前关于血管性痴呆的原因指向老年认知能力下降的多种因素，其中血管因素，如动脉粥样硬化、动脉硬化、微小梗死（microinfarct）和淀粉样血管病与其他神经变性标志物一起发挥重要作用。脑血管疾病会出现在大多数痴呆症患者身上，卒中后痴呆的风险增加约2倍，预防复发性卒中仍然是预防血管性痴呆的基石[10]。

（1）血管性轻度认知障碍的认知功能：日常能力基本正常，复杂的工具性日常能力有轻微下降，但未达到痴呆的诊断标准。目前国际上尚无法根据受累的认知领域将血管性轻度认知障碍分为多种亚型，这也是未来需要研究的重要方向。

（2）血管性痴呆的认知功能：认知功能障碍明显损害其日常生活能力、职业或社交能力，符合痴呆诊断标准，具备与临床特征一致的脑血管病影像学证据，且不能用其他脑疾病或系统性障碍来更好地解释的脑血管病所致痴呆。血管性痴呆主要分为四个亚型：①卒中后痴呆；②皮质下缺血性血管性痴呆；③多发梗死（皮质）性痴呆；④混合性痴呆。

血管性痴呆认知功能的特征：大血管梗死最常损害的领域是语言、执行、记忆、注意力，小血管病变最常损害的领域是执行功能和信息处理速度[11-12]。因此，复杂注意（包括加工速度）和额叶执行功能显著下降被认为是与血管性病因一致的最突出的临床特征[13]。

3. 帕金森病性痴呆

帕金森病（Parkinson disease，PD）是一种中老年人常见的以运动症状（运动迟缓、静止性震颤、肌强直等）和非运动症状（包括认知功能障碍在内的神经精神症状、自主神经功能障碍、睡眠-觉醒障碍、嗅/视觉障碍等）为临床特征的神经系统退行性疾病。

认知功能障碍在帕金森病中较为常见，但发生时间及特征存在个体差异，帕金森病性轻度认知障碍（PD mild cognitive impairment，PD-MCI）可进展为帕金森病性痴呆（PD dementia，PDD），中晚期帕金森病患者出现帕金森病性痴呆的风险较高[14]。帕金森病性痴呆早期记忆损害可能不严重，但是随病程进展，记忆力减退则会变得非常明显。与阿尔茨海默病患者记忆损害（获得新知识和整合困难）相比，帕金森病性痴呆患者的记忆损害较轻，表现为回忆障碍。一般主要表现为注意力、执行功能和解决问题的能力、语言流畅性以及视空间能力的缺陷。

（1）PD-MCI的认知功能：有证据显示，在帕金森病早期阶段就可能发生不同程度的认知障碍，由于不足以使其功能的独立性受到严重影响，PD-MCI大多在临床上不易被发现。PD-MCI的主要特征是额叶执行缺陷，即加工处理速度，注意力和工作记忆力，设置转换、计划和无提示回忆等能力的下降[15-16]。

（2）PDD的认知功能：帕金森病性痴呆患者总体属于皮质下痴呆，以认知功能障碍、记忆力减退、思维迟缓、注意力及执行功能障碍等皮质下损害症状较突出，易有抑郁、人格改变和情绪波动、视幻觉、妄想等精神障碍，而失语、失认、失用等皮质损害的表现相对较轻且少[17]。

4.其他认知相关疾病

（1）路易体痴呆（DLB）：是发病率仅次于阿尔茨海默病的原发性变性痴呆。其主要的临床特点为波动性认知功能障碍、视幻觉和类似帕金森病的运动症状，患者的认知障碍常在运动症状之前出现，主要病理特征为路易体（Lewy body，LB），其广泛分布于大脑皮质及脑干[18]。

（2）亨廷顿病（Huntington's disease，HD）：又称亨廷顿舞蹈症，是一种常染色体显性遗传的神经退行性疾病，其典型特征为舞蹈样不自主动作和进行性认知功能衰退。早期可以出现迟钝、情感淡漠、懒散、注意力不集中、理解力差，但是记忆障碍不像阿尔茨海默病那样明显。判断力较多受损，但是定向力、自制力大多保存。智力障碍有时可以作为首发症状，但舞蹈症出现后认知功能障碍往往加重。亨廷顿病性痴呆与阿尔茨海默病痴呆不同，患者执行功能差，记忆力、解决问题的能力以及语言功能均减退，但往往没有失语、失用及失认等障碍。

（3）多发性硬化症（multiple sclerosis，MS）：是一种慢性、炎症性和自身免疫性中枢神经系统疾病，可引起广泛的髓鞘局灶性退化、各种轴突以及神经元损伤，最终致残。其主要症状为记忆力下降、智力下降和运动障碍等。

（4）肌萎缩侧索硬化（amyotrophic lateral sclerosis，ALS）：是一种神经元变性疾病，多见于中老年人，以发音不清、吞咽困难和肌萎缩为主要特征。20%～50%的肌萎缩侧索硬化患者会患认知障碍，主要是额颞叶痴呆[3，19]。

（席元第　肖　荣）

参考文献

［1］程义勇，钱令嘉，蒋与刚.营养与脑健康［M］.北京：人民军医出版社，2015.

［2］贾建平，陈生弟.神经病学［M］.北京：人民卫生出版社，2021.

［3］杨月欣，葛可佑.中国营养科学全书［M］.2版.北京：人民卫生出版社，2019.

［4］Sperling RA，Aisen PS，Beckett LA，et al. Toward defining the preclinical stages of Alzheimer's disease：recommendations from the National Institute on Aging Alzheimer's Association work groups on diagnostic guidelines for Alzheimer's disease［J］.Alzheimers Dement，2011，7（3）：280-292.

［5］2018 中国痴呆与认知障碍诊治指南（五）：轻度认知障碍的诊断与治疗［J］.中华医学杂志，2018，98（17）：1294-1301.

［6］2018 中国痴呆与认知障碍诊治指南（二）：阿尔茨海默病诊治指南［J］.中华医学杂志，2018，98（13）：971-977.

［7］Morris JC. Early-stage and preclinical Alzheimer disease［J］.Alzheimer Dis Assoc Disord，2005，19（3）：163-165.

［8］杨青，贾杰.阿尔茨海默病相关指南及专家共识解读——全周期康复新视角［J］.中国医刊，2021，56（1）：22-27.

［9］Skrobot OA，Black SE，Chen C，et al. Progress toward standardized diagnosis of vascular cognitive impairment：Guidelines from the vascular impairment of cognition classification consensus study［J］.Alzheimers Dement，2018，14（3）：280-292.

［10］Wolters FJ，Ikram MA. Epidemiology of vascular dementia［J］. Arterioscler Thromb Vasc Biol，2019，39（8）：1542-1549.

［11］American Psychiatric Association. Diagnostic and statistical manual of mental disorders. 4th ed. text revision（DSM-Ⅳ-TR）［M］. Arlington：American Psychiatric Association，2000.

［12］Edwards JD，Jacova C，Sepehry AA，et al. A quantitative systematic review of domain specific cognitive impairment in lacunar stroke［J］. Neurology，2013，80（3）：315-322.

［13］American Psychiatric Association. Diagnostic and statistical manual of mental disorders（DSM-5）［M/OL］. 2018.

［14］帕金森病非运动症状管理专家共识（2020）［J］. 中华医学杂志，2020，100（27）：2084-2091.

［15］Martinez-Horta S，Kulisevsky J. Mild cognitive impairment in Parkinson's disease. J Neural Transm（Vienna），2019，126（7）：897-904.

［16］Aarsland D，Creese B，Politis M，et al. Cognitive decline in Parkinson disease. Nat Rev Neurol，2017，13（4）：217-231.

［17］盛树力. 老年性痴呆及相关疾病［M］. 北京：科学技术文献出版社，2006.

［18］李延峰，纪勇，李晓光，等. 路易体痴呆诊治中国专家共识［J］. 中华老年医学志，2015，34（4）：339-344.

［19］Burgos R，Bretón I，Cereda E，et al. ESPEN guideline clinical nutrition in neurology. Clin Nutr，2018，37（1）：354-396.

第二章　老年认知功能影响因素

认知（cognition）是指人脑接受外界信息，经过加工处理，转换成内在的心理活动，从而获取知识或应用知识的过程。认知功能包括记忆、学习、定向、理解、判断、计算、语言、视空间功能及分析解决问题能力，涉及识别记忆、理解分析、执行实施、分析判断、检查评价、计划创造等多个方面。

老年人随着年龄增大，身体功能下降，认知功能也有不同程度降低，认知相关疾病有不同程度加重，或发展为痴呆。世界卫生组织（WHO）在 2017 年报告[1]，越来越多的证据表明，痴呆与非传染性疾病及生活方式相关危险因素有密切关系。这些危险因素包括缺乏运动、肥胖、不平衡饮食、吸烟酗酒、糖尿病和中年高血压、社会孤立、中年抑郁症等。

本章将分别介绍生理病理因素、营养膳食因素和其他生活方式等因素对老年认知功能的影响及其可能机制。识别、选择、掌握这些影响因素对维持老年认知功能十分有益。

第一节　生理病理因素

一、年龄和性别

1. 高龄与认知功能

随着年龄增长，认知功能障碍的患病率逐年增加已成共识[2]。Darren 等的分析显示，来自不同国家、民族、文化群体的认知功能随年龄增加而下降[3]，但存在个体、人群间差异。

认知功能障碍与增龄密切相关，我国 85 岁以上高龄老人痴呆发病率达 30% 左右[4]。Zaninotto 等的横断面调查发现，85 岁及以上高龄老人认知功能障碍发生率高于 85 岁以下老人，两者间有统计学差异；其中 60 ～ 64 岁组认知功能损害为 9.12%，65 ～ 69 岁组为 10.65%，70 ～ 74 岁组为 16.53%，75 ～ 79 岁组为 20.0%，80 岁以上组达 24.48%[5]。轻度认知障碍为老年认知功能障碍的早期症状，及早干预与之相关的各种危险因素能延缓 / 阻止轻度认知障碍病情发展[6]。尽管低于 85 岁以下老人有更好的认知可塑性与能量及营养素的储备力，但仍应重视早期认知功能改变症状的识别并重视个体原有自身功能的异质性。

2. 性别与认知功能

雌激素（E_2）、睾酮（T）、卵泡刺激素（FSH）、脑源性神经营养因子（BDNF）等在围绝经期、绝经早期、绝经后不同阶段血清浓度存在差别；绝经后 E_2、BDNF 显著下降且两者间呈正向关联；而性激素水平、BDNF 与认知功能密切相关，因此，女性发生认知功能下降的风险更高[7]。Yaffe 等的研究发现，85 岁以上高龄女性认知功能障碍发生率高于同龄男性，不存在城乡差别，但该调查未考虑高龄老人中女性所占比例较大这一客观事实[8]；Maria 等的多中心研究也证实痴呆症发病率中女性高龄老人占比更高[9]；Kenneth

等报道女性高龄老人中轻度认知障碍发生率显著高于男性[10]；但 Miwon 等的研究显示，尚缺乏支持不同性别认知功能存在差异的证据，但肯定了高龄、受教育程度为认知功能的影响因素[11]；对 5847 名老年女性进行回归分析显示，老年女性存在高生育（≥ 5 胎）史者为认知功能障碍的危险因素[12]。

二、遗传因素

阿尔茨海默病（Alzheimer Disease，AD）分为家族性 AD 和散发性 AD。家族性 AD 呈常染色体显性遗传，65 岁前起病较多，最为常见的是位于 21 号染色体的淀粉样前体蛋白（amyloid precursor protein，APP）基因、位于 14 号染色体的早老素 1（presenilin 1，PS1）基因及位于 1 号染色体的早老素 2（presenilin 2，PS2）基因突变。携带有 APP 和 PS1 基因突变的人群几乎 100% 最终发展为 AD，而携带有 PS2 基因突变的人群，发展为 AD 的概率约为 95%。对于占 90% 以上的散发性 AD，尽管候选基因众多，但目前认为载脂蛋白 E（apolipoprotein E，APOE）基因最为有关。APOEε4 携带者是散发性 AD 的高危人群，研究显示，携带一个 APOEε4 等位基因的人群，罹患 AD 的风险约为正常人的 3.2 倍，而携带两个 APOEε4 等位基因的人群，罹患 AD 的风险约为正常人的 8 ~ 12 倍[13]。携带 APOEε4 等位基因者与未携带者相比，其从轻度认知障碍（mild cognitive impairment，MCI）向 AD 的转化速度也明显较快。

家族性帕金森病（Parkinson's disease，PD）约占帕金森病患者的 5% ~ 10%，绝大多数患者为散发性。α 突触核蛋白（α-synuclein）是最早发现的与 PD 存在关联的基因，其表达产物是路易体的主要成分。到目前至少发现有 23 个单基因（Park1 ~ 23）与家族性 PD 连锁的基因位点。国际帕金森病与运动障碍协会（IMPS）工作组在帕金森病的定义中提出一个单独的临床遗传学类别，以便对带有相关突变基因的个体进行诊断。这些风险基因不一定与 α 突触核蛋白的病理直接相关，目前已确定 7 个基因作为单基因病因，其中 LRRK2、CHCHD2、VPS35 和 SNCA 呈常染色体显性遗传，PARKIN、DJ1 和 PINK1 基因突变呈常染色体隐性遗传[14]。绝大多数上述基因突变未在散发性病例中发现，只有 LRRK2 基因突变见于少数（1.5% ~ 6.1%）散发性 PD。

三、病理因素

认知相关疾病的危险因素通常和疾病的病因或结局相关，它们在认知相关疾病的发病机制中发挥重要作用，如高脂血症、心血管疾病、糖尿病、营养失调、代谢性脑病、中毒性脑病、头部外伤等都与痴呆等认知相关疾病有直接联系。

高脂血症是 AD 发生与发展的一个重要危险因素。AD 患者常伴有外周血甘油三酯（triglyceride，TG）、总胆固醇（total cholesterol，TC）、低密度脂蛋白胆固醇（low density lipoprotein cholesterol，LDL-C）水平异常。胆固醇的氧化代谢产物—27- 羟基胆固醇（27-Hydroxycholesterol，27-OHC）异常升高可能是 MCI 发生的独立危险因素，27-OHC 水平与 Aβ 水平存在显著正相关[15]。

心血管疾病不仅是血管性痴呆（vascular dementia，VaD）的危险因素，更是 AD 的危险因素。高血压、心脏病（如心力衰竭和心房颤动）、动脉硬化、卒中等心血管疾病都是 MCI 的危险因素。心脏病可引起语言和视觉记忆、工作记忆、注意力、处理速度、执行功能等多方面的认知功能下降。中年高血压是晚期痴呆的危险因素，并且高血压也可能促进 AD 的神经退行性病理学改变。流行病学证据显示，通过控制高血压和其他心血管疾病来预防 MCI 是可能的。

糖尿病和血糖控制的持续时间可能影响认知障碍的类型和严重程度。胰岛素抵抗是神经退行性疾病的重要危险因素。胰岛素是一种神经营养因子，脑组织是其重要的靶器官。胰岛素的重要功能之一是调节学习、记忆功能，因为在与学习、记忆相关的结构（如海马、内嗅区、大脑皮质）中都存在胰岛素受体。胰岛素通过影响神经元代谢、神经元结构和功能，以及神经递质传递，参与认知功能的调节。根据流行病学研究，糖尿病患者长期应用胰岛素治疗可加速认知功能损害，加速 AD 的发病。

营养不良是多发性硬化症（multiple sclerosis，MS）、肌萎缩侧索硬化（amyotrophic lateral sclerosis，ALS）及亨廷顿病（Huntington's disease，HD）等与认知功能减退相关的神经退行性疾病的潜在危险因素。研究显示，营养不良和低体重指数（low body mass index，LBMI）与更高的痴呆发病率相关。B 族维生素缺乏，尤其是叶酸、维生素 B_6 和维生素 B_{12} 缺乏，可使同型半胱氨酸（homocysteine，Hcy）水平升高，增加认知损害严重程度。营养不足还会激活微生物-肠-脑轴的功能障碍，从而加剧认知损害发展过程。低盐、低脂、低糖饮食、营养支持和适当能量限制饮食对 AD、PD 患者的认知功能具有保护作用。

代谢性脑病是由不同代谢障碍引起全脑功能紊乱的一种临床综合征[16]。肝性脑病（hepatic encephalopathy，HE）是由肝衰竭引起的脑功能改变的神经精神并发症。认知障碍是老年慢性肾病（chronic kidney disease，CKD）患者中常见的共病之一，会出现执行功能、记忆和注意力等认知功能缺陷。此外，一些中毒性脑病，如酒精中毒、一氧化碳中毒也会不同程度上影响认知功能，导致认知障碍的发生。

老年认知障碍已经被公认为 21 世纪的全球健康难题，据报道，如果能将 AD 的主要危险因素降低 10%～25%，全世界将减少 110 万～300 万 AD 患者[17]。因此，如果能够更好地明确老年认知功能的危险因素，并针对危险因素开展早期干预，减少老年人认知障碍的发生，将极大地减轻社会和家庭负担。

（余　清　席元第　肖　荣）

参考文献

［1］WHO. Global action plan on the public health response to dementia 2017—2025. 2017.

［2］McMaster M，Kim S，Clare L，et al. Lifestyle Risk Factors and Cognitive Outcomes from the Multidomain Dementia Risk Reduction Randomized Controlled Trial，Body Brain Life for Cognitive Decline（BBL-CD）［J］. J Am Geriatr Soc，2020，68（11）：2629-2637.

［3］Lipnicki DM，Crawford JD，Dutta R，et al. Age-related cognitive decline and associations with sex，education and apolipoprotein E genotype across ethnocultural groups and geographic regions：a collaborative cohort study［J］. PLoS Med，2017，14（3）：e1002261.

［4］田金洲，王永炎，张伯礼，等. 中国痴呆诊疗指南［M］. 北京：人民卫生出版社，2012：1-5.

［5］Zaninotto P，Batty GD，Allerhand M，et al. Cognitive function trajectories and their determinants in older People：8 years of follow-up in the English Longitudinal Study of Ageing［J］. J Epidemiol Community Health，2018，72（8）：685-694.

［6］Ravaglia G，Forti P，Montesi F，et al. Mild cognitive impairment：epidemiology and dementia risk in an elderly Italian population［J］. J Am Geriatr Soc，2008，56（1）：51-8.

［7］Chêne G，Beiser A，Au R，et al. Gender and incidence of dementia in the framingham heart study from mid-adult life［J］. Alzheimers Dement，2015，11（3）：310-320.

［8］Yaffe K，Peltz CB，Ewing SK，et al. Long-term cognitive trajectories and mortality in older women［J］. J Gerontol A Biol Sci Med Sci，2016，71（8）：1074-1080.

［9］Andreu-Reinón ME，Huerta JM，Gavrila D，et al. Incidence of Dementia and Associated Factors in the EPIC-Spain Dementia Cohort［J］. J Alzheimers Dis，2020，78（2）：543-555.

［10］Kenneth M L，Deborah A L. The diagnosis and management of mild cognitive impairment：a clinical review［J］. JAMA，2014，312（23）：2551-61.

［11］Kim M，Park JM. Factors affecting cognitive function according to gender in community-dwelling elderly individuals［J］. Epidemiol Health，2017，39：e2017054.

［12］Yang HL，Zhang SQ，Zhang S，et al. Fertility experiences and later-life cognitive function among older adults in China［J］. Am J Hum Biol，2022，34（10）：e23786.

［13］Loika Y，Feng F，Loiko E，et al. Mediation of the APOE associations with Alzheimer's and coronary heart diseases through body mass index and lipids. Geroscience，2022，44（2）：1141-1156.

［14］Ben-Shlomo Y，Darweesh S，Llibre-Guerra J，et al. The epidemiology of Parkinson's disease［J］. Lancet，2024，403（10423）：283-292.

［15］Zhang X，Xi Y，Yu H，et al. 27-hydroxycholesterol promotes Aβ accumulation via altering Aβ metabolism in mild cognitive impairment patients and APP/PS1 mice. Brain Pathol，2019，29（4）：558-573.

［16］石青. 代谢性脑病［J］. 中国临床神经科学，2013，21（04）：433-437.

［17］Raber J，Huang Y，Ashford JW. ApoE genotype accounts for the vast majority of AD risk and AD pathology. Neurobiol Aging，2004，25（5）：641-650.

第二节　营养膳食因素

虽然年龄、性别、遗传因素是维持认知功能不可控的因素，但痴呆并不是老龄化不可避免的后果。研究表明，包括合理营养膳食在内的健康生活方式可降低认知能力下降和痴呆发生风险[1-2]。营养膳食是人体健康的物质基础，也是发挥和维持认知功能的物质基础。本节将从营养素、食物、膳食三个层面总体介绍它们对认知功能的影响，其支撑证据详见本书第二篇。

一、营养素

传统观点认为，人体依靠血脑屏障可使中枢神经系统免受血浆中各种食物成分、激素或餐后代谢产物浓度变化等外周代谢反应的影响。但事实上，血脑屏障属于物质选择性穿过的细胞屏障，诸多营养物质可以进入大脑，参与大脑功能的调节以及中枢神经递质（neurotransmitter）或神经调质（neuromodulator）的合成，从而影响大脑功能。

1. 能量

人脑重量只占全身的2%左右，但其能量消耗却占全身的20%左右。生理状态下，葡萄糖是为神经活动供应能量的唯一源泉。食物中的蛋白质、脂肪和糖类代谢生成的葡萄糖可作为细胞中ATP合成的主要来源而被机体利用。因此不难理解当能量摄入量改变时，神经细胞的代谢与功能会发生巨大变化。

一方面，当血糖低于正常水平，大脑活动能量不足，就会引起学习记忆能力下降、头晕困倦等症状。严重低血糖可以导致意识迟钝，甚至发生昏迷。脑组织在缺糖时可用一部分谷氨酸及酮体作为能源，但难以纠正低血糖引发的脑功能受损。另一方面，能量摄入过多又将导致衰老、代谢综合征等诸多疾病的发生而成为影响认知功能的危险因素。研究显示，低能量摄入者阿尔茨海默病、帕金森病、脑卒中等疾病发生的危险性较低且预后较好[3-4]。能量限制措施还可以增加神经系统对脑卒中、严重癫痫发作及创伤性脑损伤等急性损伤的抵抗力。因此，应提倡适度能量限制，并保证机体所需的能量以及维生素和矿物质的摄入，以便保持健康并增强神经系统对神经退行性疾病的抵抗能力[5]。

2. 脂类

神经系统中的脂类含量很高，而且成分复杂，主要包括磷脂、糖脂、固醇以及少量中性脂和结合脂类。脑的脂类含量约占其固体物质的 40%～75%。磷脂在哺乳动物脑中占全部脂类的 1/4 以上，主要包括甘油磷脂和鞘磷脂。卵磷脂（又名磷脂酰胆碱，phosphatidylcholine）是一种重要的甘油磷脂，是构成细胞膜的主要成分；同时卵磷脂也是胆碱的主要来源，是合成神经递质乙酰胆碱的主要原料，乙酰胆碱对认知功能的调节具有重要作用。鞘磷脂、糖脂类和神经节苷脂类统称为鞘脂类（sphingolipids），是神经组织中髓鞘的主要组成成分。固醇类（sterols）主要包括胆固醇及其酯类，约占脂质总量的 1/4，其在脑中的水平随年龄增长而减少。另外，人体必需脂肪酸对大脑结构和功能具有重要意义，但由于脑不能合成，必须通过膳食进入血液后转运入脑，发挥神经调节功能。

研究表明，膳食中的脂质成分不仅影响老年人脂质代谢，还可能通过引起脑中的脂质变化以及其他多种途径影响认知功能。阿尔茨海默病（AD）患者常伴有外周血甘油三酯、总胆固醇、低密度脂蛋白胆固醇等脂质代谢异常[6-7]。长期高脂饮食是引起中老年人脂质代谢紊乱以及增加认知功能障碍发生风险的重要诱因[8]，尤其饱和脂肪酸和胆固醇的摄入水平与 AD、帕金森病（PD）和肌萎缩侧索硬化等的发病风险呈显著正相关关系[7, 9-11]。另外，中老年人体内胆固醇及其氧化代谢产物氧化固醇的水平，如 27- 羟基胆固醇、7α- 羟基胆固醇等水平增加，与认知功能下降密切相关[12]。反式脂肪酸被认为可通过血脑屏障产生神经毒性作用[13]。反之，膳食卵磷脂不仅可以调节老年人的血脂代谢，同时经机体消化吸收后可释放出胆碱，增加乙酰胆碱的合成，并随血入脑后发挥对认知功能的调节作用[14-16]。鉴于不饱和脂肪酸对神经细胞结构、功能及突触完整性等具有重要影响，膳食补充是调节其脑中不饱和脂肪酸水平的重要途径。

3. 蛋白质

脑中蛋白质的含量仅次于脂类，占固体物质的 26%～45%。脑内蛋白质与其他组织一样经历着动态代谢过程。示踪同位素研究发现，脑内蛋白质有很强的合成和降解活性，如脑的长时记忆和永久记忆等活动均需要蛋白质的降解和更新。神经组织中还包含具有多种生理活性的肽，如谷胱甘肽（glutathione，GSH）和 γ 谷氨酰肽类。

神经系统存在的氨基酸不仅是蛋白质的代谢产物，还有一部分是合成神经递质的前体物质或在神经传导中直接发挥神经递质的作用。已经证实具有递质作用的有 γ 氨基丁酸、谷氨酸、天冬氨酸、甘氨酸等，另有牛磺酸、脯氨酸、丝氨酸和 N- 乙酰天冬氨酸等可能具有神经递质的作用。单胺类物质在神经组织中具有传导神经兴奋的重要生理功能，但因胺类分子不易透过血脑屏障，需通过其前体氨基酸经血脑屏障入脑后发生脱羧基反应而产生。如儿茶酚胺类的合成以酪氨酸为基本原料，吲哚胺 5- 羟色胺（5-HT）则来源于色氨酸的代谢。

食物中蛋白质及氨基酸经消化吸收入血后，可经一套特殊的转运系统穿过血脑屏障进入脑组织，发挥上述生理功能。

研究表明，AD、PD 患者体内存在蛋白质代谢紊乱[17-18]。色氨酸及其代谢物喹啉酸在 AD 的诊断和治疗中具有重要作用，后者是 AD 患者脑中 β 淀粉样肽（β-amyloid peptide，Aβ）的一种慢性诱导剂和免疫调节剂，且可加速活性氧（ROS）的形成[18]。同类研究发现[19-21]，支链氨基酸（包括缬氨酸、亮氨酸和异亮氨酸）是维持脑营养重要的必需氨基酸，其循环水平很大程度上取决于其膳食摄入量和相互比值，这些必需氨基酸水平不足提示 AD 临床前阶段者和轻度认知障碍者可能都存在亚临床蛋白质缺乏。

蛋白质在 PD 中发挥的双重作用，即有研究表明摄入富含植物蛋白质和适量动物蛋白质的食物可以通过抑制神经细胞凋亡延缓 PD 的进展[22]；但大量摄入富含蛋白质的食物可引起血尿酸水平升高，而血尿酸升高与 PD 的发病风险呈正相关关系[23]；尤其在使用左旋多巴（一种抗震颤麻痹药物）治疗的 PD 患者中，由于大量的中性氨基酸如苯丙氨酸、酪氨酸、色氨酸、亮氨酸、异亮氨酸、缬氨酸、甲硫氨酸及组氨酸可以和左旋多巴通过血脑屏障时发生竞争，从而降低左旋多巴在大脑中抗震颤麻痹的作用。因此在实际应用中，虽然低蛋白质饮食可以提高左旋多巴的生物利用度，但过低的蛋白质摄入水平存在不能满足 PD 患者生理需求的风险，故在 PD 患者的饮食方案中，并不能过度强调低蛋白促进左旋多巴吸收的益处而忽视了患者可能会因此出现负氮平衡的风险。

4. 碳水化合物

神经系统中含糖量很少，脑组织中含有的糖类除了供能以外，还作为主要的碳链来源，形成多种简单或复杂的分子。生理状态下，葡萄糖是维持脑功能的唯一能量来源，因此必须从细胞外液或血浆中不断补充葡萄糖。同位素研究显示，人脑平均从血流中提取 10% 的葡萄糖。脑组织对葡萄糖的缺乏十分敏感，血糖浓度下降时，较早损害认知功能。

长期糖代谢异常是认知功能减退的关键危险因素[24]。AD 患者血糖和血胰岛素浓度通常随年龄增加而明显增高。相反，葡萄糖利用减少是 AD 等认知功能障碍患者脑内糖代谢异常的一个重要特点[25]。并且有学者提出脑组织葡萄糖代谢紊乱可能在 AD 临床前阶段即已开始[26]。高碳水化合物饮食可能会增加中老年轻度认知障碍的发病风险，并促进其发展为 AD[27]。

PD 的发生与发展需要较高的能量消耗，长期高能量的摄入可导致多巴胺能神经元的功能障碍，而葡萄糖代谢失调可引起脑组织神经细胞抗氧化能力的下降，神经细胞的存活率降低。研究发现碳水化合物摄入量与 PD 的发病风险呈正相关关系[28]，并且糖尿病患者发生 PD 的风险较高[29]。

5. 维生素

维生素在神经组织代谢中具有重要作用，已经发现一些维生素缺乏会导致多个酶系统的功能障碍，进而产生一系列形态学、神经生物学和神经化学变化，最终影响脑功能。在神经系统功能障碍时，使用维生素疗法的范围也在不断扩大。

　　B 族维生素和维生素 C 在大脑能量代谢、神经递质合成中发挥重要作用。维生素 B_1 的活性形式焦硫酸硫胺素（thiamine pyrophosphate，TPP）作为糖代谢中丙酮酸脱氢酶的辅酶，维生素 B_2 的活性形式黄素单核苷酸（FMN）和黄素腺嘌呤二核苷酸（FAD）作为体内氧化还原酶的辅酶，尼克酸 / 尼克酰胺的活性形式烟酰胺腺嘌呤二核苷酸（NAD ＋）和烟酰胺腺嘌呤二核苷酸磷酸（NADP ＋）作为脱氢酶的辅酶，这些辅酶参与糖、脂、氨基酸的氧化还原反应和能量代谢。维生素 B_1 参与神经递质乙酸胆碱的合成，维生素 B_6、叶酸、维生素 B_{12} 还维持同型半胱氨酸和神经递质 5- 羟色胺的正常水平，维生素 C 参与去甲肾上腺素等重要神经递质的合成。

　　AD 患者血清维生素 A、维生素 C、维生素 D、维生素 E、维生素 B_6、叶酸和维生素 B_{12} 等水平显著低于正常对照人群，其中维生素 A、维生素 C、维生素 D 和维生素 E 缺乏可能引起 AD 患者体内抗氧化能力降低[30]；维生素 B_1 和维生素 B_2 缺乏可能导致 AD 患者脑组织能量代谢障碍，影响神经细胞功能；维生素 B_{12} 与叶酸的缺乏均可能造成脑组织同型半胱氨酸（homocysteine，Hcy）水平异常升高，诱发神经细胞氧化代谢功能障碍，进而导致认知功能减退[3, 31]。

　　在 PD 的研究中，摄入适量的维生素 A 及维生素 A 原（如 β 胡萝卜素和 α 胡萝卜素）与 PD 的发病风险呈负相关关系[32]。另外，PD 患者血清维生素 D 水平低于正常对照，维生素 D 与多巴胺的合成有关，其缺乏可诱导 PD 的发生[33]。队列研究发现，PD 患者膳食维生素 E 的摄入量低于正常对照，与 PD 的发病风险呈负相关关系[34]。叶酸、维生素 B_{12} 和维生素 B_6 作为特定的辅酶参与同型半胱氨酸在体内的代谢过程，同型半胱氨酸可影响多巴胺代谢并对多巴胺能神经元产生直接损伤[35]。

　　已知同型半胱氨酸是血管性痴呆的重要危险因素之一，B 族维生素尤其是叶酸、维生素 B_6 和维生素 B_{12} 降低同型半胱氨酸的作用对血管性痴呆同样重要[36]。尤其被认为对脑血管健康有重大影响的抗氧化维生素，均可能是预防和改善血管性痴呆的重要营养素。另外，诸多科学证据发现，在多发性硬化症患者和亨廷顿舞蹈症患者体内，维生素 D 水平显著低于对照组，膳食补充维生素 D 可能对影响多发性硬化症的复发率、改善亨廷顿舞蹈症患者的运动能力以及减轻肌萎缩侧索硬化患者的氧化损伤等具有重要作用[37-39]。

6. 矿物质

　　矿物质是影响认知功能的重要因素之一，认知功能障碍患者体内存在严重的矿物质失衡或重新分布现象。

　　脑组织钙稳态失调是加速 AD 和 PD 病理变化的关键因素。钙超载可使神经细胞 Aβ 寡聚体生成增加，而稳定的钙平衡可以促进神经细胞突触功能的恢复[40]。而在 PD 患者中，大量钙内流使黑质多巴胺能神经元钙超载和神经元选择性变性。镁离子、N- 甲基 -D- 天冬氨酸（NMDA）受体、钙离子以及机体多种酶系统等与认知功能密切相关。研究发现，AD 和 PD 患者血中镁含量显著降低，其中 PD 患者红细胞内镁含量的下降最为明显[41]。硒与 AD 进程中老年斑和神经原纤维缠结（NFT）的形成以及载脂蛋白 E（ApoE）和早老素 2（PS2）等重要发病机制有关，并且硒是谷胱甘肽过氧化物酶（GSH-Px）等的组成成分，具有提高神经细胞抗氧化能力的作用[42]。铜在脑组织中参与神经传导的过程，并且是神经细胞、神经胶质细胞内大量酶和蛋白质的辅助因子。AD 患者脑组织内外铜含量存在失衡状态，即血浆铜水平高于对照组，脑组织中铜含量低于对照组[43]。与上述矿物质相反，锰和铝的过量摄入对神经系统的毒性尤为突出，是 AD 的危险因素[44, 45]。锌在神经退行性疾病发生发展中具有双相作用，一方面，锌的代谢紊乱可促进神经退行性疾病的发展；另一方面，适量的锌又具有神经保护作用，其机制可能与抗氧化作用有关[46]。但多发性硬化症患者血清中锌离子浓度显著低于正常人[47]，并且缺锌可能是增加肌萎缩侧索硬化患病风险的危险因素[48]。PD 患者脑组织铁沉积异常增多，并且中脑多巴胺能神经元铁代谢障碍更加显著[49]。

因此，适量增加膳食中钙、镁、硒等有益矿物质的摄入量，维持体内铜、锌和铁的稳态，以及降低锰、铝等危险因素的暴露，可降低各种类型痴呆的发生和发展。

7. 其他

植物化学物质（包括叶黄素、白藜芦醇、绿茶多酚、大豆异黄酮、槲皮素、人参皂苷以及大蒜素等）具有的抗炎、抗氧化、免疫调节、降胆固醇等生物学效应在改善认知功能及延缓认知功能障碍发生与发展中具有积极作用。此外，还有动物来源的食物活性物质，如辅酶 Q、硫辛酸及褪黑素等，均具有不同程度的抗氧化、清除自由基、调节代谢等作用，提示可能对认知功能减退具有改善作用[50]。

通过合理膳食获取全面均衡的营养素，经营养评估确实存在营养问题时首先调整膳食，或在营养师指导下使用营养素补充剂、保健食品或特殊医学用途食品。

二、食物

1. 植物性食物

按照膳食指南，植物性食物可以分为谷薯类、蔬菜水果类和大豆坚果类。

蔬菜是膳食中维生素 C 和 β 胡萝卜素等类胡萝卜素的重要来源，并且富含膳食纤维、多种植物化合物以及相当数量的钾、钙、镁等元素，是植物性食物中有利于维护老年人脑健康的很重要的一类食物。在蔬菜亚类中，绿叶蔬菜、十字花科蔬菜已被证实对维护老年人大脑认知功能和控制认知相关疾病具有重要价值，尤其摄入多品种蔬菜对于降低中老年人整体的认知风险更为有利[51-52]。

水果提供丰富的微量营养素、膳食纤维和植物化合物，但不同品类的水果营养价值相差较大。研究证实，蓝莓、樱桃、葡萄等深色浆果富含花色苷、多酚等抗氧化成分，十分有利于维护老年人认知功能[53-54]。与蔬菜一样，摄入多品种的水果更有利于脑健康。但考虑水果摄入过多可能对血糖控制不利，老年人应对水果摄入的数量适当限制。

坚果富含多不饱和脂肪酸（polyunsaturated fatty acid，PUFA）、蛋白质、维生素 E、B 族维生素和多种矿物质，此外，坚果还含有一定量的植物固醇。研究证实，核桃、花生、杏仁等坚果、种子类食物均被证实可以有效改善整体及多维度的认知功能[55-57]。需要注意的是，坚果属于高能量食物，老年人不可过量食用，否则对防控肥胖等其他慢性疾病不利。

谷类食物含有丰富的碳水化合物，是人类最重要和经济的能量来源。适宜的碳水化合物是稳定神经细胞代谢和正常生理功能的基础，但过高或过低的碳水化合物饮食则是老年人认知功能减退的重要危险因素[58-59]。

2. 动物性食物

动物性食物包括禽畜肉类、蛋类、乳类、水产及制品类。不同种类的动物性食物营养成分和特点差别较大，因此对老年人认知功能的影响存在较大差异。

鱼类是一类高蛋白、低能量的食物，尤其有益于维护老年人认知功能。鱼肉中蛋白质含量高，且富含许多易于消化吸收的优质蛋白，其氨基酸组成优于畜肉，甚至优于牛肉或奶酪。鱼肉中的脂肪含量远低于蛋白质含量，也低于其他大多数动物性食物，但对老年人认知功能有利的 n-3 系列 PUFA 却相当丰富。证据显示，鱼类摄入量与 AD、脑卒中、痴呆等的发病风险呈负相关[60-61]。

禽肉类就是常说的"白肉"，其特点是高蛋白、低脂肪、低胆固醇；禽肉的油脂远低于畜肉，并且消化率高于畜肉；矿物质和维生素与畜肉相当，硒、烟酸、泛酸等高于畜肉。已有证据显示禽肉是脑卒中患者的保护因素[62]。

畜肉也称"红肉"，虽然畜肉各种营养素含量丰富，是人体蛋白质、矿物质和维生素的重要来源之一，但其饱和脂肪酸和胆固醇含量较高。研究显示，随着饱和脂肪和胆固醇的摄入量增加，老年人痴呆及脑卒中等疾病的发生风险上升[63]。畜肉制品是经过不同加工工艺制作而成的食品，如腊肉、卤肉、熏肉、干制品、油炸制品、罐头香肠等。除高饱和脂肪酸和胆固醇外，畜肉制品还伴有加工和储存过程中添加或产生过多食盐、亚硝酸盐、杂环胺等带来的健康风险。因此，总肉类、红肉及加工肉制品摄入是维护老年人认知功能以及控制相关疾病的不利因素[64-65]。

奶及奶制品富含乳蛋白、乳脂肪、乳糖、矿物质、维生素和其他生物活性物质，营养成分齐全，容易消化。研究发现，较高水平的牛奶摄入可使认知障碍风险降低，牛初乳或乳清蛋白复合物同样有益于改善老年人认知功能[66-67]。

3. 水和饮料

水和不同饮料因内容物不同，会产生各异的脑健康效应。

老年人体内的水合状态与大脑认知功能密切相关。水的摄入与排出大体相等有利于维持正常水合状态；摄入过少会引起脱水状态，降低老年人的认知功能和体能，还会增加肾和心血管疾病的发生风险；水摄入过多则使体液稀释，尤其水中毒时，可因脑细胞肿胀、脑组织水肿、颅内压增高而引起头痛、恶心呕吐、记忆力减退，重者可发生渐进性精神迟钝、恍惚、昏迷、惊厥等，严重者可引起死亡[68]。茶中具有茶多酚、茶多糖、茶氨酸、茶皂素、芳香物质等多种活性物质，研究发现，每天饮用绿茶可以降低认知功能障碍、PD 等的发生风险[69-70]。咖啡中所含的绿原酸、咖啡因、葫芦巴碱等生物活性成分也被证实对中枢神经系统具有多种积极作用。证据显示，每日适量饮用咖啡不仅可以降低 AD 和 PD 的发生风险，并且可以有效改善人们的认知行为[71]。适量饮酒者与不饮酒者相比，患痴呆的危险度降低，但每日大量饮酒则可能会增加缺血性脑卒中等的风险[72-73]。

三、膳食

膳食（diet）是指人类日常食用和饮用的食物（包括饮料），它是由各类食物按一定数量和比例组成的。鉴于不同种类的食物对老年人认知功能的影响存在较大差异，参照《中国居民膳食指南（2022）》和《中国老年人膳食指南（2022）》的推荐，做到食物多样、平衡膳食、足量饮水、摄入优质蛋白质，无疑是帮助老年人维持大脑认知功能以及控制认知相关疾病的重要物质保障。

同时，人们的膳食模式受食物资源、经济以及宗教等因素的影响存在较大差别，其对老年人脑健康的影响也存在不同效应。随着人们对膳食模式与脑健康的探索，富含PUFA 的饮食逐渐被证实有利于维护老年人的认知功能，如东方健康膳食模式、地中海膳食模式（Mediterranean diet，MD）、控制高血压膳食模式（Dietary Approaches to Stop Hypertension，DASH）、MD-DASH 延缓神经退变膳食模式（the MD-DASH Diet Intervention for Neurodegenerative Delay，MIND）等[74-76]。另外，与非素食者相比，素食者脑卒中等的风险更低，尤其乳蛋素食对老年人而言，可能更为适宜[77]。反之，高盐（钠）饮食、高脂（饱和脂肪酸、反式脂肪酸）饮食、高糖饮食则被证实是认知功能障碍、痴呆、脑卒中等的危险因素，这类饮食主要包括西方膳食模式（动物性食物模式）、甜食膳食模式（碳水化合物膳食模式）[78-79]。

纵观上述对维持老年人大脑认知功能以及控制认知相关疾病的有利因素和不利因素，提倡老年人遵循《中国居民膳食指南（2022）》和《中国老年人膳食指南（2022）》，做到食物多样、平衡膳食、足量饮水，摄入优质蛋白质；常吃蔬菜、水果、全谷、奶豆，适量鱼、禽、蛋、瘦肉，减少畜肉及其加工制品；少吃精致谷物、甜点、糖，清淡少盐，控油限酒，这些饮食措施无疑是有效保护老年人大脑认知功能且远离认知相关疾病的可控措施。

（席元第　肖荣）

参考文献

［1］Jia J，Zhao T，Liu Z，et al. Association between healthy lifestyle and memory decline in older adults：10 year，population based，prospective cohort study［J］. BMJ，2023，380：e072691.

［2］Scarmeas N，Anastasiou CA，Yannakoulia M. Nutrition and prevention of cognitive impairment［J］. Lancet Neurol，2018，17（11）：1006-1015.

［3］Mattson MP. Gene-diet interactions in brain aging and neurodegenerative disorders［J］. Ann Intern Med，2003，139（5 Pt 2）：441-444.

［4］Arumugam TV，Phillips TM，Cheng A，et al. Age and energy intake interact to modify cell stress pathways and stroke outcome［J］. Ann Neurol，2010，67（1）：41-52.

［5］程义勇，钱令嘉，蒋与刚. 营养与脑健康［M］. 北京：人民军医出版社，2015：87-95.

［6］Wu Y，Wang Z，Jia X，et al. Prediction of Alzheimer's disease with serum lipid levels in Asian individuals：a meta-analysis［J］. Biomarkers，2019，24（4）：341-351.

［7］Hamilton LK，Fernandes KJL. Neural stem cells and adult brain fatty acid metabolism：Lessons from the 3xTg model of Alzheimer's disease［J］. Biol Cell，2018，110（1）：6-25.

［8］Liang Z，Gong X，Ye R，et al. Long-Term High-Fat Diet Consumption Induces Cognitive Decline Accompanied by Tau Hyper-Phosphorylation and Microglial Activation in Aging［J］. Nutrients，2023，15（1）：250.

［9］Kaizer RR，Spanevello RM，Costa E，et al. Effect of high fat diets on the NTPDase，5'-nucleotidase and acetylcholinesterase activities in the central nervous system［J］. Int J Dev Neurosci，2018，64：54-58.

［10］Gao X，Chen H，Fung TT，et al. Prospective study of dietary pattern and risk of Parkinson disease［J］. Am J Clin Nutr，2007，86（5）：1486-1494.

［11］Huisman M H，Seelen M，van Doormaal P T，et al. Effect of presymptomatic body mass index and consumption of fat and alcohol on amyotrophic lateral sclerosis［J］. JAMA Neurol，2015，72（10）：1155-1162.

［12］Wang L，Liu K，Zhang X，et al. The effect and mechanism of cholesterol and vitamin B_{12} on multi-domain cognitive function：a prospective study on Chinese middle-aged and older Adults［J］. Front Aging Neurosci，2021，13：707958.

［13］Longhi R，Almeida RF，Pettenuzzo LF，et al. Effect of a trans-fatty acid-enriched diet on mitochondrial, inflammatory，and oxidative stress parameters in the cortex and hippocampus of Wistar rats［J］. Eur J Nutr，2018，57（5）：1913-1924.

［14］孙长颢. 营养与食品卫生学［M］. 8 版. 北京：人民卫生出版社，2017：40.

［15］王笑宇，吴越，唐思思，等. 阿尔茨海默病患者血清中 5 种磷脂的代谢水平［J］. 卫生研究，2016，45（04）：677-680.

［16］Richter Y，Herzog Y，Lifshitz Y，et al. The effect of soybean-derived phosphatidylserine on cognitive performance in elderly with subjective memory complaints：a pilot study［J］. Clin Interv Aging，2013，8：557-563.

［17］González-Domínguez R，García-Barrera T，Gómez-Ariza JL. Metabolite profiling for the identification of altered metabolic pathways in Alzheimer's disease［J］. J Pharm Biomed Anal，2015，107：75-81.

［18］Hestad K，Alexander J，Rootwelt H，et al. The role of tryptophan dysmetabolism and quinolinic acid in depressive and neurodegenerative diseases［J］. Biomolecules，2022，12（7）：998.

［19］Tynkkynen J，Chouraki V，van der Lee SJ，et al. Association of branched-chain amino acids and other circulating metabolites with risk of incident dementia and Alzheimer's disease：A prospective study in eight cohorts［J］. Alzheimers Dement，2018，14（6）：723-733.

［20］Toledo JB，Arnold M，Kastenmüller G，et al. Metabolic network failures in Alzheimer's disease：A biochemical road map［J］. Alzheimers Dement，2017，13（9）：965-984.

［21］Zhao X，Han Q，Liu Y，et al. The Relationship between Branched-Chain Amino Acid Related Metabolomic Signature and Insulin Resistance：A Systematic Review［J］. J Diabetes Res，2016：2794591.

［22］Archer T，Kostrzewa RM. Exercise and Nutritional Benefits in PD：Rodent Models and Clinical Settings［J］. Curr Top Behav Neurosci，2016，29：333-351.

［23］de Lau LM，Koudstaal PJ，Hofman A，et al. Serum uric acid levels and the risk of Parkinson disease［J］. Ann Neurol，2005，58（5）：797-800.

［24］Tsutsui Y，Hays FA. A Link Between Alzheimer's and Type II Diabetes Mellitus? Ca^{2+}-Mediated Signal Control and Protein Localization［J］. Bioessays，2018，40（6）：e1700219.

［25］Chen H，O'Reilly E，McCullough ML，et al. Consumption of dairy products and risk of Parkinson's disease［J］. Am J Epidemiol，2007，165（9）：998-1006.

［26］An Y，Varma VR，Varma S，et al. Evidence for brain glucose dysregulation in Alzheimer's disease［J］. Alzheimers Dement，2018，14（3）：318-329.

［27］Zhai LP，Zhang XL，Guan QB，et al. Influence of glucose metabolism on cognitive function of patients with acute small-artery occlusion［J］. J Biol Regul Homeost Agents，2017，31（3）：717.

［28］Abbott RD，Ross GW，White LR，et al. Environmental，life-style，and physical precursors of clinical Parkinson's disease：recent findings from the Honolulu-Asia Aging Study［J］. J Neurol，2003，250 Suppl 3：Ⅲ30-Ⅲ39.

［29］Pagano G，Polychronis S，Wilson H，et al. Diabetes mellitus and Parkinson disease［J］. Neurology，2018，90（19）：e1654-e1662.

［30］Mullan K，Cardwell CR，Mcguinness B，et al. Plasma Antioxidant Status in Patients with Alzheimer's Disease and Cognitively Intact Elderly：A Meta-Analysis of Case-Control Studies［J］. J Alzheimers Dis，2018，62（1）：305-317.

［31］Ravi SK，Narasingappa RB，Vincent B. Neuro-nutrients as anti-alzheimer's disease agents：A critical review［J］. Crit Rev Food Sci Nutr，2019，59（18）：2999-3018.

［32］Takeda A1，Nyssen OP，Syed A，et al. Vitamin A and carotenoids and the risk of Parkinson's disease：a systematic review and meta-analysis［J］. Neuroepidemiology，2014，42（1）：25-38

［33］Evatt ML. Beyond vitamin status：is there a role for vitamin d in Parkinson disease?［J］. Arch Neurol，2010，67（7）：795-797.

［34］Zhang T，Yi X，Li J，et al. Vitamin E intake and multiple health outcomes：an umbrella review［J］. Front Public Health，2023，11：1035674.

［35］Duan W，Ladenheim B，Cutler RG，et al. Dietary folate deficiency and elevated homocysteine levels endanger dopaminergic neurons in models of Parkinson's disease［J］. J Neurochem，2002，80（1）：101-110.

［36］Smith AD，Refsum H. Homocysteine，B Vitamins，and Cognitive Impairment［J］. Annu Rev Nutr，2016，36：211-239.

［37］Bagur MJ，Murcia MA，Jiménez-Monreal AM，et al. Influence of Diet in Multiple Sclerosis：A Systematic Review［J］. Adv Nutr，2017，8（3）：463-472.

［38］Chel VG，Ooms ME，van der Bent J，et al. High prevalence of vitamin D deficiency and insufficiency in patients with manifest Huntington disease：An explorative study［J］. Dermatoendocrinol，2013，5（3）：348-351.

［39］Gianforcaro A，Hamadeh M J. Vitamin D as a potential therapy in amyotrophic lateral sclerosis［J］. CNS Neurosci Ther，2014，20（2）：101-111.

［40］Sciacca MFM，Monaco I，La Rosa C，et al. The active role of Ca2＋ions in Aβ-mediated membrane damage［J］. Chem Commun（Camb），2018，54（29）：3629-3631.

［41］Golts N，Snyder H，Frasier M，et al. Magnesium inhibits spontaneous and iron-induced aggregation of alpha-synuclein［J］. J Biol Chem，2002，277（18）：16116-16123.

［42］Loef M，Schrauzer GN，Walach H. Selenium and Alzheimer's disease：a systematic review［J］. J Alzheimers Dis，2011，26（1）：81-104.

［43］Squitti R，Ghidoni R，Simonelli I，et al. Copper dyshomeostasis in Wilson disease and Alzheimer's disease as shown by serum and urine copper indicators［J］. J Trace Elem Med Biol，2017，45：181-188.

［44］Ling J，Yang S，Huang Y，et al. Identifying key genes，pathways and screening therapeutic agents for manganese-induced Alzheimer disease using bioinformatics analysis［J］. Medicine（Baltimore），2018，97（22）：e10775.

［45］Walton JR. Chronic aluminum intake causes Alzheimer's disease：applying Sir Austin Bradford Hill's causality criteria［J］. J Alzheimers Dis，2014，40（4）：765-838.

［46］Plascencia-Villa G，Ponce A，Collingwood JF，et al. High-resolution analytical imaging and electron holography of magnetite particles in amyloid cores of Alzheimer's disease［J］. Sci Rep，2016，6：24873.

［47］Bredholt M，Frederiksen JL. Zinc in Multiple Sclerosis：A Systematic Review and Meta-Analysis［J］. ASN Neuro，2016，8（3）：1759091416651511.

［48］Peters TL，Beard JD，Umbach DM，et al. Blood levels of trace metals and amyotrophic lateral sclerosis［J］. Neurotoxicology，2016，54：119-126.

［49］Hare DJ，Double KL. Iron and dopamine：a toxic couple［J］. Brain，2016；139（Pt 4）：1026-1035.

［50］杨月欣，葛可佑. 中国营养科学全书［M］. 2版. 北京：人民卫生出版社，2019：316-332.

［51］Nurk E，Refsum H，Drevon CA，et al. Cognitive performance among the elderly in relation to the intake of plant foods. The Hordaland Health Study［J］. Br J Nutr，2010，104：1190-1201.

［52］Scarmeas N，Anastasiou CA，Yannakoulia M. Nutrition and prevention of cognitive impairment. Lancet Neurol，2018，17（11）：1006-1015.

［53］Kent K，Charlton K，Roodenrys S，et al. Consumption of anthocyanin-rich cherry juice for 12 weeks improves memory and cognition in older adults with mild-to-moderate dementia［J］. Eur J Nutr, 2017, 56：333-341.

［54］Lee J, Torosyan N, Silverman DH. Examining the impact of grape consumption on brain metabolism and cognitive function in patients with mild decline in cognition：a double-blinded placebo controlled pilot study［J］. Exp Gerontol, 2017, 87：121-128.

［55］Barbour JA, Howe PRC, Buckley JD, et al. Cerebrovascular and cognitive benefits of high-oleic peanut consumption in healthy overweight middle-aged adults［J］. Nutr Neurosci, 2017, 20：555-562.

［56］O'Brien J, Okereke O, Devore E, et al. Long-term intake of nuts in relation to cognitive function in older women［J］. J Nutr Health Aging, 2014, 18：496-502.

［57］Li M, Shi Z. A prospective association of nut consumption with cognitive function in Chinese adults aged 55＋－ China health and nutrition survey［J］. J Nutr Health Aging, 2019, 23：211-216.

［58］Dehghan M, Mente A, Zhang X, et al. Associations of fats and carbohydrate intake with cardiovascular disease and mortality in 18 countries from five continents（PURE）：a prospective cohort study. Lancet, 2017, 390（10107）：2050-2062.

［59］Mazidi M, Katsiki N, Mikhailidis DP, et al. Lower carbohydrate diets and all-cause and cause-specific mortality：a population-based cohort study and pooling of prospective studies. Eur Heart J, 2019, 40（34）：2870-2879.

［60］Bechthold A, Boeing H, Schwedhelm C, et al. Food groups and risk of coronary heart disease, stroke and heart failure：A systematic review and dose-response meta-analysis of prospective studies［J］. Crit Rev Food Sci Nutr, 2019, 59：1071-1090.

［61］Zeng LF, Cao Y, Liang WX, et al. An exploration of the role of a fish-oriented diet in cognitive decline：a systematic review of the literature［J］. Oncotarget, 2017, 8：39877-39895.

［62］Kim K, Hyeon J, Lee SA, et al. Role of total, red, processed, and white meat consumption in stroke incidence and mortality：a systematic review and meta-analysis of Prospective Cohort Studies［J］. J Am Heart Assoc, 2017, 6：e005983.

［63］Mazidi M, Mikhailidis DP, Sattar N, et al. Association of types of dietary fats and all-cause and cause-specific mortality：A prospective cohort study and meta-analysis of prospective studies with 1,164,029 participants［J］. Clin Nutr, 2020, 39（12）：3677-3686.

［64］Quan W, Xu Y, Luo J, et al. Association of dietary meat consumption habits with neurodegenerative cognitive impairment：an updated systematic review and dose-response meta-analysis of 24 prospective cohort studies［J］. Food Funct, 2022, 13（24）：12590-12601.

［65］D'Amico D, Parrott MD, Greenwood CE, et al. Sex differences in the relationship between dietary pattern adherence and cognitive function among older adults：findings from the NuAge study［J］. Nutr J, 2020, 19（1）：58.

［66］Wu L, Sun D. Meta-analysis of milk consumption and the risk of cognitive disorders［J］. Nutrients, 2016, 8：824.

［67］Duff WRD, Chilibeck PD, Rooke JJ, et al. The effect of bovine colostrum supplementation in older adults during resistance training［J］. Int J Sport Nutr Exerc Metab, 2014, 24：276-285.

［68］杨月欣, 葛可佑. 中国营养科学全书［M］. 2版. 北京：人民卫生出版社, 2019：247.

［69］Liu X, Du X, Han G, et al. Association between tea consumption and risk of cognitive disorders：A dose-response meta-analysis of observational studies［J］. Oncotarget, 2017, 8：43306-43321.

［70］Qi H, Li S. Dose-response meta-analysis on coffee, tea and caffeine consumption with risk of Parkinson's disease［J］. Geriatr Gerontol Int, 2014, 14：430-439.

［71］Ran LS, Liu WH, Fang YY, et al. Alcohol, coffee and tea intake and the risk of cognitive deficits：a dose-response meta-analysis［J］. Epidemiol Psychiatr Sci, 2021, 30：e13.

［72］邓娟, 周华东, 李敬诚, 等. 饮酒与老年性痴呆关系的前瞻性队列研究［J］. 中国现代医学杂志, 2006：2578-2580, 2585.

［73］Mukamal KJ，Ascherio A，Mittleman MA，et al. Alcohol and risk for ischemic stroke in men：the role of drinking patterns and usual beverage［J］. Ann Intern Med，2005，142：11-19.

［74］Martínez-Lapiscina EH，Clavero P，Toledo E，et al. Mediterranean diet improves cognition：the PREDIMED-NAVARRA randomised trial［J］. J Neurol Neurosurg Psychiatry，2013，84：1318-1325.

［75］Berendsen AM，Kang JH，Feskens EJM，et al. Association of long-term adherence to the MIND diet with cognitive function and cognitive decline in American women［J］. J Nutr Health Aging，2018，22：222-229.

［76］Berendsen AAM，Kang JH，van de Rest O，et al. The dietary approaches to stop hypertension diet，cognitive function，and cognitive decline in American older women［J］. J Am Med Dir Assoc，2017，18：427-432.

［77］Chiu THT，Chang HR，Wang LY，et al. Vegetarian diet and incidence of total，ischemic，and hemorrhagic stroke in 2 cohorts in Taiwan［J］. Neurology，2020，94：e1112-e1121.

［78］Poulose SM，Miller MG，Scott T，et al. Nutritional factors affecting adult neurogenesis and cognitive function［J］. Adv Nutr，2017，8（6）：804-811.

［79］Faraco G，Hochrainer K，Segarra SG，et al. Dietary salt promotes cognitive impairment through tau phosphorylation［J］. Nature，2019，574（7780）：686-690.

第三节　其他生活方式因素

生活方式（life style）是指个体在日常生活中表现出的相对稳定的行为模式总和，包括作息节律、饮食习惯、运动娱乐方式、社交方式等。个人的心理与生理因素以其特有的方式调节着人们的生活活动和行为特点。影响认知功能的生活方式因素除了饮食因素外，还包括运动、睡眠、心理、社交活动等因素。本节将从这四个方面总体介绍它们对认知功能的影响，其支撑证据详见本书第三篇。

一、运动

《中国居民膳食指南（2022）》指出，增加身体活动可以降低心血管疾病、2型糖尿病和结肠癌、乳腺癌等癌症的发病风险；有效消除压力，缓解抑郁和焦虑，改善认知、睡眠和生活质量。身体活动是指增加能量消耗的骨骼肌活动，包括家务活动、职业活动、交通活动和休闲时的主动性运动等。

国内外大量研究都证实，缺乏身体活动，即久坐不动，已经成为全球范围内造成死亡的重要危险因素。主动性运动正在成为因体力活动减少和不足带来诸多健康问题的有效健康干预措施，运动疗法很可能成为一种很有希望的预防或控制认知相关疾病综合方案的重要组成部分。

与老年认知功能密切相关的运动主要包括有氧运动、传统康养功和智力运动等运动形式。近期研究结果显示，有氧运动可通过改善大脑相关区域结构及功能直接影响认知功能，也可通过改善心血管功能、调节机体的代谢能力间接改善认知功能；有氧、力量和平衡、抗阻训练等多种组合运动方式改善中老年人认知效果更好。我国常见的传统康养功（太极拳、八段锦、手指运动，孙思邈十三法等）很适合中老年人，已有研究报道对改善认知功能有一定效果。我国常见的棋类（围棋、象棋）、牌类（麻将、桥牌、纸牌、扑克）等智力运动对提高中老年人的短期记忆能力和改善认知功能也有一定效果。

二、睡眠

睡眠（sleep）是动物界的共同生理特征之一，表现为每日一定时间内各种有意识的主动行为消失，对外界环境刺激的反应减弱，这为机体复原、信息整合和记忆巩固提供了重要时机。人的一生有 1/3 的时间在睡眠中度过，以保障 2/3 时间的学习、工作和生活。良好的睡眠是指符合人体生物钟节律，睡眠时间充足，睡眠质量高，睡醒之后精力充沛[1]，这样的睡眠可以延缓衰老，对大脑健康极为重要。睡眠不足或过多会导致很多健康问题，是疾病的重要标志和预测因子。

睡眠是消除大脑疲劳的主要方式[2]，也是清除大脑代谢废物的最好时机[3]。睡眠对于记忆巩固起重要作用。"突触稳态假说（synaptic homeostasis hypothesis，SHY）"认为，睡眠期间由于和外界刺激的相对隔绝，突触在这段时间可得到充分休息，相对回缩，进而利于在接下来的清醒时期形成新的记忆，尤其是慢波睡眠对于记忆整合非常重要[4]。睡眠不足或欠佳和代谢废物的清除减少或生成增加之间还存在恶性循环[5-6]。

良好睡眠对认知功能有益。足量睡眠很关键，过短不宜，过长也有害。睡眠不足会导致认知功能的广泛下降，包括注意力、语言、理解判断、决策、学习和记忆等[7-8]。睡眠时间在 6～8 小时的个体部分大脑区域的灰质体积显著增加；对 5247 名 45～75 岁的西班牙裔受试者随访 7 年的研究发现，与每晚睡眠时间 6～8 小时相比，每晚睡 9 小时的受试者认知能力全面下降，学习能力下降了 22%，语言流利度下降了 20%，记忆力下降了 13%。可能是由于流向大脑的血流减少导致脑白质病变，进而增加了认知下降、痴呆和卒中的患病风险[9]。

良好睡眠必须保证高质量，睡眠障碍会升高认知功能下降风险[10]。睡眠不足乃至失眠可增加 AD 发病风险[11-12]，可能和炎性因子释放增多、免疫功能下降以及白质完整性降低有关[13-15]。

三、心理

心理（mind）是人脑对客观现实的主观反映，属于脑的功能，包括感觉、知觉、记忆、思维、意志、情绪等。良好心态、合理饮食、科学运动、戒烟限酒是人体健康的四大基石。研究表明，心理因素可能与痴呆的发生和发展有关，比如抑郁、晚发型抑郁、焦虑等。2020 年，赵琴等对这些心理因素与痴呆的关系进行了伞形综述，结果发现，晚发型抑郁是痴呆危险因素的证据较强，抑郁是痴呆危险因素的证据强度中等[16]。2020 年柳叶刀委员会报告强调，痴呆的预防、干预和照护需要重点关注可改变的危险因素。该报告总结了 12 种痴呆的可改变危险因素，提出有效干预这 12 种可改变危险因素可以预防或者延缓 40% 的痴呆发生。在这 12 种可改变的危险因素中，包括了抑郁（特别是晚发型抑郁）和过度饮酒两项心理精神因素。大量队列研究显示，抑郁，特别是晚发型抑郁会增加痴呆发病的风险[17-19]。此外，Bartels 等对 755 名轻度认知功能障碍同时伴有抑郁的患者使用选择性 5- 羟色胺再摄取抑制剂进行治疗，发现 4 年的治疗能延缓患者发展为痴呆[20]。因此，基于既往研究，2020 年柳叶刀委员会报告提出，有效干预抑郁，特别是晚发型抑郁，可以预防或者延缓 4% 的痴呆发生。在老年人中，抑郁、焦虑和睡眠障碍比较常见，其中抑郁与痴呆关系的研究相对较多，但是焦虑和睡眠障碍与痴呆的研究较少，这也是现有证据不充分的重要原因。随着全球相关研究的开展，心理因素与痴呆间的关系将会不断明确，而对这些因素有效的治疗和干预将在痴呆的预防和管理中扮演重要的角色。

四、社交

社交能力（sociability）指个体在社会交往和活动中表现出来的能力。如组织管理能力、判断决策能力等。国内外大量研究都证实，晚年的社会参与与老年人身体和认知能力关系密切，高水平的社交能力可延缓记忆丧失和知觉下降速度并降低痴呆患病风险。美国退休人员协会（AARP）的调查结果发现，社交网络较广阔的40岁以上成年人拥有较好的脑健康，在过去5年中不乐意参与社交的成年人更有可能出现认知功能下降。

非体育运动类社交互动包括给朋友打电话、微信视频聊天、邀约朋友见面（吃饭、喝茶、聊天等）、益智游戏（打麻将、打牌、下棋等）、虚拟现实游戏和电子游戏等以静态动手动脑的活动，不包括听收音机、看电视、看书、看报等单向信息传递活动。

研究还发现，更多地接触社会与总体和认知功能相关的脑容量更大相关，罹患痴呆和晚年抑郁症的概率也更低。

（邱培媛　蒋与刚　黄承钰）

参考文献

［1］黄承钰，韩海军. 健康每一天，最美夕阳红［M］. 成都：四川大学出版社，2019.

［2］Carvalho DZ. Sleepiness and fatigue associated with brain atrophy in cognitively normal elderly：Mayo Clinic study of aging. Denver：SLEEP Annual Meeting 2016.

［3］Fultz NE，Bonmassar G，Setsompop K，et al. Coupled electrophysiological，hemodynamic，and cerebrospinal fluid oscillations in human sleep［J］. Science，2019，366（6465）：628-631.

［4］Dikelmann S，Born J. The memory function of sleep［J］. Nature Reviews Neuroscience，2010，11（2）：114-126.

［5］Franks NP，Wisden W. The inescapable drive to sleep：Overlapping mechanisms of sleep and sedation［J］. Science，2021，374（6567）：556-559.

［6］Girardeau G，Lopes-Dos-Santos V. Brain neural patterns and the memory function of sleep［J］. Science，2021，374（6567）：560-564.

［7］Winer JR，Deters KD，Kennedy G，et al. Association of short and long sleep duration with Amyloid-βburden and cognition in aging［J］. JAMA Neurology，2021，78（10）：1187-1196.

［8］Li Y，Sahakian BJ，Kang J，et al. The brain structure and genetic mechanisms underlying the nonlinear association between sleep duration，cognition and mental health［J］. Nat Aging，2022，2：425-437.

［9］Ramos AR，Tarraf W，Wu B，et al. Sleep and neurocognitive decline in the Hispanic Community Health Study/Study of Latinos［J］. Alzheimers Dementia，2020，16（2）：305-315.

［10］Li J，Vitiello MV，Gooneratne NS. Sleep in Normal Aging［J］. Sleep Med Clin，2022，17（2）：161-171.

［11］Johnson DA，Lane J，Wang R，et al. Greater cognitive deficits with sleep-disordered breathing among individuals with genetic susceptibility to Alzheimer disease. The multi-ethnic study of atherosclerosis［J］. Annals of the American Thoracic Society，2017，14（11）：1697-1705.

［12］Robbins R，Quan SF，Weaver MD，et al. Examining sleep deficiency and disturbance and their risk for incident dementia and all-cause mortality in older adults across 5 years in the United States［J］. Aging，2021，13（3）：3254-3268.

［13］Sexton CE，Sykara K，Karageorgiou E，et al. Connections Between Insomnia and Cognitive Aging［J］.

Neurosci Bull, 2020, 36（1）: 77-84.

[14] Irwin MR. Sleep and inflammation: partners in sickness and in health [J]. Nature Review Immunology, 2021, 19（11）: 702-715.

[15] Besedovsky L, Lange T, Haack M. The Sleep-Immune Crosstalk in Health and Disease [J]. Physiol Rev, 2019, 99（3）: 1325-1380.

[16] Zhao Q, Xiang H, Cai Y, et al. Systematic evaluation of the associations between mental disorders and dementia: An umbrella review of systematic reviews and meta-analyses [J]. J Affect Disord, 2022, 307: 301-9.

[17] Prince MJ, Albanese E, Guerchet M, et al. World Alzheimer Report 2014: Dementia and risk reduction: An analysis of protective and modifiable risk factors, F, 2014 [C].

[18] Almeida OP, Hankey GJ, Yeap BB, et al. Depression as a modifiable factor to decrease the risk of dementia [J]. Transl Psychiatry, 2017, 7（5）: e1117.

[19] Kelly ME, Duff H, Kelly S, et al. The impact of social activities, social networks, social support and social relationships on the cognitive functioning of healthy older adults: a systematic review [J]. Systematic reviews, 2017, 6（1）: 259.

[20] Bartels C, Wagner M, Wolfsgruber S, et al. Impact of SSRI Therapy on Risk of Conversion From Mild Cognitive Impairment to Alzheimer's Dementia in Individuals With Previous Depression [J]. Am J Psychiatry, 2018, 175（3）: 232-41.

第三章 营养与老年认知功能的证据收集和分析方法

营养与老年认知功能是本书的核心内容。营养与老年认知功能的研究应按照循证医学和循证营养学原则进行。其研究流程是：首先，系统检索近 20 年国内外相关文献；其次，采用 WHO 推荐的证据评价方法和标准[1]，系统评价营养素、食物、膳食、运动、心理、睡眠等多种因素与老年认知功能的关系；最后，形成科学证据和推荐意见。推荐强度分为四级[2]：A 级，证据体指导实践是可信的；B 级，在大多数情况下证据体指导实践是可信的；C 级，证据体为推荐意见提供了一些支持，但是在应用时应加以注意；D 级，证据体弱，在应用建议时必须非常谨慎或不使用该推荐意见。本次推荐未纳入 D 级。

第一节 证据收集

在收集了大量国内外科学研究文献的基础上，参照世界卫生组织指南制定手册证据评价要求和等级评价及结论推荐方法，再根据科学循证医学、营养学及流行病学专家进行讨论，提出维护老年人大脑认知功能营养学专家共识。具体证据收集方法如下。

一、数据库

包括外文数据库（PubMed、MEDLINE、Cochrane Library 等）和中文数据库（中国知网、万方数据库等），2000 年以来的文献。

二、检索词

对应中英文数据库，检索词分为中英文检索词。以认知功能为例，中文检索词：认知功能 / 脑功能；认知功能下降 / 认知障碍；阿尔茨海默病；痴呆；帕金森病；缺血性血管病所致痴呆；脑梗死性痴呆，等。

英文检索词：cognition/cognitive function/ brain function；cognitive decline /cognitive disorder；Alzheimer's disease；dementia；Parkinson's disease；dementia due to ischemic vascular disease；cerebral infarct dementia，等。

其他具体检索细节详见各章节。

三、纳入和排除标准

纳入标准：研究人群大部分为老年人（≥60 岁），研究暴露因素为营养膳食因素及其相关生活方式，研究结局为认知功能相关。

排除标准：非人群研究（动物实验、细胞实验等），体内营养标志物研究，相关代谢基因研究。

四、汇总方法

证据充足情况下，利用 meta 分析方法对证据进行合并（异质性 $I^2 \leqslant 50\%$，使用固定效应模型；异质性 $I^2 > 50\%$，使用随机效应模型）。

第二节   证据分析

老年营养与认知功能证据评价系统包括以下主要内容：证据等级、一致性、脑健康影响、研究人群及适用性。证据等级的评价是通过对每篇文献的试验设计、研究质量、效应量及结局变量的健康相关性进行评价，将该食物与健康包含的所有研究的平均得分进行分级。综合评价等级是将食物与健康包含的所有研究的证据等级、一致性、脑健康影响、研究人群及适用性进行分级评价，从而得出综合评价等级。其评价的具体流程见图 3-2-1。

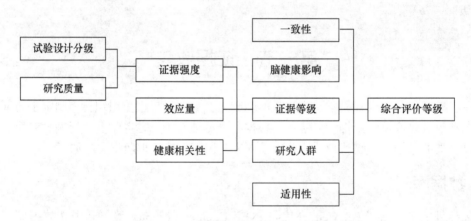

图 3-2-1   老年营养与认知功能评价流程

一、证据等级评价

证据等级的评定是在 WHO 推荐的有关研究方法制定的证据等级标准的基础上，对每一项研究的证据强度（试验设计水平、研究质量）、效应量（统计学意义及临床意义）和结局变量的临床相关性进行评价，进而得出相应证据等级。

1. 证据强度评价

证据强度是通过对实验设计水平和研究质量进行综合评价而得出的，具体评分量化见下文。

（1）试验设计分级及评分表（表 3-2-1）

表 3-2-1   试验设计分级及评分表

等级	试验设计	建议赋分
Ⅰ	Ⅱ级研究系统综述	4
Ⅱ	随机对照试验	3
Ⅲ-1	半随机对照试验（即交替分配或其他方法分配） 例如，按照日期的奇数、偶数分组	2

续表

等级	试验设计	建议赋分
Ⅲ-2	半随机对照的比较性研究和这些研究的系统综述 ■ 非随机的同期对照研究 ■ 队列研究 ■ 病例对照研究 ■ 有平行对照的间断时间序列研究	2
Ⅲ-3	无同步对照的比较研究 ■ 历史性对照研究 ■ 非同期的 2 组或多组研究 ■ 无平行对照的间断时间序列研究	2
Ⅳ	包括仅有治疗后果的病例系列和治疗前后对照的病例系列横断面研究	1

注：研究（试验）设计水平是评价研究证据强弱的重要因素之一，由高到低依次为系统综述（或 meta 分析）→随机对照研究（RCT）→有对照研究→无对照研究→个人经验（或专家意见、病例报告等）。

（2）研究类型质量评价

收集到的文献研究类型主要包括随机对照试验研究、队列研究、病例对照研究以及横断面调查研究，表 3-2-2 ～ 3-2-5 对不同类型的流行病学研究质量进行了评价，而动物实验研究、细胞学研究及分子生物学研究文献不予采用。

表 3-2-2　各类型研究质量评价标准——随机对照试验

评价项目	研究质量	建议赋分
样本量	大（试验组超过 50 人）	1
	小（试验组小于 50 人）	0
盲法	双盲（或三盲）	2
	单盲	1
	无盲	0
失访率	≤ 20%	1
	> 20%	0
干预时间	≥ 2 个月	1
	< 2 个月	0

表 3-2-3　各类型研究质量评价标准——队列研究

评价项目	研究质量	建议赋分
发病密度（同期发病例数 / 人年）	大（暴露组超过 100/ 人年）	1
	小（暴露组小于 100/ 人年）	0
盲法	盲法	1
	无盲	0
失访率	≤ 20%	1
	> 20%	0
混杂因素（试验设计或统计分析时）	控制	1
	无控制	0
随访时间	≥ 2 个月	1
	< 2 个月	0

表 3-2-4 各类型研究质量评价标准——病例对照研究

评价项目	研究质量	建议赋分
样本量	大（病例组超过 100 人）	1
	中（病例组 50～100 人）	0.5
	小（病例组小于 50 人）	0
盲法	盲法	1
	无盲	0
病例与对照的匹配	匹配	1
	不匹配	0
混杂因素（统计分析时）	控制	1
	无控制	0
统计分析	研究对象均参与	1
	研究对象不是全部参与	0

表 3-2-5 各类型研究质量评价标准——横断面研究

评价项目	研究质量	建议赋分
资料来源	明确	1
	不明确	0
样本量	大（各组超过 5000 人）	1
	中（各组 1000～5000 人）	0.5
	小（各组小于 1000 人）	0
失访率	≤ 20%	1
	＞ 20%	0
纳入及排除标准	有	1
	无	0
混杂因素（统计分析时）	控制	1
	无控制	0

2. 效应量评分标准

效应量可以补充假设检验不能准确探测到的变量关系强度大小的信息，不依赖样本量，可用于不同研究之间的比较，本次研究的效应量是通过统计学意义和临床意义来评价。见表 3-2-6。

表 3-2-6 效应量分级标准及得分

效应量	建议赋分
结果具有统计学意义，且整个置信区间的数值都具有临床意义	4
结果具有统计学意义，但置信区间中包含无临床意义的值	3
结果具有统计学意义，但整个置信区间都不具有临床意义	2
结果无统计学意义，但置信区间包含有临床意义的值	1
结果无统计学意义	0

3. 证据的健康相关性

证据的健康相关性主要指研究检测的结局是否恰当，结局类型可分为替代结局、脑健康结局和患者相关结局。替代结局是指能完全反映干预所引起的主要结局指标的变化，并在健康结局指标不可行时对其进行替代的间接指标，主要是指单纯的生物学指标，包括实验室理化检测和体征发现，如血脂、血糖、血压等。脑健康结局指标是指对患者影响最大、最直接、患者最关心、最想避免的临床事件，最常见的是痴呆、帕金森病等神经退行性疾病以及脑卒中。患者相关结局是指综合评价患者的主观感受、功能状态、生存质量等指标，目前该指标受到越来越多的关注，被认为是与患者最直接相关、患者最关心的结局指标。其评分见表 3-2-7。

表 3-2-7　证据的临床相关性评价标准

结局类型	建议赋分
脑健康结局	3
患者相关结局	2
替代结局	1

（二）证据体评价

通过以上每项研究评价后所获得的所有文献作为一个证据体，然后综合评价分析该证据体的证据等级、一致性、脑健康影响、研究人群及适用性，形成推荐意见及强度。

1. 证据等级

证据等级是在综合考量每项研究的证据强度、效应量、结局变量及脑健康相关性的基础上，划分证据强弱，对每篇文献进行评分，然后对证据体包含的所有研究得分进行平均：13～16 分为优，9～12 分为良，5～8 分为中，1～4 分为差。见表 3-2-8。

表 3-2-8　证据等级划分标准

证据研究得分及等级		
研究证据	平均得分	等级标准
证据体（包含的所有研究）	13～16	优
	9～12	良
	5～8	中
	1～4	差

2. 一致性

一致性是指证据体包含的所有研究的基本特征或者特性相同或类似。一致性评价分为 4 个等级：优是指所有文献研究结论均一致，良是指 70% 以上的文献研究一致，中等是指 50%～70% 的文献研究一致，差是指仅有 50% 或小于 50% 的文献研究一致。见表 3-2-9。

表 3-2-9　一致性等级的划分

等级	一致性
优	所有研究一致
良	70% 以上的研究一致
中	50%～70% 的研究一致
差	≤50% 的研究一致

3. 脑健康影响

脑健康影响的大小是根据结局指标来评定的。脑健康影响非常大是指所有研究结果均一致显示某种营养素或食物（或其他）对脑健康存在影响（或无影响），如某种营养素或某种食物摄入（量）降低（或增加）痴呆的发病风险，某种营养素或某食物摄入（量）与痴呆结局无关（或正相关、负相关）；脑健康影响大是指 70% 的研究结果显示某种营养素或某食物（或其他）对脑健康存在影响；中等脑健康影响是指 50% ～ 70% 的研究结果显示某种营养素或某食物（或其他）对脑健康存在影响；脑健康影响不明（较差）是指仅有 50% 或小于 50% 的研究结果显示某种营养素或某食物（或其他）对脑健康存在影响或无影响。见表 3-2-10。

表 3-2-10　脑健康影响等级的划分

等级	脑健康影响
优	非常大（所有研究结果均一致显示某种营养素或某食物对脑健康存在影响）
良	大（70% 的研究结果显示某种营养素或某食物对脑健康存在影响）
中	中（50% ～ 70% 的研究结果显示某种营养素或某食物对脑健康存在影响）
差	轻微或有限制性（50% 或小于 50% 的研究结果显示某种营养素或某食物对脑健康存在影响或无影响）

4. 研究人群

将本次研究结果外推至中国人群需要注意研究人群与指南目标人群的差异，研究人群与中国人群的相似性等级的划分：优是指构成证据体的人群与指南目标人群一致（中国人群）；良是指构成证据体的人群与指南目标人群相似（亚洲人群）；中等是指虽然构成证据体的人群与指南目标人群不同（欧美国家人群），但该证据研究人群与目标人群的年龄差异较小，故仍可以合理应用；差是指构成证据体的人群与指南目标人群不同，同时该证据研究人群（欧美国家人群）与目标人群的年龄差异较大，很难判断对目标人群是否合理。见表 3-2-11。

表 3-2-11　研究人群与目标人群相似性等级的划分

等级	脑健康影响
优	构成证据体的人群（中国人群）与指南目标人群完全一致
良	构成证据体的人群（亚洲人群）与指南目标人群相似
中	虽然构成证据体的人群与指南目标人群相异，但该证据的种族和年龄差异较小，故可以合理应用
差	构成证据体的人群与指南目标人群相异，很难判断对目标人群是否合理

5. 适用性

本评价系统的适用性需要注意研究结果是否适用于中国人群，以及在应用于中国人群时需要注意的问题。适用性分为 4 个等级：优是指所有研究人群均为中国人群、东南亚人群，研究结果可直接适用于中国目标人群；良是指研究人群主要为亚洲人群，仅有小部分为欧美国家人群，研究结果可适用于中国目标人群；中等是指研究对象主要为欧美国家人群，但研究结果仍可适用于中国目标人群；差是指研究对象与指南目标人群相异，不适用于中国目标人群。见表 3-2-12。

表 3-2-12　适用性等级的划分

等级	适用性
优	直接适用于中国
良	适用于中国但有个别注意事项
中	适用于中国但有许多注意事项
差	不适用于中国

（三）综合评价等级

综合评价等级即坚持该推荐意见的重要性，本评价系统的综合评价等级是通过对上述证据体的证据等级、一致性、脑健康影响、研究人群及适用性的综合评价，研究者最终做出是否采用该证据以及使用该证据的程度和范围的决定。见表 3-2-13。

表 3-2-13 综合评价等级及评价标准

推荐等级	描述	评价标准
A	由该证据体得出的结论指导实践是可信的	5 项为优
B	在大多数情况下该证据体的结论指导实践是可信的	3 ～ 4 项为优或良且至少有一篇随机对照试验研究或大型队列研究（研究人数大于等于 5000 人）与目标人群（中国人群）完全一致
C	该证据体的结论指导实践有一定的可信度，但在应用时应加以注意	1 ～ 2 项为优或良且至少有一篇随机对照试验研究或大型队列研究（研究人数大于等于 5000 人）与目标人群（中国人群）完全一致
D	该证据体的结论指导实践弱，使用时必须非常谨慎，或不使用该结论	5 项评价指标中，无一项评为优或良

在营养素、食物、膳食与老年认知功能及认知相关疾病证据评价系统的基础上，由本书专家组对某一种营养素或某一类食物与老年人群脑健康的证据体的综合评价等级进行综合考量，以考虑该综合评价等级是否合适，如不合适，则由专家组对该证据体的等级进行调整。

（夏　阳　牛凯军）

参考文献

［1］中国营养学会.食物与健康［M］.北京：人民卫生出版社，2016
［2］Martin CR，Preedy VR. Diet and nutrition in dementia and cognitive decline［M］. London：Elsevier Academic Press，2015.
［3］World Health Organization. WHO handbook for guideline development［M//OL］. Geneva：World Health Organization，2014［2021-02-12］. http：//sapps.who.intirisbitstreamhandle106651457149789241548960_eng.pdfsequence ＝ 1.

第四章　老年认知功能维护策略及本书框架

维护老年人认知功能是积极维护脑健康、主动预防痴呆和认知相关疾病的根本措施，也是我国实现健康老龄化的必然要求。研究显示，膳食营养在延缓认知功能衰退、降低痴呆风险方面发挥重要作用。中国营养学会特殊营养分会牵头，组织老年营养、神经病学、老年医学等相关学科专家依据循证医学原则，系统检索了20多年来国内外相关文献，并按照WHO推荐的证据评价方法和标准，系统评价了营养素、食物、膳食、运动、心理、睡眠等因素与老年认知功能及认知相关疾病的关系，根据不同等级的科学证据形成了十五条推荐意见和六大策略，见本书附录二"维护老年人认知功能营养专家共识"。本章重点介绍维护老年认知功能六大策略，以及近期有关老年认知功能策略的文件文献，然后介绍本书的基本框架。

第一节　维护老年认知功能六大策略

根据国内外维护认知功能相关文献[1-2]以及本书老年营养与认知功能维护研究证据评价结果，作者从健康饮食-营养大脑和健康生活方式-保护认知功能两大方面提出维护老年认知功能、预防老年认知相关疾病的六大策略，即平衡膳食、科学运动、良好心态、优质睡眠、生活规律和功能维护，并绘制出"维护老年人认知功能六大策略扇形图"（图4-1-1）。

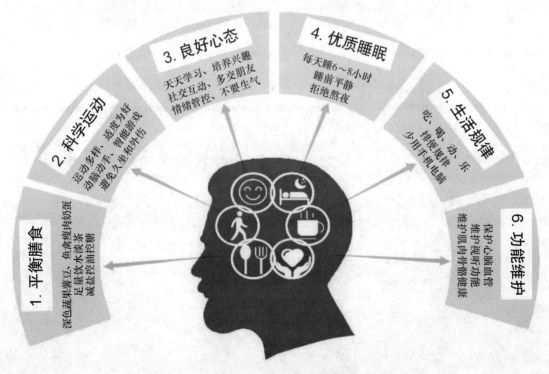

图 4-1-1　维护老年认知功能六大策略扇形图

一、维护老年认知功能六大策略

1. 平衡膳食

遵照《中国居民膳食指南（2022）》安排饮食，特别强调以下四个原则：

（1）深色蔬果薯豆：为保障大脑功能必需的抗氧化营养素、膳食纤维和植物活性成分，老年人需要餐餐有蔬菜，天天有水果，深色蔬果过半；多吃绿叶蔬菜、十字花科蔬菜、菌藻类、全谷类、深色水果／浆果、深色薯类和豆类。

（2）鱼禽瘦肉奶蛋：为保障大脑功能必需的优质蛋白质、优质脂类以及高生物利用率的矿物质，建议老年人首选鱼、禽肉；肉食要多样，不要只选一种肉；提倡每天摄入奶／酸奶和一个全蛋；少吃红肉和加工肉制品。

（3）足量饮水淡茶：每天主动饮用白开水、淡茶水或食物汤水 1500～1700 ml，清晨、运动前后、见尿变黄以及天热出汗后及时补水，严防老年人因缺水或脱水导致认知障碍疾病发生。

（4）减盐控油控糖：为了尽量减少高脂、高盐、高添加糖饮食对认知功能的不利影响，建议老年人做到清淡饮食，改变"重口味"饮食习惯，每天食盐不超过 5 g，烹调用油总量不超过 30 g，添加糖不超过 50 g。

2. 科学运动

（1）运动多样、适度为好：每天 6000～10 000 步，每周 3 次及以上、每次 60 分钟的有氧运动可改善老年人认知功能，结合力量、平衡、抗阻等运动效果更好。老年人健康时要"动养"，生病时要"静养"，动则有益，适度为好。

（2）动脑动手、益智游戏：脑、眼、手、腿全身并用的中华传统康养功（八段锦、十二段锦、手指运动、孙思邈十三聪明法等）和益智运动游戏对改善老年人认知功能有一定效果，很适合中老年人采用。

（3）避免久坐和外伤：尽量减少久坐时间，每小时起来动一动；合理运动，安全第一，严防骨折和头部外伤。

3. 良好心态

（1）天天学习、培养兴趣："树老怕空，人老怕松"，老年人退休后，生活节奏可以放慢一些，但绝不要懒散、松垮。活到老，学到老。晚年仍要坚持阅读学习、关心国家大事，学习养生保健知识，参加老年大学学习，培养琴棋书画、垂钓养花等兴趣，使大脑始终处于运转、学习的状态，保护认知功能，防止脑功能衰退。

（2）社交互动、多交朋友：社交互动是老年人寻求心理沟通和获得社会支持的重要途径。社交互动可以是朋友间电话、微信、视频、会面交往，也可以是健身锻炼、广场舞、出门旅游、公益活动等集体活动，还可以是发光发热、继续贡献的志愿者助人活动等。这些社交互动活动既能增长见识、交流信息，又可增强信心和勇气，及时排忧解难，缓解负面情绪。

（3）情绪管控、不要生气：人的心态与身体健康有密切联系。当体内中枢神经系统处于轻松愉快的状态时，机体能通过神经-体液等调节机制充分调动大脑及全身消化、呼吸、循环、免疫各个器官系统的潜能，维持内环境稳态，保障生命活动正常进行；而不良的心理状态，比如生气、焦虑、悲伤、恐惧、忧郁、敌意、猜疑、愤怒等负面情绪会影响内环境稳态，导致疾病发生。因此，为了预防疾病、维持身体健康，老年人要管控好情绪，保持良好心态。

4. 优质睡眠

（1）每天睡 6 ～ 8 个小时：为了消除大脑疲劳、及时清除大脑代谢废物，有利于新的认知记忆活动，老年人每天需要充足睡眠，包括午睡 1 小时左右，睡眠时间过短过长都有害。

（2）睡前平静，拒绝熬夜：睡前可做洗漱、泡脚、听音乐等事情，保持轻松平静的心情；晚餐不要吃得过饱，不要做剧烈运动，不要看刺激性影视剧；晚上 11 点以前睡觉，拒绝熬夜。

5. 生活规律

（1）吃、喝、动、乐，排便规律：生活规律是健康生活方式、健康养脑的重要组成部分，也是顺应身体的生物钟节律、适应自然界生存的基本要求。人一天的生活行为主要有吃、喝、拉（大便）、撒（尿）、动、睡等，生活规律即这些生活行为要规律，要养成习惯。

饮食规律是指进餐规律，定时定量，细嚼慢咽，不要漏餐，不要暴饮暴食和过分节食；身体活动 / 运动规律是指坚持每天适量运动，不要"两天钓鱼，三天晒网"，不要过分剧烈运动；休闲娱乐活动不要影响进餐和睡觉；排便规律即养成良好的排便习惯，注意保证足够的食物和膳食纤维的摄入量，足量饮水，保证每天排大便 1 ～ 2 次，全天排尿 6 ～ 8 次，"便意"是身体给您的珍贵信号，这时要立即去排便，切忌憋便。

（2）少用手机电脑：过度使用手机电脑等电子产品会打破生活规律，严重影响身体的生物钟节律，损害大脑、眼睛、颈椎的功能。必须使用手机电脑时，每小时起来动一动，每 20 分钟看 20 米远处物体 20 秒或伸直脊柱 20 秒，吃饭时和睡觉前不刷手机，驾车时禁用手机。

6. 功能维护

（1）保护心脑血管：保护心脑血管健康，维持血液成分正常，控制血压、血脂、血糖正常是维护老年人认知功能的必备条件。防控高血脂症、心血管疾病、糖尿病、营养失调等慢性疾病是控制认知相关疾病发生发展的关键措施。为了保护心、脑、肺、肾等重要器官的功能，务必养成健康生活的习惯，定期体检，适时监测，早诊早治。

（2）维护视听功能及肌肉骨骼健康：人的大脑从外界接受的信息中至少有 80% 是来自视觉，有 10% 来自听觉，所以维持视听功能对大脑接收、处理信息，维持认知功能和生活自理能力非常重要。肌肉组织是人体中最重要的代谢器官之一，骨骼组织不仅构成人体骨架，保护内脏器官、制造血液，还与肌肉一起完成许多生命活动和生活活动。维持肌肉、骨骼、大脑的健康是维持老年人的体力和智力、预防老年人慢性疾病、做到成功衰老的基本措施。

轻度认知障碍是预防痴呆和阿尔茨海默病的黄金窗口期，患有高血脂症、心血管疾病、糖尿病、营养失调等慢性疾病的老年人罹患痴呆的风险大大增加。建议这类老年人认真执行以上六大策略，必要时在医生或营养师指导下选用复合 B 族维生素、抗氧化营养素补充剂、益生菌或益生元制品、药食同源食物或特殊医学用途食品。

二、维护老年认知功能策略相关文件文献

1. 中国阿尔茨海默病防治协会发布"中国应对阿尔茨海默病战略行动计划"

2021 年《中国应对阿尔茨海默病战略行动计划》[3] 总体目标是：①努力争取 2025/2030 年找到可预防和有效治疗阿尔茨海默病的措施和药物。由于中医药（包括针灸、推拿等）

对痴呆治疗有一定疗效，因此，应该鼓励中医药在此领域的探索。②做好科学规范的专门照护培训，逐年提高阿尔茨海默病患者的照护质量和效率，构建本病的照护支撑体系。③加强对阿尔茨海默病及相关病患者及其家庭的支持。④系统开展全民科普教育，提高公众意识和参与度。⑤建立不同级别、保护隐私的阿尔茨海默病及相关病专门数据库，开发人工智能、机器学习的专门诊疗、照护、康复训练的分析软件，将诊断、治疗、康复训练情况纳入数据库管理，以纵向观察本病的动态变化及评价效果。⑥呼吁建立强制照护保险制度。⑦由国家机构跟踪计划进度并不断完善计划。

2. 国际权威杂志《柳叶刀》发表"痴呆预防、干预和照顾的最新报告"

该报告提出有关痴呆潜在可控危险因素的生命周期模型，见图 4-1-2。在老年人群中，

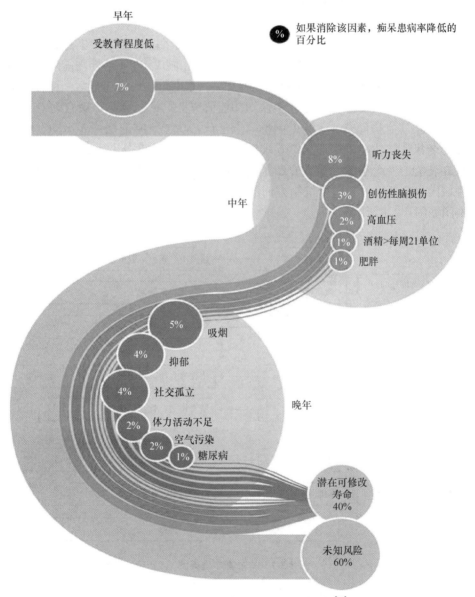

图 4-1-2　痴呆潜在可调控的危险因素[4]

引自：Livingston G，Huntley J，Sommerlad A，et al. Dementia prevention，intervention，and care：2020 report of the Lancet Commission. Lancet，2020，396（10248）：413-446.

吸烟、抑郁、社交孤立、体力活动不足、空气污染和糖尿病是痴呆重要的危险因素。

3. 王拥军等在《英国医学杂志》提出脑健康六大支柱

2020年，《英国医学杂志》发布王拥军等中外42位权威专家共同撰写的脑健康专辑系列论文，提出脑健康有六大支柱：①每周坚持定量运动。②勤用脑，做到主动思考、刻意记忆。③遵循健脑饮食四原则：早餐吃好，晚餐吃早；每天8杯水；多吃新鲜果蔬和深海鱼类；增加全谷物摄入。④增加社交互动。⑤保证充足睡眠。⑥健康生活方式，定期体检。

第二节　本书的内容框架

本书以老年营养与认知功能为主题，以循证医学为手段，广泛收集近20年营养素、食物、膳食、运动、心理、睡眠等因素与老年认知功能维护、老年认知功能障碍关系的国内外文献，并进行证据分析，提出相应的推荐意见。本书主要内容包括六个部分：①老年营养与认知功能概述；②营养素与老年认知功能研究证据；③食物、膳食与老年认知功能研究证据；④其他膳食成分、肠道菌群与老年认知功能研究证据；⑤运动、睡眠、心理和社交与老年认知功能研究证据；⑥维护老年人认知功能营养专家共识[5]。鉴于老年营养与认知功能的专著很少，重点介绍了近年国内外学者在膳食营养因素与老年认知功能交叉领域的研究新进展，包括机制方面的基础研究进展。

框架图如图4-2-1所示。

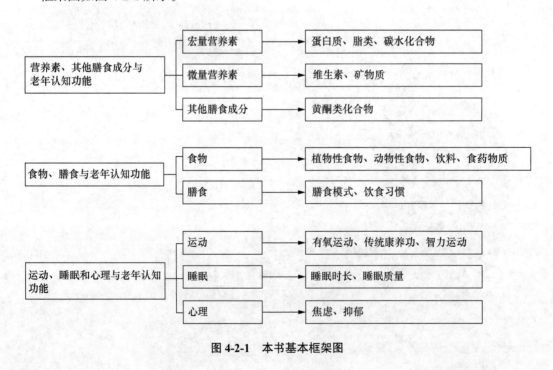

图 4-2-1　本书基本框架图

（蒋与刚　黄承钰）

参考文献

［1］Johnston SC，Amarenco P，Denison H，et al. THALES Investigators. Ticagrelor and Aspirin or Aspirin alone in acute ischemic stroke or TIA［J］. N Engl J Med，2020，383（3）：207-217.

［2］Jia JP，Zhao T，Liu ZJ，et al. Association between healthy lifestyle and memory decline in older adults：10 year，population based，prospective cohort study［J］. BMJ，2023，380：e072691.

［3］陈可冀，唐希灿，何新贵，等.《中国应对阿尔茨海默病战略行动计划》建议书［J］. 阿尔茨海默病及相关病杂志，2021，4（2）：91-97.

［4］Livingston G，Huntley J，Sommerlad A，et al. Dementia prevention，intervention，and care：2020 report of the Lancet Commission［J］. Lancet，2020，396（10248）：413-446.

［5］中国营养学会特殊营养分会，中国营养学会老年营养分会，中国营养学会营养与神经科学分会，等. 维护老年人认知功能营养专家共识［J］. 营养学报，2022，44（6）：523-529.

第二篇　营养素与老年认知功能

营养素来源于食物，可分为宏量营养素和微量营养素。大量研究证实，老年人体内各种营养素的营养状况与其认知功能密切相关。营养素的缺乏或者过量均可造成老年机体的认知功能损害，反过来，伴随着老年人的认知功能衰退，尤其是罹患认知相关疾病以后，食物的摄取与营养素的吸收会受到严重影响，进而加重营养不良的发生。

本篇比较系统地分析了蛋白质、脂类、碳水化合物、维生素和矿物质五大类营养素与老年人认知功能及其相关疾病的关系。检索 2000 年以来发表的国内外相关文献，有关术语概念见附录一，证据收集评价方法见第一篇，各章节不再赘述。

第五章　蛋白质、肽类和氨基酸

大脑是人体代谢活动最为旺盛的器官，需要大量蛋白质更新组织。充足的膳食蛋白质 / 氨基酸供应对于维持脑组织中蛋白质代谢平衡、细胞完整性和正常功能至关重要，有利于增强大脑皮质的兴奋和抑制功能，提高工作效率[1]。膳食蛋白质可通过特定氨基酸参与大脑神经递质的合成，从而影响大脑功能。例如，色氨酸是神经递质 5- 羟色胺（5-hydroxytryptamine，5-HT）的前体。外周循环中的 5- 羟色胺无法通过血脑屏障，但色氨酸及其代谢产物 5- 羟色氨酸（5-hydroxytryptophan，5-HTP）则能通过血脑屏障进入大脑，并在脑组织中转化为 5- 羟色胺，从而调节情绪、精力和认知功能[2]。酪氨酸是儿茶酚胺类神经递质多巴胺、去甲肾上腺素和肾上腺素的前体。在神经元细胞中，酪氨酸在酪氨酸羟化酶（tyrosine hydroxylase）作用下生成多巴胺，可影响中枢学习记忆功能[2]。

本章将重点讨论蛋白质、肽类和氨基酸与老年人认知功能及认知障碍相关疾病的关系，为通过改善老年人蛋白质营养状况维护老年人认知功能、防控认知障碍相关疾病提供科学依据。

第一节　蛋白质和肽类

一、引言

除了可能直接影响脑认知功能外，许多研究表明，膳食蛋白质的摄入不足与肌量减少、衰弱、睡眠障碍、应激、抑郁、焦虑等多种衰老相关疾病有关，而超过推荐值的蛋白质摄入对老年人的多种健康结局有积极作用[3-4]。衰弱、应激、焦虑、抑郁等因素也是认知能力下降和阿尔茨海默病（Alzheimer's disease，AD）的风险因子[4]。因此，补充蛋白质可能通过改善老年人健康状况，从而间接改善认知功能。尽管许多证据提示增加蛋白质摄入可能有利于延缓老年人认知功能衰退，预防痴呆的发生，相关研究却较少。

传统观点认为蛋白质在胃肠道内必须消化降解为氨基酸才能被吸收进入肠道上皮细胞，而大分子肽链或完整蛋白质只有在病理状态下才能被吸收，是导致食物过敏的重要机制。然而，近年研究发现，在生理状态下，一些肽类可直接被肠道吸收进入血液，不仅能作为氨基酸供体，还具有多种健康保护功能，如增强免疫、降糖、降脂、降血压、抗肿瘤、延缓衰老等[5]。这类除了具有已知的蛋白质营养价值外，还能对人体功能和（或）人体健康产生有益影响的肽序列，通称为生物活性肽[5]。生物活性肽通常由 2～20 个氨基酸组成，以非活性状态存在于蛋白质的长链中，在消化道蛋白酶作用下，或食品加工过程中在蛋白水解酶和微生物发酵作用下，其分子片段与活性可被释放出来。目前生物活性肽的主要食物来源包括动物性食物（如鸡蛋、牛奶和肉类）、植物性食物（大豆、燕麦、干豆、菜籽等）以及海产品[5]。有研究认为，富含色氨酸或酪氨酸的生物活性肽类可更加有效地影响脑神经递质的代谢，从而改善认知功能。

本节系统归纳和整理膳食蛋白质、肽类与老年人认知功能及认知相关疾病的关系。

二、证据收集方法

围绕蛋白质和肽类与中老年人认知功能和认知相关疾病的关系进行系统性文献检索，共查阅 538 篇文献。参照世界卫生组织（WHO）推荐的证据评价方法和标准，根据 GRADE 分级，结合本书总体要求和纳入、排除标准，共有 42 篇文献作为本次研究的主要证据，均为英文文献，其中蛋白质 30 篇、肽类 12 篇，见表 5-1-1。

表 5-1-1 蛋白质和肽类与认知及认知功能相关疾病检索情况

研究因素	检索词		文献数（纳入/总）		合计
	中文检索词	英文检索词	中文	英文	
蛋白质	认知，痴呆，阿尔茨海默病，路易体痴呆，额颞叶变性，血管性痴呆；膳食蛋白质，蛋白质摄入	cognitive function, cognitive performance, cognitive decline, cognitive impairment, mild cognitive impairment, MCI, dementia, Alzheimer, Lewy body, frontotemporal lobar degeneration, vascular dementia; protein intake, protein consumption, dietary protein	0/10	30/275	30
肽类	认知，痴呆，阿尔茨海默病，路易体痴呆，额颞叶变性，血管性痴呆；蛋白水解物，肽，补充，膳食	cognitive function, cognitive performance, cognitive decline, cognitive impairment, mild cognitive impairment, MCI, dementia, Alzheimer, Lewy body, frontotemporal lobar degeneration, vascular dementia; protein hydrolysate, peptide, diet, supplement	0/2	12/154	12

三、研究证据

1. 膳食蛋白质摄入与老年人认知及认知相关疾病的关系

通过检索和筛选，共 2 篇系统综述和 28 篇原始研究文献纳入分析。28 篇原始研究文献中横断面研究 15 篇、队列研究 7 篇、试验性研究 6 篇（交叉干预试验 1 篇和 RCT 研究 5 篇），见表 5-1-2。

（1）系统综述

van de Rest 等[6]在关于膳食蛋白质摄入和认知功能相关性的系统综述中纳入了 2013 年之前的 4 项横断面研究、1 项队列研究、3 项病例对照研究以及 3 项干预性试验，由于各项研究之间研究对象的年龄、认知功能状况以及研究结局各不相同，未能获得明确的结论。同样，Koh 等[7]关于膳食蛋白质和硫胺素摄入与健康老年人认知功能相关性的系统综述中，纳入 2014 年之前的病例对照研究 2 项、横断面研究 7 项和队列研究 5 项，结果显示提高膳食蛋白质摄入有利于改善老年人营养状况，但是对于认知功能改善的证据较弱。

对上述系统综述中所包含的文献进行筛选，其中发表于 2000 年之后，符合本研究纳入标准的，均列入本研究合并分析。

（2）试验性研究

共有 6 项研究分析补充蛋白质对认知功能的影响，各研究间试验设计、干预手段和认知相关结局的测量各不相同[8-13]。其中 4 项研究显示补充蛋白质摄入可以改善认知相关指标[9-10, 12-13]，另有 2 项研究没有发现蛋白质摄入对认知产生显著影响[8, 11]。

van der Zwaluw 等[10]和 Lefferts 等[9]分别测试补充蛋白质对认知功能的影响。van der Zwaluw 等[10]的研究中，研究对象为衰弱或衰弱前期的 65 岁以上荷兰老年人，将其随机分为干预组（$n = 34$）和对照组（$n = 31$），干预组以饮料形式每日补充 30 g 浓缩乳蛋白，对照组补充不含蛋白质的相同饮料，持续 24 周；于干预开始时和开始后 12 周和 24 周通过标准的神经心理测试组合，测试情景记忆、工作记忆、注意力、信息处理速度和执行能力等认知各领域的功能。结果显示，与对照组相比，蛋白质补充使无线索反应时间缩短 18±142 ms（$P = 0.03$），有线索反应时间缩短 44±130 ms（$P = 0.05$），提示蛋白质补充可改善老年人信息处理速度。Lefferts 等[9]给 53 名 60～85 岁认知功能正常的社区老年人每日补充 50 g 乳清蛋白，另有 46 名老年人每日补充等能量的碳水化合物，持续 12 周。结果显示，补充乳清蛋白主要改善情绪识别能力，但对认知能力没有影响。

与 van der Zwaluw 等[10]补充单一蛋白质类似，Suzuki 等[13]发现补充混合必需氨基酸对认知功能有保护作用。105 名 55 岁以上健康老年人分别补充 3 g/d、6 g/d 必需氨基酸（含亮氨酸、苯丙氨酸、赖氨酸、异亮氨酸、组氨酸、缬氨酸和色氨酸）或安慰剂（35 人/组）并持续 12 周，结果显示，调整年龄、性别、教育水平和测试前数值后，补充 6 g 氨基酸改善研究对象的注意力和执行功能；同时可改善主观健康状况和心理状态。

与上述测试单一成分不同，Lauque 等[11]和 Formica 等[8]测试了富含蛋白质的复杂食物成分对认知功能的影响。Lauque 等[11]给 46 名 65 岁以上存在营养不良风险的痴呆患者每日补充含有蛋白质及其他营养成分的口服营养补充剂（其中蛋白质为 10～12 g/d）（干预组），45 名对照组痴呆患者予以常规看护，12 周后发现营养补充剂对认知功能没有影响。Formica 等将 154 名参加阻抗运动训练的 65 岁老年人分为对照组和干预组（77 人/组），

表 5-1-2 蛋白质与认知及认知相关疾病的研究

作者、年度	研究地点	研究类型	调查方法	例数	对象及年龄	摄入情况	结果	对疾病的影响
Kaplan, 2001[12]	加拿大	交叉干预试验	试验干预	22例	社区老年人（MMSE>25），61~79岁	蛋白饮料含50.5克清蛋白	摄入15分钟后，蛋白质对延迟短语记忆有改善作用；对于瞬时记忆有改善趋势，但未达到显著性；摄入60分钟后没有影响	与认知功能改善有关
Lauque, 2004[11]	法国	RCT	试验干预	对照组45例，干预组46例	存在营养不良风险的AD患者，大于65岁	干预组：口服营养补充剂含蛋白质约10~12 g/d；对照组：正常照护。持续3个月+3个月随访	补充剂对认知功能（MMSE）没有明显影响	对认知功能没有影响
van der Zwaluw, 2014[10]	荷兰	RCT	试验干预	对照组31例，干预组34例	大于65岁衰弱或衰弱前期老年人	干预组：每天含30 g浓缩乳蛋白的饮料；对照组：安慰剂。持续24周	改善信息处理速度	与认知功能改善有关
Suzuki, 2020[13]	日本	RCT	试验干预	共105例，每组35例	55岁以上健康人	干预组：每天补充3 g或6 g必需氨基酸；对照组：等量玉米淀粉或麦芽糖。持续12周	调整年龄、性别、教育水平和测试前数值后，6 g氨基酸改善注意力和执行功能，同时对主观健康状况和心理状态有改善作用（6 g组 vs. 对照组，$P = 0.04$）	与认知功能改善有关
Formica, 2020[8]	澳大利亚	RCT	试验干预	对照组、干预组各77例	65岁以上健康社区老年人	干预组：运动+正常饮食+每周3日加80 g红肉，相当于45 g蛋白，每日总蛋白质摄入量>1.3 g/kg体重；对照组：运动+正常饮食，每日蛋白质摄入量<1.1 g/kg体重。持续24周	改善工作记忆/学习能力，12周时，z值提高0.24个标准差（$P = 0.011$），24周时，z值提高0.27个标准差（$P = 0.007$）	与认知功能改善有关
Lefferts, 2020[9]	美国	RCT	试验干预	干预组53例，对照组46例	60~85岁社区老年人	干预组：每日50 g乳清蛋白；对照组：等热量50 g麦芽糖糊精。持续12周	补充乳清蛋白对认知功能没有显著影响，但对情绪识别能力改善没有影响	对认知功能没有影响

续表

作者、年度	研究地点	研究类型	调查方法	例数	对象及年龄	摄入情况	结果	对疾病的影响
Luchsinger, 2002[15]	美国	队列研究	食物频数法	980例，4.0±1.5年随访共发生242例AD	65岁以上	日平均摄入能量1267±453kcal，蛋白质60±22 g。日平均蛋白质摄入Q₁为45.7 g，Q₂为54.63 g，Q₃为62.36 g，Q₄为77.57 g	总体发病密度6/100人年；调整年龄、性别、教育程度、APOE、种族和总能量摄入后，蛋白质摄入与AD风险无关联（Q₄ vs. Q₁；HR=1.07，95%CI 0.74~1.54；P趋势=0.88）	与AD风险无关
Deschamps, 2002[14]	法国	队列研究	膳食记录法和膳食史法	125例，5年随访	69~89岁社区老年人	日平均蛋白质摄入量1.33 g/kg体重，17%个体<1 g/kg体重	日平均蛋白质摄入量<1 g/kg体重者≥1 g/kg体重者5年内MMSE评分降低程度没有差异（OR=1.92，95%CI 0.38~9.62）	与认知功能无关
Vercambre, 2009[16]	法国	队列研究	膳食史法	4809例，13年随访，近期认知下降598例	76~82岁，教育系统自由出生活女性	日平均蛋白质摄入量87.70±24.55 g	观察性认知损害（observed cognitive deterioration，DECO）问卷调查近一年认知功能下降，调整能量后，认知下降与蛋白质摄入之间没有相关性，T₂ vs. T₁，OR（95%CI）=0.99（0.80~1.22）；T₃ vs. T₁，OR（95%CI）=0.92（0.74~1.14）	与认知功能无关
Roberts, 2012[17]	美国	队列研究	食物频数法和膳食蛋白质摄入	937例，3.7年随访中共发生200例MCI和AD	70~89岁社区老年人	膳食蛋白质供能比，Q₁: <16%；Q₂: 16%~18%；Q₃: 19%~20%；Q₄: >20%	调整年龄、性别、能量摄入、APOE、BMI、主要慢性疾病和生活方式后，高蛋白质供能比降低MCI和AD风险，Q₂ vs. Q₁，HR（95%CI）=0.60（0.39~0.91）；Q₃，0.57（0.36~0.89）；Q₄，0.79（0.52~1.20）；P趋势=0.03；同时调整碳水化合物和脂肪摄入后，没有统计学意义	较高蛋白质摄入与降低痴呆风险有关
Kinoshita, 2021[18]	日本	队列研究	膳食记录法	427例，8.2±0.3年随访后，127例认知功能下降	60岁以上社区老年人，MMSE>27	日蛋白质摄入量（g/d），男性Q₁: 66.2（33.8~74.8），Q₂~Q₄: 92.8（74.9~161.6），女性Q₁: 57.2（35.6~63.9），Q₂~Q₄: 79.2（64.0~114.7）	调整年龄、性别、BMI和总能量摄入后，蛋白质摄入与MMSE得分下降之间无关联（Q₁ vs. Q₂~Q₄，OR=0.87，95%CI 0.48~1.56，P=0.637）；低摄入赖氨酸（Q₁ vs. Q₂~Q₄，OR=2.40，95%CI 1.21~4.75）、苯丙氨酸（2.40，95%CI 1.02~4.09）、苏氨酸（2.18，1.09~4.34）和丙氨酸（2.10，1.06~4.15）增加MMSE得分下降的风险	蛋白质摄入与认知功能无关，特定氨基酸与认知功能改善有关

续表

作者、年度	研究地点	研究类型	调查方法	例数	对象及年龄	摄入情况	结果	对疾病的影响
Shang, 2022[19]	英国	队列研究	24小时膳食回顾	93 389 例，8.7 年随访后，共发生 1171 例痴呆	60～75 岁	蛋白质供能比（%E），Q1：<11；Q2：11.0～14.4；Q3：14.4～16.8；Q4：16.8～21.6；Q5：>21.6	蛋白质能能比在16.8%～21.6%痴呆风险最低；调整年龄和性别后，低蛋白质摄入（<11%，HR＝1.30，95%CI 1.01～1.67）和高蛋白质摄入（>21.6%，HR＝1.46，95%CI 1.67～1.89）痴呆风险均增加；调整总能量，脂肪及其他混杂因素后，高蛋白质摄入（>21.6%）增加痴呆风险（HR＝1.41，95%CI 1.09～1.83）	低或高蛋白质摄入均可能增加痴呆风险
Yeh, 2022[20]	美国	队列研究	食物频数法	女性 49 493 例；男性 27 842 例	NHS 和 HPFS 队列，女性平均48岁，男性平均51岁	平均蛋白质供能比（%E），女性：Q1：14.9，Q2：16.8，Q3：17.9，Q4：19.1，Q5：21.4；男性：Q1：14.7，Q2：16.6，Q3：17.8，Q4：19.1，Q5：21.5	高蛋白质摄入降低主观认知下降（subjective cognitive decline，SCD）风险。Q5 vs. Q1，SCD风险 OR＝0.84（95%CI 0.76～0.91，$P_{趋势}$<0.0001）；相对于动物蛋白，植物蛋白保护作用更显著	较高蛋白质摄入对认知功能具有保护作用
Lee, 2001[23]	韩国	横断面研究	24小时膳食回顾	449 例	福利中心60～83岁老年人	认知功能正常、不足和差的老年人蛋白质摄入量（g/d）分别为男性：65.1±25.7、63.9±26.4和60.0±25.0，女性：57.0±24.5、58.4±29.1和42.5±37.8	与认知正常（MMSE＞24）和不足（MMSE＝19～24）相比，认知功能差（MMSE＜19）的个体蛋白质摄入量显著性降低；蛋白质供能比在各组间无差异	与认知功能无关
Salerno-Kennedy, 2007[28]	爱尔兰	横断面研究	食物频数法	44 例	57.7±9.4 岁，AD患者直系血亲	平均蛋白质摄入量85.9±32.8 g/d	认知功能正常者（MMSE＞24，n＝40）与认知功能下降者（MMSE≤24，n＝4）蛋白质摄入量无差异	与认知功能无关
Velho, 2008[24]	葡萄牙	横断面研究	3天膳食记录法	187 例	65岁以上自由生活老年人	平均蛋白质摄入，男性78.8±1.9 g/d，女性71.5±1.2 g/d；能量摄入，女性1335±384.2 kcal/d，男性1695±444.5 kcal/d	MMSE评估认知功能，2.9%存在认知下降，认知下降者与正常者之间蛋白质摄入量无差异。调整年龄与能量摄入后，认知下降者与正常者无差异	与认知功能无关

续表

作者，年度	研究地点	研究类型	调查方法	例数	对象及年龄	摄入情况	结果	对疾病的影响
Mori, 2010[25]	日本	横断面研究	食物频数法评价认知功能	179例	65岁以上社区老年人	平均能量摄入：2081±33 kcal/d，蛋白质摄入：74.5±0.9 g/d	调整年龄和性别后，SF-36中精神成分得分（MCS）高低之间蛋白质摄入没有差异	与认知功能无关
Aparicio Vizuete, 2010[27]	西班牙	横断面研究	7天精确称重法调查蛋白质摄入	178例	65岁以上机构老人		调整能量摄入后，简易心理状态问卷（SPMSQ）得分与蛋白质摄入呈正相关（r^2 = 0.5899, $P < 0.001$）；SPMSQ得分高低组之间的蛋白质供能比均无差异	高蛋白质摄入与认知功能呈正相关
Katsiardanis, 2013[26]	希腊	横断面研究	食物频数法	557例	65岁以上社区老人		49.8%的男性和66.6%的女性存在认知损害（MMSE<24）。调整年龄、教育程度、社会活动、吸烟、抑郁症状、地中海饮食指数和代谢综合征、总能量摄入后，蛋白质摄入水平与认知损害无关联	与认知功能无关
Arjuna, 2017[22]	印度尼西亚	横断面研究	24小时膳食回顾法和食物频数法	527例	65岁以上社区老年人，排除痴呆患者	平均蛋白质摄入量，农村女性和男性分别为34 g/d和39 g/d，城市女性和男性分别为40 g/d和45 g/d	蛋白质摄入与MMSE得分呈正相关（r = 0.288, $P < 0.001$）；认知功能损害程度与每日蛋白质摄入量呈负相关，严重损害、中度损害、轻度损害和认知正常者蛋白质摄入分别为34.3±3 g/d、35.6±1.3 g/d、40.1±1.5 g/d和43.6±1.4 g/d，$P = 0.001$	蛋白质摄入与维持认知功能有关
Staubo, 2017[34]	美国	横断面研究	食物频数法	672例	70~89岁认知功能正常人群		调整年龄、性别、BMI、教育程度、总能量摄入、疾病或健康状态、抑郁症状和APOE等后，蛋白质摄入量与皮质厚度没有相关性	与认知功能无关
Ding, 2018[35]	中国	横断面研究	食物频数法	661例	30~64岁社区人群	蛋白质供能比（%E）：Q_1, <14.9；Q_2, 15.0~16.5；Q_3, 16.6~18.5；Q_4, >18.5	调整年龄、教育程度和总能量摄入后，高蛋白质供能比与MCI风险呈正相关，Q_2 vs. Q_1, OR（95%CI）1.70（0.74~3.93），Q_3, 2.48（1.09~5.61），Q_4, 2.77（1.24~6.15）	高蛋白质摄入与认知功能损害有关

续表

作者、年度	研究地点	研究类型	调查方法	例数	对象及年龄	摄入情况	结果	对疾病的影响
Fernando, 2018[33]	澳大利亚	横断面研究	食物频数法	541例	60岁以上认知功能正常人群	平均能量摄入1693.06±598.80 kcal/d, 蛋白质84.44±33.71 g/d	血液$A\beta_{1-42}$、β_{1-40}和$A\beta_{1-42}/A\beta_{1-40}$比值以及PiB PET评估认知功能。调整年龄、性别、教育程度、APOE4、出生地、BMI和能量摄入后，GLM回归分析显示蛋白质摄入量与血液$A\beta$没有相关性；logistic回归分析显示低蛋白质摄入量与脑摄入$A\beta$量（PiB PET）水平高存在关联（T_1 vs. T_3, OR = 12.59, 95%CI 1.71～93.02, $P = 0.008$)	蛋白质摄入与减少脑淀粉样病变有关
Lau, 2019[32]	马来西亚	横断面研究	7天膳食回顾和膳食史法	15例	60岁以上社区MCI患者	平均能量摄入, 1385.71±426.58 kcal/d; 平均蛋白质摄入, 51.09±20.38 g/d	功能性MRI（fMRI）扫描+客观认知测试检测背外侧前额叶皮质激活（DLPFC）。单因素分析, 蛋白质摄入与背外侧皮质（DLPFC）激活呈正相关（$r = 0.657$, $P = 0.008$); 多重线性回归后, 蛋白质摄入和能量与DLPFC无显著性关联	与认知功能无关
Li, 2020[21]	美国	横断面研究	24小时膳食回顾	2460例	60岁以上NHANES 2011—2014研究对象	平均能量摄入: 1787.08±621.31 kcal/d; 蛋白质摄入（g/kg体重）: 0.92±0.38, Q_1 <0.65, Q_2 0.65～0.86, Q_3 0.86～1.13, Q_4 ≥1.13	调整年龄、性别、教育程度、婚姻、种族、吸烟、饮酒、收入、糖尿病、高血压和总蛋白质摄入量后, 高蛋白质摄入改善记忆、信息处理速度和语言功能	蛋白质摄入与维持认知功能有关
Liu, 2020[30]	美国	横断面研究	24小时膳食回顾	3623例	60岁以上NHANES 2011—2014研究对象		调整混杂因素后, 蛋白质供能比与自诉记忆损害无相关性	与认知功能无关

续表

作者、年度	研究地点	研究类型	调查方法	例数	对象及年龄	摄入情况	结果	对疾病的影响
Dickerson, 2020[29]	美国	横断面研究	24小时膳食回顾	127例	18~65岁精神分裂症和躁狂症患者	能量摄入: 2309±1044 kcal/d; 蛋白质摄入: 92.3±53.4 g/d, 15.6±3.7%E, 1.07±0.69 g/kg体重	调整年龄、性别等, 蛋白质摄入与神经心理测试 (RBANS) 总得分 ($=4.85$, 95%CI 1.5~8.2; $P<0.001$) 呈正相关, 与瞬时记忆 ($=19.01$, 95%CI$=8.9$~29.24; $P<0.0001$)、语言能力 ($=12.87$, 95%CI$=3.21$~22.52, $P=0.009$) 呈正相关	蛋白质摄入与维持认知功能有关
Chu, 2022[36]	中国	横断面研究	膳食频数法	877例, 其中206例MCI患者	65岁以上农村老年人	蛋白质摄入 (g/d), Q_1: <524, Q_2: 52.4~72.3, Q_3: 72.3~97.7, Q_4: >97.7	调整年龄、性别、能量摄入及其他混杂因素后, 与蛋白质摄入 Q_1 相比, 高蛋白质摄入降低MCI风险, Q_2、Q_3 和 Q_4 的 OR (95%CI) 分别为0.437 (0.266~0.719)、0.485 (0.275~0.856) 和0.354 (0.160~0.784)	高蛋白质摄入与降低MCI风险有关

注: RCT, 随机对照试验; MMSE, 简易精神状态检查; AD, 阿尔茨海默病; MCI, 轻度认知障碍; SF-36, 健康调查量表36。

在日常饮食基础上，干预组在训练日加 80 g 红肉（相当于 45 g 蛋白质，总蛋白质摄入量 > 1.3 g/kg 体重），对照组在训练日加含 25 ～ 30 g 碳水化合物的大米、意面或土豆（总蛋白质摄入量 < 1.1 g/kg 体重），24 周后发现通过红肉增加蛋白质摄入对老年人工作记忆和学习能力有改善作用。

Kaplan 等[12] 利用交叉干预试验测试蛋白质摄入对老年人认知功能的短期影响，发现 22 名 61 ～ 79 岁认知功能正常的社区老年人摄入 300 ml 含 50.5 g 乳清蛋白的蛋白饮料 15 分钟后，显著改善延迟短语记忆能力（$P < 0.001$），但对瞬时记忆、信息处理速度和专注力都没有影响。

（3）队列研究

纳入分析的 7 项队列研究[14-20] 中，3 项以 MCI 或痴呆为研究结局[15, 17, 19]，4 项以认知功能下降为研究结局[14, 16, 18, 20]。其中有 4 项研究显示膳食蛋白质或其中特定氨基酸对认知有影响。

Luchsinger 等[15] 对美国 980 名 65 岁以上（平均年龄 75.3±5.8 岁）老年人进行了大约 4 年随访，期间共有 242 例新诊断的 AD 病例（发病密度：6/100 人年），调整年龄、性别、教育程度、APOE 基因型、种族和总能量摄入后，发现平均每日蛋白质摄入量对 AD 没有影响（Q_4 vs. Q_1，HR = 1.07，95%CI 0.74 ～ 1.54，$P_{趋势}$ = 0.88）。Robert 等[17] 对美国 937 名 70 ～ 89 岁老年人进行了约 3.7 年随访，期间共有 200 名老年人被诊断为 MCI 或 AD，调整年龄、性别、BMI、主要慢性疾病、婚姻状态、吸烟、饮酒、运动、APOE4 基因型和能量摄入后，发现高蛋白质供能比降低 MCI 和 AD 的风险，与蛋白质供能比为 Q_1 的人群比较，Q_2、Q_3 和 Q_4 发生 MCI 和 AD 的风险（HR）分别为 0.60（95%CI 0.39 ～ 0.91）、0.57（95%CI 0.36 ～ 0.89）和 0.79（95%CI 0.52 ～ 1.20）（$P_{趋势}$ = 0.03），然而，将蛋白质、脂肪和碳水化合物供能比均纳入多因素模型以调整宏量营养素供能比之间的相互影响后，蛋白质供能比对疾病风险的影响不再显著。Shang 等[19] 报道，英国 UK BioBank 队列 93 389 名研究对象 8.7 年随访中共发生 1171 例痴呆，膳食蛋白质摄入与痴呆风险之间呈"U"形关系，蛋白质供能比在 16.8% ～ 21.6% 痴呆风险最低；相对于蛋白质供能比 14.5% ～ 16.7% 的个体，调整年龄和性别后，供能比低于 11%（HR = 1.30，95%CI 1.01 ～ 1.67）和供能比高于 21.6%（HR = 1.46，95%CI 1.67 ～ 1.89）均增加痴呆风险；进一步调整总能量、脂肪及其他混杂因素后，蛋白质供能比高于 21.6% 使痴呆风险增加 41%（HR = 1.41，95%CI 1.09 ～ 1.83）。

四项以认知功能下降为结局的研究中，Deschamps 等[14] 对 125 名 69 ～ 89 岁法国老年人进行 5 年随访，采用 MMSE 评估 5 年内认知功能下降程度，结果显示蛋白质摄入量对 5 年内 MMSE 下降程度没有影响。Vercambre 等[16] 对法国 4809 名 76 ～ 82 岁老年人进行了 13 年随访，采用工具性日常生活能力量表（instrumental activities of daily living, IADL）和观察性认知损害量表（observed cognitive deterioration, DECO）综合评估日常认知相关功能，并分析随访前一年内认知下降的情况；调整能量摄入和其他混杂因素后，发现蛋白质摄入与认知功能下降没有相关性。Kinoshita 等[18] 对 427 名大于 60 岁的日本老年人进行了 8.2 年随访，与基线 MMSE 得分相比，共有 127 人 MMSE 得分下降；调整年龄、性别、BMI、教育程度、抑郁、慢性疾病、基线 MMSE 和能力摄入后，未发现总蛋白质摄入与认知功能下降之间存在具有统计学显著性的关联；然而，进一步调整总蛋白质摄入后发现，低摄入赖氨酸（Q_1 vs. Q_2 ～ Q_4：OR = 2.40，95%CI 1.21 ～ 4.75，P = 0.012）、苯丙氨酸（Q_1 *vs.* $Q_2 \sim Q_4$：OR = 2.05，95%CI 1.02 ~ 4.09，P = 0.043）、苏氨酸（Q_1 *vs.* $Q_2 \sim Q_4$：OR = 2.18，95%CI 1.09 ~ 4.34，P = 0.027）和丙氨酸（Q_1 *vs.* $Q_2 \sim Q_4$：OR = 2.10，95%CI 1.06 ~ 4.15，P = 0.033）是认知功能下降的危险因素。Yeh 等[20]利用美国 NHS 和 HPFS 队列分析膳食蛋白质摄入对主观认知功能下降（subjective cognitive decline，SCD）的影响，发现较高膳食蛋白质摄入对认知功能具有保护作用，与膳食蛋白质摄入最低人群（供能比约 15%）相比，蛋白质摄入最高人群（供能比约 25%）SCD 评分增加 3 个单位的风险降低约 15%（OR = 0.84，95%CI 0.76 ~ 0.91；$P_{趋势}$ < 0.0001），且植物蛋白对认知功能的保护作用较动物蛋白更加显著。

（4）横断面研究

15 项横断面研究中，10 项研究结局为认知功能评估结果[21-31]，3 项以认知功能相关检查指标为研究结局[32-34]，2 项研究以痴呆（MCI）为主要结局[35-36]。以认知功能为研究结局的文献中，9 篇分析每日蛋白质摄入量与认知的相关性，其中 4 篇显示高蛋白质摄入量对认知功能具有保护作用[21-23, 29]，其余 5 篇显示蛋白质摄入量对认知功能没有影响[24-28]；2 篇文献分析蛋白质供能比与认知的相关性，均显示没有影响[23, 30]。3 篇分析蛋白质摄入量 / 供能比与认知功能标志物之间相关性的文献中，1 篇显示低蛋白质摄入量与高脑组织中 Aβ 水平存在关联[33]。2 篇文献分析蛋白质供能比与 MCI 的相关性，其中 1 篇发现高蛋白质供能比增加 MCI 风险[35]，另一篇显示高蛋白质摄入对 MCI 具有保护作用[36]。

在分析蛋白质摄入与认知功能的研究中，Li 等[21]显示，在美国 2011—2014 国家健康与营养调查（National Health and Nutrition Examination Survey，NHANES）的 2460 名 60 岁以上老年人中，调整年龄、性别、教育程度、生活方式、慢性疾病和总能量摄入等主要混杂饮食后，与每日蛋白质摄入最低四分位人群（Q_1，< 0.65 g/kg 体重）相比，较高的蛋白质摄入量可改善记忆、语言功能或信息处理速度，但趋势分析无显著性；在同样人群中，Liu 等[30]发现，每日蛋白质供能比对研究对象自诉记忆功能下降没有影响。Arjuna 等[22]利用 24 小时膳食回顾法和食物频数法调查了印度尼西亚 527 名 65 岁以上非痴呆老年人的营养素摄入，发现每日蛋白质摄入与 MMSE 得分呈正相关（r = 0.288，P < 0.001），MMSE 得分正常的老年人每日蛋白质摄入量（43.6±1.4 g/d）显著高于轻度（40.1±1.5 g/d）、中度（35.6±1.3 g/d）和重度（34.3±3 g/d）认知功能损害老年人（P = 0.001）。Dickerson 等[29]对 127 名美国 18 ~ 65 岁精神分裂症和躁狂症患者的调查发现，调整年龄、性别、教育水平、BMI 和疾病状态后，每日蛋白质摄入量（g/kg 体重）与神经心理测试（可重复性成套神经心理状态测试，Repeatable Battery for the Assessment of Neuropsychological Status，RBANS）总得分呈正相关（β = 4.85，95%CI 1.5 ~ 8.2，P < 0.005），并与其中瞬时记忆（β = 19.01，95%CI 8.9 ~ 29.2，P < 0.0001）和语言能力（β = 12.17，95%CI 3.21 ~ 22.52，P < 0.009）得分呈正相关。Aparicio Vizuete[27]等用简易心理状态问卷（Short Portable Mental Status Questionnaire，SPMSQ）评估希腊 65 岁老年人认知状况，也发现每日蛋白质摄入量与 SPMSQ 得分呈正相关（r^2 = 0.59，P < 0.001），但是 SPMSQ 得分高低组之间蛋白质摄入和供能比均无差异。Lee 等[23]报道，449 名韩国 60 岁以上老年人中，认知功能差（MMSE < 19）的个体较认知功能正常（MMSE > 24）和不足者（19 < MMSE < 24）每日蛋白质摄入显著降低（P < 0.05），但三组间蛋白质供能比没有统计学差异。尽管上述研究提示膳食蛋白质摄入对老年人认知功能可能具有保护作用，但也有不少研究显示蛋白质摄入量与认知功能之间不存在明显关联。Katsiardanis 等[26]分析

557 名 65 岁以上希腊老年人发现，调整年龄、教育程度、地中海饮食指数和总能量摄入等混杂因素后，每日蛋白质摄入量与认知功能损害之间没有显著性关联。Velho 等[24] 报道，187 名 65 岁以上葡萄牙老年人中，认知功能正常者与认知功能下降者之间每日蛋白质摄入量也没有差异。Salerno-Kennedy 等[28] 发现，在 44 名 AD 患者直系亲属（平均年龄 57.7±9.4 岁）中，有 4 名存在认知功能下降（MMSE 得分 17 ～ 24），认知功能正常与下降者之间蛋白质摄入水平的差异没有统计学显著性。Mori 等[25] 用健康调查量表（SF-36）评估日本 65 岁老年人认知状况，也发现每日蛋白质摄入量与认知功能之间不存在统计学关联。

3 篇以认知功能相关检查指标为结局[32-34] 的研究中，Fernando 等[33] 比较了 541 名 60 岁以上认知功能正常的澳大利亚老年人每日蛋白质摄入量与血液（多重微球免疫测定）或脑组织（正电子发射断层造影测定）中 Aβ 水平的相关性，结果显示，调整年龄、性别、教育程度、APOE4 基因型、BMI 和能量摄入后，蛋白质摄入量与脑 Aβ 高负荷之间存在关联，与蛋白质摄入量最高三分位人群（T_3）相比，低蛋白摄入者高脑 Aβ 负荷的风险升高（T_1 vs. T_3，OR = 12.59，95%CI 1.71 ～ 93.02，P = 0.008；T_2 vs. T_3，OR = 8.42，95%CI 1.74 ～ 40.84，P = 0.013），提示高蛋白质摄入量对 AD 的发生具有保护作用。另一方面，Lau 等[32] 用功能性磁共振测定背外侧颞叶皮质活跃状态，Staubo 等[34] 用 MRI 测定大脑皮质厚度作为认知功能的替代性指标，结果显示，调整混杂因素后蛋白质摄入量与这些指标都不存在统计学关联。

所有横断面研究中，仅有的 2 项直接分析膳食蛋白质摄入量与轻度认知障碍（MCI）相关性的研究结果相互矛盾。Ding 等[35] 用 MMSE 和蒙特利尔认知评估（MoCA）筛查 MCI 患者，发现在中国 661 名 65 岁以下（30 ～ 64 岁，平均年龄 48.5±7.3 岁）社区医院门诊人群中，高蛋白质供能比是 MCI 的危险因素，与最低蛋白质供能比的 Q_1 人群相比，蛋白质供能比在 Q_3 和 Q_4 范围内的人群 MCI 风险分别增加 1.48 倍（OR = 2.48，95%CI 1.09 ～ 5.61，P = 0.03）和 1.77 倍（OR = 2.77，95%CI 1.24 ～ 6.15，P = 0.01）。与之相反，Chu 等[36] 发现在 877 名 65 岁以上中国农村社区老年人中，每日蛋白质摄入量与 MCI 风险（MMSE 筛查）呈负相关，与每日蛋白质摄入量低于 52.4 g 的人群相比，每日蛋白质摄入为 52.4 ～ 72.3 g、72.3 ～ 97.7 g，以及高于 97.7 g 者 MCI 风险分别降低 56%、52% 和 65%。

（5）膳食蛋白质与老年人认知功能和认知相关疾病关联证据分析

关于膳食蛋白质与老年人认知功能及认知相关疾病的相关性研究证据总结如表 5-1-3。由于研究人群、膳食蛋白质摄入评估或干预方法、认知功能测量方法与指标，以及研究结局的不同，研究结果并不一致，目前尚难以有明确结论。

6 项试验性研究有 4 项为小样本量试验研究，3 项未采用盲法，干预时间多在 12 ～ 24 周。各研究间采用的干预方法各不相同，包括补充单一蛋白质、必需氨基酸混合、含蛋白质食物或饮料等；研究结局以认知功能为主，所用的测量方法也各不相同。6 项研究中，有 4 项研究结果显示补充蛋白质可以改善记忆或信息处理速度等部分认知功能，但对于认知总体水平则没有显著影响。由于干预时间较短，这些指标改善的临床意义以及补充蛋白质能否降低认知功能衰退相关疾病风险尚无法确定。

7 项队列研究中，4 项以认知功能下降为研究结局，而认知功能测定的方法也不相同。其中，Yeh 等[20] 发现高膳食蛋白质功能比，尤其是植物蛋白质对主观认知下降具有保护

表 5-1-3 蛋白质与认知及认知相关疾病关系证据分析

内容	评级	备注
证据等级	中	15 个横断面研究、7 个队列研究、6 个试验性研究（1 个交叉干预研究、5 个 RCT）
一致性	差	横断面研究和队列研究主要关注食物蛋白质摄入；试验性研究中，4 个为富含蛋白质的食物或饮料，1 个为乳清蛋白质干预，另外 1 个为补充必需氨基酸。研究结局有认知和记忆功能、临床结局（痴呆，MCI 和 AD）及反映脑功能的生理生化指标
健康影响	中	15 个横断面研究中，6 个显示蛋白质摄入量与脑认知功能存在正相关；7 个队列研究中，4 个显示蛋白质或必需氨基酸摄入对认知功能或痴呆发病风险有保护作用；6 个试验性研究中，4 个显示补充蛋白质或必需氨基酸对认知功能有改善作用。57% 的研究显示增加蛋白质对认知功能有改善作用
研究人群	中	研究人群有美国、欧洲国家、澳大利亚、日本、韩国、印度尼西亚和中国等国家中老年人
适用性	良	适用于中国人群时有个别注意事项

作用。Kinoshita 等[18]发现虽然蛋白质摄入与认知功能下降没有关联，但是部分氨基酸摄入量低可能增加认知功能下降的风险，然而，该研究中将随访时 MMSE 得分低于基线调查时 MMSE 的得分定义为认知功能下降，其生理意义存疑。以 MCI 或痴呆为研究结局的 3 项研究中，Luchsinger 等[15]未能显示蛋白质摄入量影响痴呆风险；Roberts 等[17]虽然发现调整能量摄入后，高蛋白质供能比降低痴呆风险，但同时脂肪供能比也与痴呆风险呈负相关，而进一步调整宏量营养素摄入后，蛋白质供能比与痴呆的关联性也消失，提示蛋白质摄入可能并不是影响痴呆的主要因素；Shang 等[19]的结果则提示，过高或过低蛋白质摄入均可能增加痴呆的风险。总体而言，7 项队列研究中有 4 项提示，相对于低蛋白摄入水平，较高的膳食蛋白摄入可能对认知功能具有保护作用，然而，由于研究设计、随访时间、结局指标各不相同，加上混杂因素的影响，现有队列研究证据的强度仍有不足。

现有 15 项横断面研究中，有 6 项研究结果提示相对于最低蛋白摄入水平，高蛋白质摄入可能对老年人认知功能和认知相关疾病具有保护作用。但由于蛋白质摄入测量方法、研究结局（认知功能、痴呆、认知相关指标）及研究结局的测量方法各不相同，各研究之间可比性不足。且大部分研究样本量较少，多数研究在数据分析中没有调整能量及其他宏量营养素的摄入，无法排除混杂因素的影响。另外，横断面研究中无法排除认知功能下降后对膳食暴露测量准确性的影响。因此，总体上横断面研究结果的证据强度较低。

综合研究结果显示，**适当增加膳食蛋白质摄入量可能有利于维持老年人认知功能，防止认知功能下降及相关疾病（证据级别：C，证据体为推荐意见提供了一些支持，但是在应用时应加以注意）**。另一方面，不少研究证实，老年人衰弱、肌肉减少、睡眠障碍和抑郁等因素均可增加认知功能减退和痴呆的风险，而适当增加蛋白质摄入量可改善上述老年人常见的生理或病理状态[4]，适当增加老年人蛋白质摄入对于衰老相关认知功能减退及认知相关疾病可能具有间接预防作用。考虑到老年人普遍存在膳食蛋白质摄入不足的情况，尽管直接证据尚不十分充分，但遵循老年人膳食指南，确保足量且优质蛋白质摄入对于改善老年人认知功能、预防痴呆具有重要意义。

2. 膳食补充肽类对认知功能的影响

通过检索和筛选，共 12 篇文献纳入分析[37-48]，均为探讨补充蛋白质水解肽对认知功能影响的 RCT 试验，见表 5-1-4。各研究中所用的肽类各不相同，分别为乳清蛋白肽

表 5-1-4　补充肽类对认知功能影响的研究

作者、年度	地点	研究类型	调查方法	例数	对象及年龄	摄入情况	结果	对认知功能的影响
Gibson, 2014[41]	英国	RCT	试验干预	对照组 19 例，干预组 20 例，干预组 21 例	45～65 岁健康女性	富含色氨酸的鸡蛋蛋白水解物。对照组：酪蛋白水解物 3.1 g/d；2 g 和 4 g 干预组：鸡蛋蛋白水解物分别含色氨酸 0.13 g/d 和 27 g/d。饮料形式单剂量	对认知指标没有影响	无
Mohajeri, 2015[40]	英国	RCT	试验干预	对照组，干预组各 30 例	45～65 岁健康女性	富含色氨酸的鸡蛋蛋白水解物。干预组：鸡蛋蛋白水解物 1 g/d（相当于干色氨酸 70 mg）；对照组：酪蛋白水解物 1 g/d。干预 19 天	补充鸡蛋蛋白水解物显著改善情绪；补充第 2 日起，缩短简单反应时间和匹配样本视觉搜索时间，正确识别物体的总体反应速度加快	改善
Kang, 2018[39]	韩国	RCT	试验干预	共 4 组，每组 19 例	28～92 岁健康人（平均年龄 55±12.6 岁）	蚕丝蛋白水解物（fibroin protein enzymatic hydrolysate）。安慰剂（糊精），蚕丝蛋白水解物分别为 280 mg/d、400 mg/d 和 600 mg/d，持续 3 周	与基线比较，蚕丝蛋白水解物均增加端金记忆测试记忆商（memory quotation）（$P < 0.0001$），提高学习梯度（learning gradient），提高记忆维持能力，改善视觉空间能力，注意力（$P < 0.01$）	改善
Kita, 2018[38]	日本	RCT	试验干预	安慰剂组 51 例，试验组 50 例	45～64 岁，健康但自觉存在认知下降者	β-lactolin[富含甘氨酸-苏氨酸-色氨酸-酪氨酸（GTWY）肽的乳清蛋白]。试验组：乳清蛋白肽 1 g/d，含 1.6 mgGTWY；安慰剂组：等量麦芽糖糊精；共 12 周	与安慰剂组相比，补充乳清蛋白肽没有明显改善记忆，注意力，执行力和主观心理评估。对于具有主观疲倦感人群，补充乳清蛋白肽可提高语言流畅性测试，提示可改善部分认知功能	改善
Ohsawa, 2018[45]	日本	RCT	试验干预	干预组 31 例，对照组 30 例	50～70 岁自报存在记忆下降，神经生觉生理状态测试得分 29～52 者	含 lactononadecapeptide 瑞士乳杆菌发酵乳饮料。干预组：发酵乳，每瓶含 lactononadecapeptide 2.4 mg；对照组：蛋白质含量相同的无脂牛奶。1 瓶/天，早餐前饮用，共 8 周	干预组与对照组之间神经心理测试（RBANS）得分没有差异，但干预组注意力得分显著提高（$P = 0.028$）；在 RBANS 分类指标中，编码（coding）得分改善（$P = 0.027$）	改善
Kita, 2018[38]	日本	RCT	试验干预	对照组，干预组各 57 例	50～75 岁健康人	β-lactolin。干预组：每天 1.6 mg β-lactolin；对照组：麦芽糊精。持续 12 周	与对照组比较，干预组显著改善韦氏记忆量表中视觉配对关联测试得分和标准语言配对关联学习测试中无关联配对得分	改善

续表

作者，年度	地点	研究类型	调查方法	例数	对象及年龄	摄入情况	结果	对认知功能的影响
Masuoka, 2019[44]	日本	RCT	试验干预	干预组、对照组各27例	49～86岁，MCI患者	鹅肌肽/肌肽（anserine/carnosine supplementation, ACS）富含丙氨酸的抗炎二肽。干预组：含鹅肌肽氨酸750 mg和肌肽250 mg/d；对照组：不含二肽安慰剂。持续12周	与对照组相比，干预组临床痴呆评分量表（gCDR）总得分有所改善（P = 0.023）；对于APOE4（＋）个体，干预显著改善MMSE得分（P = 0.025）和gCDR得分（P = 0.026）；干预组降低血清Aβ$_{42}$水平，但与对照组差异不具有显著性（P = 0.085）	改善
Imaoka, 2019[43]	日本	RCT	试验干预	运动组、运动加营养干预组各37例	60岁以上，无认知功能异常老年人	大豆肽（soy peptide）。运动组：每周一次记忆训练15 min＋有氧训练45 min；运动加营养干预组：相同训练，补充大豆肽饮料（4 g）。持续90天	补充大豆肽对总MMSE得分和连线测试均无影响，大豆肽显著改善MMSE中计算能力得分	改善
Yuda, 2020[37]	日本	RCT	试验干预	干预组、对照组各134例	40岁以上痴呆中老年人	酪蛋白水解肽，富含甲硫氨酸-赖氨酸脯氨酸（MKP）肽。干预组：1 g/d酪蛋白水解物，含200 μg MKP；对照组：1 g/d右旋葡萄糖。干预24周。	干预后，干预组和对照组认知功能AD评估量表（ADAS-cog）得分没有差异；干预组较对照组明显差于定向能力，效应量0.3	改善
Wu, 2020[42]	中国	RCT	试验干预	干预组44例，对照组46例	35～65岁健康人	鸡精水解肽。干预组：鸡精水解肽670 mg/d；对照组：等量微晶纤维素。干预70天	相对于对照组，鸡精水解肽显著改善言语瞬时记忆、语言长期记忆、人名记忆和空间工作记忆	改善
Ano, 2021[46]	日本	RCT	试验干预	对照组、干预组各57例	50～75岁健康人	β-lactolin。干预组：β-lactolin 1.6 mg/d；对照组：麦芽糖糊精。持续6周	干预组在认知t测试过程中，左侧前额皮质总血红蛋白浓度较对照组显著增加，提示增加记忆测试过程中局部脑血流量和左侧前额叶皮质活跃度	改善
Kimura, 2022[48]	日本	RCT	试验干预	酪蛋白肽组15例，酪蛋白组16例，不消化糊精组16例	65岁以上无认知功能异常老年人	酶水解蛋白酪蛋白肽。酪蛋白肽组：2.5 g/d酪蛋白肽；酪蛋白组：奶蛋白；不消化糊精组：膳食纤维。持续28天	三组间任务切换反应测试中精确率、反应时间和反应时间变异系数无差别；三组均激活大脑神经活性，酪蛋白肽组运动辅助区和杏仁核带回区神经活性较低，杏仁核神经活性较高；酪蛋白肽组测试后情绪活跃分显著高于酪蛋白组，但与糊精组无差异	无

（β-lactolin，3 篇）[38, 46-47]、鸡蛋蛋白水解肽（2 篇）[40-41]、酪蛋白水解肽（2 篇）[37, 48]、鹅肌肽 / 肌肽[44]、蚕丝蛋白水解物[39]、鸡精水解肽[42]、大豆肽[43]、发酵乳[45] 各 1 篇。除 2 篇[45, 48] 显示补充蛋白肽对认知指标没有影响外，其余研究均显示，补充蛋白肽 3 ～ 24 周可以一定程度上改善认知相关指标。

乳清蛋白肽 β-lactolin 是乳清蛋白中 β 乳球蛋白（β-lactoglobulin）酶解形成的甘氨酸-苏氨酸-色氨酸-酪氨酸（GTWY）四肽，在发酵乳制品中具有较高的含量[47]。Kita 等报道，对于具有主观疲倦感的 45 ～ 64 岁健康人，每日补充含有 1.6 mg β-lactolin 的乳清蛋白肽 12 周可改善部分认知功能[38]；同一研究小组还报道，对于 50 ～ 75 岁中老年人，每日补充 1.6 mg β-lactolin 6 周后，可增加认知测试过程中脑左侧前额皮质总血红蛋白浓度（$P = 0.027$），提示局部脑血流量和皮质活跃度增加[46]；补充 β-lactolin 12 周显著改善韦氏记忆量表中视觉配对关联测试得分（$P = 0.022$）和标准语言配对关联学习测试中无关联配对得分（$P = 0.051$），提示 β-lactolin 可改善配对相关的学习能力[47]。

甲硫氨酸-赖氨酸-脯氨酸（methionine-lysine-proline，MKP）肽是一种牛奶酪蛋白水解产物，可抑制血管紧张素转化酶活性，从而具有降血压作用，动物实验显示 MKP 可延缓小鼠 AD 的发生[49]。Yuda 等[37] 报道每日补充 1 g 酪蛋白水解物（含 200 μg MKP）12 ～ 24 周后，可改善 40 岁以上无痴呆健康人的定向能力，但对总体认知功能的影响与补充等量葡萄糖的对照组相比没有差异。Kimura 等[48] 显示，65 岁以上老年人每日补充 2.5 g 酪蛋白肽 28 天后，对任务切换反应测试结果没有影响，但可能改善测试后情绪得分。

Ohsawa 等[45] 报道，瑞士乳杆菌（lactobacillus helveticus）发酵乳中含有 lactononad-ecapeptide（乳十九肽，氨基酸序列：NIPPLTQTPVVVPPFLQPE），与普通配方乳相比，每日补充含 2.4 mg lactononadecapeptide 的发酵乳，8 周后可改善 50 ～ 70 岁自报存在认知下降的老年人的注意力和编码能力，但对神经心理测试（RBANS）总得分没有显著影响。Mohajeri 等[40] 报道，每日补充 1 g 富含色氨酸的鸡蛋蛋白水解物（相当于 70 mg 色氨酸），19 天后可显著改善被试者情绪，并提高简单反应速度，缩短匹配样本视觉搜索时间，加快正确识别物体的总体反应速度；同一研究组同时显示，单一剂量补充鸡蛋蛋白水解物对认知相关指标没有影响[41]。另有研究显示，每日补充富含 β- 丙氨酸 - 组氨酸二肽的鹅肌肽（750 mg）和肌肽（250 mg）[44]，670 mg 含肌肽、鹅肌肽和各种氨基酸的鸡精水解肽[42]，280 mg 含多聚甘氨酸和多聚丙氨酸的蚕丝蛋白水解物[39]，以及 4 g 大豆蛋白肽[43] 3 ～ 12 周，可改善中老年人或 MCI 患者部分认知功能，包括记忆力、学习能力、注意力以及 MMSE 得分。

所纳入关于膳食补充肽类对老年人认知功能影响的证据如表 5-1-5。12 项研究均为 RCT 研究。尽管所用的肽类物质种类和剂量各不相同，认知功能测量指标也不一样，但大部分研究（10 项）较为一致地显示肽类膳食补充剂在一定程度上对认知功能相关指标具有改善作用。但由于对总体认知功能影响不明显，且干预时间均较短（3 ～ 24 周），研究结果的临床意义尚不明确，需要进一步研究进行验证。另外值得注意的是，由于肽类的组成各不相同，其效果和剂量也可能不同。其中部分肽类由于色氨酸和酪氨酸含量较高，可能是通过影响大脑神经递质代谢而产生有益影响，也有肽类作用机制不清，不能排除间接影响总蛋白质摄入而改善认知功能的可能性。

综合研究结果显示，**适当补充肽类物质可能有利于改善老年人认知功能（证据级别：B，在大多数情况下证据体指导实践是可信的）**。但是，由于目前对于生物活性肽的肠道吸收机制和作用机制尚未明确，且其长期安全性也未进行系统评价，生物活性肽作为膳食补充剂在改善老年人认知功能中的应用尚需进一步探讨。

表 5-1-5　肽类与认知及认知相关疾病关系证据分析

内容	评级	备注
证据等级	高	12 个研究均为 RCT，多为小样本量研究
一致性	中	12 个 RCT 研究均分析肽类补充对认知功能的影响，其中 1 个研究为单剂量干预，其余均为较长期干预试验。所使用的肽类物质种类和剂量各不相同。11 个研究检测认知功能，方法各有侧重；1 个研究检测脑血流变化，间接评价认知反应
健康影响	高	12 个研究中有 10 个研究显示肽类补充一定程度上改善认知功能
研究人群	中	大部分研究人群为东亚人群，分别为日本（8 个）、韩国（1 个）和中国台湾（1 个）；另有 2 个为欧洲中老年人
适用性	良	适用于中国人群时有个别注意事项

四、结语

1. 适当增加膳食蛋白质摄入量可能有利于维持老年人认知功能，防止认知功能下降及相关疾病。推荐等级为 C——证据体为推荐意见提供了一些支持，但是在应用时应加以注意。

2. 适当补充肽类物质可能有利于改善老年人认知功能，但其长期效果需进一步验证。推荐等级为 B——在大多数情况下证据体指导实践是可信的。

（连福治）

参考文献

［1］Goyal MS，Iannotti LL，Raichle ME. Brain nutrition：A life span approach［J］. Annu Rev Nutr，2018，38：381-99.

［2］van de Rest O，van de Zwaluw NL，de Groot LCPGM. Dietary Protein，Cognitive Decline，and Dementia［M］//Martin CR，Preedy VR. Diet and Nutrition in Dementia and Cognitive Decline. London：Elsevier Academic Press，2015：773-83.

［3］Traylor DA，Gorissen SHM，Phillips SM. Perspective：Protein requirements and optimal intakes in aging：are we ready to recommend more than the recommended daily allowance?［J］. Adv Nutr，2018，9（3）：171-82.

［4］Glenn JM，Madero EN，Bott NT. Dietary protein and amino acid intake：links to the maintenance of cognitive health［J］. Nutrients，2019，11（6）：1315.

［5］Chakrabarti S，Guha S，Majumder K. Food-derived bioactive peptides in human health：challenges and opportunities［J］. Nutrients，2018，10（11）.

［6］van de Rest O，van der Zwaluw NL，de Groot LC. Literature review on the role of dietary protein and amino acids in cognitive functioning and cognitive decline［J］. Amino Acids，2013，45（5）：1035-45.

［7］Koh F，Charlton K，Walton K，et al. Role of dietary protein and thiamine intakes on cognitive function in healthy older people：a systematic review［J］. Nutrients，2015，7（4）：2415-39.

［8］Formica MB，Gianoudis J，Nowson CA，et al. Effect of lean red meat combined with a multicomponent exercise program on muscle and cognitive function in older adults：a 6-month randomized controlled trial

［J］. Am J Clin Nutr, 2020, 112（1）: 113-28.

［9］ Lefferts WK, Augustine JA, Spartano NL, et al. Effects of whey protein supplementation on aortic stiffness, cerebral blood flow, and cognitive function in community-dwelling older adults: Findings from the ANCHORS A-WHEY clinical trial［J］. Nutrients, 2020, 12（4）: 1054.

［10］ van der Zwaluw NL, van de Rest O, Tieland M, et al. The impact of protein supplementation on cognitive performance in frail elderly［J］. Eur J Nutr, 2014, 53（3）: 803-12.

［11］ Lauque S, Arnaud-Battandier F, Gillette S, et al. Improvement of weight and fat-free mass with oral nutritional supplementation in patients with Alzheimer's disease at risk of malnutrition: a prospective randomized study［J］. J Am Geriatr Soc, 2004, 52（10）: 1702-7.

［12］ Kaplan RJ, Greenwood CE, Winocur G, et al. Dietary protein, carbohydrate, and fat enhance memory performance in the healthy elderly［J］. Am J Clin Nutr, 2001, 74（5）: 687-93.

［13］ Suzuki H, Yamashiro D, Ogawa S, et al. Intake of seven essential amino acids improves cognitive function and psychological and social function in middle-aged and older adults: a double-blind, randomized, placebo-controlled trial［J］. Front Nutr, 2020, 7: 586166.

［14］ Deschamps V, Astier X, Ferry M, et al. Nutritional status of healthy elderly persons living in Dordogne, France, and relation with mortality and cognitive or functional decline［J］. Eur J Clin Nutr, 2002, 56（4）: 305-12.

［15］ Luchsinger JA, Tang MX, Shea S, et al. Caloric intake and the risk of Alzheimer's disease［J］. Arch Neurol, 2002, 59（8）: 1258-63.

［16］ Vercambre MN, Boutron-Ruault MC, Ritchie K, et al. Long-term association of food and nutrient intakes with cognitive and functional decline: a 13-year follow-up study of elderly French women［J］. Br J Nutr, 2009, 102（3）: 419-27.

［17］ Roberts RO, Roberts LA, Geda YE, et al. Relative intake of macronutrients impacts risk of mild cognitive impairment or dementia［J］. J Alzheimers Dis, 2012, 32（2）: 329-39.

［18］ Kinoshita K, Otsuka R, Takada M, et al. The association between dietary amino acid intake and cognitive decline 8 years later in japanese community-dwelling older adults［J］. J Nutr Health Aging, 2021, 25（2）: 165-71.

［19］ Shang X, Hill E, Zhu Z, et al. Macronutrient intake and risk of dementia in community-dwelling older adults: a nine-year follow-up cohort study［J］. J Alzheimers Dis, 2022, 85（2）: 791-804.

［20］ Yeh TS, Yuan C, Ascherio A, et al. Long-term dietary protein intake and subjective cognitive decline in US men and women［J］. Am J Clin Nutr, 2022, 115（1）: 199-210.

［21］ Li Y, Li S, Wang W, et al. Association between dietary protein intake and cognitive function in adults aged 60 years and older［J］. J Nutr Health Aging, 2020, 24（2）: 223-9.

［22］ Arjuna T, Soenen S, Hasnawati RA, et al. A cross-sectional study of nutrient intake and health status among older adults in Yogyakarta Indonesia［J］. Nutrients, 2017, 9（11）: 1240.

［23］ Lee L, Kang SA, Lee HO, et al. Relationships between dietary intake and cognitive function level in Korean elderly people［J］. Public Health, 2001, 115（2）: 133-8.

［24］ Velho S, Marques-Vidal P, Baptista F, et al. Dietary intake adequacy and cognitive function in free-living active elderly: a cross-sectional and short-term prospective study［J］. Clin Nutr, 2008, 27（1）: 77-86.

［25］ Mori K, Kawano Y, Tada Y, et al. Relationship of dietary intake and lifestyle factors to health-related quality of life in the community-dwelling elderly［J］. J Nutr Sci Vitaminol（Tokyo）, 2010, 56（6）: 364-71.

［26］ Katsiardanis K, Diamantaras AA, Dessypris N, et al. Cognitive impairment and dietary habits among elders: the Velestino Study［J］. J Med Food, 2013, 16（4）: 343-50.

［27］ Aparicio Vizuete A, Robles F, Rodriguez-Rodriguez, et al. Association between food and nutrient intakes and cognitive capacity in a group of institutionalized elderly people［J］. Eur J Nutr, 2010, 49（5）: 293-300.

[28] Salerno-Kennedy R，Cashman KD. The relationship between nutrient intake and cognitive performance in people at risk of dementia [J]. Ir J Med Sci，2007，176（3）：193-8.

[29] Dickerson F，Gennusa JV，Stallings C，et al. Protein intake is associated with cognitive functioning in individuals with psychiatric disorders [J]. Psychiatry Res，2020，284：112700.

[30] Liu Q，Guo J，Hu L，et al. Association between intake of energy and macronutrients and memory impairment severity in US older adults，National Health and Nutrition Examination Survey 2011-2014 [J]. Nutrients，2020，12（11）：3559.

[31] Xu X，Parker D，Shi Z，et al. Dietary pattern，hypertension and cognitive function in an older population：10-year longitudinal survey [J]. Front Public Health，2018，6：201.

[32] Lau H，Shahar S，Mohamad M，et al. Relationships between dietary nutrients intake and lipid levels with functional MRI dorsolateral prefrontal cortex activation [J]. Clin Interv Aging，2019，14：43-51.

[33] Fernando W，Rainey-Smith SR，Gardener SL，et al. Associations of dietary protein and fiber intake with brain and blood amyloid-β [J]. J Alzheimers Dis，2018，61（4）：1589-98.

[34] Staubo SC，Aakre JA，Vemuri P，et al. Mediterranean diet，micronutrients and macronutrients，and MRI measures of cortical thickness [J]. Alzheimers Dement，2017，13（2）：168-77.

[35] Ding B，Xiao R，Ma W，et al. The association between macronutrient intake and cognition in individuals aged under 65 in China：a cross-sectional study [J]. BMJ Open，2018，8（1）：e018573.

[36] Chu Z，Gao J，Ma L，et al. Cognitive function and elderly macronutrient intakes from rural diets in Qingdao，China [J]. Asia Pac J Clin Nutr，2022，31（1）：118-27.

[37] Yuda N，Tanaka M，Yamauchi K，et al. Effect of the casein-derived peptide met-lys-pro on cognitive function in community-dwelling adults without dementia：a randomized，double-blind，placebo-controlled trial [J]. Clin Interv Aging，2020，15：743-54.

[38] Kita M，Obara K，Kondo S，et al. Effect of supplementation of a whey peptide rich in tryptophan-tyrosine-related peptides on cognitive performance in healthy adults：a randomized，double-blind，placebo-controlled study [J]. Nutrients，2018，10（7）：899.

[39] Kang YK，Lee BY，BucciI LR，et al. Effect of a fibroin enzymatic hydrolysate on memory improvement：a placebo-controlled，double-blind study [J]. Nutrients，2018，10（2）：233.

[40] Mohajeri MH，Wittwer J，Vargas K，et al. Chronic treatment with a tryptophan-rich protein hydrolysate improves emotional processing，mental energy levels and reaction time in middle-aged women [J]. Br J Nutr，2015，113（2）：350-65.

[41] Gibson EL，Vargas K，Hogan E，et al. Effects of acute treatment with a tryptophan-rich protein hydrolysate on plasma amino acids，mood and emotional functioning in older women [J]. Psychopharmacology （Berl），2014，231（24）：4595-610.

[42] Wu D，Yang CC，Chen KY，et al. Hydrolyzed Chicken Extract（ProBeptigen®）on Cognitive Function in Healthy Middle-Aged People：A Randomized Double-Blind Trial [J]. Nutrients，2020，12（5）：1362.

[43] Imaoka M，Nakao H，Nakamura M，et al. Effect of multicomponent exercise and nutrition support on the cognitive function of older adults：a randomized controlled trial [J]. Clin Interv Aging，2019，14：2145-53.

[44] Masuoka N，Yoshimine C，Hori M，et al. Effects of Anserine/Carnosine supplementation on mild cognitive impairment with APOE4 [J]. Nutrients，2019，11（7）：1362.

[45] Ohsawa K，Nakamura F，Uchida N，et al. Lactobacillus helveticus-fermented milk containing lactononadecapeptide（NIPPLTQTPVVVPPFLQPE）improves cognitive function in healthy middle-aged adults：a randomised，double-blind，placebo-controlled trial [J]. Int J Food Sci Nutr，2018，69（3）：369-76.

[46] Ano Y，Kita M，Kobayashi K，et al. Effects of beta-lactolin on regional cerebral blood flow within the dorsolateral prefrontal cortex during working memory task in healthy adults：a randomized controlled trial [J]. J Clin Med，2021，10（3）：480.

［47］Kita M，Kobayshi K，Obara K，et al. Supplementation with whey peptide rich in beta-lactolin improves cognitive performance in healthy older adults：a randomized，double-blind，placebo-controlled study［J］. Front Neurosci，2019，13：399.

［48］Kimura K，Saito N，Nakamura H，et al. The effect of casein hydrolysate intake on cerebral neural regulation during cognitive tasks in the elderly［J］. Exp Gerontol，2022，165：111853.

［49］Min LJ，Kobayashi Y，Mogi M，et al. Administration of bovine casein-derived peptide prevents cognitive decline in Alzheimer's disease model mice［J］. PLoS One，2017，12（2）：e0171515.

第二节　氨基酸

　　氨基酸是蛋白质的基本构成单位。自然界存在的氨基酸有 300 多种，但构成人体蛋白质的氨基酸只有 20 种。其中，将人体内不能合成或合成速度不能满足机体的需要，必须从食物中直接获得的氨基酸，称为必需氨基酸（essential amino acid，EAA），包括异亮氨酸、亮氨酸、赖氨酸、甲硫氨酸、苯丙氨酸、苏氨酸、色氨酸、缬氨酸，以及组氨酸（婴儿必需氨基酸）；而人体可以自身合成，不需通过食物供给的氨基酸，称为非必需氨基酸，包括丙氨酸、精氨酸、天门冬氨酸、谷氨酸等。此外，人体在创伤、感染及某些消耗性疾病状态下，一些本可自身合成但不能满足机体需要，必须从食物中获得的氨基酸，称为条件必需氨基酸，包括半胱氨酸和酪氨酸。膳食蛋白质经消化而被吸收的氨基酸与体内组织蛋白分解产生的氨基酸共同构成氨基酸代谢库，参与机体代谢。

　　由于各种氨基酸在结构上具有共同特点，所以存在一些共同的代谢途径；但不同的氨基酸由于结构的差异，也各有其特殊的代谢方式。研究表明，一些氨基酸及其代谢产物可改变人的情绪和行为学特征。本节重点介绍色氨酸与酪氨酸与老年认知功能关系的研究进展。

一、色氨酸

1. 引言

　　色氨酸（tryptophan）又称 α- 氨基 -β- 吲哚丙酸，有三种异构体，分别为 L 型、D 型及消旋体 DL 型。L 型色氨酸是人体 9 种必需氨基酸之一，参与机体蛋白的合成。D 型色氨酸在人体内几乎不发生代谢作用，也无毒性[1-2]。L 型色氨酸在机体代谢的部位主要是肝，其次是脑、肾、脾、骨骼肌等组织器官。其分解主要通过两条途径[3-4]：一是犬尿氨酸（kynurenine）代谢途径（图 5-2-1），二是 5- 羟色胺（5-hydroxytryptamine，5-HT）代谢途径（图 5-2-2）。此外，还有一部分色氨酸可通过肠道菌群代谢生成吲哚及衍生物[3]。在分解代谢过程中，L 型色氨酸会产生一系列的生物活性物质，因此，色氨酸是一种具有"代谢活性"的氨基酸。

　　犬尿氨酸代谢途径是色氨酸代谢的主要途径，约占 95%[3, 5]。代谢的第一步是在色氨酸 -2,3- 双加氧酶或吲哚胺 -2,3- 双加氧酶催化下，色氨酸发生降解而生成 N- 甲酰犬尿氨酸，N- 甲酰犬尿氨酸不稳定，随即在犬尿氨酸甲酰胺酶作用下转化为犬尿氨酸。犬尿氨酸再经代谢生成犬尿喹啉酸或称犬尿酸、邻氨苯甲酸、3- 羟基犬尿氨酸。3- 羟基犬尿氨酸经犬尿氨酸氨基转移酶催化生成黄尿酸；也可经犬尿氨酸酶催化生成 3- 羟基邻氨基苯甲酸，并参与喹啉酸的合成，而喹啉酸可生成烟酸与烟酰胺，其中烟酰胺经过转氨基作

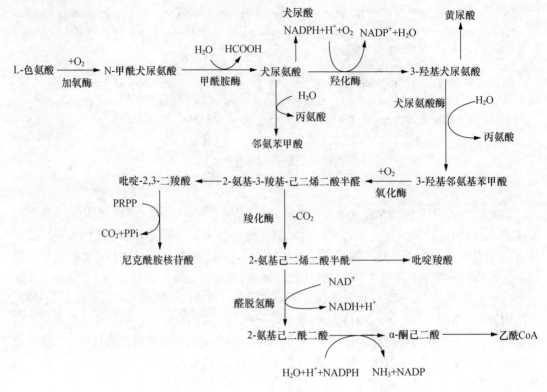

图 5-2-1　犬尿氨酸代谢途径

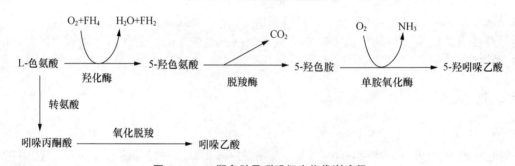

图 5-2-2　5- 羟色胺及吲哚衍生物代谢途径

用最终生成烟酰胺腺嘌呤二核苷酸（nicotinamide adenine dinucleotide，NAD$^+$）[3]，NAD$^+$ 在很多基础生物学过程中起到重要作用[6-7]。烟酸和烟酰胺可直接从食物中获得，在肝、肾、瘦禽肉、鱼、全谷以及坚果类中含量丰富，但正常人体所需的烟酸 2/3 来自 L 型色氨酸，其转换率为 1/60[8]。色氨酸经犬尿氨酸途径代谢能够促进糖酵解、抑制糖异生，为脑组织提供必要的物质能量支持，对炎症刺激和细胞毒性作用下神经元的保护尤为重要[9]。然而，3- 羟基犬尿氨酸、3- 羟基邻氨基苯甲酸及喹啉酸等代谢中间体的堆积也具有神经毒性作用，可损害大脑功能[10-13]。

色氨酸经 5-HT 代谢途径分解会产生 5-HT 与褪黑素等代谢物。5-HT 又名血清素，是色氨酸代谢的一个重要产物，色氨酸代谢产生的 5-HT 超过 95% 分布于胃肠道，其中的 90% 存在于肠嗜铬细胞中[14]，10% 存在于肠神经元[15]。肠道内的色氨酸在色氨酸羟化酶的作用下生成 5- 羟色氨酸，5- 羟色氨酸在芳香族氨基酸脱羧酶的作用下进一步脱羧生成 5-HT。色氨酸羟化酶是 5-HT 合成的关键限速酶[3]。由于血脑屏障的作用，血液中 5-HT

很难进入中枢神经系统，而色氨酸与 5- 羟色氨酸可以通过血脑屏障进入脑内，故 5- 羟色氨酸与色氨酸均为中枢神经系统 5-HT 合成的重要前体物质[16-17]。褪黑素又名褪黑激素、松果体素等，主要来源于体内合成。内源性褪黑素的主要原料是 L 型色氨酸，摄入体内的色氨酸先转化为 5-HT，再通过 N- 乙酰转移酶和羟基吲哚 -O- 甲基转移酶转化为褪黑素[3]。

色氨酸广泛存在于动植物食物中，花豆（红或紫）含量较为丰富。玉米以醇溶蛋白为主，色氨酸含量较低（第二限制氨基酸）。我国各年龄段人群因缺乏研究资料，目前无法制定色氨酸的推荐摄入量。WHO/FAO（联合国粮农组织）/UNU（联合国大学）提出氨基酸的变异系数可以参考蛋白质的变异系数，即各种必需氨基酸的安全摄入量等于估计平均需要量（estimated average requirement，EAR）乘以 1.25，据此推荐成人（＞ 18 岁）色氨酸的每日摄入量为 5.0 mg/kg 体重。

色氨酸属于大分子中性氨基酸，其跨越血脑屏障入脑需要通过脑微血管内皮细胞上的中性氨基酸载体蛋白的转运。载体蛋白与多种氨基酸的亲和力不同会导致各种氨基酸之间的竞争，因此，脑中色氨酸的浓度不仅取决于血浆中的色氨酸浓度，还取决于血浆中其他大分子中性氨基酸的水平。色氨酸是唯一以游离状态存在于血浆中的氨基酸，但大部分色氨酸还是与血浆中的白蛋白结合而存在。这些与白蛋白结合的色氨酸仅有一小部分可以被脑利用，脑中的色氨酸水平主要取决于血浆中游离的色氨酸水平。色氨酸可以被脂肪酸从其白蛋白结合位点上置换下来，继而增加血浆中游离色氨酸水平。

通过食物消化摄入或直接摄入纯化的氨基酸都可能影响大脑中代谢产物的浓度。在许多情况下，其结果可改变人的情绪和行为学特征。目前已有一些关于色氨酸及其代谢产物水平对维持大脑功能、延缓认知功能下降、改善抑郁和焦虑情绪的影响的研究报道。本部分通过充分检索国内外相关文献，综合分析并评价色氨酸及其代谢产物对老年人认知功能的作用。

2. 证据收集方法

本研究围绕色氨酸与认知功能以及阿尔茨海默病（Alzheimer's disease，AD）、帕金森病（Parkinson's disease，PD）、亨廷顿病、精神分裂症等疾病的关系，通过系统检索文献，共查阅 277 篇文献。根据总体要求和排除标准，排除动物实验、细胞实验及质量较低的文献后，共有 9 篇文献作为本次研究的主要证据，均为英文文献。相关检索情况见表 5-2-1。

表 5-2-1　色氨酸与认知功能研究检索情况

研究主体因素		研究结局 / 疾病		文献数（纳入 / 总）		
中文检索词	英文检索词	中文检索词	英文检索词	中文	英文	合计
色氨酸	tryptophan	认知功能	cognition/cognitive	0/22	9/255	9/277
5-HT	5-hydroxytryptamine	阿尔茨海默病	Alzheimer's disease			
褪黑素	melatonin	亨廷顿病	Huntington's disease			
烟酸	nicotinic acid	帕金森病	Parkinson's disease			
		精神分裂症	schizophrenia			

3. 研究证据

综合结果显示，色氨酸及其代谢物参与认知功能的调节，生理稳态失衡可导致认知功能受损，预防或纠正色氨酸代谢的异常改变可以减缓认知功能障碍。见表 5-2-2。

AD 患者体内色氨酸水平较低[11-12, 18]，且急性色氨酸耗竭可加重 AD 患者的记忆损伤[19-20]。Porter 等[19-20]发现，AD 患者中，急性色氨酸耗竭组（饮用不含色氨酸的氨基酸饮料）的认知评分与对照组（饮用含有平衡氨基酸混合物的饮料）的认知评分相比显著降低。作为色氨酸的代谢产物，犬尿酸在神经可塑性和认知功能的调节中起着重要作用。Gulaj 等[11]将 34 位 AD 患者（10 位男性，24 位女性，平均年龄为 78.82±5.66 岁）和 18 位年龄和性别匹配的对照（5 位男性，13 位女性，平均年龄为 76.17±7.30 岁）进行比较，结果显示，与对照组相比，AD 患者血浆中的色氨酸浓度与犬尿酸浓度显著降低，喹啉酸含量及犬尿氨酸与色氨酸的比值明显升高。上述结果提示，犬尿酸浓度与认知功能呈正相关，喹啉酸含量与认知功能呈负相关。Morris[21]研究显示，饮食摄入烟酸可以预防 AD 发病和与年龄相关的认知功能障碍。Zamoscik 等[22]同样证实补充色氨酸可以改善认知功能。他们将 77 位 23～43 岁健康参与者分为干预组与对照组，干预组每天服用 500 mg 色氨酸，对照组服用安慰剂，4 周后评估参与者状况，结果表明，补充色氨酸可改善与年龄相关的社会认知水平。Masahiro Kita 等[23]采用随机对照试验，将年龄在 45～64 岁具有粗心和健忘的健康人分为干预组与对照组，干预组服用 1 g 的乳清肽片（其中包括 1.6 mg 的甘氨酸-苏氨酸-色氨酸-酪氨酸肽），对照组服用安慰剂片，结果显示，干预组受试者的主观记忆功能明显好于对照组，说明摄入含有色氨酸的乳清肽片会改善中老年人的认知功能。

色氨酸代谢产物 5-HT、褪黑素也与认知功能有关。在老年人脑脊液中褪黑素水平显著降低，脑脊液中褪黑素水平下降与 AD 神经病理学的进展高度相关[24]。睡前每天口服 3～24 mg 的褪黑素补充剂，可以改善轻度认知障碍（mild cognitive impairment，MCI）患者的认知功能[25-26]。Mariangela Rondanelli 等[27]选择年龄≥70 岁的 MCI 患者作为研究对象，将其随机分为干预组与对照组，干预组受试者每天睡前 1 小时服用一次胶囊，含二十二碳六烯酸（DHA）磷脂油乳液制品：720 mg DHA，286 mg 二十碳五烯酸（EPA），16 mg 维生素 E，160 mg 大豆磷脂，95 mg 色氨酸，5 mg 褪黑素，结果显示，与对照组相比，干预组受试者的认知功能显著改善，表明服用含有色氨酸和褪黑素的 DHA 磷脂油乳液制品可显著改善 70 岁及以上 MCI 患者的认知功能。

综上，色氨酸代谢在多种神经系统疾病中发生改变而偏离生理稳态，进而损害认知功能。因此，维持色氨酸代谢的正常水平对于脑部功能极为重要，预防或纠正色氨酸代谢的异常改变可以减缓认知功能障碍。

4. 研究证据评价

综合研究结果显示，色氨酸摄入可改善认知功能。综合评价等级为 B 级。具体研究证据的质量及价值评价结果见表 5-2-3。

5. 结语

老年人色氨酸代谢紊乱，补充色氨酸可增加体内色氨酸及其代谢产物的含量，改善认知功能。作为色氨酸的代谢产物之一，每天补充 50 mg 的 5-羟色氨酸，可改善 60～75 岁

表 5-2-2　色氨酸与认知功能关系的研究

作者，年度	研究类型	调查方法	例数	研究对象及年龄	摄入情况	结果	对认知功能的影响
Rondanelli, 2010[27]	随机对照试验	问卷评估量表及生理生化指标检测	25 例：干预组 11 例，对照组 14 例	MCI 患者（≥ 70 岁）	每天一次（720 mg DHA，286 mg EPA，16 mg 维生素 E，160 mg 大豆磷脂，95 mg 色氨酸，5 mg 褪黑素）	与对照组相比，干预组受试者在认知方面有显著改善。睡前 1 小时服用含有色氨酸和褪黑素的 DHA 磷脂油乳液制品可显著改善 70 岁及以上 MCI 患者的认知功能	补充含色氨酸的复合膳食补充剂可改善 MCI 患者的认知功能
Kita, 2018[23]	随机对照试验	问卷评估量表及生理生化指标检测	101 例：乳清肽组 50 例，安慰剂组 51 例	记忆力下降健康人（45 ～ 64 岁）	每天一次，乳清肽组受试者服用 1 g 的乳清肽（其中包括 1.6 mg 的甘氨酸－苏氨酸－色氨酸－酪氨酸肽），安慰剂组服用安慰剂片	与安慰剂组相比，乳清肽组受试者的主观记忆功能明显好于安慰剂组。摄入乳清肽可改善中老年人的认知功能	补充含色氨酸的复合膳食补充剂可改善记忆力下降中老年人认知功能
Porter, 2013[19]	病例交叉研究	问卷评估量表及生理生化指标检测	32 例：AD 患者 16 例，对照组 16 例	平均年龄（> 73 岁）	受试者禁食过夜，并在上午 9：00 结束基线测量，然后直接受受含色氨酸的饮料（由 52 g 多种氨基酸组成的营养均衡混合物组成）或减除不包含色氨酸外相同的饮料	急性色氨酸耗竭后，AD 患者的认知评分显著降低。急性色氨酸耗竭严重损害 AD 患者的认知功能	色氨酸耗竭可损害 AD 患者的认知功能
Porter, 2003[20]	随机对照试验	问卷评估量表及生理生化指标检测	33 例：可能患有 AD 的患者 16 例，健康的老年受试者 17 例	老年受试者（年龄未知）	受试者禁食过夜，并在上午 9：00 结束基线测量，然后直接受受含色氨酸的饮料（由 52 g 多种氨基酸组成的营养均衡混合物组成）或减除不包含色氨酸外相同的饮料	急性色氨酸耗竭后，AD 患者的认知评分显著降低。急性色氨酸耗竭严重损害 AD 患者的认知功能	色氨酸耗竭可损害 AD 患者的认知功能

续表

作者，年度	研究类型	调查方法	例数	研究对象及年龄	摄入情况	结果	对认知功能的影响
Gulaj，2010[11]	病例对照研究	问卷评估量表和生化检测	52例：病例34例，对照组18例	AD患者34例：10位男性，24位女性（平均年龄78.82±5.66岁），年龄和性别匹配的对照18例：5位男性，13位女性（平均年龄76.17±7.30岁）		与对照组相比，AD患者血浆中的色氨酸浓度与大尿酸浓度显著降低，喹啉酸含量及大尿酸与色氨酸的比值明显升高。血浆中大尿酸浓度与喹啉酸含量可以反映认知功能，即大尿酸浓度与认知功能呈正相关，喹啉酸含量与认知功能呈负相关	无
Harartai，2007[12]	病例对照研究	生化检测	59例：病例28例，对照组31例	AD患者28例：男6例，女22例（平均年龄77±6.3岁），对照组31例：10例男性和21例女性（平均年龄73±8.3岁）		与对照组相比，AD患者血浆中大尿酸水平显著降低	无
Cardinali，2011[26]	回顾性研究	生化检测	90例：干预组61例，安慰剂29例	96名主诉具有MCI症状的门诊患者	干预组睡前每天口服3～24 mg的褪黑素补充剂，持续15～60个月，对照组服用安慰剂	与安慰剂组相比，干预组的认知量表评分更高，认知功能更好	补充褪黑素可改善有MCI症状的认知功能
Zamoscik，2021[22]	随机对照研究	问卷评估量表和生化检测	77例：干预组39例，对照组38例	健康参与者（平均年龄33.2±10.4岁）	干预组服用色氨酸浓缩棒（含500 mg色氨酸），对照组服用安慰剂	与安慰剂组相比，干预组的社会认知水平评级更高，补充色氨酸可以改善与年龄相关的社会认知水平	补充色氨酸可改善认知功能
Almulla，2022[18]	随机对照研究	系统综述及meta分析		筛选符合要求的文献共计19篇，其中涉及738名AD患者和665名健康对照者		AD患者脑脊液、血浆、血清色氨酸表达水平降低	无

表 5-2-3 色氨酸与认知功能关联证据分析

内容	评级	备注
证据等级	良	4 篇随机对照试验，1 篇病例交叉对照研究，1 篇回顾性研究，2 篇病例对照研究，1 篇 meta 分析
一致性	良	2 篇研究认为急性色氨酸耗竭严重损害 AD 患者的认知功能。2 篇研究认为补充含有色氨酸的复配营养制品能改善老年人认知功能。3 篇研究认为 AD 患者血浆中的色氨酸浓度与犬尿酸浓度显著降低，喹啉酸含量显著升高，犬尿酸浓度与认知功能呈正相关，喹啉酸含量与认知功能呈负相关。1 篇研究认为补充色氨酸可以改善与年龄相关的社会认知水平。1 篇研究认为睡前每天口服色氨酸代谢产物（褪黑素）补充剂，可以改善 MCI 患者的认知功能
健康影响	良	色氨酸摄入与老年人大脑认知功能的改善有关
研究人群	中	研究人群主要为欧美人群，包括意大利、美国、荷兰、阿根廷等。有 1 个日本、1 个中国的亚洲国家研究
适用性	中	适用于中国人群，但存在个别注意事项

PD 患者日常活动能力。同时色氨酸可作为膳食补充剂，与仅服用乳清蛋白粉的人群相比，每天补充 1.43 g 色氨酸可改善 18 ～ 55 岁人群的认知功能；每天服用 500 mg 色氨酸，可改善 23 ～ 43 岁人群与年龄相关的社会认知水平。但上述剂量能否改善老年人的认知尚不清楚。以复配营养制品的形式，每天补充含 95 mg 色氨酸的 DHA 磷脂油乳液制品（720 mg DHA，286 mg EPA，16 mg 维生素 E，160 mg 大豆磷脂，95 mg 色氨酸，5 mg 褪黑素）可以改善 70 岁以上 MCI 患者的认知功能；每天补充一次 1 g 乳清肽（其中包括 1.6 mg 的甘氨酸-苏氨酸-色氨酸-酪氨酸肽）可改善 45 ～ 64 岁记忆力下降人群的认知功能，但复配营养制品的成分复杂，无法说明色氨酸的具体作用，存在一定的局限性。

二、酪氨酸

酪氨酸（tyrosine）的代谢与某些神经递质、激素及黑色素的合成有关。酪氨酸在体内可转化成多巴胺，多巴胺是脑中的一种神经递质，其通过多巴胺受体发挥生理作用。帕金森病患者多巴胺生成减少。此外，酪氨酸作为儿茶酚胺前体物质，可促进儿茶酚胺合成。研究显示，增加大脑儿茶酚胺水平能够增强认知功能[28-29]，改善阿尔茨海默病患者的认知功能[30]；大脑儿茶酚胺水平的急剧下降则可导致行为动力减弱[31]或出现认知功能障碍[32]。

酪氨酸在体内可通过不同代谢途径转化为多种生理活性物质。在神经组织和肾上腺髓质中，酪氨酸经酪氨酸羟化酶（tyrosine hydroxylas，TH）催化生成 3,4- 二羟苯丙胺酸（3,4-dihy droxy-phenyl-alanine，DOPA），DOPA 又称多巴，而多巴可在多巴脱羧酶作用下脱去羧基生成多巴胺。在肾上腺髓质中，多巴胺可以生成去甲肾上腺素和肾上腺素（图 5-2-3）。多巴胺、去甲肾上腺素、肾上腺素统称为儿茶酚胺。TH 是合成儿茶酚胺的限速酶，受其产物的负反馈调节。酪氨酸的另一个代谢途径是经酪氨酸酶合成黑色素。酪氨酸还可经酪氨酸转移酶的催化生成对羟基苯丙酮酸，再经尿黑酸等中间产物进一步转变成延胡索酸和乙酰乙酸，二者分别参与糖和脂肪酸代谢。

本研究围绕酪氨酸与认知功能以及帕金森病等疾病的关系，通过系统检索，共查阅

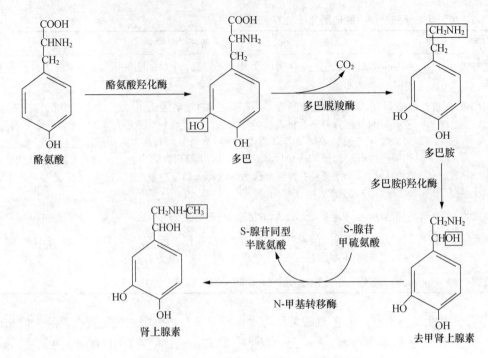

图 5-2-3   酪氨酸转化为儿茶酚胺的代谢途径

180 篇文献，最终仅纳入 2 篇英文文献。

Ondine 等[33]采用双盲随机交叉设计，筛选出健康成年人和老年人各 17 例，服用饮料饮品补充酪氨酸 100 mg/kg 体重、150 mg/kg 体重、200 mg/kg 体重，结果显示，与低剂量相比，较高剂量（150 mg/kg 体重、200 mg/kg 体重）的酪氨酸对老年人的工作记忆表现有不利影响，并且老年人的工作记忆表现随着酪氨酸剂量的增加而下降。酪氨酸的代谢产物儿茶酚胺的减少可影响人们的认知功能。由于老年人 TH 活性下降，合成儿茶酚胺速率下降，儿茶酚胺浓度降低，因此补充酪氨酸反而会造成老年人的工作记忆能力下降。

Growdon[34]等采用随机对照试验，筛选出 23 例帕金森病患者，酪氨酸每天摄入量为 100 mg/kg 体重，结果表明补充酪氨酸组的多巴胺代谢产物水平高于对照组。提示酪氨酸或许作为治疗帕金森病患者的又一方案。

综合结果显示，酪氨酸可以改善成年人在正常状态下[35]及一些寒冷应激状态下[36-37]的认知功能，但在高认知需求时，会恶化成年人的认知功能[38]。同时酪氨酸也会降低老年人的工作记忆能力。

有关酪氨酸与老年认知功能的研究非常有限，尤其缺乏高质量的 meta 分析和大样本随机对照试验研究，未来应加强这方面的研究。

（安 丽）

参考文献

[1] 王贤泽，谭碧娥，丁浩，等. 色氨酸及其代谢产物的生理功能研究进展 [J]. 饲料研究，2020，4（5）：136-139.
[2] Friedman M. Analysis，Nutrition，and Health Benefits of Tryptophan [J]. Int J Tryptophan Res，

2018，11（1）：178-182.

［3］代明鑫，江振洲，黄鑫. 色氨酸及代谢物的生理功能以及在疾病中的作用研究进展［J］. 中南药学，2021，11（3）：1-7.

［4］Liu G，Chen S，Zhong J，et al. Crosstalk between Tryptophan Metabolism and Cardiovascular Disease，Mechanisms，and Therapeutic Implications［J］. Oxid Med Cell Longev，2017，9（2）：1-5.

［5］Yao K，Fang J，Yin YL，et al. Tryptophan metabolism in animals：important roles in nutrition and health［J］. Front Biosci，2011，3（2）：86-97.

［6］Notarangelo FM，Pocivavsek A. Elevated kynurenine pathway metabolism during neurodevelopment：Implications for brain and behavior［J］. Neuropharmacology，2017，112（8）：275-285.

［7］罗燕，张嘉维，杜宇，等. 烟酰胺腺嘌呤二核苷酸调控线粒体自噬在慢性脑低灌注老年大鼠认知功能障碍中的保护作用［J］. 中国临床神经科学，2019，27（3）：8-18.

［8］李剑欣，张绪梅，徐琪寿. 色氨酸的生理生化作用及其应用［J］. 氨基酸和生物资源，2005，27（3）：58-62.

［9］王道涵，王素梅，卫利，等. 犬尿酸代谢途径异常与中枢神经系统疾病［J］. 生理科学进展，2016，47（1）：43-46.

［10］Rudzki L，Ostrowska L，Pawlak D，et al. Probiotic Lactobacillus Plantarum 299v decreases kynurenine concentration and improves cognitive func tions in patients with major depression：A double-blind，randomized，placebo-controlled study［J］. Psychoneuroendocrinology，2019，10（6）：213-222.

［11］Gulaj E，Pawlak K，Bien B，et al. Kynurenine and its metabolites in Alzheimer's disease patients［J］. Adv Med Sci，2010，55（2）：204-211.

［12］Harartai Z，Anna J，Agnes R，et al. Decreased serum and red blood cell kynurenic acid levels in Alzheimer's disease. Neurochem Int，2007，50（2）：308-313.

［13］Musumeci G，Castrogiovanni P，Szychlinska MA，et al. Protective effects of high Tryptophan diet on aging-induced passive avoidance impairment and hippocampal apoptosis［J］. Brain Res Bull，2017，12（8）：76-82.

［14］Gershon MD，Tack J. The serotonin signaling system：from basic understanding to drug development for functional GI disorders［J］. Gastroenterology，2007，132（1）：397-414.

［15］Gershon MD. 5-HT（serotonin）physiology and related drugs［J］. Curr Opin Gastroenterol，2000，16（2）：113-120.

［16］Matsumoto M，Kibe R，Ooga T，et al. Cerebral low-molecular metabolites influenced by intestinal microbiota：a pilot study［J］. Front Syst Neurosci，2013，7（9）：139-143.

［17］Zill P，Büttner A，Eisenmenger W，et al. Analysis of tryptophan hydroxylase I and II mRNA expression in the human brain：a post-mortem study［J］. J Psychiatr Res，2007，41（12）：168-173.

［18］Almulla AF，Thitiporn S，Arisara A，et al. The Tryptophan catabolite or kynurenine pathway in Alzheimer's disease：a systematic review and meta-analysis［J］. J Alzheimers Dis，2022，88（4）：1325-1339.

［19］Porter RJ，Lunn BS，Walker LL，et al. Cognitive deficit induced by acute tryptophan depletion in patients with Alzheimer's disease［J］. Am J Psychiatry，2013，157（4）：638-640.

［20］Porter RJ，Lunn BS，O'brien JT. Effects of acute tryptophan depletion on cognitive function in Alzheimer's disease and in the healthy elderly［J］. Psychol Med，2003，33（1）：41-49.

［21］Morris MC，Evans DA，Bienias JL，等. 饮食中烟酸含量与 Alzhiemer 病和认知障碍的关系［J］. 世界核心医学期刊文摘：神经病学分册，2005，3（1）：16-17.

［22］Zamoscik V，Schmidt N，Bravo R，et al. Tryptophan-enriched diet or 5-hydroxytryptophan supplementation given in a randomized controlled trial impacts social cognition on a neural and behavioral level［J］. Sci Rep，2021，11（1）：21637.

［23］Kita M，Obara K，Kondo S，et al. Effect of supplementation of a whey peptide rich in tryptophan-tyrosine-related peptides on cognitive performance in healthy adults：a randomized，double-blind，placebo-controlled study［J］. Nutrients，2018，10（7）：899.

［24］Zhou JN, Liu RY, Kamphorst W, et al. Early neuropathological Alzheimer's changes in aged individuals are accompanied by decreased cerebros pinal fluid melatonin levels［J］. J Pineal Res, 2003, 35（2）: 125-130.

［25］Asayama K, Yamadera H, Ito T, et al. Double-blind study of melatonin effects on the sleep-wake rhythm, cognitive and non-cognitive functions in Alzheimer type dementia［J］. J Nippon Med Sch, 2003, 70（4）: 334-341.

［26］Cardinali DP, Vigo D, Olivar N, et al. Therapeutic application of melatonin in mild cognitive impairment［J］. Am J Neurodegener Dis, 2011, 1（3）: 280-291.

［27］Rondanelli M, Annalisa O, Milena F, et al. Effects of a diet integration with an oily emulsion of DHA-phospholipids containing melatonin and tryptophan in elderly patients suffering from mild cognitive impairment［J］. Nutr Neurosci, 2012, 15（2）: 46-54.

［28］Battleday RM, Brem AK. Modafinil for cognitive neuroenhancement in healthy non-sleep-deprived subjects: A systematic review［J］. Eur Neuropsychopharmacol, 2015, 25（11）: 1865-1881.

［29］Lebedev A, Nilsson J, Lindstrm J, et al. Effects of daily L-dopa administration on learning and brain structure in older adults undergoing cognitive training: a randomised clinical trial［J］. Sci Rep, 2020, 10（1）: 5227.

［30］Morris JC. A controlled trial of selegiline, alpha-tocopherol, or both as treatment for Alzheimer's disease. The Alzheimer's Disease Cooperative Study［J］. N Engl J Med, 1997, 336（17）: 1216.

［31］Cawley E, Park S, Marije A, et al. Dopamine and light: dissecting effects on mood and motivational states in women with subsyndromal seasonal affective disorder［J］. J Psychiatry Neurosci, 2013, 38（3）: 120181.

［32］Harmer CJ, Mctavish S, Clark L, et al. Tyrosine depletion attenuates dopamine function in healthy volunteers［J］. Psychopharmacology, 2001, 154（1）: 105-111.

［33］Ondine V, Mirjam B, Rianne DH, et al. Dose-dependent effects of oral tyrosine administration on plasma tyrosine levels and cognition in aging［J］. Nutrients, 2017, 9（12）: 1279.

［34］Growdon J. Effects of oral L-tyrosine administration on CSF tyrosine and homovanillic acid levels in patients with Parkinson's disease［J］. Life Sci, 1982, 30（10）: 827-832.

［35］Colzato LS, De Haan AM, Hommel B. Food for creativity: tyrosine promotes deep thinking［J］. Psychol Res, 2015, 79（5）: 709-714.

［36］O'Brien C, Mahoney C, Tharion WJ, et al. Dietary tyrosine benefits cognitive and psychomotor performance during body cooling［J］. Physiol Behav, 2007, 90（2-3）: 301-307.

［37］Mahoney CR, Castellani J, Kramer FM, et al. Tyrosine supplementation mitigates working memory decrements during cold exposure［J］. Physiol Behav, 2007, 92（4）: 575-582.

［38］Robson A, Lim LW, Aquili L. Tyrosine negatively affects flexible-like behaviour under cognitively demanding conditions［J］. J Affect Disord, 2020, 260: 329-333.

第六章 脂 类

脂类（lipid）是脂肪（fat）和类脂（lipoid）的总称，是一类不溶于水而易溶于有机溶剂的非极性化合物，具有重要生物学作用。

本章通过充分检索国内外相关文献，综合评价分析脂肪、类脂、脂肪酸与老年认知的关系，为人群合理调整补充各种脂类物质、促进身心健康提供科学依据。

第一节 脂 肪

一、引言

脂肪又称甘油三酯、三酰甘油或三酸甘油酯，由 1 分子甘油（glycerol）和 3 分子脂肪酸（fatty acid，FA）通过酯键结合而成[1]。脂肪酸（fatty acid）是由不同数量碳原子组成的直链烃，其末端氢原子被羧基取代，其基本分子式为：$CH_3[CH_2]_nCOOH$，式中 n 的数目大部分为 2～24 个，基本上都是偶数碳原子。2010 年联合国粮食及农业组织（Food and Agriculture Organization of United Nations，FAO）专家委员会的报告中将脂肪酸分为短链（C_4～C_6）、中链（C_8～C_{12}）、长链（C_{14}～C_{20}）和极长链（＞C_{22}）。根据碳链上有无双键和双键数目，脂肪酸可分为饱和脂肪酸（saturated fatty acid）和不饱和脂肪酸（unsaturated fatty acid）。饱和脂肪酸的碳链中没有不饱和双键，如棕榈酸（$C_{16}:0$）；不饱和脂肪酸含有一个或多个不饱和双键。根据不饱和双键的数量，可将含有一个不饱和双键的脂肪酸称为单不饱和脂肪酸（monounsaturated fatty acid），最多见的单不饱和脂肪酸是油酸（oleic acid）；含有两个及以上不饱和双键的脂肪酸称为多不饱和脂肪酸（polyunsaturated fatty acid，PUFA）。根据不饱和脂肪酸碳链上第一个双键（从甲基端起）的位置将其分为 n-3、n-6、n-9 脂肪酸。PUFA 包括两个主要类别，一类是 n-6（ω-6）系列多不饱和脂肪酸，如亚油酸（linoleic acid，18:2，LA）和花生四烯酸（arachidonic acid，20:4，ARA），另一类是 n-3（ω-3）系列多不饱和脂肪酸，如 α- 亚麻酸（α-linolenic acid，18:3，ALA）、二十碳五烯酸（eicosapentaenoic acid，20:5，EPA）和二十二碳六烯酸（docosahexaenoic acid，22:6，DHA）。亚油酸和 α- 亚麻酸是必需脂肪酸，因为它们不能在人体内合成，但又是正常的生理功能所必需的，必须通过食物才能获取[1]。反式脂肪酸（trans fatty acid，TFA）是含有反式共轭双键结构的不饱和脂肪酸的总称。即双键上的氢原子连在碳原子的两侧，碳链以直链形式构成空间结构，形成顺式脂肪酸的几何异构化分子。TFA 多产生于油脂氢化、脱臭或者精炼过程。如人造黄油含 TFA 7%～18%，起酥油含 TFA 10%[2]。

脂肪的生理功能：①重要的体成分，为机体提供和储存能量；②促进脂溶性维生素吸收；③维持体温，保护脏器；④提供必需脂肪酸[2]。

二、证据收集方法

本节围绕脂肪与老年认知的关系进行系统性文献检索，中文文献和英文文献均为国内外公开发表的相关文献。重点选择证据级别高的资料 meta 分析和系统性综述，特别是基于随机对照试验（RCT）的系统性综述。推荐意见以《中国营养科学全书》（第 2 版）[2]、《中国居民膳食营养素参考摄入量（2023 版）》[1]、国际脂肪酸和脂类研究学会（International Society for the Study of Fatty Acids and Lipids，ISSFAL）[3]、最新专家观点[4-5] 及 meta 分析和系统性综述[6-12] 为依据，具体检索情况见表 6-1-1。

表 6-1-1　脂肪与老年认知功能检索情况

营养素名称	检索词		文献数（纳入 / 总）	
	中文检索词	英文检索词	中文	英文
脂肪摄入总量	脂肪，脂肪摄入总量，认知，认知功能，认知障碍，痴呆，阿尔茨海默病	dietary fat intake, dietary fatty acids, total fat, cognitive, cognition, brain function, cognitive decline, cognitive disorder, Alzheimer's disease, dementia	0/42	4/822

三、研究证据

越来越多的研究者们开始关注到脂肪摄入量与认知功能的关系，可能与脂肪能促进淀粉样蛋白沉积等有关。如 Kothari 等[13] 研究报道 6 周龄雄性 C57BL/6NHsd 小鼠，持续 14 周的高脂饮食（40% 脂肪能量）加糖水（42 g/L）喂养组与正常鼠粮（12% 脂肪能量）组比较：高脂饮食组表现为胰岛素受体酪氨酸磷酸化水平显著降低，胰岛素受体底物 1（IRS-1）丝氨酸磷酸化水平升高，诱发脑组织炎症反应和氧化应激相关信号 NF-kappaB 和 p38 MAPK 信号激活，促进淀粉样蛋白沉积和神经纤维缠结。长期高脂饮食喂养和胰岛素受体底物 2（IRS-2）基因突变导致 β 淀粉样蛋白（Aβ）沉积和胰岛素受体抵抗，进而出现认知受损。人群脂肪摄入总量与认知功能之间关系的研究纳入 4 篇文献，包括 meta 分析（2 篇）和队列研究（2 篇），见表 6-1-2。

脂肪摄入总量与认知功能之间的关系不仅取决于脂肪摄入的数量，也取决于摄入脂肪的质量[14]。Cao 等对 9 项研究共 23 402 名老年人的 meta 分析结果显示，总脂肪摄入量与认知功能无关[6]。而 Jiang 等对 16 736 例年龄在 45 ～ 74 岁新加坡籍华人的研究发现，总脂肪摄入量对认知损伤有保护作用（OR = 0.8）[15]。Zhu 等的 meta 分析结果显示，总脂肪摄入量与患痴呆和 AD 无关[16]，Tian-Shin Yeh 等对 49 493 例女性随访 20 年后发现，脂肪摄入总量可能增加认知功能减退的风险[17]。鉴于横断面研究的证据级别较低，我们更倾向于基于 meta 分析的结果，总脂肪摄入量与认知功能无关。从脂肪来源来说，植物来源的脂肪摄入与认知功能损伤成反比。

四、研究证据评价

综合研究结果显示，目前尚不能认为脂肪摄入总量与老年人认知能力下降有关，综合评价等级为 C 级。具体研究证据评价结果见表 6-1-3。

表6-1-2 膳食中总脂肪摄入量与老年人认知功能损伤的关系研究

作者，年度	研究类型	调查方法	研究对象及年龄	摄入情况	结果	对认知的影响
Cao, 2019[6]	meta分析（9项研究）	食物频率法（FFQ）	来自美国（4项）、芬兰（2项）、荷兰（1项）、法国（1项）、意大利（1项），年龄均≥65岁	按脂肪摄入量分为三分类或四分类变量进行比较	与总脂摄入量最低组相比，摄入量最高组与认知功能障碍（RR=1.11，95%CI 0.84～1.47），与MCI（RR=0.97，95%CI 0.33～2.86），与痴呆（RR=1.19，95%CI 0.69～2.04）的发病风险无相关性	总脂肪摄入量与认知功能无关
Jiang, 2020[15]	前瞻性队列研究	食物频率法（FFQ）	新加坡籍华人，年龄45～74岁	脂肪摄入总量最低四分位间距33.9 g，最高四分位间距55.3 g	总脂肪摄入量可能与认知损伤有关（OR=0.8，95%CI 0.67～0.94；$P_{趋势}$=0.003）	总脂肪摄入量可能与认知损伤有关
Zhu, 2021[16]	meta分析（14项研究）	食物频率法（FFQ）	荷兰（4项）、美国（4项）、法国（2项）、芬兰（2项）、新加坡（1项）、意大利（1项），年龄在40岁以上	按脂肪摄入量分为三分类或四分类变量进行比较	总脂肪摄入量与患AD（n=6，RR=1.11，95%CI 0.84～1.46）和患痴呆（n=3，RR=0.95，95%CI 0.83～1.09）无关	总脂肪摄入量与患痴呆和AD无关
Tian-Shin Yeh[17]	前瞻性队列研究（随访20年）	半定量食物频率法（SFFQ）	护士健康研究队列1984年纳入队列时平均年龄48岁	脂肪摄入总量最低五分位间距29.6 g，最高五分位间距32.0 g	脂肪摄入总量可能增加认知功能减退的风险［OR=1.39（1.29～1.50）］	脂肪摄入总量可能增加认知功能减退的风险

表 6-1-3　膳食中脂肪摄入总量与老年人认知功能损伤的关系证据分析

内容	评级	备注
证据等级	中	2 个 meta 分析，2 个前瞻性队列研究
一致性	差	脂肪摄入总量与认知功能无关
健康影响	差	脂肪摄入总量与认知功能无关
研究人群	中	研究人群为美国、芬兰、意大利、中国老年人
适用性	差	适用于中国时有许多注意事项
推荐强度	C 级	

五、结语

1. 推荐意见

目前研究尚不能得出脂肪摄入总量与老年认识功能损伤有关的结论。

2. 局限性

多数研究的研究对象是国外老年人群，缺乏中国老年人群的大型队列研究及高质量的系统评价和 meta 分析结果。

（吕全军　张　坚　翟军亚）

参考文献

［1］中国营养学会．中国居民膳食营养素参考摄入量（2023 版）［M］．北京：人民卫生出版社，2023.

［2］杨月欣，葛可佑．中国营养科学全书［M］．2 版．北京：人民卫生出版社，2019.

［3］Urbano-Márquez A，Fernández-Solà J. Effects of alcohol on skeletal and cardiac muscle［J］. Muscle Nerve，2004，30（6）：689-707.

［4］Martindale RG，Berlana D，Boullata JI，et al. Summary of proceedings and expert consensus statements from the international summit "lipids in parenteral nutrition"［J］. JPEN J Parenter Enteral Nutr，2020，44 Suppl 1：S7-S20.

［5］Troesch B，Eggersdorfer M，Laviano A，et al. Expert opinion on benefits of long-chain omega-3 fatty acids（dha and epa）in aging and clinical nutrition［J］. Nutrients，2020，12（9）.

［6］Cao GY，Li M，Han L，et al. Dietary fat intake and cognitive function among older populations：A systematic review and meta-analysis［J］. J Prev Alzheimers Dis，2019，6（3）：204-211.

［7］Zhang Y，Chen J，Qiu J，et al. Intakes of fish and polyunsaturated fatty acids and mild-to-severe cognitive impairment risks：A dose-response meta-analysis of 21 cohort studies［J］. Am J Clin Nutr，2016，103（2）：330-340.

［8］Lin PY，Chiu CC，Huang SY，et al. A meta-analytic review of polyunsaturated fatty acid compositions in dementia［J］. J Clin Psychiatry，2012，73（9）：1245-1254.

［9］Cooper RE，Tye C，Kuntsi J，et al. Omega-3 polyunsaturated fatty acid supplementation and cognition：A systematic review and meta-analysis［J］. J Psychopharmacol，2015，29（7）：753-763.

［10］Yurko-Mauro K，Alexander DD，Van Elswyk ME. Docosahexaenoic acid and adult memory：A systematic review and meta-analysis［J］. PLoS One，2015，10（3）：e0120391.

［11］Alex A，Abbott KA，McEvoy M，et al. Long-chain omega-3 polyunsaturated fatty acids and cognitive decline in non-demented adults：A systematic review and meta-analysis［J］. Nutr Rev，2020，78（7）：

563-578.

[12] Hooijmans CR，Pasker-de Jong PC，de Vries RB，et al. The effects of long-term omega-3 fatty acid supplementation on cognition and alzheimer's pathology in animal models of alzheimer's disease：A systematic review and meta-analysis［J］. J Alzheimers Dis，2012，28（1）：191-209.

[13] Kothari V，Luo Y，Tornabene T，et al. High fat diet induces brain insulin resistance and cognitive impairment in mice［J］. Biochim Biophys Acta Mol Basis Dis，2017，1863（2）：499-508.

[14] Greenwood CE，Winocur G. High-fat diets，insulin resistance and declining cognitive function［J］. Neurobiol Aging，2005，26 Suppl 1：42-45.

[15] Jiang YW，Sheng LT，Pan XF，et al. Midlife dietary intakes of monounsaturated acids，n-6 polyunsaturated acids，and plant-based fat are inversely associated with risk of cognitive impairment in older singapore chinese adults［J］. J Nutr，2020，150（4）：901-909.

[16] Zhu RZ，Chen MQ，Zhang ZW，et al. Dietary fatty acids and risk for alzheimer's disease，dementia，and mild cognitive impairment：A prospective cohort meta-analysis［J］. Nutrition，2021，90：111355.

[17] Yeh TS，Yuan C，Ascherio A，et al. Long-term intake of total energy and fat in relation to subjective cognitive decline［J］. Eur J Epidemiol，2022，37（2）：133-146.

第二节　类　　脂

一、引言

类脂包括磷脂（phospholipid）、固醇（sterol）及其酯（sterolester）。磷脂按其结构分为两类，一类是磷酸甘油酯（phosphoglycerides），另一类是鞘脂（sphingolipid）。磷酸甘油酯由 1 分子甘油、2 分子脂肪酸和 1 分子磷酸及含氮化合物构成，亦称为甘油磷脂。磷脂可因含氮化合物不同而不同，由胆碱构成的磷脂称为磷脂酰胆碱，即卵磷脂（lecithin），由乙醇胺构成的磷脂称为磷脂酰乙醇胺，即脑磷脂（cephalin），由丝氨酸构成的磷脂称为磷脂酰丝氨酸。鞘脂由脂肪酸和鞘氨醇（sphingol）或二氢鞘氨醇以酰胺键结合而成，含磷酸者为鞘磷脂（phosphosphingolipid），含糖者为鞘糖脂（glycosphingolipid）[1]。

类脂的生理功能：①维持生物膜的结构与功能；②参与脑和神经组织的构成；③运输脂肪；④合成维生素和激素的前体[1]。

二、证据收集方法

本节围绕类脂与老年认知的关系进行系统性文献检索，中文文献和英文文献均为国内外公开发表的相关文献。重点选择证据级别高的资料 meta 分析和系统性综述，特别是基于随机对照试验的系统性综述。推荐意见以《中国营养科学全书》（第 2 版）[1]、《中国居民膳食营养素参考摄入量（2023 版）》[2]、国际脂肪酸和脂类研究学会（International Society for the Study of Fatty Acids and Lipids，ISSFAL）[3]、最新专家观点[4-5]及 meta 分析和系统性综述为依据，具体检索情况见表 6-2-1。

表 6-2-1 脂类与老年认知功能检索情况

营养素名称	检索词		文献数（纳入 / 总）	
	中文检索词	英文检索词	中文	英文
胆固醇	胆固醇，认知，认知功能，认知障碍，痴呆，阿尔茨海默病	cholesterol，cognitive，cognition，brain function，cognitive decline，cognitive disorder，Alzheimer's disease，dementia	0/56	4/465
磷脂	磷脂，认知，认知功能能，认知障碍，痴呆，阿尔茨海默病	phospholipid，cognitive，cognition，brain function，cognitive decline，cognitive disorder，Alzheimer's disease，dementia	0/32	1/1157

三、研究证据

1. 胆固醇与老年认知

胆固醇摄入总量与认知功能之间的关系研究纳入 4 篇文献，包括 meta 分析（2 篇）和队列研究（2 篇），见表 6-2-2。

大脑是富含脂质的器官，胆固醇是构成髓鞘及细胞膜的重要成分，占人体总胆固醇的 23% ~ 25%[6]。但过高的胆固醇在 AD 的形成过程中也中发挥重要作用。具体来说，胆固醇形成了具有 AD 特征的粥样斑块核心。高胆固醇可能会影响细胞膜富含胆固醇的区域，导致 β 淀粉样蛋白沉积，最终导致认知功能下降。高胆固醇饮食会导致记忆功能障碍和氧化应激反应加剧，且海马体中 β 淀粉样蛋白水平增加[7]。因此，高胆固醇摄入与认知功能的关系尚需探讨。

Zhu 等的 meta 分析结果显示，胆固醇摄入量与患 AD 无关[8]，而一项综合了 49 个随机对照试验和观察性研究的 meta 分析结果显示，与正常或低胆固醇的研究对象相比，存在中度总胆固醇增高或患高胆固醇血症的研究对象晚年患痴呆风险增加[9]。关于膳食中胆固醇与认知的关系，An 等对 2514 例 50 ~ 70 岁中国人随访 2.3 年后发现，膳食和血液中胆固醇水平与认知功能下降呈正相关[10]。Nooyens 等对 2612 例年龄在 43 ~ 70 岁的荷兰人随访 5 年后发现，膳食中高水平的胆固醇能使快速记忆功能下降[11]。基于以上研究，综合评价等级为 C 级，膳食中胆固醇水平的增加很可能会加重认知功能损伤。

2. 磷脂与老年认知

磷脂是含有磷酸的脂类，食物磷脂被机体消化吸收后释放出胆碱，进而合成神经递质乙酰胆碱，可促进和改善大脑组织和神经系统的功能。Agarwal[12] 等的系统性分析发现，AD 患者中血浆磷脂的水平较低。关于膳食中磷脂与认知功能的研究相对较少，Schverer[13] 等的综述发现，在磷脂家族中，磷脂酰丝氨酸（phosphatidylserine，PS）是能够调控细胞膜关键蛋白功能状态的磷脂，早在 1993 年，Cenacchi 等[14] 通过双盲随机对照试验对 494 名年龄在 65 ~ 93 岁的意大利老年人进行干预，研究发现，与安慰剂组相比，口服磷脂酰丝氨酸组（300 mg/d，持续 6 个月）在行为和认知两个方面均有显著提高。2014 年，Moré[15] 等的研究发现，磷脂干预（磷脂酰丝氨酸 300 mg/d 和磷脂酸 240 mg/d）2 ~ 3 个月后，干预组能改善记忆功能障碍老年人的认知水平。关于磷脂与老年认知的关系尚需要更多的研究进行探索，考虑到相关文献较少，未再列表显示。

表 6-2-2 膳食中胆固醇与老年人认知功能损伤的关系研究

作者，年度	研究类型	调查方法	例数	研究对象及年龄	摄入情况	结果	对认知的影响
Zhu, 2021[8]	meta分析（14项研究）	食物频率法（FFQ）	54 177例	荷兰，美国各4项，法国，芬兰各2项，新加坡，意大利各1项	按脂肪摄入量分为三分类或四分类变量进行比较	总胆固醇摄入量（n=4）与患AD（RR=1.07，95%CI 0.77～1.48）无关	总胆固醇摄入量与患AD无关
Agarwal, 2020[9]	系统性回顾（49个研究）	—	—	—	—	总胆固醇，低密度脂蛋白，甘油三酯升高能增加患AD的风险	血脂异常能增加患AD的风险
An, 2019[10]	前瞻性队列研究（随访2.3年）	FFQ	2514例	50～70岁的中国人	胆固醇的摄入量为282.83 mg/d	在Cox回归模型中，胆固醇摄入量与认知功能损伤无关（HR=1.0002，95%CI 0.9995～1.0009，$P=0.590$），血脂水平与增加认知功能损伤有关（TC：HR=1.15，95%CI 1.06～1.26；LDL-C：HR=1.26，95%CI 1.14～1.40，$P<0.001$）	膳食胆固醇摄入水平可能与认知功能下降无相关性，血脂水平很可能与认知功能下降呈正相关
Nooyens, 2018[11]	前瞻性队列研究（随访5年）	FFQ	2612例	43～70岁的荷兰人	胆固醇摄入量占总能量的0.1%	胆固醇摄入量与整体的认知功能和三个维度（记忆，速度，弹性）相关（$P<0.005$）	膳食中胆固醇水平很可能与快速记忆功能下降呈正相关

注：TC，总胆固醇；LDL-C，低密度脂蛋白胆固醇。

四、研究证据评价

综合研究结果显示，膳食和血液中胆固醇水平加快认知功能损伤的速度，综合评价等级为 C 级。具体研究证据评价结果见表 6-2-3。

表 6-2-3 膳食中胆固醇摄入与老年认知功能损伤的关系证据分析

内容	评级	备注
证据等级	中	2 个 meta 分析，2 个队列研究
一致性	中	膳食和血液中胆固醇水平加快认知功能损伤的速度
健康影响	中	膳食和血液中胆固醇水平加快认知功能损伤的速度
研究人群	中	研究人群为美国、西班牙、日本、中国、荷兰等国家老年人群
适用性	中	适用于中国时有许多注意事项
推荐强度	C 级	

五、结语

1. 推荐意见

高胆固醇饮食很可能加快认知功能损伤的速度，推荐强度为 C 级。建议老年人，尤其是患高胆固醇血症的老年人要纠正不良饮食习惯，选择低胆固醇饮食。

2. 局限性

多数研究的研究对象是国外老年人群，中国老年人群的大型队列研究及高质量的系统评价和 meta 分析结果还很缺乏。

（吕全军 张　坚 翟军亚）

参考文献

［1］杨月欣，葛可佑 . 中国营养科学全书［M］. 2 版 . 北京：人民卫生出版社，2019.

［2］中国营养学会 . 中国居民膳食营养素参考摄入量（2023 版）［M］. 北京：人民卫生出版社，2023.

［3］Urbano-Márquez A，Fernández-Solà J. Effects of alcohol on skeletal and cardiac muscle［J］. Muscle Nerve，2004，30（6）：689-707.

［4］Martindale RG，Berlana D，Boullata JI，et al. Summary of proceedings and expert consensus statements from the international summit "lipids in parenteral nutrition"［J］. JPEN J Parenter Enteral Nutr，2020，44 Suppl 1：S7-S20.

［5］Troesch B，Eggersdorfer M，Laviano A，et al. Expert opinion on benefits of long-chain omega-3 fatty acids（dha and epa）in aging and clinical nutrition［J］. Nutrients，2020，12（9）.

［6］Ying H，Wang J，Shen Z，et al. Impact of lowering low-density lipoprotein cholesterol with contemporary lipid-lowering medicines on cognitive function：A systematic review and meta-analysis［J］. Cardiovasc Drugs Ther，2021，35（1）：153-166.

［7］Gamba P，Testa G，Gargiulo S，et al. Oxidized cholesterol as the driving force behind the development of alzheimer's disease［J］. Front Aging Neurosci，2015，7：119.

［8］Zhu RZ，Chen MQ，Zhang ZW，et al. Dietary fatty acids and risk for alzheimer's disease，dementia， and mild cognitive impairment：A prospective cohort meta-analysis［J］. Nutrition，2021，90：111355.

［9］ Agarwal M，Khan S. Plasma lipids as biomarkers for alzheimer's disease：A systematic review［J］. Cureus，2020，12（12）：e12008.

［10］ An Y，Zhang X，Wang Y，et al. Longitudinal and nonlinear relations of dietary and serum cholesterol in midlife with cognitive decline：Results from emcoa study［J］. Mol Neurodegener，2019，14（1）：51.

［11］ Nooyens ACJ，van Gelder BM，Bueno-de-Mesquita HB，et al. Fish consumption，intake of fats and cognitive decline at middle and older age：The doetinchem cohort study［J］. Eur J Nutr，2018，57（4）：1667-1675.

［12］ Agarwal M，Khan S. Plasma lipids as biomarkers for alzheimer's disease：A systematic review［J］. Cureus，2020，12（12）：e12008.

［13］ Schverer M，O'Mahony SM，O'Riordan KJ，et al. Dietary phospholipids：Role in cognitive processes across the lifespan［J］. Neurosci Biobehav Rev，2020，111：183-193.

［14］ Cenacchi T，Bertoldin T，Farina C，et al. Cognitive decline in the elderly：A double-blind，placebo-controlled multicenter study on efficacy of phosphatidylserine administration［J］. Aging（Milano），1993，5（2）：123-133.

［15］ Moré MI，Freitas U，Rutenberg D. Positive effects of soy lecithin-derived phosphatidylserine plus phosphatidic acid on memory，cognition，daily functioning，and mood in elderly patients with alzheimer's disease and dementia［J］. Adv Ther，2014，31（12）：1247-1262.

第三节　脂肪酸

一、引言

脂肪酸对中枢神经系统的发育和维持至关重要，涉及大脑内的各种生物作用过程，在膜的稳定性和结构中起着重要作用。根据脂肪酸的类型，我们分别就饱和脂肪酸、多不饱和脂肪酸、单不饱和脂肪酸、n-6：n-3 多不饱和脂肪酸、反式脂肪酸与老年认知功能的关系进行研究。

二、证据收集方法

本节围绕脂肪与老年认知的关系进行系统性文献检索，中文文献和英文文献均为国内外公开发表的相关文献。重点选择证据级别高的资料 meta 分析和系统性综述，特别是基于随机对照试验的系统性综述。推荐意见以《中国营养科学全书》（第 2 版）[1]、《中国居民膳食营养素参考摄入量（2023 版）》[2]、国际脂肪酸和脂类研究学会（International Society for the Study of Fatty Acids and Lipids，ISSFAL）[3]、最新专家观点[4-5]及 meta 分析和系统性综述为依据，具体检索情况见表 6-3-1。

表 6-3-1　脂肪酸与老年认知功能检索情况

营养素名称	检索词		文献数（纳入／总）	
	中文检索词	英文检索词	中文	英文
饱和脂肪酸	饱和脂肪酸，认知，认知功能，认知障碍，痴呆，阿尔茨海默病	saturated fatty acids，SFA，cognitive，cognition，brain function，cognitive decline，cognitive disorder，Alzheimer's disease，dementia	0/73	3/81

续表

营养素名称	检索词		文献数（纳入/总）	
	中文检索词	英文检索词	中文	英文
多不饱和脂肪酸	多不饱和脂肪酸，EPA，DHA，认知，认知功能，认知障碍	polyunsaturated fatty acids, PUFAs, EPA, DHA, cognitive, cognition, brain function, cognitive decline, cognitive disorder, Alzheimer's disease, dementia	0/8	5/2745
n-6∶n-3 多不饱和脂肪酸	n-6∶n-3 多不饱和脂肪酸，认知，认知功能，认知障碍，痴呆，阿尔茨海默病	Omega-6 to Omega-3 Fatty Acids, omega-6∶3 FA ratio, Ratio of n6 to n-3 fatty acids, n6∶n3 fatty acid ratio, cognitive, cognition, brain function, cognitive decline, cognitive disorder, Alzheimer's disease, dementia	0/21	2/13
单不饱和脂肪酸	单不饱和脂肪酸，认知，认知功能，认知障碍，痴呆，阿尔茨海默病	monounsaturated fatty acids, MUFAs, cognitive, cognition, brain function, cognitive decline, cognitive disorder, Alzheimer's disease, dementia	0/20	4/94
反式脂肪酸	反式脂肪酸，认知，认知功能，认知障碍，痴呆，阿尔茨海默病	tran-fatty acids, TFA, cognitive, cognition, brain function, cognitive decline, cognitive disorder, Alzheimer's disease, dementia	0/28	5/100

三、研究证据

1. 饱和脂肪酸与老年认知

近年来越来越多的研究表明饱和脂肪酸在 AD 发病中起重要作用。其中流行病学调查发现富含饱和脂肪酸饮食是 AD 发病的危险因素之一。富含饱和脂肪酸饮食能够促使更多的游离脂肪酸通过血脑屏障进入大脑。研究表明，某些以饱和脂肪酸升高为特征的疾病，如心血管疾病、肥胖、2 型糖尿病等的患者罹患 AD 的概率远高于其他人群。另外，AD 患者脑内神经原纤维缠结含有较高的软脂酸和硬脂酸，而大脑白质中富含饱和脂肪酸[6]。以上研究均表明饱和脂肪酸和 AD 两者之间关系密切。

饱和脂肪酸摄入总量与认知功能之间的关系研究共有 3 篇文献，均为 meta 分析，见表 6-3-2。

对 9 项研究的 meta 分析表明[7]，与最低摄入组相比，最高摄入组认知障碍发生风险明显增加。但是，Zhu 等的 meta 分析结果显示，饱和脂肪酸摄入量与患 AD 无关[8]。Ruan 等对来自 4 个队列共 8630 人的研究发现，每日多增加 4 g 饱和脂肪酸可使 AD 发病风险增加 15%，饱和脂肪酸摄入最高组可使 AD 增加 39%，使痴呆增加 105%[9]，另外一项 meta 分析的结果表明，AD 患者大脑中饱和脂肪酸的浓度高于对照组[10]。基于以上研究，综合评价等级为 B 级，膳食中饱和脂肪酸摄入量增加会加重认知功能损伤。

2. 单不饱和脂肪酸与老年认知

单不饱和脂肪酸（MUFA）是脂肪酸的一种，其碳链上只有一个双键。单不饱和脂肪酸与慢性病的关系研究主要集中在心血管疾病、血糖和血脂对认知的影响上。研究发现，

表 6-3-2 膳食中饱和脂肪酸摄入量与老年认知损伤的关系研究

作者，年度	研究类型	调查方法	例数	研究对象及年龄	摄入情况	结果	对认知的影响
Zhu, 2021[8]	meta 分析（14 项研究）	食物频率法（FFQ）	4177 例	荷兰（4 项）、美国（4 项）、法国（2 项）、芬兰（2 项）、新加坡（1 项）、意大利（1 项）	—	饱和脂肪酸摄入量与患 AD（$n=6$, RR = 1.17, 95%CI 0.85~1.59）和 MCI（$n=3$, RR = 1.05, 95%CI 0.91~1.21）无关	饱和脂肪酸摄入量与患痴呆和 AD 无关
Cao, 2019[7]	meta 分析（9 项研究）	食物频率法（FFQ）	23 402 例	美国（4 项）、芬兰（1 项）、荷兰（1 项）、法国（1 项）、意大利（1 项），年龄均≥65 岁	—	膳食中饱和脂肪酸摄入能增加认知功能损伤（RR = 1.40, 95%CI 1.02~1.91）和 AD 的风险（RR = 1.87, 95%CI 1.09~3.20）	膳食中饱和脂肪酸摄入增加与认知障碍发生风险有关
Ruan, 2018[9]	meta 分析（4 项队列研究）	食物频率法（FFQ）	8630 例	荷兰的队列研究（doetinchem 队列研究），年龄 20~59 岁	饱和脂肪酸占总能量的 14.7%	最高饱和脂肪酸摄入组可使 AD 增加 39%，使痴呆增加 105%，每日增加 4 g 可使 AD 发病风险增加 15%。并未发现脂肪摄入总量、单不饱和脂肪酸和多不饱和脂肪酸摄入量与痴呆有关	饱和脂肪酸可能与认知功能损伤有关

注："—"表示原文中未描述。

MUFA 能够正向调节血脂代谢，降低低密度脂蛋白胆固醇（LDL）的氧化敏感性，保护血管内皮和降低血液高凝状态。而研究表明，某些有心血管疾病、肥胖、2 型糖尿病等慢性病的患者罹患 AD 的概率远高于其他人群。因此，MUFA 能否降低认知功能损伤值得深入研究。

MUFA 摄入总量与认知功能之间的关系研究共有 5 篇文献，1 篇为 meta 分析，4 篇为队列研究，见表 6-3-3。

Zhu 等的 meta 分析结果显示，MUFA 摄入量与患痴呆和 AD 无关[8]，Naqvi[11] 等对 482 例挪威老年女性随访 3 年和 Assmann[12] 等对 3362 例法国老年人随访 13 年后的研究发现，MUFA 摄入与认知功能呈正相关关系。在另一项队列研究中观察到类似的结果，与最低的 MUFA 摄入量相比，最高的 MUFA 摄入量与高心血管疾病风险的老年女性认知能力下降的风险呈负相关[13]。然而，Nooyens 等对 2612 名年龄在 43 ～ 70 岁的荷兰人随访 5 年后发现，膳食中 MUFA 摄入量与认知功能无关[14]。基于以上研究，综合评价等级为 C 级，MUFA 与认知功能的关系尚有争议，需更多研究探索其相关关系。

3. 多不饱和脂肪酸与老年认知

多不饱和脂肪酸摄入总量与认知功能之间的关系研究共有 5 篇文献，均为 meta 分析，见表 6-3-4。

越来越多的证据表明，n-3 多不饱和脂肪酸等必需营养素的摄入不足与认知能力下降和患 AD 的风险增加有关[15]。DHA 是大脑灰质膜磷脂中的一种主要脂肪酸，约占人类大脑皮质总脂肪酸的 25%，中枢神经系统中多不饱和脂肪酸占 50%[16]。脑 DHA 水平随成年人的年龄增加而下降，随着年龄的增长，可以观察到普通人群大脑中 DHA 会降低，从而导致认知功能下降，在痴呆人群中更明显[17]。Masana[18] 等对 24 个 RCT 研究的 meta 分析结果显示，n-3 多不饱和脂肪酸摄入量与认知功能损伤呈负相关关系。Anu[19] 等对 25 个 RCT 研究的 meta 分析发现，n-3 多不饱和脂肪酸与整体认知功能无关，但对记忆功能有改善作用。来自 21 个队列研究的 meta 分析结果表明，补充多不饱和脂肪酸能减缓认知功能损伤，但不具有剂量反应关系[20]。Zhu 等的 meta 分析结果显示，多不饱和脂肪酸摄入量与患痴呆和 AD 无关，但能增加中度认知功能的风险[8]。然而，Brainard 等对 38 个 RCT 研究的 meta 分析结果表明，n-3 多不饱和脂肪酸与整体认知功能无关[21]。基于以上研究，综合评价等级为 C 级，多不饱和脂肪酸与认知功能损伤的研究结果比较有争议，尚不能得出补充多不饱和脂肪酸能改善认知功能的结论。

4. 反式脂肪酸与老年认知

研究表明，反式脂肪酸具有一定的神经毒性，可穿过血脑屏障，在额叶皮质、海马、纹状体等处的神经细胞内沉积，并与以渐进性记忆障碍、认知功能障碍为特征的 AD 表现出一定的相关性，如反式脂肪酸的摄入能够升高 AD 淀粉样前体蛋白[22]。这种蛋白是老年斑的主要成分，同时也是痴呆患者重要的病理学改变指标，进而推断反式脂肪酸可以导致痴呆的发生。然而，反式脂肪酸是否导致认知功能障碍及其相关机制并不明确。

反式脂肪酸摄入总量与认知功能之间的关系研究共有 4 篇文献，均为队列研究，见表 6-3-5。

表 6-3-3　膳食中单不饱和脂肪酸摄入量与老年认知损伤关系研究

作者，年度	研究类型	调查方法	例数	研究对象	摄入情况	结果	对认知的影响
Zhu, 2021[8]	meta 分析（14 项研究）	食物频率法（FFQ）	14 项研究，54 177 例	荷兰和美国各 4 项，法国和芬兰各 2 项，新加坡和意大利各 1 项，年龄在 40 岁以上	—	单不饱和脂肪摄入量与患 AD（$n = 5$，RR = 1.15，95%CI 0.80 ~ 1.67）和患痴呆（$n = 2$，RR = 0.96，95%CI 0.84 ~ 1.10）无关	单不饱和脂肪酸摄入量与患痴呆无关
Naqvi, 2011[11]（随访 3 年）	队列研究	食物频率法（FFQ）	482 例女性	平均年龄为 60 岁的挪威人	单不饱和脂肪酸的平均摄入量为 19.39 g/d	将研究对象单不饱和脂肪酸入量分为四组，摄入量在记忆（$P = 0.03$）和视觉（$P = 0.03$）等认知功能方面的差异有统计学意义	单不饱和脂肪酸摄入可能与部分认知功能损伤有关
Assmann, 2018[12]（随访 13 年）	队列研究	24 h 膳食回顾法	3362 例	平均年龄为 65.5 岁的法国人	单不饱和脂肪酸摄入量最低三分位间距 32.2 g，最高三分位间距 35.8 g	与单不饱和脂肪酸摄入量最低组相比，摄入量最高组发生认知功能损伤的风险是最低组的 2.15 倍（RR = 2.15，95%CI 1.34 ~ 2.96）	单不饱和脂肪酸摄入与认知功能呈正相关关系
Nooyens, 2018[14]（随访 5 年）	队列研究	FFQ	2612 例	年龄为 43 ~ 70 岁的荷兰人	单不饱和脂肪酸的供能比为最低三分位间距和最高最三分位间距均为 13.3%	在随访的 5 年时间中，单不饱和脂肪酸摄入量的变化与认知功能改变无相关性	单不饱和脂肪酸很可能与认知功能无关

注："—"表示原文中未描述。

表 6-3-4　膳食中多不饱和脂肪酸摄入量与老年认知损伤关系研究

作者，年度	研究类型	例数	研究对象	调查方法	摄入情况	结果	对认知的影响
Zhu, 2021[8]	meta 分析 (14 项研究)	54 177 例	荷兰和美国各 4 项，法国和芬兰各 2 项，新加坡和意大利各 1 项，年龄在 40 岁以上	食物频率法 (FFQ)	按脂肪摄入量分为三分类或四分类变量进行比较	多不饱和脂肪酸摄入量与痴呆 (n = 2, RR = 1.00, 95%CI 0.77 ~ 1.30) 和 AD (n = 4, RR = 0.91, 95%CI 0.74 ~ 1.11) 无关，n-3 多不饱和脂肪酸可与 MCI (n = 3, RR = 0.88, 95%CI 0.78 ~ 1.00) 相关	多不饱和脂肪酸摄入量与患痴呆入量无关，n-3 多不饱和脂肪酸摄入量对认知功能损伤有保护作用
Masana, 2017[18]	系统性回顾 (24 项 RCT 研究)	—	美国，日本等健康老年人	FFQ 和 3 天膳食记录	—	总体来说，膳食和循环中的 n-3 多不饱和脂肪酸水平较高者具有较好的认知功能 (在 16 项研究中 5 项得出该结论，5/16 = 31.3%) 和较少的认知功能损伤 (2/16 = 12.5%)	n-3 多不饱和脂肪酸摄入量与认知功能损伤呈负相关关系
Anu, 2020[19]	meta 分析 (25 项 RCT 研究)	—	美国，法国等，例数不详 (平均年龄 20 ~ 75 岁) 成年人	—	DHA 和 EPA 干预剂量均值分别为 800 mg/d 和 480 mg/d	n-3 多不饱和脂肪酸补充对改善整体认知功能没有作用 (Hedge's g = 0.02, 95%CI 0.12 ~ 0.154)，在整体认知维度中，仅记忆功能有中度改善 (Hedge's g = 0.31, P = 0.003)	n-3 多不饱和脂肪酸补充不能改善整体认知功能，但对记忆功能有一定的改善作用
Brainard, 2020[21]	meta 分析 (38 项 RCT 研究)	49 757 例	美国，意大利，日本，中国等成年人	—	—	n-3 多不饱和脂肪酸干预不能降低痴呆的发生风险 (RR = 0.96, 95%CI 0.88 ~ 1.05)，也不能改善认知功能损伤 (RR = 0.99, 95%CI 0.92 ~ 1.06)；对整体认知功能的改善也很有限 (RR = 0.10, 95%CI 0.03 ~ 0.16)	n-3 多不饱和脂肪酸与整体认知功能无关
Zhang, 2015[20]	meta 分析 (21 项队列研究)	181 580 例	美国，法国，加拿大，日本，荷兰等认知功能障碍/痴呆/阿尔茨海默病患者，年龄从 30 岁到 100 岁不等	—	—	n-3 多不饱和脂肪酸能减少认知功能损伤 (RR = 0.71, 95%CI 0.59 ~ 0.82)，每日补充 0.1 g 海鱼油 n-3 多不饱和脂肪酸能降低痴呆 (RR = 0.86, 95%CI 0.76 ~ 0.96) 和 AD (RR = 0.63, 95%CI 0.51 ~ 0.76) 的发病风险	n-3 多不饱和脂肪酸补充能减缓认知功能损伤，能降低痴呆和 AD 的发病风险

注：“—”表示原文中未描述。

表 6-3-5 膳食中反式脂肪酸摄入量与老年人认知损伤关系研究

作者，年度	研究类型	调查方法	例数	研究对象	摄入情况	结果	对认知的影响
Okereke, 2012[23]	队列研究（随访6年）	食物频率法（FFQ）	6183例	年龄>65岁的美国女性	反式脂肪酸的摄入量占能量的供能比最低五分位距为0.55%，最高五分位间距为1.84%	反式脂肪酸摄入量很可能与6年后认知功能下降无关（OR=0.72，95%CI 0.49～1.02）	反式脂肪酸摄入量很可能与6年后认知功能下降无关
Naqvi, 2011[11]	队列研究（随访3年）	FFQ	482例女性	平均年龄为60岁的挪威人	反式脂肪酸的摄入量为3.45 g/d	反式脂肪酸摄入量与认知功能下降没有相关性（P=0.54）	反式脂肪酸摄入量与认知功能下降后有相关性
Morris, 2004[24]	队列研究（随访6年）	FFQ	2560例	年龄>65岁的美国人	反式脂肪酸摄入量的最低五分位间距为2.1 g/d，最高五分位间距为4.9 g/d	在调整混杂因素后，反式脂肪酸摄入量与6年后认知功能下降呈正相关（P=0.07）	反式脂肪酸摄入量与6年后认知功能下降呈正相关
Devore, 2009[25]	队列研究（随访4.3年）	FFQ	1486例	护士研究队列，年龄>70岁的糖尿病患者	反式脂肪酸的摄入量占能量的供能比最低三分位距为1.2%，最高三分位间距为2.0%	反式脂肪酸摄入量最高组比最低组认知功能下降0.15个单位（95%CI 0.24～0.06）	反式脂肪酸摄入量体认知功能下降呈正相关

注："—"表示原文中未描述。

Okereke 等[23]对 6183 例美国女性随访 6 年和 Naqvi 等[11]对 482 例挪威老年女性随访 3 年的研究均发现，反式脂肪酸摄入量与认知功能下降无关，然而，Grimm 等[22]发现，与油酸和多不饱和脂肪酸相比，反式脂肪酸增加淀粉样前体蛋白，减少非淀粉样前体蛋白，导致 β 淀粉样蛋白肽的产生增加，这是 AD 的典型神经病理标志。Morris[24]发现，反式脂肪酸摄入量与 6 年后认知功能下降呈正相关，Devore[26]的研究结果表明，反式脂肪酸摄入最高组比摄入最低组整体认知功能下降 0.15 个单位。

Honda[26]的研究发现，较高的血清弹性酸水平与发生全因痴呆（$P = 0.003$）和 AD（$P = 0.02$）的风险显著相关。弹性酸是工业生产的主要反式脂肪酸。另外一项 meta 分析的研究结果表明，AD 患者大脑中反式脂肪酸的浓度高于对照组[11]。关于反式脂肪酸与认知功能的关系研究数量较少，且研究结论不一致，因此，基于以上研究，综合评价等级为 C 级，研究结果虽存在争议，但研究结果更倾向于反式脂肪酸可能会加重认知功能损伤。

5. 膳食中 n-6：n-3 多不饱和脂肪酸摄入量与老年认知损伤关系研究

大量研究表明，膳食脂肪的摄入和种类与认知功能损伤的发生、发展关系密切[27]。目前，我国人群的膳食脂肪摄入主要以 n-6 多不饱和脂肪酸（葵花籽油、豆油等）为主，导致 n-6 与 n-3 多不饱和脂肪酸的比值较高，而近年来我国认知功能损伤发生率呈逐年升高的趋势，因此，研究膳食中 n-6 与 n-3 多不饱和脂肪酸的适当比例迫在眉睫。

n-6：n-3 多不饱和脂肪酸摄入总量与认知功能之间的关系研究共有 3 篇文献，包括系统综述（1 篇）和横断面研究（2 篇），见表 6-3-6。

Vercambre 等[28]的前瞻性队列研究显示，n-6：n-3 脂肪酸比值高发生认知功能损伤是比值低的 1.25 倍，Gonzales 等[29]对西班牙人的横断面研究发现，n-6：n-3 脂肪酸比值高发生认知功能损伤是比值低的 1.433 倍［OR = 1.433（95%CI 1.028～1.998）］，但 Andruchow 等[30]对 52 例老年人的横断面调查发现，n-6：n-3 脂肪酸比值与认知功能损伤呈负相关关系。考虑到证据等级，综合评价等级为 C 级，结论为 n-6：n-3 脂肪酸比值与认知功能损伤呈正相关关系。

四、研究证据评价

综合研究结果显示，饱和脂肪酸可能与认知功能损伤呈正相关关系，综合评价等级为 B 级；单不饱和脂肪酸和多不饱和脂肪酸与认知功能损伤的研究结果比较有争议，综合评价等级为 C 级；反式脂肪酸与认知功能损伤的关系尚存争议，但可能更倾向于正相关，综合评价等级为 C 级；n-6：n-3 脂肪酸比值可能会加重认知功能，综合评价等级为 C 级。具体研究证据评价结果见表 6-3-7。

五、结语

综合评价的结果显示，膳食中饱和脂肪酸摄入量增加会加重认知功能损伤；总脂肪摄入量与认知功能无关，膳食中胆固醇水平和 n-6 与 n-3 脂肪酸比值高可能会增加认知功能损伤；膳食中单不饱和脂肪酸和多不饱和脂肪酸与认知功能的研究结论均有争议；反式

表6-3-6 膳食中 n-6: n-3 多不饱和脂肪酸摄入量与老年认知损伤关系研究

作者，年度	研究类型	调查方法	例数	研究对象	摄入情况	结果	对认知功能的影响
Vercambre，2009[28]	前瞻性队列研究（追踪13年）	FFQ	4809例	76岁以上法国女性	膳食 n-6: n-3 多不饱和脂肪酸平均摄入量约为9.38:1	膳食 n-6: n-3 脂肪酸比值高发生认知功能损伤是比值低的1.25倍（OR = 1.25，95%CI 1.01~1.55）	膳食 n-6: n-3 脂肪酸比值与认知功能损伤呈正相关关系
Gonzales，2010[29]	横断面研究	FFQ	304例	平均年龄为75岁的西班牙人	与MMSE > 24 组相比，MMSE < 24 组老年人群膳食 n-6: n-3 多不饱和脂肪酸比值增加（12.93±5.71 vs. 16.10±10.26）	膳食 n-6: n-3 脂肪酸比值高发生认知功能损伤是比值低的1.433倍（OR = 1.433，95%CI 1.028~1.998）	膳食 n-6: n-3 脂肪酸比值与认知功能损伤呈正相关关系
Andruchow，2017[30]	横断面研究	FFQ	52例	平均年龄为66岁的加拿大人	膳食中 n-6: n-3 多不饱和脂肪酸平均摄入量约为9:1	膳食 n-6: n-3 脂肪酸比值可能与认知能力呈负相关关系（R^2 = 0.23）	膳食 n-6: n-3 脂肪酸比值可能与认知能力呈负相关关系

注：FFQ，食物频率问卷。

表 6-3-7 膳食中不同种类脂肪酸摄入量与老年认知损伤关系研究证据分析

内容	评级	备注
饱和脂肪酸		
证据等级	良	3 项 meta 分析
一致性	差	饱和脂肪酸与认知功能损伤呈正相关关系
健康影响	中	饱和脂肪酸摄入量增加可能会加重认知功能损伤
研究人群	中	美国老年人
适用性	中	适用于中国时有许多注意事项
推荐强度	B 级	
单不饱和脂肪酸		
证据等级	中	1 项 meta 分析，3 项队列研究
一致性	差	单不饱和脂肪酸与认知功能损伤的研究结果比较有争议
健康影响	差	单不饱和脂肪酸与认知功能损伤的研究结果比较有争议
研究人群	差	研究人群为法国 / 挪威 / 荷兰等中老年人
适用性	差	适用于中国时有许多注意事项
推荐强度	C 级	
多不饱和脂肪酸		
证据等级	良	5 项 meta 分析
一致性	差	多不饱和脂肪酸与认知功能损伤的研究结果比较有争议
健康影响	中	多不饱和脂肪酸与认知功能损伤的研究结果比较有争议
研究人群	中	研究人群为美国、中国、法国等老年人
适用性	差	适用于中国时有许多注意事项
推荐强度	C 级	
反式脂肪酸		
证据等级	中	3 项队列研究
一致性	差	反式脂肪酸与认知功能损伤的关系尚存争议，但可能更倾向于正相关
健康影响	差	有争议
研究人群	差	研究人群为美国、挪威等中老年人
适用性	差	适用于中国时有许多注意事项
推荐强度	C 级	
n-6：n-3 脂肪酸比值		
证据等级	中	1 项 meta 分析，1 项横断面研究
一致性	差	n-6：n-3 脂肪酸比值与认知功能损伤呈正相关关系
健康影响	中	n-6：n-3 脂肪酸比值高可能会加重认知功能损伤
研究人群	中	研究人群为加拿大、德国等中老年人
适用性	中	适用于中国时有许多注意事项
推荐强度	C 级	

脂肪酸与认知功能的研究结论尚有争议，尚不能得出反式脂肪酸能加重认知功能损伤的结论，但结果可能更倾向于正相关，综合评价等级为 C 级。

（吕全军 张 坚 翟军亚）

参考文献

［1］杨月欣，葛可佑.中国营养科学全书［M］.2版.北京：人民卫生出版社，2019.

［2］中国营养学会.中国居民膳食营养素参考摄入量（2023版）［M］.北京：人民卫生出版社，2023.

［3］Urbano-Márquez A，Fernández-Solà J. Effects of alcohol on skeletal and cardiac muscle［J］. Muscle Nerve，2004，30（6）：689-707.

［4］Martindale RG，Berlana D，Boullata JI，et al. Summary of proceedings and expert consensus statements from the international summit "lipids in parenteral nutrition"［J］. JPEN J Parenter Enteral Nutr，2020，44 Suppl 1：S7-S20.

［5］Troesch B，Eggersdorfer M，Laviano A，et al. Expert opinion on benefits of long-chain omega-3 fatty acids（DHA and EPA）in aging and clinical nutrition［J］. Nutrients，2020，12（9）：2555.

［6］王贞.饱和脂肪酸在小胶质细胞激活中的作用及机制研究［D］.济南：山东大学，2011.

［7］Cao GY，Li M，Han L，et al. Dietary fat intake and cognitive function among older populations：A systematic review and meta-analysis［J］. J Prev Alzheimers Dis，2019，6（3）：204-211.

［8］Zhu RZ，Chen MQ，Zhang ZW，et al. Dietary fatty acids and risk for alzheimer's disease，dementia，and mild cognitive impairment：A prospective cohort meta-analysis［J］. Nutrition，2021，90：111355.

［9］Ruan Y，Tang J，Guo X，et al. Dietary fat intake and risk of alzheimer's disease and dementia：A meta-analysis of cohort studies［J］. Curr Alzheimer Res，2018，15（9）：869-876.

［10］Albrahim T. The potential role of nutritional components in improving brain function among patients with alzheimers disease：A meta-analysis of rct studies［J］. Neurosciences（Riyadh），2020，25（1）：4-17.

［11］Naqvi AZ，Harty B，Mukamal KJ，et al. Monounsaturated，trans，and saturated fatty acids and cognitive decline in women［J］. J Am Geriatr Soc，2011，59（5）：837-843.

［12］Assmann KE，Adjibade M，Hercberg S，et al. Unsaturated fatty acid intakes during midlife are positively associated with later cognitive function in older adults with modulating effects of antioxidant supplementation［J］. J Nutr，2018，148（12）：1938-1945.

［13］Vercambre MN，Grodstein F，Kang JH. Dietary fat intake in relation to cognitive change in high-risk women with cardiovascular disease or vascular factors［J］. Eur J Clin Nutr，2010，64（10）：1134-1140.

［14］Nooyens ACJ，van Gelder BM，Bueno-de-Mesquita HB，et al. Fish consumption，intake of fats and cognitive decline at middle and older age：The doetinchem cohort study［J］. Eur J Nutr，2018，57（4）：1667-1675.

［15］Mohajeri MH，Troesch B，Weber P. Inadequate supply of vitamins and dha in the elderly：Implications for brain aging and alzheimer-type dementia［J］. Nutrition，2015，31（2）：261-275.

［16］Alessandri JM，Guesnet P，Vancassel S，et al. Polyunsaturated fatty acids in the central nervous system：Evolution of concepts and nutritional implications throughout life［J］. Reprod Nutr Dev，2004，44（6）：509-538.

［17］Giusto NM，Salvador GA，Castagnet PI，et al. Age-associated changes in central nervous system glycerolipid composition and metabolism［J］. Neurochem Res，2002，27（11）：1513-1523.

［18］Masana MF，Koyanagi A，Haro JM，et al. N-3 fatty acids，mediterranean diet and cognitive function in normal aging：A systematic review［J］. Exp Gerontol，2017，91：39-50.

［19］Alex A，Abbott KA，McEvoy M，et al. Long-chain omega-3 polyunsaturated fatty acids and cognitive decline in non-demented adults：A systematic review and meta-analysis［J］. Nutr Rev，2020，78（7）：

563-578.

［20］Zhang Y，Chen J，Qiu J，et al. Intakes of fish and polyunsaturated fatty acids and mild-to-severe cognitive impairment risks：A dose-response meta-analysis of 21 cohort studies［J］. Am J Clin Nutr，2016，103（2）：330-340.

［21］Brainard JS，Jimoh OF，Deane KHO，et al. Omega-3，omega-6，and polyunsaturated fat for cognition：Systematic review and meta-analysis of randomized trials［J］. J Am Med Dir Assoc，2020，21（10）：1439-1450 e1421.

［22］Grimm MO，Rothhaar TL，Grösgen S，et al. Trans fatty acids enhance amyloidogenic processing of the alzheimer amyloid precursor protein（app）［J］. J Nutr Biochem，2012，23（10）：1214-1223.

［23］Okereke OI，Rosner BA，Kim DH，et al. Dietary fat types and 4-year cognitive change in community-dwelling older women［J］. Ann Neurol，2012，72（1）：124-134.

［24］Morris MC，Evans DA，Bienias JL，et al. Dietary fat intake and 6-year cognitive change in an older biracial community population［J］. Neurology，2004，62（9）：1573-1579.

［25］Devore EE，Stampfer MJ，Breteler MM，et al. Dietary fat intake and cognitive decline in women with type 2 diabetes［J］. Diabetes Care，2009，32（4）：635-640.

［26］Honda T，Ohara T，Shinohara M，et al. Serum elaidic acid concentration and risk of dementia：The hisayama study［J］. Neurology，2019，93（22）：e2053-e2064.

［27］Loef M，Walach H. The omega-6/omega-3 ratio and dementia or cognitive decline：A systematic review on human studies and biological evidence［J］. J Nutr Gerontol Geriatr，2013，32（1）：1-23.

［28］Vercambre MN，Boutron-Ruault MC，Ritchie K，et al.Long-term association of food and nutrient intakes with cognitive and functional decline：a 13-year follow-up study of elderly French women. Br J Nutr，2009，102（3）：419-27.

［29］Gonzalez S，Huerta JM，Fernandez S，et al. The relationship between dietary lipids and cognitive performance in an elderly population. Int J Food Sci Nutr，2010，61（2）：217-25.

［30］Andruchow ND，Konishi K，Shatenstein B，et al. A lower ratio of omega-6 to omega-3 fatty acids predicts better hippocampus-dependent spatial memory and cognitive status in older adults［J］. Neuropsychology，2017，31（7）：724-734.

第七章 碳水化合物

碳水化合物（carbohydrate）是由碳、氢、氧三种元素组成的有机化合物。根据其化学结构及生理作用，将碳水化合物分为糖（1～2个单糖构成）、寡糖（3～9个单糖构成）和多糖（≥10个单糖构成）：

- 糖（1～2个单糖）
  - 单糖：葡萄糖、果糖、半乳糖
  - 双糖：蔗糖、乳糖、麦芽糖、海藻糖
  - 糖醇：山梨醇、甘露糖醇
- 寡糖（3～9个单糖）
  - 麦芽低聚糖：麦芽糊精
  - 其他寡糖：棉子糖、水苏糖、低聚果糖
- 多糖（≥10个单糖）
  - 淀粉：直链淀粉、支链淀粉、变性淀粉
  - 非淀粉多糖：糖原、纤维素、半纤维素、果胶、亲水胶质物

人体中碳水化合物的存在形式主要有三种：葡萄糖、糖原和含糖的复合物。碳水化合物的功能：①提供能量，通常占膳食总能量的50%以上，是人类最经济和最主要的能量来源。②构成机体组织的重要物质，参与细胞的组成和多种活动。③具有血糖调节作用。

低碳水化合物膳食会导致大脑和脏器中葡萄糖供应不足，扰乱机体正常生理功能，影响认知功能，导致注意力分散、记忆力下降。但另一方面，碳水化合物摄入过多在体内可转变为脂肪，引起肥胖、高脂血症等疾病[1]。《中国居民膳食营养素参考摄入量（2013版）》[2]指出成人碳水化合物的平均需要量为120 g/d，可接受范围为总能量的50%～65%；膳食纤维（dietary fiber，DF）的适宜摄入量为25～30 g/d；对添加糖摄入量进行限制，每日不超过50 g，最好限制在25 g以内。

碳水化合物饮食主要分为简单、精制和未精制三种[3]。其中，精制碳水化合物是能迅速被血液吸收的碳水化合物，包括淀粉和糖（蔗糖、葡萄糖–果糖糖浆），血糖和胰岛素的反应会随着精制碳水化合物摄入的增多而逐渐增加。由于精制碳水化合物消费的稳步增长[4]，越来越多的流行病学研究关注富含精制碳水化合物的饮食与痴呆或认知功能下降的风险之间的关系[5-6]。一些研究表明，长期大量摄入精制碳水化合物，特别是在生命早期，可能对认知功能有损害作用，具体的机制是大脑长期暴露于高血糖水平会加速大血管疾病及其随后的缺氧或卒中，或者可能直接损害大脑功能，导致认知能力下降[7]。另一些研究则提出，急性精制碳水化合物摄入对认知功能的影响相当复杂，它们之间的联系可能受到几个因素的调节，如基因型和表型因素的个体差异、肠道共生菌群状况、摄入精制碳水化合物的开始和持续时间[8]。

随着年龄增长，胰岛素分泌能力减弱，组织对胰岛素的敏感性下降，可导致葡萄糖耐

量下降，故而老年人的糖耐量降低，血糖的调节作用减弱，容易发生血糖增高，由此说明老年人应避免碳水化合物摄入过多。虽然 2015 年我国一项调查显示，65 岁及以上老年人每日碳水化合物的平均摄入量为 208.7 g，供能比为 52.7%，平均而言符合膳食营养素参考摄入量的标准，但就个体而言，仍有 41.5% 的老年人碳水化合物摄入不足[9]，说明老年人应注意碳水化合物的摄入。

由于含糖饮料（商业化饮料，而非测试某种糖的配制溶液）将在本书第三篇第十五章第三节另作专题论述，本章将不纳入含糖饮料的研究；同时，由于碳水化合物种类繁多，其代谢和功能（如对血糖和肠道微生态的影响）上存在较大差异，其下属分类和主要亚组与认知障碍、痴呆、阿尔茨海默病（Aizheimer's disease，AD）等疾病的关系可能存在不同，因此，本章内容将把碳水化合物分为单糖、双糖（含糖饮料除外）、DF 和非 DF 碳水化合物（本文指"非 DF 多糖"），评价其摄入对老年人认知障碍、痴呆、AD 等疾病的影响，为老年人合理摄入碳水化合物、保护认知功能提供科学依据。

第一节　单　　糖

一、引言

单糖是不能被水解的最简单的碳水化合物，食物中最常见、可游离存在的单糖是葡萄糖和果糖。其中葡萄糖是在人体禁食情况下，体内唯一游离存在的单糖，在血中的浓度大约是 5 mmol/L。此外，半乳糖、木糖、阿拉伯糖等单糖在天然食物中则少有游离形式，主要参与构成其他化合物。

葡萄糖是神经系统和心肌的主要能源，对维持神经系统和心脏的正常功能、增强耐力、提高工作效率都有重要意义。

二、证据收集方法

本节围绕单糖与老年认知障碍、痴呆、AD 等疾病的关系，使用相对应的中文、英文检索式进行系统性检索，检索后根据总体要求和排除标准，排除动物实验、细胞实验，以及仅研究含糖饮料和质量较低的文献后，共纳入 7 篇文献，均为英文文献。具体检索情况见表 7-1-1。

表 7-1-1　单糖摄入与认知功能检索情况

研究主体	检索词		文献数（纳入 / 总）	
	中文检索词	英文检索词	中文	英文
单糖	*、葡萄糖、果糖、半乳糖、甘露糖、单糖	#、glucose, dextrose, grape sugar, fructose, fruit sugar, galactose, galactosum, seminose, mannose, mannitose, monosaccharide	0/598	7/6649

*：认知功能、脑功能、认知障碍、记忆障碍、痴呆、阿尔茨海默病、阿尔兹海默病。
#: cognitive function, cognition function, brain function, cognitive decline, cognitive disorder, cognitive impairment, cognitive dysfunction, memory impairment, dementia, Alzheimer's disease.

三、研究证据

单糖摄入与老年认知障碍、痴呆、AD 等疾病的关系研究共有 7 篇文献（其中 1 篇同时研究了葡萄糖和蔗糖），包括系统综述（1 篇，内含 20 项研究）、随机双盲交叉研究（3 篇）、随机对照试验（randomized controlled trial，RCT，2 篇）和重复测量试验（1 篇），见表 7-1-2。

在健康老年人葡萄糖负荷与认知功能的研究中，van der Zwaluw 等[10]对文献进行综述后发现，葡萄糖负荷似乎可以改善老年人的情景记忆，但对其他认知领域的影响的证据有限。Riby 等[11]的随机双盲交叉研究让受试者分两阶段摄入 250 ml 含 25 g 葡萄糖的糖水和含 38 mg 糖精的水，也发现葡萄糖摄入可提高情景记忆表现。此外，Macpherson 等[12]的随机双盲交叉研究表明老年人在服用溶解了 25 g 葡萄糖的甘露糖溶液后，显示出明显更快的识别速度和文字识别精度。而 Gagnon 等[13]设计的一项摄入 50 g 葡萄糖的 RCT 研究表明葡萄糖会暂时提高注意力表现。Messier 等[14]的 RCT 研究发现，血糖调节较差的老年受试者在工作记忆、语言记忆和执行功能方面表现较差，而 50 g 葡萄糖摄入可使他们的表现有所改善。综合而言，在健康老年人中葡萄糖摄入可促进部分认知功能。而在认知功能异常的老年人中，van der Zwaluw 等[15]让受试者分别饮用含 50 g 葡萄糖、100 g 蔗糖或安慰剂的 250 ml 饮料，结果显示葡萄糖仅在血糖恢复较差的受试者中能改善其注意力表现。此外，Riby 等[16]的一项重复测量试验发现，虽然轻度认知障碍（mild cognitive impairment，MCI）者的空腹血糖水平较正常认知者高，但两类人群接受 25 g 葡萄糖干预后，其情景记忆能力与其接受糖精相比都有相似的改善效果；另一方面，不论是接受葡萄糖还是安慰剂干预，高血糖都与记忆受损有关，后两者也是 MCI 的良好预测指标。

四、研究证据评价

在健康老年人中葡萄糖摄入可促进部分认知功能，而在认知异常的老年人中，葡萄糖与认知功能的关系与其血糖调节能力有关，综合评价等级为 B 级。具体研究证据的质量及价值评价结果见表 7-1-3。

五、结语

1. 推荐意见

葡萄糖摄入可促进健康老年人的部分认知功能。

2. 局限性

推荐意见是基于国外的文章和报道进行的分析，缺乏对于中国人群的研究，尤其是队列研究甚至是临床试验来证实这一现象。

表 7-1-2　老年人单糖摄入与认知功能的研究

作者，年度	研究类型	调查方法	例数	摄入情况	研究对象及年龄	结果	对认知功能的影响
van der Zwaluw, 2015[10]	系统综述（20项研究）	数据库检索	约1000例	—	老年人/>60.0岁	大多数研究表明，至少使其中一种情景记忆任务得到了改善	葡萄糖负荷似乎平改善老年人的情景记忆，但影响其他认知领域的证据有限
Riby, 2004[11]	随机双盲交叉研究	试验干预	20例	同隔1周的两次（均空腹过夜）分别摄入250 ml含25 g葡萄糖和含38 mg糖精的水	老年人/68.8±6.0岁	与糖精摄入组相比，葡萄糖摄入组情景记忆的表现得分更高	葡萄糖摄入可提高情景记忆表现
Macpherson, 2015[12]	随机双盲交叉研究	试验干预	24例	在甘露糖溶液中溶解25 g葡萄糖，并以30 mg糖精作为安慰剂，≥48 h后进行交叉测试	健康的老年人/72.5±5.1岁	与安慰剂相比，服用葡萄糖后的老年人显示出明显更快的识别速度和文字识别精度	急性葡萄糖负荷可以促进老年人的识别记忆速度和文字识别精度
Gagnon, 2010[13]	RCT	试验干预	44例	禁食12 h后被随机分配至葡萄糖（50 g）或糖精（23.7 mg，安慰剂）组	非糖尿病社区居民/60~80岁	与安慰剂组相比，葡萄糖组更快地完成选择性注意和注意力切换，并更容易应对分散注意力的测试	葡萄糖摄入似乎平会暂时提高注意力表现
Messier, 2003[14]	RCT	试验干预	93例	禁食12 h后被随机分配至葡萄糖（50 g，外加4 mg糖精）或安慰剂（50.6 mg，安慰剂）组	健康老年人/55~84岁	血糖调节较差者在工作记忆、语言记忆和执行功能方面表现更差，服用葡萄糖后，其表现有所改善	葡萄糖摄入减轻了血糖调节差与认知受损的关系，且似乎平轻度改善了认知功能
van der Zwaluw, 2014[15]	随机双盲交叉研究	试验干预	43例	同隔至少1周的三次分别摄入50 g葡萄糖，100 g蔗糖和安慰剂的250 ml饮料	新西兰自我报告记忆障碍的非糖尿病老年人/77.7±5.6岁	与安慰剂相比，葡萄糖使血糖恢复较差受试者的注意力和信息处理速度明显提高	葡萄糖可改善血糖较差者的注意力表现
Riby, 2008[16]	重复测量试验	试验干预	48例	禁食2 h后，MCI患者组分为两组，分别饮用250 ml含25.0 g葡萄糖的试验溶液和含37.5 mg糖精的对照溶液。无MCI的对照组同上操作，相隔大约1周进行重复，测定4次	英国MCI患者/73.0±5.4岁和无MCI的对照组/71.0±5.6岁	MCI组的总体血糖水平高于无MCI组，但与糖精相比，葡萄糖对MCI组和对照组的情景记忆任务的促进作用相似	葡萄糖能改善老年人情景记忆能力，且与有无MCI无关

注：“—”表示原文中未描述。
MCI，轻度认知障碍；RCT，随机对照试验。

表 7-1-3　老年人单糖摄入与认知功能关联证据分析

内容	评级	备注
证据等级	良	1 篇基于 19 项重复测量研究和 1 项非重复测量研究的系统综述、2 篇 RCT、3 篇随机双盲交叉研究、1 篇重复测量研究
一致性	良	1 篇系统综述、1 篇随机双盲交叉研究和 1 篇重复测量试验认为葡萄糖可改善老年人的情景记忆，1 篇随机双盲交叉研究认为葡萄糖提高老年人的识别速度和精度，1 篇 RCT 认为葡萄糖有利于老年人的注意力表现，1 篇随机双盲交叉研究和 1 篇 RCT 认为葡萄糖仅在血糖恢复较差的受试者中改善部分认知表现
健康影响	良	健康老年人中葡萄糖摄入可促进部分认知功能；认知异常的老年人中，葡萄糖与认知功能的关系与其血糖调节能力有关
研究人群	中	研究人群有英国、新西兰、澳大利亚等国家老年人
适用性	中	适用于中国人群时有许多注意事项
推荐强度	B 级	

（于瑞瑞　许　平　戴诗苗　周继昌）

参考文献

［1］孙长颢，凌文华，李颖，等.营养与食品卫生学［M］.北京：人民卫生出版社，2017.

［2］中国营养学会.中国居民膳食营养素参考摄入量（2013 版）［M］.北京：科学出版社，2014.

［3］Faits T，Walker ME，Rodriguez-Morato J，et al. Exploring changes in the human gut microbiota and microbial-derived metabolites in response to diets enriched in simple，refined，or unrefined carbohydrate-containing foods：a post hoc analysis of a randomized clinical trial［J］.Am J Clin Nutr，2020，112（6）：1631-1641.

［4］Gross LS，Li L，Ford ES，et al. Increased consumption of refined carbohydrates and the epidemic of type 2 diabetes in the United States：an ecologic assessment［J］.Am J Clin Nutr，2004，79（5）：774-779.

［5］Gilsenan MB，de Bruin EA，Dye L. The influence of carbohydrate on cognitive performance：a critical evaluation from the perspective of glycaemic load［J］.Br J Nutr，2009，101（7）：941-949.

［6］Philippou E，Constantinou M. The influence of glycemic index on cognitive functioning：a systematic review of the evidence［J］.Adv Nutr，2014，5（2）：119-130.

［7］Cukierman-Yaffe T，Anderson C，Teo K，et al. Dysglycemia and cognitive dysfunction and Ill health in people with high CV risk：results from the ONTARGET/TRANSCEND Studies［J］.J Clin Endocrinol Metab，2015，100（7）：2682-2689.

［8］Hawkins MA，Keirns NG，Helms Z. Carbohydrates and cognitive function［J］.Curr Opin Clin Nutr Metab Care，2018，21（4）：302-307.

［9］赵方蕾，房红芸，赵丽云，等.2015 年中国 65 岁及以上老年人膳食能量及宏量营养素摄入现状［J］.卫生研究，2021，50（1）：9.

［10］van der Zwaluw NL，van de Rest O，Kessels RP，et al. Effects of glucose load on cognitive functions in elderly people［J］.Nutr Rev，2015，73（2）：92-105.

［11］Riby LM，Meikle A，Glover C. The effects of age，glucose ingestion and gluco-regulatory control on episodic memory［J］.Age Ageing，2004，33（5）：483-487.

［12］Macpherson H，Roberstson B，Sunram-Lea S，et al. Glucose administration and cognitive function：differential effects of age and effort during a dual task paradigm in younger and older adults［J］.Psychopharmacology（Berl），2015，232（6）：1135-1142.

[13] Gagnon C, Greenwood CE, Bherer L. The acute effects of glucose ingestion on attentional control in fasting healthy older adults [J]. Psychopharmacology (Berl), 2010, 211 (3): 337-346.

[14] Messier C, Tsiakas M, Gagnon M, et al. Effect of age and glucoregulation on cognitive performance [J]. Neurobiol Aging, 2003, 24 (7): 985-1003.

[15] van der Zwaluw NL, van de Rest O, Kessels RP, et al. Short-term effects of glucose and sucrose on cognitive performance and mood in elderly people [J]. J Clin Exp Neuropsychol, 2014, 36 (5): 517-527.

[16] Riby LM, Marriott A, Bullock R, et al. The effects of glucose ingestion and glucose regulation on memory performance in older adults with mild cognitive impairment [J]. Eur J Clin Nutr, 2009, 63 (4): 566-571.

第二节　双　　糖

一、引言

双糖由 2 分子单糖结合而成，包括蔗糖、乳糖和麦芽糖。其中蔗糖由葡萄糖和果糖各 1 分子构成，是绝大部分食物低分子糖中的主要形式，英文中食用 sugar 也通常是蔗糖；乳糖由葡萄糖和半乳糖各 1 分子构成；麦芽糖由 2 分子葡萄糖构成。

二、证据收集方法

本节围绕双糖与老年认知障碍、痴呆、AD 等疾病的关系，使用相对应的中文、英文检索式进行系统性检索，检索后根据总体要求和排除标准，排除动物实验、细胞实验，以及仅研究含糖饮料和质量较低的文献后，共纳入 4 篇文献，均为英文文献。具体检索情况见表 7-2-1。

表 7-2-1　双糖摄入与认知功能检索情况

研究主体	检索词		文献数（纳入 / 总）	
	中文检索词	英文检索词	中文	英文
双糖	*、蔗糖、麦芽糖、乳糖、双糖、二糖	#, sugar, sucrose, saccharose, cane sugar, maltose, malt sugar, barley sugar, lactose, lactosum, lactobiose, lactin, disaccharide	0/23	4[§]/691

*: 认知功能、脑功能、认知障碍、记忆障碍、痴呆、阿尔茨海默病、阿尔兹海默病。

#: cognitive function, cognition function, brain function, cognitive decline, cognitive disorder, cognitive impairment, cognitive dysfunction, memory impairment, dementia, Alzheimer's disease。

[§]: 其中 1 篇同时研究了单糖和双糖，2 篇同时研究了糖（sugar）和含糖饮料，1 篇同时研究了糖和非 DF 多糖；不含仅研究含糖饮料的文献。

三、研究证据

后续相关章节将对含糖饮料（商业化饮料，而非测试某种糖的配制溶液）与认知障碍风险之间的关系做详细阐述，因此，排除了仅研究含糖饮料的文献后，本节涉及的双糖摄入与老年认知障碍、痴呆、AD 等疾病的关系研究共有 4 篇文献，包括随机双盲交叉研究（1 篇）和横断面研究（3 篇），见表 7-2-2。

表 7-2-2 老年人双糖摄入与认知功能的研究

作者，年度	研究类型	调查方法	例数	摄入情况	研究对象及年龄	结果	对危险性的影响
Ye, 2011[1]	横断面研究	MMSE 和 FFQ	737 例	—	波士顿波多黎各健康研究 /56.3±7.6 岁	在校正协变量后，总糖、添加糖和含糖饮料的摄入量增加与较低的 MMSE 得分显著相关。认知障碍的校正 OR（95%CI）（MMSE 评分<24）对于总糖为 2.23（1.24～3.99），对于添加糖为 2.28（1.26～4.14）	较高的糖摄入量与较低的认知功能相关
Chong, 2019[2]	横断面研究	饮食史问卷、FFQ 和 MMSE	1209 例	—	马来西亚老年人 /68.1±5.6 岁	较高的总糖 [OR（95%CI）：3.30（2.15～5.08）]，游离糖 [OR（95%CI）：3.58（2.32～5.52）]，蔗糖 [OR（95%CI）：3.30（2.16～5.15）]，乳糖 [adOR（95%CI）：1.63（1.09～2.43）]，加糖饮料 [adOR（95%CI）：3.69（2.39～5.71）]，加糖蛋糕和甜点 [OR（95%CI）：1.77（1.23～2.55）] 的摄入增加了认知障碍的风险	老年人糖摄入过多与认知功能差之间存在显著相关性
Liu, 2020[3]	横断面研究	膳食营养调查	3623 例	—	美国国家健康和营养调查（NHANES）/69.7±1.0 岁	从糖摄入的较高能量与记忆障碍 [OR（95%CI）：1.54（1.11～2.16）] 和记忆损害严重程度 [OR（95%CI）：1.52（1.12～2.09）] 显著相关	糖的高能量摄入与老年人的记忆障碍严重程度有关
van der Zwaluw, 2014[4]	随机双盲交叉研究	试验干预	43 例	*	新西兰自我报告记忆障碍的非糖尿病老年人 /77.7±5.6 岁	饮用蔗糖饮料后，注意力和信息处理速度显著优于饮用安慰剂饮料，且与安慰剂和葡萄糖组相比，蔗糖组的反应时间最短	100 g 蔗糖而非 50 g 葡萄糖可在短期内优化有主观轻度记忆障碍的老年人的注意力和信息处理速度

注：“—”表示原文中未描述糖的摄入量和频率等信息。
* 同隔至少 1 周的三次分别摄入含 50 g 蔗糖、100 g 葡萄糖或安慰剂的 250 ml 饮料。
adOR，校正优势比；FFQ，食物频率问卷调查；MMSE，简易智力状态检查量表；OR，优势比。

对于健康老年人而言，Ye 等[1]在波士顿波多黎各进行的横断面研究表明较高的糖摄入量与较低的认知功能相关。Chong 等[2]对马来西亚老年人所做的横断面研究也发现糖摄入过多与认知功能差之间存在显著相关性，即较高的总糖［OR（95%CI）：3.30（2.15～5.08）］、游离糖［OR（95%CI）：3.58（2.32～5.52）］、蔗糖［OR（95%CI）：3.30（2.16～5.15）］和乳糖［adOR（95%CI）：1.63（1.09～2.43）］的摄入增加了认知障碍的风险。同样，Liu 等[3]进行的美国 NHANES 数据分析结果也显示从糖摄入的较高能量与记忆障碍［OR（95%CI）：1.54（1.11～2.16）］和记忆损害严重程度［OR（95%CI）：1.52（1.12～2.09）］显著相关。

对于有记忆障碍的老年人而言，van der Zwaluw 等[4]在新西兰的一项随机双盲交叉研究发现，100 g 蔗糖可在短期内优化有主观、轻度记忆障碍的老年人的注意力和信息处理速度。

四、研究证据评价

非含糖饮料的双糖（主要是蔗糖）摄入与健康老年人认知功能下降有关，而在 MCI 老年人中，短期蔗糖摄入可改善其认知表现，综合评价等级为 B 级。具体研究证据的质量及价值评价结果见表 7-2-3。

表 7-2-3 老年人双糖摄入与认知功能关联证据分析

内容	评级	备注
证据等级	良	1 篇随机双盲交叉研究、3 篇横断面研究
一致性	良	3 篇横断面研究认为较高的糖摄入量是健康老年人认知功能下降的危险因素，1 篇随机双盲交叉研究认为 100 g 蔗糖在短期内可改善 MCI 老年人的认知表现
健康影响	良	非含糖饮料的双糖（蔗糖和 sugar）摄入与健康老年人认知功能下降有关，而在 MCI 老年人中，短期蔗糖摄入可改善其认知表现
研究人群	中	研究人群有新西兰、马来西亚、美国等国家老年人
适用性	中	适用于中国人群时有许多注意事项
推荐强度	B 级	

五、结语

1. 推荐意见

非含糖饮料的双糖（主要是蔗糖）摄入可能与健康老年人认知功能下降有关，推荐等级为 B 级。建议健康老年人纠正不良的饮食习惯，适当减少双糖的摄入。

2. 局限性

纳入的文献数量有限，且主要面对的是非中国国家的老年人群。研究主要是横断面研究，对于中国老年人的大型队列以及具有高证据强度的 meta 分析和系统综述文章较为缺乏。

（许 平 于瑞瑞 戴诗苗 周继昌）

参考文献

[1] Ye XW, Gao X, Scott T, et al. Habitual sugar intake and cognitive function among middle-aged and older Puerto Ricans without diabetes [J]. Br J Nutr, 2011, 106（9）: 1423-1432.

[2] Chong CP, Shahar S, Haron H, et al. Habitual sugar intake and cognitive impairment among multi-ethnic Malaysian older adults [J]. Clin Interv Aging, 2019, 14: 1331-1342.

[3] Liu QR, Guo JJ, Hu L, et al. Association between intake of energy and macronutrients and memory impairment severity in US older adults, National Health and Nutrition Examination Survey 2011-2014 [J]. Nutrients, 2020, 12（11）.

[4] van der Zwaluw NL, van de Rest O, Kessels RP, et al. Short-term effects of glucose and sucrose on cognitive performance and mood in elderly people [J]. J Clin Exp Neuropsychol, 2014, 36（5）: 517-527.

第三节 多 糖

一、引言

多糖是指 10 个或以上单糖分子通过 1,4- 糖苷键或 1,6- 糖苷键相连而成的聚合物，根据其能否被人体消化酶分解而分为淀粉和 DF。其中淀粉是葡萄糖的聚合物，是粮谷薯类食物提供给人类的主要产能营养素；动物性淀粉即糖原（如肝糖原、肌糖原），因其在动物屠宰过程中能被快速分解消耗，常忽略不计；DF 包括由葡萄糖、半乳糖、木糖、阿拉伯糖等构成的多种聚合物，通常不能被人体消化利用，但能不同程度地被肠道微生物降解而影响肠道微生态，乃至人体健康。

二、证据收集方法

本节围绕多糖摄入与老年认知障碍、痴呆、AD 等疾病的关系，使用相对应的中文、英文检索式进行系统性检索，检索后根据总体要求和排除标准，排除动物实验、细胞实验、以及仅研究含糖饮料和质量较低的文献后，共纳入 19 篇文献，均为英文文献。具体检索情况见表 7-3-1。

表 7-3-1 多糖摄入与认知功能检索情况

研究主体	检索词		文献数（纳入 / 总）	
	中文检索词	英文检索词	中文	英文
DF 多糖	*、膳食纤维、木聚糖、木糖	#, dietary fiber, dietary fibers, dietary fibres, xylan, xylose	0/425	3¹/186
非 DF 多糖	*、多糖、淀粉、碳水化合物	#, polysaccharose, polysaccharide, starch, amylon, amylose, carbohydrate	0/63	16/266

*：认知功能、脑功能、认知障碍、记忆障碍、痴呆、阿尔茨海默病、阿尔兹海默病。

#: cognitive function, cognition function, brain function, cognitive decline, cognitive disorder, cognitive impairment, cognitive dysfunction, memory impairment, dementia, Alzheimer's disease。

¹: 其中 1 篇同时研究了 DF 和非 DF 多糖。

三、研究证据

1. 膳食纤维（DF）

老年人 DF 摄入与认知障碍、痴呆、AD 等疾病的关系研究共有 3 篇文献，均为队列研究，见表 7-3-2。

McKenzie 等[1] 利用英国 Biobank 数据进行的队列研究发现，在健康老年女性中，大量摄入 DF 与痴呆风险较低有关。Yamagishi 等[2] 在日本社区循环系统疾病风险研究（The Circulatory Risk in Communities Study，CIRCS）的队列中发现，在日本普通人群中，DF（尤其是可溶性纤维）摄入量与致残性痴呆风险呈负相关。Prokopidis 等[3] 在 NHANES 队列中发现，在 60 岁及以上的老年人中，DF 摄入量与数字符号替换测试得分呈正相关，即较高的 DF 摄入量与特定成分的认知功能改善相关。

2. 非 DF 碳水化合物

老年人非 DF 碳水化合物摄入与认知障碍、痴呆、AD 等疾病的关系研究共有 16 篇文献，包括系统综述（1 篇，内含 11 项研究）、随机双盲交叉研究（1 篇）、随机交叉研究（3 篇）、RCT（2 篇）、队列研究（7 篇）和横断面研究（2 篇），见表 7-3-3。

在非 DF 碳水化合物摄入与老年人认知功能的研究中，对于低摄入而言，Philippou 等[4] 所做的系统综述表明，不同血糖指数（glycemic index，GI）的膳食在健康老年人的认知表现上没有差异，但在 2 型糖尿病（type-2 diabetes，T2D）老年人中，低 GI 膳食的认知表现更好。Nilsson 等[5] 在瑞典健康老年人中进行的随机交叉研究显示，与高 GI 食物相比，低 GI 食物可以促进认知表现。相反，Olsson 等[6] 进行的队列研究发现，低碳水化合物高蛋白饮食对认知功能的发展有潜在的危害。而 Lamport 等[7] 的一项随机交叉研究提示急性给予低血糖负荷（glucose load，GL）的早餐并不能为认知功能带来益处。综合而言，低碳水化合物摄入对认知功能的作用尚不能形成统一的定论。

对于较高的非 DF 碳水化合物摄入而言，Seetharaman 等[8] 对瑞典的受试者进行了 16 年的随访，发现高 GL 饮食与感知速度和空间能力的整体表现较差有关，且基于饮食的高 GL 是认知功能下降的危险因素。Young 等[9] 在可能患有 AD 的养老院居民中进行的随机交叉研究进一步表明，晚餐摄入高碳水化合物的食物和记忆力下降有关。Roberts 等[10] 对美国奥姆斯特德（Olmsted）县居民随访 3.7 年的队列研究表明，摄入高碳水化合物（在总膳食能量中占比较高）的受试者发生 MCI 或痴呆的风险升高［HR（95%CI）：1.89（1.17～3.06）］，且碳水化合物摄入越高，风险越大。Shang 等[11] 在中国进行长达 9 年的健康与营养调查显示，较高的早餐碳水化合物摄入量与较高的认知衰退率有关，而早餐时用蛋白质或脂肪替代碳水化合物可能有助于延缓或预防认知能力下降。同样，Liu 等[12] 进行的美国 NHANES 数据分析结果也显示，从碳水化合物和糖摄入的较高能量均与记忆障碍的发生显著相关，并且从碳水化合物中摄入的能量与记忆障碍的存在和严重程度之间存在剂量-反应关系。Hanson 等[13] 设计的包含认知障碍和正常老年人的随机双盲交叉研究则提出，正常老年人的认知能力在摄入高碳水化合物的膳食后会恶化，但患有认知障碍和有认知障碍风险的老年人或许从中受益。由此看来，在健康老年人中，非 DF 碳水化合物的高摄入与认知障碍有关。但值得注意的是，Brownbill 等[14] 和 McKenzie 等[1] 在健康老年女性中的研究发现，适量摄入非 DF 碳水化合物与痴呆风险较低有关。所以，

表7-3-2 老年人DF摄入与认知功能的研究

作者，年度	研究类型	调查方法	例数	摄入情况	研究对象及年龄	结果	对认知功能的影响
McKenzie, 2021[1]	队列研究	膳食营养调查	120 963 例	—	英国 Biobank 的潜在人群 /55.9±7.8 岁	摄入较多 DF 的女性患痴呆症的风险较低［HR（95%CI）：0.57（0.37～0.88）］，与男性相比，相对风险较低［RHR（95%CI）：0.52（0.28～0.96）］	对于女性，大量摄入纤维与较低的痴呆风险相关
Yamagishi, 2022[2]	队列研究	膳食营养调查	3739 例	—	社区循环系统疾病风险研究的日本人 /40～64 岁	DF 摄入量与痴呆风险呈负相关：与 DF 摄入量的最低四分位数相比，第 2、3、4 个四分位数多变量 HR（95%CI）分别为 0.83（0.67～1.04）、0.81（0.65～1.02）和 0.74（0.57～0.96）	在日本普通人群中，DF（尤其是可溶性纤维）摄入量与致残性痴呆风险呈负相关
Prokopidis, 2022[3]	队列研究	膳食营养调查和认知量表评估	1070 例	—	美国国家健康和营养调查（NHANES）/平均 69.2 岁	DF 摄入量与 DSST 呈正相关；当 DF 摄入量为 34 g/d 时，DSST 评分达到平台期	在 60 岁及以上的老年人中，较高的 DF 摄入量与特定成分的认知功能改善相关

注："—"表示原文中未描述。
DF，膳食纤维；DSST，数字符号替换测试；HR，风险比。RHR，相对风险比。

表 7-3-3　老年人非 DF 碳水化合物摄入与认知功能的研究

作者，年度	研究类型	调查方法	例数	摄入情况	研究对象及年龄	结果	对认知功能的影响
Philippou, 2014[4]	系统综述（11 项研究）	数据库检索	538 例（含 41 例老人）	—	年龄范围 6～82 岁，2 项研究针对老年人	血糖调节较差的个体散文记忆表现较差，进食高 GI 餐的工作记忆，执行功能和听觉选择性注意力较进食低 GI 餐差，低 GI 餐相对于高 GI 餐通常会使受试者在餐后的认知表现更好	不同 GI 的膳食在健康老年人的认知表现上没有差异。在 T2D 老年人中，低 GI 膳食的认知表现更好
Nilsson, 2012[5]	随机交叉研究	试验干预	40 例	ε	瑞典的健康受试者 /62.9±5.0 岁	食用低 GI 食物的受试者在餐后晚期的认知测试得分更高	与高 GI 食物相比，低 GI 食物可以促进认知表现
Olsson, 2015[6]	队列研究	随访（12 年）和膳食记录	1138 例	—	瑞典老年男性 /71±0.6 岁	低碳水化合物高蛋白饮食评分每增加 1 个标准差，AD 的 HR（95%CI）为 1.16（0.95～1.43），患痴呆的 HR（95%CI）为 1.16（0.99～1.37）	低碳水化合物高蛋白饮食对认知功能障碍的发展有潜在的危害
Lamport, 2013[7]	随机交叉研究	试验干预	34 例	φ	社区招募志愿者，10 名正常糖耐量 /56.2±2 岁，24 名 T2D/61±1.9 岁	与正常糖耐量受试者相比，T2D 患者在言语记忆、空间记忆、心理、运动技能和执行功能方面存在损害。低 GL、高 GL 早餐和水对 T2D 或正常糖耐量受试者的认知能力没有影响	急性给予低 GL 早餐并不能为 T2D 老年人的认知功能带来益处
Seetharaman, 2015[8]	队列研究	随访（16 年），MoCA 和膳食问卷调查	838 例	—	瑞典收集双胞胎研究的受试者 /63.1±8.3 岁	高 GL 饮食与感知速度和空间能力的整体表现较差有关	基于饮食的高 GL 是认知功能下降的危险因素
Young, 2005[9]	随机交叉非盲研究	试验干预和 MoCA	34 例	ω	34 名可能患有 AD 的养老院居民 /88.2±3.9 岁	与基线相比，干预期间碳水化合物摄入量增加且 HCD 加刷了认知障碍程度（$\beta=30.2$，$P=0.04$）	晚餐摄入高碳水化合物的食物与记忆力下降有关
Roberts, 2012[10]	队列研究	随访（3.7 年），膳食营养调查和 MoCA	937 例	—	Olmsted 县居民 /70～89 岁	高碳水化合物摄入的受试者发生 MCI 或痴呆的风险升高 [HR（95%CI）：1.89（1.17～3.06）]，且碳水化合物能量占比越高，风险越大	高碳水化合物摄入与 MCI 风险增加有关

续表

作者，年度	研究类型	调查方法	例数	摄入情况	研究对象及年龄	结果	对认知功能的影响
Shang, 2021[11]	队列研究	随访（9年），MoCA 和膳食营养调查	2935 例	—	中国健康与营养调查 /61.8±6.6 岁	将早餐中 5% 的碳水化合物能量替换为早餐中同等能量的蛋白质或脂肪，认知总得分 [蛋白质：$\beta = 0.06$（$0.01 \sim 0.11$）；脂肪：$\beta = 0.05$（$0.02 \sim 0.08$）] 和语言记忆得分 [蛋白质：$\beta = 0.06$（$0.03 \sim 0.08$）；脂肪：$\beta = 0.04$（$0.02 \sim 0.07$）] 都会相应增加	较高的早餐碳水化合物摄入量与较高的认知衰退率有关。早餐时用蛋白质或脂肪代替碳水化合物可能有助于延缓或预防认知能力下降
Liu, 2020[12]	横断面研究	膳食营养调查	3623 例	—	美国国家健康和营养调查（NHANES）/69.7±1.0 岁	从碳水化合物 [OR（95%CI）：1.59（$1.12 \sim 2.26$）] 摄入的较高能量与记忆障碍的发生显著相关，从碳水化合物中摄入的能量与记忆障碍的重程度（$P_{趋势} = 0.03$）之间存在剂量-反应关系	来自碳水化合物的能量摄入量与记忆障碍有关
Hanson, 2015[13]	随机双盲交叉研究	试验干预	46 例	$	27 名认知障碍者 /72±6.9 岁，19 名认知正常者 /70.4±7.7 岁	与 L 餐相比，认知正常者在 H 餐后延迟记忆得分较低，而认知正常但携带 APOE E4 和认知障碍者在 H 餐后的延迟记忆得分较高（ANOVA $P = 0.03$）	高脂＋高 GI 膳食会恶化正常老年人的认知能力，但有益于有认知障碍及其风险的老年人
Brownbill, 2004[14]	横断面研究	膳食调查和 MoCA	97 例	—	绝经后女性 /69.7±6.7 岁	碳水化合物与 MMSE 评分显著相关（$r = 0.22$，$P = 0.029$）	碳水化合物饮食有利于老年女性的认知功能
Lamport, 2014[15]	RCT	试验干预	34 例	*	T2D 患者 /61.0±1.9 岁及对照 /56.2±2.0 岁	与对照相比，T2D 患者表现出显著的词源监测记忆损伤；高 GL 和低 GL 早餐饮料的表现无差异	T2D 与词源监测记忆缺陷有关，不同 GL 早餐与认知无关
Tay, 2016[16]	RCT	试验干预	115 例	#	115 名患有 T2D 的肥胖成人 /58±7 岁	同时接受中度有氧运动的情况下，LC 和 HC 膳食组之间的认知功能并没有随着时间的推移而出现统计学上的显著差异	T2D 肥胖成人中，LC 和 HC 减肥饮食结合运动训练不会对认知功能产生负面影响

续表

作者，年度	研究类型	调查方法	例数	摄入情况	研究对象及年龄	结果	对认知功能的影响
Luchsinger，2007[17]	队列研究	随访（6.3年），FFQ和实验室测量	939 例	—	纽约老年队列/>65 岁	校正年龄、性别、教育程度、民族和糖尿病后，GL 与 AD 之间没有关联	GL 与老年人 AD 的发病风险无明显相关性
Shang，2022[18]	队列研究	随访（8.7年）和膳食营养调查	93 389 例	—	英国 Biobank/65.40±3.30 岁	与总能量摄入 45.8%~51.5% 的最佳范围相比，高和低碳水化合物摄入量都与更高的痴呆风险相关。与最佳碳水化合物摄入量相比，高摄入量个体患痴呆症的风险更高 [HR（95%CI）：1.48（1.15~1.91）]	碳水化合物摄入与痴呆呈 "U" 形关系

注："—" 表示原文中未描述。
AD，阿尔茨海默病；GI，血糖指数；GL，血糖负荷；HR，风险比；MMSE，简易精神状态检查量表；MoCA，蒙特利尔认知评估量表；FFQ，食物频率问卷调查；OR，优势比；RHR，相对风险比；RCT，随机对照试验；T2D，2 型糖尿病。
* 空腹过夜后，T2D 患者分别摄入水、低 GL 饮食（37.3 g 碳水化合物）和高 GL 饮食（75 g 碳水化合物），对照组同上。
# 随机分为 LC（能量限制的极低碳水化合物、低饱和脂肪膳食）或 HC（能量匹配的未精制高碳水化合物、低脂肪膳食）组。同时给予有氧抗阻力运动（60 min,3 天/周），持续 52 周。
$ 相隔 3~4 周的两次禁食 12 h 后，随机摄入低脂肪低 GI 的 L 餐 [25% 总脂肪（7% 饱和脂肪）、55% 碳水化合物（GI<55）和 20% 蛋白质] 和高脂肪高 GI 的 H 餐 [50% 总脂肪（25% 饱和脂肪）、30% 碳水化合物（GI>70）和 20% 蛋白质]。
ω 研究分为 21 天×4 个阶段，1 和 3 阶段是常规饮食，2 和 4 阶段分别饮用高碳水化合物晚餐（HCD）或对照餐。
ε 空腹过夜后，受试者分为两组，分别食用高 GI 食物（124 g 白面包）或低 GI 食物（179 g 富含瓜尔豆胶的白面包），1 周后进行交叉测试。
φ 禁食 12 h 后，随机摄入低 GL 早餐（37.5 g 碳水化合物）、高 GL 早餐（75 g 碳水化合物）和水，1 周后进行交叉测试。

以上结论对健康老年女性并不适用。

还有一些研究表明，不论非 DF 碳水化合物摄入高低，认知功能均无改变。Lamport 等[15]在 2 型糖尿病老人和对照组进行的 RCT 研究表明，不同 GL 的早餐与认知表现无关。Tay 等[16]对 115 名患有 2 型糖尿病的肥胖人群进行的 RCT 研究也表明，低碳水化合物和高碳水化合物减肥饮食结合运动训练不会对认知功能产生负面影响。Luchsinger 等[17]对 939 名纽约老人进行了 6.3 年的随访，发现 GL 与老年人 AD 的发病风险无明显相关性。

Shang 等[18]在英国进行的一项涉及 93 389 名受试者的队列则提出了与众不同的观点，该研究认为，碳水化合物摄入与痴呆呈"U"形关系。总之，老年人碳水化合物摄入与认知功能的联系存在较多不一致。

四、研究证据评价

DF 摄入量与老年人的认知功能改善有关，综合评价等级为 B 级。对健康老年人而言，非 DF 多糖碳水化合物摄入量较高与认知障碍有关，但该结论对健康老年女性不适用。综合评价等级为 C 级。具体研究证据的质量及价值评价结果见表 7-3-4。

表 7-3-4　老年人多糖摄入与认知功能关联证据分析

内容	评级	备注
DF 多糖		
证据等级	良	3 篇队列研究
一致性	优	3 篇队列研究认为较高的 DF 摄入量可改善老年人的认知功能
健康影响	优	DF 摄入量与老年人的认知功能改善有关
研究人群	中	研究人群有英国、日本、美国老年人
适用性	中	适用于中国人群时有许多注意事项
推荐强度	B 级	
非 DF 多糖		
证据等级	良	1 篇基于 11 项人群研究的系统综述、1 篇随机双盲交叉研究、3 篇随机交叉研究、2 篇 RCT、7 篇队列研究、2 项横断面研究
一致性	差	1 篇系统综述和 1 篇随机交叉研究认为低 GI 膳食可以促进认知表现，1 篇队列研究认为低碳水化合物饮食对认知功能有潜在的危害，1 篇随机交叉研究认为急性给予低 GL 早餐并不能为认知功能带来益处，1 篇队列研究和 1 篇横断面研究认为高碳水化合物饮食有利于老年女性的认知功能，3 篇队列研究和 1 篇随机交叉研究以及 1 篇横断面研究认为较高的碳水化合物摄入与认知障碍有关，1 篇随机双盲交叉研究认为正常老年人的认知能力在摄入糖含量高的膳食后会恶化，但认知障碍的老年人会从中受益，2 篇 RCT 和 1 篇队列研究认为不同 GL 饮食与认知表现无关，1 篇队列研究认为碳水化合物摄入与认知缺陷呈"U"形关系
健康影响	中	对健康老年人而言，非 DF 多糖碳水化合物摄入量较高与认知障碍有关，但该结论对健康老年女性不适用
研究人群	中	研究人群有英国、美国、瑞典等国家老年人
适用性	中	适用于中国人群时有许多注意事项
推荐强度	C 级	

五、结语

1. 推荐意见

较高的 DF 摄入可以改善老年人的认知功能。而较高的非 DF 多糖碳水化合物摄入可能增加认知障碍的发生风险。推荐老年人群合理膳食，适当增加 DF 摄入。

2. 局限性

对于 DF 和非 DF 多糖摄入与老年人认知之间的关系，在中国人群的报道以及队列的展开均较为缺乏。对于健康老年女性而言，较高的非 DF 多糖碳水化合物摄入量与认知障碍之间的关系尚未清楚阐明，结论无法扩展到老年人全体，需要进一步挖掘。

（戴诗苗　于瑞瑞　许　平　周继昌）

参考文献

［1］McKenzie BL，Harris K，Peters SAE，et al. The association of energy and macronutrient intake with all-cause mortality，cardiovascular disease and dementia：findings from 120 963 women and men in the UK Biobank［J］. Br J Nutr，2022，127（12）：1858-1867.

［2］Yamagishi K，Maruyama K，Ikeda A，et al. Dietary fiber intake and risk of incident disabling dementia：the Circulatory Risk in Communities Study［J］. Nutr Neurosci，2022：1-8.

［3］Prokopidis K，Giannos P，Ispoglou T，et al. Dietary fiber intake is associated with cognitive function in older adults：data from the National Health and Nutrition Examination Survey［J］. Am J Med，2022，135（8）：e257-e262.

［4］Philippou E，Constantinou M. The influence of glycemic index on cognitive functioning：a systematic review of the evidence［J］. Adv Nutr，2014，5（2）：119-130.

［5］Nilsson A，Radeborg K，Bjorck I. Effects on cognitive performance of modulating the postprandial blood glucose profile at breakfast［J］. Eur J Clin Nutr，2012，66（9）：1039-1043.

［6］Olsson E，Karlstrom B，Kilander L，et al. Dietary patterns and cognitive dysfunction in a 12-year follow-up study of 70 year old men［J］. JAD，2015，43（1）：109-119.

［7］Lamport DJ，Lawton CL，Mansfield MW，et al. Type 2 diabetes and impaired glucose tolerance are associated with word memory source monitoring recollection deficits but not simple recognition familiarity deficits following water，low glycaemic load，and high glycaemic load breakfasts［J］. Physiol Behav，2014，124：54-60.

［8］Seetharaman S，Andel R，McEvoy C，et al. Blood Glucose，Diet-Based Glycemic Load and Cognitive Aging Among Dementia-Free Older Adults［J］. J Gerontol A-Biol，2015，70（4）：471-479.

［9］Young KWH，Greenwood CE，van Reekum R，et al. A randomized，crossover trial of high-carbohydrate foods in nursing home residents with Alzheimer's disease：Associations among intervention response，body mass index，and behavioral and cognitive function［J］. J Gerontol A-Biol，2005，60（8）：1039-1045.

［10］Roberts RO，Roberts LA，Geda YE，et al. Relative intake of macronutrients impacts risk of mild cognitive impairment or dementia［J］. JAD，2012，32（2）：329-339.

［11］Shang XW，Hill E，Li YP，et al. Energy and macronutrient intakes at breakfast and cognitive declines in community-dwelling older adults：a 9-year follow-up cohort study［J］. Am J Clin Nutr，2021，113（5）：1093-1103.

［12］Liu QR，Guo JJ，Hu L，et al. Association between intake of energy and macronutrients and memory impairment severity in US older adults，National Health and Nutrition Examination Survey 2011-2014［J］.

Nutrients，2020，12（11）：3559.

［13］Hanson AJ，Bayer JL，Baker LD，et al. Differential effects of meal challenges on cognition，metabolism，and biomarkers for apolipoprotein e ?4 carriers and adults with mild cognitive impairment［J］. JAD，2015，48（1）：205-218.

［14］Brownbill RA，Ilich JZ. Cognitive function in relation with bone mass and nutrition：cross-sectional association in postmenopausal women［J］. BMC Womens Health，2004，4（1）：2.

［15］Lamport DJ，Dye L，Mansfield MW，et al. Acute glycaemic load breakfast manipulations do not attenuate cognitive impairments in adults with type 2 diabetes［J］. Clin Nutr，2013，32（2）：265-272.

［16］Tay J，Zajac IT，Thompson CH，et al. A randomised-controlled trial of the effects of very low-carbohydrate and high-carbohydrate diets on cognitive performance in patients with type 2 diabetes［J］. Br J Nutr，2016，116（10）：1745-1753.

［17］Luchsinger JA，Tang MX，Mayeux R. Glycemic load and risk of Alzheimer's disease［J］. JNHA，2007，11（3）：238-241.

［18］Shang XW，Hill E，Zhu ZT，et al. Macronutrient intake and risk of dementia in community-dwelling older Adults：a nine-year follow-up cohort study［J］. J Alzheimers Dis，2022，85（2）：791-804.

第八章 维生素

维生素包括水溶性维生素和脂溶性维生素。研究发现，多种维生素在脑发育与脑功能维护中发挥重要作用。

本章重点讨论维生素 D、叶酸、维生素 B_1、维生素 B_6、维生素 B_{12} 和胆碱 6 种维生素与老年人认知功能及认知障碍相关疾病的关系，为通过改善老年人维生素营养状况维护老年人认知功能、防控认知障碍相关疾病提供科学依据。

第一节 维生素 D

一、引言

维生素 D 类是指含环戊氢烯菲环结构、具有钙化醇生物活性的一大类物质。常温下维生素 D 是白色晶体，易溶于脂肪和有机溶剂，在中性和碱性溶液中耐热，但在酸性溶液中逐渐分解。化学性质稳定，不易被氧化。以维生素 D_2（ergocalciferol，麦角钙化醇）及维生素 D_3（cholecalciferol，胆钙化醇）最为常见。维生素 D_2 是蘑菇和酵母等中的麦角固醇经太阳紫外线 B（UVB）辐照产生。维生素 D_3 通过 UVB 辐射作用于人体皮肤，将 7-脱氢胆固醇（维生素 D_3 原）转化为维生素 D_3 前体，然后经温促作用迅速转化为维生素 D_3。维生素 D_3 是一种作用于钙磷代谢的激素前体，相较于维生素 D_2 更具有生物活性，具有广泛的临床应用[1]。

从食物中摄取的维生素 D_3 可经吸收后进入血液循环，经肝细胞内质网和线粒体中 25-羟化酶作用转变为体内循环的一种稳定形式 25-羟维生素 D_3（25-OH-VitD$_3$），再经肾近端小管的 1α-羟化酶作用，将无活性的 25-OH-VitD$_3$ 转化为维生素 D 最具生物活性的代谢产物 1,25-二羟维生素 D_3 [1,25-（OH）$_2$-VitD$_3$]。释放入血的 1,25-（OH）$_2$-VitD$_3$ 结合在维生素 D 结合蛋白（vitamin D-binding protein，VDBP）上并以内分泌形式被转运至周身靶组织，血清 25-OH-VitD$_3$ 生物活性存留时间（4～6 周）要长于 1,25-（OH）$_2$-VitD$_3$（< 4 h），是维生素 D 易得的最佳生物标志物，故常用血清 25-OH-VitD$_3$ 评价维生素 D 营养状况[2-3]。

以往研究已证实，维生素 D 在维持人体内钙稳态和骨代谢调节中发挥重要作用，被誉为"阳光维生素"[4]。不过近些年来维生素 D 的非传统多效性引起了人们极大的关注，有研究显示，维生素 D 缺乏与心血管疾病、神经退行性疾病、自身免疫疾病以及癌症等疾病的发生有关[2]。在英国纽卡斯尔市开展老年人队列研究，结果显示，775 名 85 岁以上老年人随访 3 年后，血清较低水平 25-OH-VitD$_3$（50 nmol/L）更有可能导致认知减退，发展为痴呆的风险上升近 2 倍[5]。1,25-（OH）$_2$-VitD$_3$ 可穿过血脑屏障，在脑脊液中检出[6-7]。1,25-（OH）$_2$-VitD$_3$ 构象复杂，通过与维生素 D 受体（vitamin D receptor，VDR）结合发生起始神经生物反应，在大脑皮质、海马、脑桥-中脑区域等各脑区神经元和神经胶质细胞发挥神经保护作用[8]。VDR 在中枢神经系统大脑皮质和海马各处密集分布表达，尤其是在神经退行性疾病高度影响区域[8]。1,25-（OH）$_2$-VitD$_3$在与VDR结合后可以通过调节基因表达及非基因组途径发挥神经营养保护作用，在神经退行性疾病防治中发挥显著作用[9]。上述都进一步佐证了维生素D与认知功能间可能存在关联的观点。关于维生素D调控认知老化假说见图8-1-1。

维生素D作为具有高度特异性、可进行实时调控的化学小分子，通过上调或下调基因表达实施精确干扰，具有独特优势，其自然复合物能够从饮食和太阳暴露中获取，具备潜在显著成本-效益收益。维生素D补充安全、廉价并广为接受，补充维生素D可能会成为老年人改善认知的重要方法。维生素D需针对个体情况合理补充，制定维生素D适宜补充剂量是未来研究工作的重点。目前国内上市维生素D$_3$制剂主要为注射液、滴剂、胶囊[1]。多数专家认为，在缺少日照的情况下，每天需要1000 IU维生素D$_3$来维持血液中25-OH-VitD$_3$的正常水平[10]。维生素D补充主要用于预防和治疗维生素D缺乏症，维生素D的食物来源、缺乏症和缺乏的危险因素见表8-1-1。

本节拟通过充分检索国内外相关文献，综合评价分析维生素D补充对认知及其相关疾病的影响，为人群合理补充维生素D、改善认知功能提供科学依据。

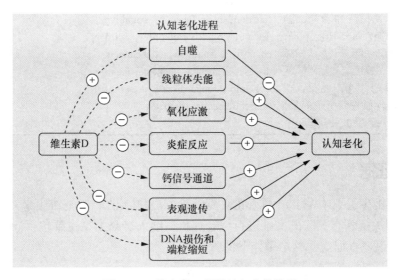

图 8-1-1　维生素 D 调控认知老化假说

注：＋，促进；－，抑制

表 8-1-1　维生素 D 的食物来源、缺乏症和缺乏的危险因素

良好食物来源	缺乏症	缺乏症的脑部特异性综合征	缺乏的特定危险因素
海鱼、肝、蛋黄等动物性食品及鱼肝油制剂	儿童佝偻病、中老年人骨质软化症、骨质疏松症、手足痉挛症	成人情绪低落、表情淡漠、易流汗，婴幼儿易激惹、烦躁、语言发育迟缓	年龄、日光照射不足、素食、肠道吸收障碍、摄入不足等

注：65 岁以上老年人推荐摄入量为 15 μg/d。

二、证据收集方法

本研究主要围绕维生素D与痴呆，包含阿尔茨海默病（Alzheimer's disease，AD）、血管性痴呆、轻度认知障碍（mild cognitive impairment，MCI）、糖尿病并发认知减退的关系进行系统性文献检索，对部分文献进行了二次追溯，共检索到 4079 篇文献。

以"维生素 D""认知功能""认知障碍""痴呆"等为检索词，网络检索万方、维普、知网、Pubmed 和 Web of science 等中英数据库，排除动物实验、细胞实验、纯膳食维生素 D 摄入、除肠内营养（包括经口、管饲、造瘘等途径，仅限于营养素直接摄入）和肠外营养（包括静脉注射和滴注等途径）以外其他接触途径（如滴眼液、局部外敷等）及质量较低的文献后，共有 38 篇英文文献作为本次研究的主要证据。对维生素 D 与痴呆（包含 AD、血管性痴呆）、MCI、糖尿病并发认知减退的关系的中英文检索词、文献数量等进行了整理分析，见表 8-1-2。

表 8-1-2　维生素 D 补充与认知及相关疾病检索情况

疾病	检索词		文献数（纳入 / 总）		合计
	中文检索词	英文检索词	中文	英文	
痴呆 / 阿尔茨海默病	维生素 D_3，25-羟维生素 D_3，1,25-二羟维生素 D_3，认知功能，脑功能，认知功能下降，认知功能减退，认知障碍，轻度认知障碍，阿尔茨海默病，痴呆，缺血性血管病所致痴呆，脑梗死性痴呆，糖尿病	vitamin D_3，25-OH-VitD_3，1,25-$(OH)_2$-VitD_3，cognition，cognitive，function，brain function，cognitive decline，cognitive disorder，mild cognitive impairment，Alzheimer's disease，dementia，dementia due to ischemic vascular disease，cerebral infarct dementia，diabetes	0/783	38/3296	38/4079

三、研究证据

参照世界卫生组织（WHO）推荐的证据评价方法和标准[11]，对维生素 D 补充与认知功能、认知相关疾病有关联的文献进行综合评价，纳入研究类型主要包括 meta 分析、随机对照试验及观察性研究，其结果如下：

1. 维生素 D 补充与痴呆及 MCI 的关系

维生素 D 补充与痴呆（包含 AD、血管性痴呆）、MCI 的关系研究共有 34 篇文献，包括 12 篇 meta 分析、7 篇 RCT 研究及 15 篇队列研究；而横断面研究篇数较多但证据级别较低，故未列出。见表 8-1-3 ～ 8-1-5。

（1）meta 分析研究结果：见表 8-1-3。Suh 等[12] 探讨了维生素 D 补充对认知功能的影响，共纳入 6 项针对 40 岁或 40 岁以上个体的随机或半随机对照试验，在涉及 4992 名参与者的研究中，各项研究所纳入人群的年龄、性别及干预时间均有较大差异，结果显示维生素 D 补充与整体认知功能没有关联。可能由于该研究纳入的文献较少且基线研究人群特征异质性较大，没有得出有意义的结论。Goodwill 等[13] 的 meta 分析最终纳入了 26 项观察性研究和 3 项随机对照试验（$n = 19 \sim 9556$），观察性研究揭示较低水平的维生素 D 和较差的认知功能有关，但随机对照试验的结果显示维生素 D 补充并不能改善认知功能。从证据来看，维生素 D 对认知改善作用可能存在一个与疾病进展相关的治疗年龄窗口。Annweiler 等[14] 在 2013 年采用 meta 分析探讨了维生素 D 和特定认知领域间的关联。285 项入选研究中，14 项观察性研究（包括 3 项前瞻性队列研究）和 3 项随机对照试验符合入选标准。参与者人数从 44 名到 5692 名社区居民（0 ~ 100% 妇女）不等。结果显示，较低浓度的血清 25-OH-VitD$_3$ 预示着执行功能障碍，尤其是在心理变化、信息更新和处理速度方面，与情景记忆的关联仍不确定。补充维生素 D 干预前后比较显示干预后执行功能有所改善，但与对照组差异没有统计学意义。Yang 等[15] 的 meta 分析纳入 6 项前瞻性队列研究，结果未发现血清维生素 D 缺乏（< 25 nmol/L）或维生素 D 不足（25 ~ 50 nmol/L）与 AD 风险的关联。Kalra 等[16] 的 meta 分析综合 5 项以社区老年人为研究对象的前瞻性队列研究，血清 25-OH-VitD$_3$ 浓度分为正常（> 50 nmol/L）、不足（25 ~ 49.9 nmol/L）和缺乏（< 25 nmol/L）三组，并根据维生素 D 水平使用一般逆方差方法计算 AD 和全因性痴呆的合并风险，结果显示，根据 25-OH-VitD$_3$ 水平，全因性痴呆和 AD 的风险存在梯度效应，维生素 D 缺乏的人群发生全因性痴呆和 AD 的风险较高，维生素 D 水平不足的人群风险居中。Chai 等[17] 的 meta 分析共纳入 11 项研究（包括 7 项前瞻性队列研究，4 项横断面研究），共纳入 21 784 名研究对象，分别评估了维生素 D 与痴呆和 AD 发生率间的关联。结果显示，维生素 D 缺乏与痴呆和 AD 的发病密切相关。与中度维生素 D 缺乏（10 ~ 20 ng/ml）相比，重度维生素 D 缺乏（< 10 ng/ml）与痴呆和 AD 的关联更强。Jayedi 等[18] 的 meta 分析共纳入了 7 项前瞻性队列研究和 1 项回顾性队列研究，共计 28 354 人，涉及 1953 例痴呆和 1607 例 AD，结果发现维生素 D 不足（10 ~ 20 ng/ml）并不会增加痴呆和 AD 的发生风险，但维生素 D 缺乏（< 10 ng/ml）与 AD 的发生风险存在关联。Maddock 等[19] 则是采用孟德尔随机化方式来探究维生素 D 不足与认知功能减退间是否存在因果关系。meta 分析总计纳入 17 个队列共 172 349 人，在未测量维生素 D 浓度的研究中，选取 DHCR7（rs12785878）、CYP2R1（rs12794714）及其评分来间接估计维生素 D 的浓度，分别按 25-OH-VitD$_3$、性别和年龄分层，随机效应 meta 分析评估了 25-OH-VitD$_3$ 与认知功能之间的关联。当按 25-OH-VitD$_3$、性别和年龄分层时，综合得分、整体认知和记忆认知的影响因素相似，并未发现血清 25-OH-VitD$_3$ 浓度和中老年认知表现两者间存在因果关联的证据。Sommer 等[20] 对已发表和未发表的数据进行了随机效应 meta 分析，6 项队列研究提供了有关血清 25-OH-VitD$_3$ 浓度对痴呆风险的影响的数据。5 项研究（样本量 18 974 人）的 meta 分析结果显示，与维生素 D 充足的人（≥ 50 nmol/L 或 54 ~ 159 nmol/L）相比，严重缺乏维生素 D 的人（< 25 nmol/L 或 7 ~ 28 nmol/L）患痴呆的风险更高。表明低 25-OH-VitD$_3$ 水平可能导致痴呆的发生。Shen 等[21] 的 meta 分析共综合了 5 篇文献（4 篇是队列研究，1 篇是横断面研究），总计纳入 10 019 名来自美国、英国、法国及德国的研究对象，结果显示，维生素 D 缺乏者（25-OH-VitD$_3$ 水平 < 50 nmol/L）与 25-OH-VitD$_3$ 水平 > 50 nmol/L 者相比，患 AD 的风险增加 21%。类似的分析也发现维生素 D 缺乏者痴呆风险显著增加。Etgen 等[22] 的 meta 分析总计纳入 2 项前瞻性队列研究和 5 项横断面研究，共计 7688 名参与者，结果显示，与正常维生素 D 相比，低维生素 D 者认知损害的风险增加（OR 2.39，95%CI 1.91 ~ 3.00；$P < 0.0001$）。Annweiler 等[23] 关于 25-OH-VitD$_3$ 和认知的 meta 分析纳入了 7 项横断面研究，共纳入 6068 名对象，其中包括 1179 名认知功能受损病例，该研究的人群全部来自亚洲。与 25-OH-VitD$_3$ 水平较低的参与者相比，25-OH-VitD$_3$ 水平 > 20 ng/ml 的参与者认知障碍的发生率（14.1%）更低（总体 $P < 0.001$，$P_{趋势} <$

0.001）。合并后的平均 25-OH-VitD$_3$ 差值为 6.83 ng/ml（95%CI 2.30 ～ 11.36），表明与亚洲认知健康的参与者相比，认知障碍者的 25-OH-VitD$_3$ 浓度较低。提示亚洲人群维生素 D 缺乏与认知障碍可能有关。

（2）干预试验结果：见表 8-1-4。Kang 等[24] 在社区居住的健康老年人中开展干预试验，结果显示，补充维生素 D$_3$（2000 IU/d）与 2 ～ 3 年的认知能力下降没有关联，但可能改善老年黑人的认知功能。Yang 等[25] 在患有 MCI 的老年人中开展了为期 12 个月的随机对照试验，结果发现维生素 D$_3$ 可能会通过增加端粒长度及降低氧化应激等机制来改善认知功能。Castle 等[26] 在 42 名绝经后的老年女性中开展干预试验，分别给予 600 IU/d、2000 IU/d 和 4000 IU/d 的维生素 D$_3$，结果显示 2000 IU/d 的维生素 D$_3$ 可改善视觉记忆、工作记忆及学习能力，但是 4000 IU/d 的维生素 D$_3$ 反而与较慢的反应时间有关。该研究并未得出维生素 D$_3$ 和认知功能之间存在确切关联的结论。Jia 等[27] 开展了为期 12 个月的随机双盲安慰剂对照试验，210 例 AD 患者被随机分配到干预组和安慰剂组，分别给予 800 IU/d 的维生素 D$_3$ 和安慰剂。结果显示维生素 D$_3$ 补充可能通过降低 Aβ 相关的生物标志物来改善认知功能。Hu 等[28] 的随机对照试验研究发现，维生素 D$_3$ 也许可以通过降低总胆固醇水平来改善认知功能。Jorde 等[29] 在中老年人群中开展为期 4 个月的随机对照试验，结果显示在该人群中补充维生素 D$_3$ 并不能改善认知功能。Jacqueline 等[30] 在维生素 D$_3$ 400 IU/d 组与维生素 D$_3$ 4000 IU/d 组之间开展随机对照试验，治疗 18 周后结果显示，25-OH-VitD$_3$ 浓度与非语言记忆间存在正向关联，非语言（视觉）记忆似乎受益于更高剂量的维生素 D$_3$ 补充，特别是在那些基线水平不足的人中；未发现语言记忆和其他认知领域与维生素 D$_3$ 的关联。

（3）观察性研究结果：见表 8-1-5。Márquez 等[31] 对 995 名智利老年人开展为期 9.6 年的随访研究发现，维生素 D 缺乏是 MCI 的一个危险因素，严重缺乏维生素 D 的人患 MCI 的风险是维生素 D 水平正常人的 2.33 倍。Navale 等[32] 使用英国生物库的前瞻性数据开展队列研究，结果显示维生素 D 缺乏与痴呆和卒中的风险增加有关联，与 25-OH-VitD$_3$ 50 ～ 75.9 nmol/L（HR 1.40，95%CI 1.26 ～ 1.56）相比，25-OH-VitD$_3$ < 25 nmol/L 者的关联更强（HR 1.79，95%CI 1.57 ～ 2.04）。Feart 等[33] 在法国老年人群中开展队列研究，平均随访 10.8 年，结果显示，体内充足的维生素 D 代谢水平可以减缓认知减退并延迟或预防痴呆（尤其是 AD）的发生。Licher 等[34] 开展的随访研究发现，低 25-OH-VitD$_3$ 浓度与痴呆的高发病率存在关联。Olsson 等[35] 对 1182 名平均年龄 71 岁的瑞典男性开展为期 18 年的随访研究，结果表明，基线 25-OH-VitD$_3$ 浓度与之后认知功能的变化没有关联。Karakis 等[36] 基于 Framingham 心脏病研究的队列人群旨在通过补充营养物质来预防 MCI，甚至是痴呆的发生，调整了人口学等混杂因素后，结果显示，较低的 25-OH-VitD$_3$ 浓度与较小的海马体积和较差的神经心理功能存在关联。Moon 等[37] 对 2005—2006 年和 2010—2011 年完成认知功能和代谢参数评估的 412 名韩国老年人进行了分析，主要观察指标是根据基线 25-OH-VitD$_3$ 水平比较研究期间 MCI 或痴呆症的发展速度，结果显示维生素 D 严重缺乏与之后 MCI 结局发生有关联。Toffanello 等[38] 在 1927 名老年人中开展了为期 4.4 年的随访研究，结果显示与维生素 D 正常者相比，维生素 D 缺乏者发生认知功能减退的风险可增加 1.36 倍，而维生素 D 不足者发生认知功能减退的风险会增加 1.29 倍，该研究支持老年人低 25-OH-VitD$_3$ 水平与认知功能下降之间的独立关联。在认知正常的老年受试者中，25-OH-VitD$_3$ 水平低于 75 nmol/L 预示了 4.4 年后的整体认知功能障碍。Afzal

表 8-1-3　维生素 D 与认知相关疾病的 meta 分析

作者，年度	例数	年龄（岁）	纳入研究类型及数量	结果	对认知功能的影响
Suh, 2020[12]	55～4122 例	≥40	随机或半随机对照试验（6项）	补充维生素 D_3 不能改善总认知功能	无
Goodwill, 2017[13]	19～9556 例	>18	观察性研究（26项），随机对照试验（3项）	补充维生素 D 不能改善认知功能	无
Annweiler, 2013[14]	44～5692 例	20～90	观察性研究（14项），随机对照试验（3项）	血清中低浓度 25-OH-$VitD_3$ 可以预测执行功能障碍，补充维生素 D 可改善执行功能，但与对照组差异没有统计学意义	保护
Yang, 2019[15]	21 692 例	58～73.6	前瞻性队列研究（6项）	维生素 D 缺乏或不足与 AD 风险增加无关	无
Kalra, 2019[16]	19 259 例	>50	前瞻性队列研究（5项）	维生素 D 缺乏的人群患痴呆和 AD 的风险较高，维生素 D 水平不足的人群风险居中	保护
Chai, 2019[17]	21 784 例	>18	前瞻性队列研究（7项），横断面研究（4项）	维生素 D 缺乏是痴呆或 AD 的危险因素	保护
Jayedi, 2019[18]	28 354 例	>18	前瞻性队列研究（7项），回顾性队列研究（1项）	维生素 D 缺乏会增加患痴呆及 AD 的风险	保护
Maddock, 2017[19]	172 349 例	43～74	队列研究（17项）	血清 25-OH-$VitD_3$ 浓度和认知功能间不存在因果关联	无
Sommer, 2017[20]	18 974 例	—	前瞻性队列研究（5项）	低水平 25-OH-$VitD_3$ 与痴呆的增加有关	保护
Shen, 2015[21]	10 019 例	—	前瞻性队列研究（4项），横断面研究（1项）	25-OH-$VitD_3$ 水平较低可能与 AD 和痴呆发病风险增加有关	保护
Etgen, 2012[22]	7688 例	≥55	前瞻性队列研究（2项），横断面研究（5项）	和维生素 D 充足者相比，维生素 D 缺乏认知损伤的概率增加	保护
Annweiler, 2017[23]	6068 例	≥60	横断面研究（7项）	亚洲人群中，维生素 D 缺乏会增加认知减退的可能性	保护

注："—"原文献中未见描述。

表 8-1-4 维生素 D 与认知功能的干预研究

作者,年度	维生素 D 检测方法	分组情况(例数)	年龄(岁)	摄入量/频率、干预时间	结果	对认知功能的影响
Kang, 2022[24]	高效液相色谱串联质谱法	安慰剂组(2112例)、干预组(2106例)	≥60	2000 IU/d 2年	补充维生素 D_3 与 2~3 年的认知能力下降无关	无
Yang, 2020[25]	高效液相色谱串联质谱法	安慰剂组(90例)、干预组(93例)	≥65	800 IU/d 12个月	维生素 D_3 可改善认知功能	保护
Castle, 2020[26]	放射免疫测定法	共42例,分为3个不同剂量组	58.0	600 IU/d、2000 IU/d、4000 IU/d 12个月	较高剂量维生素 D_3 补充可能会对反应时间产生不利影响	无
Jia, 2019[27]	高效液相色谱串联质谱法	210例AD患者分为安慰剂组和干预组	≥65	800 IU/d 12个月	干预组认知评分显著增加	保护
Hu, 2019[28]	高效液相色谱串联质谱法	安慰剂组(90例)、干预组(93例)	≥65	800 IU/d 12个月	干预组的总智商显著增加	保护
Jorde, 2019[29]	高效液相色谱串联质谱法	安慰剂组(182例)、干预组(192例)	51.8	200 000 IU/周 4个月	中老年人群补充维生素 D_3 不会改善认知	无
Jacqueline, 2017[30]	高效液相色谱串联质谱法	低剂量组(42例)、高剂量组(40例)	54.7	400 IU/d、4000 IU/d 18周	高剂量维生素 D_3 对非语言记忆有益	保护

表 8-1-5　维生素 D 与认知相关疾病的前瞻性队列研究

作者，年度	维生素 D 检测方法	随访时间（年）	例数（n），年龄（岁）	结果	对认知功能的影响
Márquez, 2022[31]	放射免疫分析	9.6	955 例，≥60	严重缺乏维生素 D 者患 MCI 的风险是维生素 D 水平正常者的 2.33 倍	保护
Navale, 2022[32]	化学发光免疫分析法	94.6	427 690 例，37～73	维生素 D 缺乏与痴呆和卒中的风险增加有关，25-OH-VitD$_3$ < 25 nmol/L 者的关联最强	保护
Feart, 2017[33]	化学免疫发光法	10.8	916，≥65	维生素 D 不足者发生 AD 的概率是充足者的 2.85 倍	保护
Licher, 2017[34]	电化学发光免疫测定	10	6620 例，≥55	血清低 25-OH-VitD$_3$ 浓度与痴呆的高发病率有关	保护
Olsson, 2017[35]	高效液相色谱串联质谱法	18	1182 例，71	基线 25-OH-VitD$_3$ 浓度和之后痴呆风险或认知损伤无关	无
Karakis, 2016[36]	放射免疫分析	9	1663 例，72.4	低 25-OH-VitD$_3$ 浓度与较小海马体积和较差神经心理功能存在关联	保护
Moon, 2015[37]	高效液相色谱联串质谱法	5	412 例，≥65	维生素 D 严重缺乏与之后发生 MCI 有关	保护
Toffanello, 2014[38]	放射免疫测定法	4.4	1927 例，74.2	维生素 D 缺乏者的 MMSE 分数更低	保护
Afzal, 2014[39]	荼林化学发光仪	30	10 186 例，20～100	一般人群中，血浆 25-OH-VitD$_3$ 浓度降低与 AD 和血管性痴呆合并终点风险增加相关	保护
Schneider, 2014[40]	液相色谱串联质谱法	16.6	1652 例，62	中老年人群中，25-OH-VitD$_3$ 浓度与痴呆发生率间不存在关联	无
Knekt, 2014[41]	化学发光法	17	5010 例，40～79	女性人群 25-OH-VitD$_3$ 浓度增加会降低痴呆发生的风险	保护
Littlejohns, 2014[42]	液相色谱串联质谱法	5.6	1658 例，73.8	维生素 D 缺乏与痴呆及 AD 发病率增加有关	保护
Annweiler, 2012[43]	改良 Fardellone 食物频率问卷	7	498 例，79.8	较高的维生素 D 摄入量与老年女性较低的 AD 风险有关	保护
Menant, 2012[44]	化学免疫发光法	1	463 例，70～90	维生素 D 缺乏与认知功能损伤间存在关联	保护
Llewellyn, 2010[45]	免疫荧光法	5.2	858 例，≥65	与维生素 D 充足者相比，维生素 D 不足者的 MMSE 分数降低	保护

注：VD，维生素 D；AD，阿尔茨海默病；MCI，轻度认知障碍；MMSE，简易精神状态检查量表。

等[39]招募了 10 186 名白人研究对象并随访了 30 年，结果发现血浆 25-OH-VitD$_3$ 浓度降低与 AD 和血管性痴呆合并终点风险增加有关。Schneider 等[40]选择老年人群开展随访研究，平均随访了 16.6 年，研究结果显示，老年人群中 25-OH-VitD$_3$ 浓度与认知测验的分数并无关联。Knekt 等[41]的研究纳入了 5010 名研究对象，不过该研究仅在女性群体中发现维生素 D 具有保护认知功能的作用，提示维生素 D 的保护效应可能存在性别差异，其结论有待进一步的研究证实。Littlejohns 等[42]的随访研究也同样发现维生素 D 缺乏与痴呆及 AD 发病率上升存在关联。Annweiler 等[43]纳入 498 名老年女性的 7 年随访研究发现，较高的维生素 D 摄入量与较低的 AD 发生风险存在关联。Menant 等[44]的前瞻性队列研究随访期限较短，仅有 1 年，不过该研究依然得出了维生素 D 可以保护认知功能的结论。Llewellyn 等[45]的研究共纳入了 858 名 65 岁及以上的老年人，平均随访 5.2 年。该研究采用 MMSE 量表进行认知功能的评估，结果显示，与维生素 D 充足者相比，维生素 D 不足者 MMSE 量表得分更低。维生素 D 不足者平均每年 MMSE 量表得分下降 0.03 分。低水平维生素 D 与老年人群的认知功能减退存在关联。

2. 维生素 D 补充与糖尿病伴发认知损伤的关系

在维生素 D 补充与糖尿病伴发认知损伤的关系研究中，共纳入 3 篇文献，包括 RCT 研究（1 篇）、前瞻性研究（1 篇）和横断面研究（1 篇）。见表 8-1-6。

维生素 D 补充与 2 型糖尿病（T2DM）伴发认知损伤的关系研究中，Geng 等[46]利用英国生物库研究的数据进行了分析，研究了 13 486 名 60 岁及以上 T2DM 患者的血清维生素 D 水平与痴呆风险的关系，结果显示，较高的血清维生素 D 水平与较低的痴呆风险有关联。Byrn 等[47]开展的随机对照试验共纳入 T2DM 患者 30 人，将所有研究对象分为两组，分别接受不同剂量的维生素 D 补充。干预 3 个月后发现，高剂量维生素 D 并不具有改善 T2DM 患者认知功能的作用。Chen 等[48]进行的横断面研究共纳入了 165 名 T2DM 患者，把他们分为 MCI 组及认知正常组，结果表明，较高的血清 25-OH-VitD$_3$ 水平与 MoCA 得分增加存在关联。

四、研究证据评价

综合研究结果显示：①个体维生素 D 缺乏可增加痴呆发生风险；meta 分析结果显示维生素 D$_3$ 补充无认知改善作用，单个 RCT 研究显示维生素 D$_3$（400 IU/d、800 IU/d）补充可能改善老年人认知，不同研究结果差异可能与干预时机选取和持续时间有关，有待大样本、更长期的干预研究进一步证实。综合评价等级为 C 级。②维生素 D 补充与 T2DM 伴发认知损伤间的关联仍处于无法确定的状态，综合评价等级为 C 级。

具体研究证据的质量及价值评价结果见表 8-1-7 和表 8-1-8。

五、结语

1. 综合评价结果

个体维生素 D 缺乏可增加痴呆发生风险；meta 分析结果显示维生素 D$_3$ 补充无认知改善作用，单个 RCT 结果显示维生素 D$_3$ 400 IU/d（10 μg/d）和 800 IU/d（20 μg/d）补充可能改善老年人认知功能。综合评价等级为 C 级。

表 8-1-6 维生素 D 补充与糖尿病伴发认知损伤的研究

作者,年度	研究类型	维生素 D 检测方法	分组情况(例数)	年龄(岁)	摄入量/频率、干预时间	结果	对认知功能的影响
Geng, 2022[46]	前瞻性队列研究	化学发光免疫分析法	13 486 例	≥ 60	—	在 T2DM 患者中,较高的血清维生素 D 水平与较低的痴呆风险有关联	保护
Bvm, 2019[47]	随机对照试验	液相色谱串联质谱法	低剂量组(15 例)、高剂量组(15 例)	低剂量组:55.6 高剂量组:55.8	低剂量组:5000 IU/周,3 个月 高剂量组:50 000 IU/周,3 个月	补充高剂量维生素 D 并不会改善认知功能	无
Chen, 2014[48]	横断面研究	电化学发光免疫测定	非 MCI 组(70 例)、MCI 组(95 例)	认知正常组:55.5 MCI 组:55.5	—	血清 25-OH-VitD$_3$ 与 T2DM 患者伴发 MCI 风险有关联	保护

注:MCI,轻度认知障碍;T2DM,2 型糖尿病。
"—"表示原文中未描述。

表 8-1-7　维生素 D 补充与认知功能关系证据分析

内容	评级	备注
证据等级	优	12 个 meta 分析、8 个 RCT、15 个队列研究
一致性	中	各研究侧重点不同，干预人群具有明显异质性，维生素 D 测量方法具有差异性，维生素 D 缺乏的标准不统一，认知评估形式不统一，混杂因素控制不一致
健康影响	良	个体维生素 D 缺乏会增加痴呆发生风险，但尚不能确定维生素 D_3 有无认知改善作用
研究人群	良	研究人群有中国、美国、加拿大、法国、韩国、英国、智利等国家中老年人群
适用性	良	适用于中国老年人群时有个别注意事项

表 8-1-8　维生素 D 补充与糖尿病伴发认知损伤关系证据分析

内容	评级	备注
证据等级	良	1 个 RCT、1 个前瞻性队列、1 个横断面研究
一致性	中	干预研究开展较少（仅一项），结论尚不确定
健康影响	中	维生素 D 补充对糖尿病患者认知功能是否具有改善作用仍不确定
研究人群	良	研究人群有英国、中国、美国人群
适用性	中	尚无一致的结论

2. 局限性

维生素 D 测量方法具有差异性，维生素 D 缺乏的标准不统一，干预人群具有明显异质性，认知评估形式不统一，混杂因素控制不一致，缺乏长期、大样本随机对照试验。

（马　菲）

参考文献

［1］周璟明，徐兰，陈秀明，等 . 维生素 D_3 软胶囊溶出度测定方法的建立［J］. 药物分析杂志，2021，41：543-550.

［2］Autier P，Boniol M，Pizot C，et al. Vitamin D status and ill health：a systematic review［J］. Lancet Diabetes Endocrinol，2014，2（1）：76-89.

［3］Holick MF. Vitamin D and brain health：the need for vitamin D supplementation and sensible sun exposure［J］. J Intern Med，2015，277（1）：90-93.

［4］Jones G，Strugnell SA，DeLuca HF. Current understanding of the molecular actions of vitamin D［J］. Physiol Rev，1998，78（4）：1193-1231.

［5］Granic A，Hill TR，Kirkwood TB，et al. Serum 25-hydroxyvitamin D and cognitive decline in the very old：the Newcastle 85 + Study［J］. Eur J Neurol，2015，22（1）：106-15，e6-e7.

［6］Pardridge WM，Sakiyama R，Coty WA. Restricted transport of vitamin D and A derivatives through the rat blood-brain barrier［J］. J Neurochem，1985，44（4）：1138-1141.

［7］Balabanova S，Richter HP，Antoniadis G，et al. 25-Hydroxyvitamin D，24，25-dihydroxyvitamin D and 1，25-dihydroxyvitamin D in human cerebrospinal fluid［J］. Klin Wochenschr，1984，62（22）：1086-1090.

［8］Eyles DW，Smith S，Kinobe R，et al. Distribution of the vitamin D receptor and 1 alpha-hydroxylase in human brain［J］. J Chem Neuroanat，2005，29（1）：21-30.

［9］ Haussler MR, Jurutka PW, Mizwicki M, et al. Vitamin D receptor (VDR)-mediated actions of 1alpha, 25 (OH)$_2$ vitamin D$_3$: genomic and non-genomic mechanisms [J]. Best Pract Res Clin Endocrinol Metab, 2011, 25 (4): 543-559.

［10］ 霍记平, 王洪允, 胡蓓, 等. 维生素 D 的代谢、与疾病的关系以及合理使用的探讨 [J]. 中国临床药理学杂志, 2012, 28: 458-461.

［11］ WHO. WHO Hand Book for Guideline Development [M]. 2012.

［12］ Suh SW, Kim HS, Han JH, et al. Efficacy of vitamins on cognitive function of non-demented people: A systematic review and meta-analysis [J]. Nutrients, 2020, 12 (4): 1168.

［13］ Goodwill AM, Szoeke C. A systematic review and meta-analysis of the effect of low vitamin D on cognition [J]. J AM Geriatr Soc, 2017, 65 (10): 2161-2168.

［14］ Annweiler C, Montero-Odasso M, Llewellyn DJ, et al. Meta-analysis of memory and executive dysfunctions in relation to vitamin D [J]. J Alzheimers Dis, 2013, 37 (1): 147-171.

［15］ Yang K, Chen J, Li X, et al. Vitamin D concentration and risk of Alzheimer disease: A meta-analysis of prospective cohort studies [J]. Medicine (Baltimore), 2019, 98 (35): e16804.

［16］ Kalra A, Teixeira AL, Diniz BS. Association of vitamin D levels with incident all-cause dementia in longitudinal observational studies: A systematic review and meta-analysis [J]. J Prev Alzheimers Dis, 2020, 7 (1): 14-20.

［17］ Chai B, Gao F, Wu R, et al. Vitamin D deficiency as a risk factor for dementia and Alzheimer's disease: an updated meta-analysis [J]. BMC Neurol, 2019, 19 (1): 284.

［18］ Jayedi A, Rashidy-Pour A, Shab-Bidar S. Vitamin D status and risk of dementia and Alzheimer's disease: A meta-analysis of dose-response [J]. Nutr Neurosci, 2019, 22 (11): 750-759.

［19］ Maddock J, Zhou A, Cavadino A, et al. Vitamin D and cognitive function: A Mendelian randomisation study [J]. Sci Rep, 2017, 7 (1): 13230.

［20］ Sommer I, Griebler U, Kien C, et al. Vitamin D deficiency as a risk factor for dementia: a systematic review and meta-analysis [J]. BMC Geriatr, 2017, 17 (1): 16.

［21］ Shen L, Ji HF. Vitamin D deficiency is associated with increased risk of Alzheimer's disease and dementia: evidence from meta-analysis [J]. Nutr J, 2015, 14: 76.

［22］ Etgen T, Sander D, Bickel H, et al. Vitamin D deficiency, cognitive impairment and dementia: a systematic review and meta-analysis [J]. Dement Geriatr Cogn Disord, 2012, 33 (5): 297-305.

［23］ Annweiler C, Milea D, Whitson HE, et al. Vitamin D insufficiency and cognitive impairment in Asians: a multi-ethnic population-based study and meta-analysis [J]. J Intern Med, 2016, 280 (3): 300-311.

［24］ Kang JH, Vyas CM, Okereke OI, et al. Effect of vitamin D on cognitive decline: results from two ancillary studies of the VITAL randomized trial [J]. Sci Rep, 2021, 11 (1): 23253.

［25］ Yang T, Wang H, Xiong Y, et al. Vitamin D supplementation improves cognitive function through reducing oxidative stress regulated by telomere length in older adults with mild cognitive impairment: A 12-month randomized controlled trial [J]. J Alzheimers Dis, 2020, 78 (4): 1509-1518.

［26］ Castle M, Fiedler N, Pop LC, et al. Three doses of vitamin D and cognitive outcomes in older women: a double-blind randomized controlled trial [J]. J Gerontol A Biol Sci Med Sci, 2020, 75 (5): 835-842.

［27］ Jia J, Hu J, Huo X, et al. Effects of vitamin D supplementation on cognitive function and blood Abeta-related biomarkers in older adults with Alzheimer's disease: a randomised, double-blind, placebo-controlled trial [J]. J Neurol Neurosurg Psychiatry, 2019, 90 (12): 1347-1352.

［28］ Hu J, Jia J, Zhang Y, et al. Effects of vitamin D$_3$ supplementation on cognition and blood lipids: a 12-month randomised, double-blind, placebo-controlled trial [J]. J Neurol Neurosurg Psychiatry, 2018, 89 (12): 1341-1347.

［29］ Jorde R, Kubiak J, Svartberg J, et al. Vitamin D supplementation has no effect on cognitive performance after four months in mid-aged and older subjects [J]. J Neurol Sci, 2019, 396: 165-171.

［30］Pettersen JA. Does high dose vitamin D supplementation enhance cognition?：A randomized trial in healthy adults［J］. Exp Gerontol，2017，90：90-97.

［31］Márquez C，Angel B，Lera L，et al. Exploring the association between vitamin D and changes in cognitive function in chilean older adults：evidence from the ALEXANDROS cohort study［J］. J Pers Med，2022，12（7）：1078.

［32］Navale SS，Mulugeta A，Zhou A，et al. Vitamin D and brain health：an observational and Mendelian randomization study［J］. Am J Clin Nutr，2022，116（2）：531-540.

［33］Feart C，Helmer C，Merle B，et al. Associations of lower vitamin D concentrations with cognitive decline and long-term risk of dementia and Alzheimer's disease in older adults［J］. Alzheimers Dement，2017，13（11）：1207-1216.

［34］Licher S，de Bruijn R，Wolters FJ，et al. Vitamin D and the risk of dementia：The Rotterdam study［J］. J Alzheimers Dis，2017，60（3）：989-997.

［35］Olsson E，Byberg L，Karlstrom B，et al. Vitamin D is not associated with incident dementia or cognitive impairment：an 18-y follow-up study in community-living old men［J］. AM J Clin Nutr，2017，105（4）：936-943.

［36］Karakis I，Pase MP，Beiser A，et al. Association of serum vitamin D with the risk of incident dementia and subclinical indices of brain aging：the Framingham heart study［J］. J Alzheimers Dis，2016，51（2）：451-461.

［37］Moon JH，Lim S，Han JW，et al. Serum 25-hydroxyvitamin D level and the risk of mild cognitive impairment and dementia：the Korean Longitudinal Study on Health and Aging（KLoSHA）［J］. Clin Endocrinol（Oxf），2015，83（1）：36-42.

［38］Toffanello ED，Coin A，Perissinotto E，et al. Vitamin D deficiency predicts cognitive decline in older men and women：The Pro.V.A. Study［J］. Neurology，2014，83（24）：2292-2298.

［39］Afzal S，Bojesen SE，Nordestgaard BG. Reduced 25-hydroxyvitamin D and risk of Alzheimer's disease and vascular dementia［J］. Alzheimers Dement，2014，10（3）：296-302.

［40］Schneider AL，Lutsey PL，Alonso A，et al. Vitamin D and cognitive function and dementia risk in a biracial cohort：the ARIC Brain MRI Study［J］. Eur J Neurol，2014，21：1211-8，e69-e70.

［41］Knekt P，Saaksjarvi K，Jarvinen R，et al. Serum 25-hydroxyvitamin d concentration and risk of dementia［J］. Epidemiology，2014，25（6）：799-804.

［42］Littlejohns TJ，Henley WE，Lang IA，et al. Vitamin D and the risk of dementia and Alzheimer disease［J］. Neurology，2014，83（10）：920-928.

［43］Annweiler C，Rolland Y，Schott AM，et al. Higher vitamin D dietary intake is associated with lower risk of alzheimer's disease：a 7-year follow-up［J］. J Gerontol A Biol Sci Med Sci，2012，67（11）：1205-1211.

［44］Menant JC，Close JC，Delbaere K，et al. Relationships between serum vitamin D levels，neuromuscular and neuropsychological function and falls in older men and women［J］. Osteoporos Int，2012，23（3）：981-989.

［45］Llewellyn DJ，Lang IA，Langa KM，et al. Vitamin D and risk of cognitive decline in elderly persons［J］. Arch Intern Med，2010，170（13）：1135-1141.

［46］Geng T，Lu Q，Wan Z，et al. Association of serum 25-hydroxyvitamin D concentrations with risk of dementia among individuals with type 2 diabetes：A cohort study in the UK Biobank［J］. PLoS Med，2022，19（1）：e1003906.

［47］Byrn MA，Adams W，Penckofer S，et al. Vitamin D supplementation and cognition in people with type 2 diabetes：a randomized control trial［J］. J Diabetes Res，2019，2019：5696391.

［48］Chen RH，Zhao XH，Gu Z，et al. Serum levels of 25-hydroxyvitamin D are associated with cognitive impairment in type 2 diabetic adults［J］. Endocrine，2014，45（2）：319-324.

第二节 叶 酸

一、引言

叶酸最初从菠菜叶子中分离提取出来，因故得名，也叫维生素 B_9，由蝶啶、对氨基苯甲酸和谷氨酸结合而成。叶酸为淡黄色结晶状粉末，不溶于冷水，稍溶于热水，其钠盐易溶于水，不溶于脂溶剂。在水中易被光破坏，在酸性溶液中不稳定。

叶酸是体内许多重要生物合成中一碳单位的载体，对人类健康有着极其重要的作用，叶酸缺乏可导致巨幼细胞贫血、孕妇先兆子痫、胎盘早剥和胎儿神经管畸形。叶酸参与核苷酸合成、DNA 甲基化反应等作用，对于人体细胞生长、分化、修复至关重要。

近年的研究显示，叶酸水平降低导致的同型半胱氨酸（homocysteine，Hcy）水平升高与多种慢性病的发生存在关联，包括老年人认知功能减退、动脉粥样硬化、心血管疾病和某些癌症（结肠癌、前列腺癌、宫颈癌等）。血浆 Hcy 升高与认知能力减退、脑白质损伤、脑萎缩、神经纤维缠结和痴呆相关，是血管性痴呆和阿尔茨海默病（Alzheimer's disease，AD）的独立危险因素；另一方面，叶酸和维生素 B_{12} 是一碳单位代谢过程中合成 S- 腺苷甲硫氨酸（S-adenosylmethionine，SAM）所必需的，而 SAM 为中枢神经系统甲基化反应提供甲基，包括合成神经递质、合成膜磷脂和髓磷脂甲基化反应等。因此叶酸和维生素 B_{12} 缺乏可通过影响甲基化过程导致老年人认知功能异常。

叶酸的营养状况需结合叶酸摄入量调查和生化指标检测综合加以判断。由于食物叶酸与合成叶酸生物利用率不同，有必要在计算叶酸摄入量时，分别统计来源于天然食物的叶酸和强化食物及补充剂的叶酸，以膳食叶酸当量（dietary folate equivalent，DFE）表示。另一方面还应结合血清或红细胞中叶酸水平，以及血浆 Hcy 水平，综合判断个体或群体叶酸的营养状况。对于叶酸缺乏或不足的个体，首先推荐通过平衡膳食改善机体叶酸的营养状况。2023 版《中国居民膳食营养素参考摄入量》建议 14 岁以上青少年及成年人（包括老年人）每日叶酸摄入量为 400 μg DFE。叶酸广泛存在于各种动、植物性食物中。富含叶酸的食物有动物肝、豆类、坚果类、深绿色叶类蔬菜。此外全球有 68 个国家还通过强化叶酸的主食补充叶酸。

膳食营养是防治老年人认知功能障碍的可行措施，已有大量研究表明，叶酸在全生命周期中均与大脑功能存在关联，亦有大量叶酸与老年人大脑认知功能关系的研究报道。本部分通过充分检索国内外相关文献，综合评价分析叶酸与老年人大脑认知功能的关系，为人群合理补充叶酸、促进健康提供科学依据。

二、证据收集方法

本研究围绕叶酸与老年人大脑认知功能的关系，系统检索文献，共查阅中英文文献 499 篇。将叶酸与老年人大脑认知功能的相关中英文文献纳入研究，排除动物实验、细胞实验、仅考虑纯膳食来源叶酸摄入的研究、除肠内营养（包括经口、管饲、造瘘等途径，仅限于营养素直接摄入）和肠外营养（包括静脉注射和滴注等途径）以外其他接触途径（如滴眼液、局部外敷）及质量较低的文献后，检出二次析出文献，最终共有英文 20 篇文献作为本次研究的主要证据。对叶酸与老年人大脑认知功能关系的中英文检索词、文献数量等进行了整理分析，见表 8-2-1。

表 8-2-1 叶酸与老年人大脑认知功能检索情况

疾病	检索词		文献数（纳入/总）		合计
	中文检索词	英文检索词	中文	英文	
痴呆及认知功能障碍	叶酸，阿尔茨海默病，轻度认知障碍	folic acid, folate, supplement, fortified, fortification, intervention, effect, cognition, dementia, Alzheimer's disease, mild cognitive impairment	0/40	20/459	20/499

三、研究证据

叶酸与老年人大脑认知功能关系研究共有 20 篇文献纳入研究，包括队列研究（3 篇）、RCT 研究（9 篇）、系统综述（3 篇）、病例对照研究（3 篇）和横断面研究（2 篇）。所有纳入研究的详细信息见表 8-2-2。

1. 血叶酸水平与老年人大脑认知功能的关系

血叶酸水平与老年人大脑认知功能的关系共有 6 篇文献纳入研究，包括队列研究（3 篇）、病例对照研究（2 篇）和横断面研究（1 篇）。

一项为期 7 年纳入 499 名年龄为 70 ～ 79 岁的老年社区居民的队列研究证实，在矫正了包括血浆 Hcy 在内的多个影响因素后，血浆低叶酸水平使老年人发生认知功能减退的风险增加 1.6 倍[1]。另一项以色列进行的前瞻性队列研究亦证实了上述研究结果，该研究纳入 27 188 名年龄 60 ～ 75 岁的老年人，进行了 10 年的随访，研究结果表明，血清叶酸缺乏的老年人发生痴呆的风险增加 1.68 倍，同时全因死亡率增加 2.98 倍[2]。我国天津地区一项病例对照研究（纳入 112 例 MCI、89 例 AD 和 115 例认知正常老年人）亦证实血清低叶酸可增加 MCI 和 AD 的发生风险（OR 值分别为 3.07 和 3.42）[3]。在我国南方老年人群中开展的一项队列研究结果显示，较高的血浆叶酸水平可以降低老年人 MCI 的发病风险，特别是在老年男性人群中关联更为明显[4]。我国吕梁地区进行的一项多中心病例对照研究结果表明，较高的血清叶酸水平能降低 AD 的发生风险（OR ＝ 0.538）[5]。而智利一项针对 65 岁以上老年人的横断面研究提示，血清叶酸水平可能与认知障碍之间呈现 "U" 形曲线关系，过高或过低的血清叶酸水平都可能增加发生 MCI 的风险[6]。

2. 膳食叶酸及叶酸补充剂与老年人大脑认知功能的关系

膳食叶酸及叶酸补充剂与老年人大脑认知功能的关系共有 5 篇文献纳入研究，包括 RCT 研究（3 篇）、系统综述（1 篇）和横断面研究（1 篇）。

最近的一项基于干预性研究的系统综述指出，基线叶酸水平低或缺乏的老年人更可能通过补充叶酸获得益处[7]。中国居民营养与健康调查数据指出，每日叶酸摄入量达到中国居民膳食推荐摄入量（400 μg DFE/d）的老年人发生认知能力低下的风险较摄入量不能达到推荐摄入量的老年人低[8]。我国进行的一项为期 6 个月的随机对照试验结果表明，单独补充叶酸可以显著改善老年人的认知功能，降低外周炎症细胞因子水平，且其与维生

表 8-2-2　叶酸与老年人认知功能关系的研究

作者，年度	研究类型	调查方法	例数	研究对象及年龄	摄入情况／营养状况	结果	对认知功能的影响
Kado, 2005 [1]	队列研究	标准化认知能力测试	499 例	老年人 70~79 岁	血清叶酸 6.62±5.59 ng/ml	在老年人中，低叶酸水平是认知下降的危险因素。通过膳食叶酸摄入可能会降低发生认知下降的风险	保护作用
Rotstein, 2022 [2]	队列研究	国际疾病分类代码第 9 版和第 10 版	27 188 例	老年人 60~75 岁	血清叶酸缺乏率 12.57%	血清叶酸缺乏增加老年人患痴呆的风险，增加全因死亡风险	保护作用
Ma, 2017 [3]	病例对照研究	问卷调查	MCI: 112 例; AD: 89 例; 健康对照组: 115 例	65 岁以上老年人 MCI 组: 73.23±8.67 岁; AD 组: 74.62±8.01 岁; 健康对照组: 72.82±8.87 岁	MCI 组: 5.74±8.44 ng/ml; AD 组: 5.13±3.57 ng/ml; 健康对照组: 7.03±3.68 ng/ml	MCI 组和 AD 组血清叶酸水平低于健康对照组，低叶酸水平增加患疾病风险	保护作用
Chen, 2022 [4]	队列研究	长谷川痴呆量表（HDS）	615 例	中国南方老年人 70~84 岁	血浆叶酸 11.1±4.3 nmol/L	较高的血浆叶酸水平可以降低老年人发生 MCI 的风险，特别是在老年男性人群中关联更为明显	保护作用
Meng, 2019 [5]	病例对照研究	问卷调查	病例组: 182 例; 对照组: 728 例	55 岁以上老年人 病例组: 68.84±7.63 岁; 对照组: 68.86±7.69 岁	病例组: 8.65（6.00~14.60）nmol/L; 对照组: 9.35（5.96~15.84）nmol/L	高叶酸水平是 AD 的保护因素，叶酸补充可作为潜在的治疗手段	保护作用
Castillo-Lancellotti, 2015 [6]	横断面研究	问卷调查	1051 例	65 岁以上老年人 72.7±0.38 岁	血清叶酸 21.36±0.61 μg/L	血清叶酸水平低时，每增加 1 个单位（1 μg/L）可降低认知受损的风险，但是当血清叶酸水平较高时，进一步增加叶酸水平反而会增加患病风险	"U" 形曲线效应
Huang, 2020 [7]	系统综述	文献检索	11 项 RCT	老年人	口服叶酸或复合叶酸复合维生素，干预 6~24 个月	对于基线叶酸缺乏的老年人，补充叶酸可以获得更高的改善认知的健康效应	保护作用

续表

作者，年度	研究类型	调查方法	例数	研究对象及年龄	摄入情况/营养状况	结果	对认知功能的影响
Xu, 2022[8]	横断面研究	问卷调查	2421例	60岁以上老年人	是否达到推荐摄入量	达到叶酸推荐摄入量可降低发生认知功能低下的风险	保护作用
Ma, 2019[9]	RCT	韦氏成人智力量表（WAIS-RC）	60例/组	60岁以上老年MCI患者	每日口服叶酸800 μg干预6个月	口服叶酸能改善老年MCI患者认知表现，降低外周血炎症因子的水平	保护作用
Bai, 2021[10]	RCT	WAIS-RC	40例/组	65岁以上老年MCI患者	每日口服叶酸800 μg干预6个月	口服叶酸改善了老年MCI患者总智商、数字和图片填涂维度得分	保护作用
Ma, 2016[11]	RCT	WAIS-RC	干预组80例，对照组79例	65岁以上老年人 MCI干预组74.82±2.75岁，对照组74.63±3.21岁	每日口服叶酸400 μg干预6个月	叶酸干预可以改善老年MCI患者认知功能	保护作用
Zhang, 2017[12]	系统综述	文献检索	4项RCT	老年人		补充B族维生素降低血清Hcy水平，但不能改善认知功能	部分有效
Behrens, 2020[13]	系统综述	文献检索	8项RCT	老年人		口服B族维生素不能改善老年人认知，但是对有特殊危险因素的人群可能有更大益处	部分有效
de Jager, 2012[14]	RCT	简易精神状态检查量表（MMSE）	干预组110例，对照组113例	MCI患者（英国牛津），干预组76.8±5.1岁，对照组76.7±4.8岁	叶酸0.8 mg/d，维生素B6 0.5 mg/d和维生素B6 20 mg/d，2年	补充B族维生素减轻MCI患者，尤其是Hcy升高的患者认知减退和临床症状	保护作用
Aisen, 2008[15]	RCT	阿尔茨海默病评估量表（ADAS-cog）	干预组240例，对照组169例	轻中度AD患者（美国），干预组75.7±8.0岁，对照组77.3±7.9岁	叶酸5 mg/d，维生素B12 1 mg/d和维生素B6 25 mg/d，18个月	补充B族维生素降低AD患者血浆Hcy水平，对认知无影响；治疗组抑郁症发生率更高	无

续表

作者，年度	研究类型	例数	研究对象及年龄	摄入情况/营养素状况	结果	对认知功能的影响
Sun，2007[16]	RCT	ADAS	干预组45例，对照组44例	轻中度AD患者（中国台湾）（均接受胆碱酯酶抑制剂治疗）干预组74.9±7.1岁，对照组74.6±7.5岁	维生素B12 500 mg 和复合维生素（维生素B6 5 mg，叶酸1 mg，其他维生素和铁）/d，26周（约6个月）	补充复合维生素降低Hcy水平，但对认知功能无改善	无
Kwok，2011[17]	RCT	MMSE、中国马蒂斯痴呆评定量表（MDRS）	干预组70例，对照组70例	轻中度AD患者（中国香港）干预组79.1±6.7岁，对照组77.2±7.9岁	维生素B12 1 mg 和叶酸5 mg/d，2年	补充维生素B12和叶酸降低AD患者Hcy水平，不改善认知能力下降	无
Connelly，2008[18]	RCT	MMSE	干预组23例，对照组18例	AD患者（苏格兰城市农村混合人群）（均接受胆碱酯酶抑制剂治疗）干预组75.65±5.94岁，对照组77.60±6.89岁	叶酸1 mg/d，6个月	补充叶酸改善胆碱酯酶抑制剂对AD患者的作用	保护作用
Douaud，2013[19]	RCT	脑体积，MMSE	干预组80例，对照组76例	MCI患者（英国）干预组77±5岁，对照组76±4岁	叶酸0.8 mg/d，维生素B6 20 mg/d，维生素B12 0.5 mg/d，2年	有效减缓大脑灰质萎缩速度，提高MCI老年人认知功能	保护作用
Wu，2021[20]	RCT	全球认知功能量表（CDR-global）	545例	英国队列平均年龄76.8岁，中国香港队列平均年龄77.4岁	英国队列维生素B12 0.5 mg/d，维生素B6 20 mg/d，叶酸0.4 mg/d；中国香港队列维生素B12 0.5 mg/d，维生素B6 20 mg/d，叶酸0.5 mg/d，24个月	在未服用阿司匹林的MCI老年人中，复合B族维生素有效改善认知功能并减缓脑萎缩速度	部分保护作用

素 B_{12} 联合作用时效果更为显著[9]。每日服用叶酸补充片 800 μg 可提高 MCI 老年人总智商、数字和图片填涂维度的得分[10]。每天补充叶酸 400 μg，6 个月后可有效改善短期记忆分数[11]。

3. 复合 B 族维生素补充与老年人大脑功能的关系

在检索叶酸与老年人大脑功能关系的研究时发现，有一些研究关注以叶酸为主的复合维生素 B 补充与老年人大脑功能的关系，而不是关注单纯叶酸的作用，因此将以叶酸为主的复合维生素 B 补充与老年人大脑功能关系的相关文献进行单独分析。复合维生素 B 补充与老年人大脑认知功能关系的研究共有 9 篇文献纳入研究，包括 meta 分析（2 篇）和 RCT（7 篇）。

两项 meta 分析研究结果均显示，复合维生素 B 补充可以有效降低患有痴呆症的老年人的血浆 Hcy 水平，但是并不能改善老年人，特别是痴呆症患者的认知功能[12-13]。英国一项双盲、单中心、纳入 266 名 70 岁以上 MCI 老年人的随机对照试验显示，在基线 B 族维生素或叶酸水平较低的人群中，复合维生素 B 补充（每日口服 0.8 mg 叶酸、0.5 mg 维生素 B_{12} 和 20 mg 维生素 B_6，干预 2 年）可有效改善口头记忆[14]。美国一项基于 409 名轻中度 AD 患者的为期 18 个月的多中心、双盲 RCT 研究结果显示，高剂量复合 B 族维生素补充（每天 5 mg 叶酸、25 mg 维生素 B_6 和 1 mg 维生素 B_{12}）尽管可以有效降低患者血浆 Hcy 水平，但对改善认知功能作用甚微[15]。此外，我国台湾地区、香港地区以及英国的科研工作者分别独立开展了三项针对轻中度痴呆症患者的 RCT 研究，虽然复合维生素的配方、剂量以及干预时间有所不同，但是都得出了与美国的 RCT 研究相似的结论，既复合 B 族维生素补充能有效降低轻中度 AD 患者血浆 Hcy 水平，但是对认知的改善作用不明显[16-18]。亦有研究关注复合 B 族维生素补充与老年人大脑萎缩速度的关系。英国一项对 MCI 老年人的研究指出，高剂量复合 B 族维生素补充（每天 0.8 mg 叶酸、20 mg 维生素 B_6 和 0.5 mg 维生素 B_{12}）2 年可有效减缓大脑灰质萎缩速度，提高 MCI 老年人认知功能[19]。一项结合英国老年人队列和香港老年人队列的随机对照试验结果揭示，对于未服用阿司匹林的 MCI 老年人，复合 B 族维生素（包括叶酸、维生素 B_{12}，包含或不包含维生素 B_6）干预 24 个月后，可有效改善认知功能并减缓脑萎缩速度，但在服用阿司匹林的 MCI 老年人中未见以上健康效应[20]。叶酸与老年人大脑认知功能的不同研究在干预剂量、干预时间、干预方式、作用人群和评价指标等方面都存在差异，不同文献样本量及质量控制亦存在差异，有待开展基于中国人群的大样本队列研究及高质量 RCT 研究进一步证实叶酸补充在改善中国老年人认知功能上的作用。

四、研究证据评价

综合研究结果显示，血浆低叶酸水平可使老年人发生认知减退的风险增加，叶酸缺乏或不足的 MCI 老年人补充叶酸可以改善其认知功能，综合评价等级为 C 级。以叶酸为主的复合维生素 B 补充能有效降低轻中度痴呆症老年患者血浆 Hcy 浓度，但是否能有效改善老年人大脑认知功能还有待进一步讨论，综合评价等级为 C 级。具体研究证据的质量及价值评价结果见表 8-2-3。

表 8-2-3 叶酸与老年人大脑认知功能关系证据分析

内容	评级	备注
证据等级	良	队列研究（3 篇），RCT 研究（9 篇），系统综述（3 篇），病例对照研究（3 篇）和横断面研究（2 篇）
一致性	差	各研究的侧重点不同，纳入人群年龄、疾病程度、营养素组合及剂量均有不同
健康影响	良	对于叶酸缺乏或不足的 MCI 老年人单独补充叶酸可以改善认知功能，特别是在部分功能分区中有较理想效果 复合 B 族维生素补充可有效降低轻中度痴呆症老年人血浆 Hcy 浓度
研究人群	良	研究人群有英国、美国、麦克阿瑟、智力、中国等国家成年人
适用性	良	适用于中国老年人群，但缺乏中国人群大样本队列研究或高质量 RCT 研究支持

五、结语

综合评价结果显示，血浆低叶酸水平与老年人认知减退风险增加存在关联，对于叶酸缺乏或不足的 MCI 老年人，适当补充叶酸（400 ～ 800 μg/d）可以改善其认知功能。轻中度痴呆症老年患者补充以叶酸为主要组成的复合 B 族维生素可有效降低血浆 Hcy 水平，但补充复合维生素 B 能否改善老年人认知功能还有待进一步讨论加以验证。文献尚未发现大剂量服用叶酸补充剂对老年人认知功能有不利影响。

尽管纳入的研究类型不同，不同文献在干预剂量、干预时间、干预方式、作用人群和评价指标等方面都存在差异，且缺乏基于中国人群的大样本队列研究及高质量 RCT 研究，但是本研究的研究结果仍可供我国人群参考。由于我国尚没有叶酸强化政策，老年人叶酸缺乏或不足的风险较高，因此，建议老年人增加饮食中富含叶酸的食物。

（李 文 黄国伟）

参考文献

［1］Kado DM，Karlamangla AS，Huang MH，et al. Homocysteine versus the vitamins folate，B₆，and B₁₂ as predictors of cognitive function and decline in older high-functioning adults：MacArthur Studies of Successful Aging［J］. Am J Med，2005，118（2）：161-7.

［2］Rotstein A，Kodesh A，Goldberg Y，et al. Serum folate deficiency and the risks of dementia and all-cause mortality：a national study of old age［J］. Evid Based Ment Health，2022，25（2）：63-68.

［3］Ma F，Wu T，Zhao J，et al. Plasma homocysteine and serum folate and vitamin B₁₂ levels in mild cognitive impairment and Alzheimer's disease：a case-control study［J］. Nutrients，2017，9（7）：725.

［4］Chen X，Yang J，Zhang H，et al. Plasma folate levels in relation to cognitive impairment：a community-based cohort of older adults in China［J］. Eur J Nutr，2022，61（5）：2837-2845.

［5］Meng H，Li Y，Zhang W，et al. The relationship between cognitive impairment and homocysteine in a B12 and folate deficient population in China：A cross-sectional study［J］. Medicine（Baltimore），2019，98（47）：e17970.

［6］Castillo-Lancellotti C，Margozzini P，Valdivia G，et al. Serum folate，vitamin B₁₂ and cognitive impairment in Chilean older adults［J］. Public Health Nutr，2015，18（14）：2600-8.

［7］Huang L，Zhao J，Chen Y，et al. Baseline folic acid status affects the effectiveness of folic acid supplements in cognitively relevant outcomes in older adults：a systematic review［J］. Aging Ment

Health, 2022, 26（3）：457-463.

［8］Xu H, Wang S, Gao F, et al. Vitamin B$_6$, B$_9$, and B$_{12}$ intakes and cognitive performance in elders: National Health and Nutrition Examination Survey, 2011-2014［J］. Neuropsychiatr Dis Treat, 2022, 18：537-553.

［9］Ma F, Zhou X, Li Q, et al. Effects of folic acid and vitamin B$_{12}$, alone and in combination on cognitive function and inflammatory factors in the elderly with mild cognitive impairment: a single-blind experimental design［J］. Curr Alzheimer Res, 2019, 16（7）：622-632.

［10］Bai D, Fan J, Li M, et al. Effects of folic acid combined with DHA supplementation on cognitive function and amyloid-β-related biomarkers in older adults with mild cognitive impairment by a randomized, double blind, placebo-controlled Trial［J］. J Alzheimers Dis, 2021, 81（1）：155-167.

［11］Ma F, Wu T, Zhao J, et al. Effects of 6-month folic acid supplementation on cognitive function and blood biomarkers in mild cognitive impairment: a randomized controlled trial in China［J］. J Gerontol A Biol Sci Med Sci, 2016, 71（10）：1376-83.

［12］Zhang DM, Ye JX, Mu JS, et al. Efficacy of vitamin B supplementation on cognition in elderly patients with cognitive-related diseases［J］. J Geriatr Psychiatry Neurol, 2017, 30（1）：50-59.

［13］Behrens A, Graessel E, Pendergrass A, et al. Vitamin B-Can it prevent cognitive decline? A systematic review and meta-analysis［J］. Syst Rev, 2020, 9（1）：111.

［14］de Jager CA, Oulhaj A, Jacoby R, et al. Cognitive and clinical outcomes of homocysteine-lowering B-vitamin treatment in mild cognitive impairment: a randomized controlled trial［J］. Int J Geriatr Psychiatry, 2012, 27（6）：592-600.

［15］Aisen PS, Schneider LS, Sano M, et al. High-dose B vitamin supplementation and cognitive decline in Alzheimer disease: a randomized controlled trial［J］. JAMA, 2008, 300（15）：1774-1783.

［16］Sun Y, Lu CJ, Chien KL, et al. Efficacy of multivitamin supplementation containing vitamins B6 and B12 and folic acid as adjunctive treatment with a cholinesterase inhibitor in Alzheimer's disease: a 26-week, randomized, double-blind, placebo-controlled study in Taiwanese patients［J］. Clin Ther, 2007, 29（10）：2204-2214.

［17］Kwok T, Lee J, Law CB, et al. A randomized placebo controlled trial of homocysteine lowering to reduce cognitive decline in older demented people［J］. Clin Nutr, 2011, 30（3）：297-302.

［18］Connelly PJ, Prentice NP, Cousland G, et al. A randomized double-blind placebo-controlled trial of folic acid supplementation of cholinesterase inhibitors in Alzheimer's disease［J］. Int J Geriatr Psychiatry, 2008, 23（2）：155-160.

［19］Douaud G, Refsum H, de Jager CA, et al. Preventing Alzheimer's disease-related gray matter atrophy by B-vitamin treatment［J］. Proc Natl Acad Sci U S A, 2013, 110（23）：9523-9528.

［20］Wu Y, Smith AD, Refsum H, et al. Effectiveness of B vitamins and their interactions with aspirin in improving cognitive functioning in older people with mild cognitive impairment: pooled post-Hoc analyses of two randomized trials［J］. J Nutr Health Aging, 2021, 25（10）：1154-1160.

第三节 维生素 B$_1$、维生素 B$_6$ 和维生素 B$_{12}$

一、引言

维生素 B$_1$（vitamin B$_1$）又称硫胺素（thiamin），也称抗神经炎因子，是焦磷酸硫胺素辅酶的一部分，也是第一个被发现的 B 族维生素。维生素 B$_1$ 呈白色针状结晶，易溶于水，微溶于乙醇，在酸性溶液中（pH 5.0 以下）比较稳定，加热不易分解，而在碱性溶液中极不稳定。硫胺素在碱性铁氰化钾溶液中被氧化为硫色素，硫色素在紫外光下呈现蓝色荧光，利用这一特性可测定硫胺素的含量[1]。维生素 B_1 在体内的主要活性形式为焦磷酸硫胺素（thiamine pyrophosphate，TPP），亦称辅羧酶（cocarboxylase）。维生素 B_1 在能量代谢中具有重要作用，参与两种重要的代谢反应：α- 酮酸的氧化脱羧反应和磷酸戊糖途径的转酮醇反应[1]。维生素 B_1 在神经组织中可能具有一种特殊的非酶作用，当维生素 B_1 缺乏时，乙酰辅酶 A 的生成减少，影响乙酰胆碱的合成[1]。2023 版《中国居民膳食营养素参考摄入量》建议 14 岁以上青少年及成年男性或女性（包括老年人）维生素 B_1 每日摄入量为 1.4 mg 或 1.2 mg。

维生素 B_6（vitamin B_6）包括三种天然存在形式，即吡哆醇（pyridoxine，PN）、吡哆醛（pyridoxal，PL）和吡哆胺（pyridoxamine，PM）。维生素 B_6 易溶于水及乙醇，微溶于有机溶剂，在空气和酸性条件下稳定，在碱性条件下容易被破坏，对光敏感[1]。在体内，维生素 B_6 的主要生物活性形式为磷酸吡哆醛（phosphopyridoxal，pyridoxal phosphate，PLP），PLP 以辅酶形式参与多种酶系反应，其主要作用表现在：①参与氨基酸代谢，如转氨、脱氨、脱羟、转硫和色氨酸转化等作用；②参与脂肪的代谢；③促进体内烟酸合成；④参与造血；⑤促进体内抗体的合成；⑥可促进维生素 B_{12}、铁和锌的吸收；⑦参与神经系统中许多酶促反应，使神经递质的水平升高，包括 5- 羟色胺、多巴胺、去甲肾上腺素等；⑧参与一碳单位和同型半胱氨酸（homocysteine，Hcy）代谢。2023 版《中国居民膳食营养素参考摄入量》建议 50 ～ 80 岁成年人及老年人每日摄入 1.6 mg 维生素 B_6，80 岁以上老年人每日摄入 2.4 mg 维生素 B_6。

维生素 B_{12}（vitamin B_{12}）又称钴胺素（cobalamin），是唯一含有金属元素的维生素。钴可与氰基（－ CN）、羟基（－ OH）、甲基（－ CH_3）、5- 脱氧腺苷等基团相结合，分别称氰钴胺素、羟钴胺素、甲基钴胺素及 5- 脱氧腺苷钴胺素，后两者是维生素 B_{12} 的活性型，也是血液中存在的主要形式。维生素 B_{12} 为红色结晶（金属钴的颜色），熔点甚高（320℃时不熔），可溶于水和乙醇，在 pH 4.5 ～ 5.0 的弱酸条件下最稳定，在强酸或碱性环境中易被破坏[1]。维生素 B_{12} 在体内以两种辅酶形式发挥生理作用，即甲基 B_{12}（甲基钴胺素）和辅酶 B_{12}（5- 脱氧腺苷钴胺素）。维生素 B_{12} 参与细胞的核酸代谢。当其缺乏时，红细胞中 DNA 合成障碍，诱发巨幼细胞贫血。维生素 B_{12} 缺乏会阻抑甲基化反应，引起神经系统损害。维生素 B_{12} 缺乏与叶酸缺乏一样可引起高同型半胱氨酸血症，对心血管和神经系统造成损害[1]。2023 版《中国居民膳食营养素参考摄入量》建议 14 岁以上青少年及成年人（包括老年人）每日摄入 2.4 μg 维生素 B_{12}。

有多项研究表明，低水平的维生素 B_1、维生素 B_6 和维生素 B_{12} 与老年人认知功能障碍有关，甚至与大脑皮质海马结构完整性较低有关。但多项探讨维生素 B_1、维生素 B_6 和维生素 B_{12} 单独补充对认知功能影响的研究都不支持单独补充维生素 B_1、维生素 B_6 或维生素 B_{12} 能够改善认知功能的假设。B 族维生素单独或联合干预对认知和大脑功能作用的研究较多，但结论不一致。仍需针对特定人群的大规模长期双盲随机对照试验进一步研究维生素 B_1、维生素 B_6 和维生素 B_{12} 与健康或认知障碍老年人大脑功能之间的关系。本部分通过充分检索国内外相关文献，综合评价分析维生素 B_1、维生素 B_6 和维生素 B_{12} 补充对老年人大脑认知功能的关系，为人群合理补充维生素 B_1、维生素 B_6 和维生素 B_{12}，促进健康提供科学依据。

二、证据收集方法

本研究围绕维生素 B_1、维生素 B_6 和维生素 B_{12} 与老年人大脑认知功能的关系进行系统性文献检索，共查阅 256 篇文献。根据总体纳入标准和排除标准，补充二次析出文献，共有 22 篇英文文献作为本次研究的主要证据。对维生素 B_1、维生素 B_6 和维生素 B_{12} 补充与老年人大脑认知功能关系的中英文检索词、文献数量等进行了整理分析，见表 8-3-1。

表 8-3-1　维生素 B_1、维生素 B_6 和维生素 B_{12} 与老年人大脑功能检索情况

营养素	检索词		文献数（纳入/总）		合计
	中文检索词	英文检索词	中文	英文	
维生素 B_1	维生素 B_1，阿尔茨海默病，轻度认知障碍	vitamin B_1, thiamin, thiamine, benfotiamine, fursutiamine, supplement, fortified, fortification, intervention, effect, cognition, dementia, Alzheimer's disease, mild cognitive impairment	0/14	6/22	6/36
维生素 B_6	维生素 B_6，阿尔茨海默病，轻度认知障碍	vitamin B_6, phosphopyridoxal, supplement, fortified, fortification, intervention, effect, cognition, dementia, Alzheimer's disease, mild cognitive impairment	0/4	6/28	6/32
维生素 B_{12}	维生素 B_{12}，阿尔茨海默病，轻度认知障碍	vitamin B_{12}, cobalamin, supplement, fortified, fortification, intervention, effect, cognition, dementia, Alzheimer's disease, mild cognitive impairment	0/27	10/159	10/188

三、研究证据

维生素 B_1、维生素 B_6 和维生素 B_{12} 与老年人大脑认知功能关系研究共有 22 篇文献纳入研究，包括队列研究（9 篇），RCT 研究（1 篇），系统综述（2 篇），病例对照研究（6 篇）和横断面研究（4 篇）。

1. 维生素 B_1 与老年认知功能的关系

维生素 B_1 与老年人大脑认知功能关系研究共有 6 篇文献纳入研究，包括队列研究（1 篇）、RCT（1 篇）、系统综述（1 篇）、病例对照研究（1 篇）和横断面研究（2 篇）。所有纳入研究的详细信息见表 8-3-2。

系统综述指出 50% 的老年男性和 39% 的老年女性（> 65 岁）膳食缺乏维生素 B_1[2]。中国台湾一项大型回顾性队列研究纳入 1 万余名酗酒患者，研究结果提示，酗酒患者补充维生素 B_1 可有效降低患者 5 年后发生痴呆症的风险（矫正人口学资料、慢性病和精神药物用药史后危险比为 0.54）[3]。最近古巴进行的一项横断面研究显示，AD 患者中维生素 B_1 缺乏的患病率高于同龄健康老年人[4]。我国一项纳入 611 名非痴呆老年人的横断面研究表明，血中维生素 B_1 的主要活性形式焦磷酸硫胺素的含量与 MMSE 评分呈正相关，提示维生素 B_1 营养状况可能与老年人认知功能存在关联[5]。西班牙研究人员检测了 33 例

表 8-3-2 维生素 B₁ 补充与 MCI 关系的研究

作者,年度	研究类型	调查方法	例数	研究对象及年龄	摄入情况/营养素状况	结果	对认知功能的影响
Chou, 2019[3]	回顾性队列研究	数据库检索	维生素 B₁ 治疗组:5059 例 非维生素 B₁ 治疗组:5059 例	40 岁及以上新诊断为饮酒障碍的患者/非维维生素 B₁ 治疗组:53.13±10.18 岁,维生素 B1 治疗组:53.41±10.25 岁	—	维生素 B₁ 治疗可能是酒精使用障碍患者痴呆症的保护因素	保护
Lanyau-Dominguez, 2020[4]	横断面研究	—	424 例	古巴签署知情同意的≥65 岁的老年人	—	血浆中高同型半胱氨酸水平和多种维生素的缺乏与 AD 和 MCI 有关。AD 患者中维生素 B₁ 缺乏的患病率高于同龄健康老年人	无
Lu, 2015[5]	横断面研究	问卷调查	611 例	>60 岁非痴呆老年人/72.30±5.89 岁	血中维生素 B₁ 含量为 3.47±2.80 nmol/L	非痴呆老年人的血液维生素 B₁ 水平与认知功能呈正相关,特别是在回忆、注意力和计算方面	保护
Molina, 2002[6]	病例对照研究	—	病例组:33 例 对照组:32 例	AD 患者/病例组:72.6±8.8 岁,对照组:70.2±7.6 岁	脑脊液中硫胺素:病例组 7.29±6.98 nmol/L,对照组 9.46±4.52 nmol/L;血浆中硫胺素:病例组 4.75±7.72 nmol/L,对照组 7.88±5.79 nmol/L	脑脊液中硫胺素水平与 AD 的风险无关	无
Pan, 2016[7]	干预研究	自身前后对照	治疗组:5 例	轻中度 AD 患者/未见患者年龄数据	苯磷硫胺(一种合成衍生物硫胺素)口服 300 mg/d,18 个月	干预后 MMSE 评分平均增加 3.2 分,PiB-PET 显示干预后与干预前相比,大脑平均标准化摄取值比提高 36.7%	保护

注:"—"表示原文中未描述。

AD 患者和 32 例健康老年人脑脊液中维生素 B_1 的含量，结果提示，AD 患者脑脊液中维生素 B_1 水平低于同龄健康老年人[6]。上海复旦大学对 5 名 AD 患者进行为期 18 个月的苯磷硫胺（一种合成衍生物硫胺素）干预（每天口服 300 mg），研究结果提示，干预后 MMSE 评分平均增加 3.2 分，PiB-PET 显示干预后与干预前相比，大脑平均标准化摄取值比提高 36.7%[7]。

2. 维生素 B_6 与老年认知功能的关系

维生素 B_6 与老年人大脑认知功能关系研究共有 6 篇文献纳入分析，包括队列研究（4 篇）和病例对照研究（2 篇）。所有纳入研究的详细信息见表 8-3-3。

北爱尔兰进行的一项为期 4 年的老年人队列研究证实，血浆低 PLP（< 43 nmol/L）使老年人认知减退速度加快 3.5 倍，同时，较低的膳食维生素 B_6 摄入量（0.9～1.4 mg/d）增加老年人发生认知减退的风险（OR = 4.22）[8]。美国的一项为期 2 年纳入 949 名研究对象的队列研究亦证实，较低的血浆 PLP 与更快的认知功能减退存在关联（OR = 2.46），且该关联性在 55 岁以上老年人中更为明显[9]。另两项前瞻性队列研究均证实，青年期膳食中摄入较高的维生素 B_6 与中年期较好的认知功能之间存在关联[10-11]。两项病例对照研究亦提示，低水平维生素 B_6 与 MCI 和 AD 存在显著的相关关系[12-13]。

3. 维生素 B_{12} 与老年认知功能的关系

维生素 B_{12} 与老年人大脑认知功能关系研究共有 10 篇文献纳入研究，包括队列研究（4 篇）、meta 分析（1 篇）、病例对照研究（3 篇）和横断面研究（2 篇）。所有纳入研究的详细信息见表 8-3-4。

meta 分析结果显示，AD 患者血浆维生素 B_{12} 水平明显低于同龄健康老年人[14]。英国进行的一项为期 10 年纳入 1648 名 65 岁以上老年人的前瞻性队列研究结果提示，血清低维生素 B_{12} 与老年人较快的认知能力下降有关，且在多因素调整后，认知能力减退速度与血清中维生素 B_{12} 活性物质全反式钴胺素的关联仍然存在[15]。瑞典研究人员发现，基线较低的维生素 B_{12} 水平可能与老年人 6 年后更快的全脑体积损失有关[16]。一项针对主观认知减退的队列研究指出，血浆维生素 B_{12} 缺乏与较高的血浆总 Tau 相关[17]。我国天津市的一项病例对照研究提示，低血清维生素 B_{12} 水平可能增加老年人 AD 的患病风险（OR = 4.6）[18]。这与我国吕梁地区另一项多中心病例对照研究结果相似，该研究显示，较高的血清维生素 B_{12} 水平能降低 AD 的发生风险（OR = 0.497）[19]。一项针对 91 例 64 岁以上髋骨骨折患者的研究指出，空腹血维生素 B_{12} 水平与 MMSE 评分呈正相关，临界维生素 B_{12} 缺乏（< 350 pg/ml）的老年人有更低的 MMSE 评分[20]。此外，我国天津市一项干预研究提示，单独补充维生素 B_{12} 对 MCI 老年人认知功能的改善作用尚不明显，但是同时补充叶酸和维生素 B_{12} 可有效改善 MCI 老年人认知功能[21]。同一课题组的另一项病例对照研究提示，MCI 和 AD 患者血清维生素 B_{12} 水平低于健康对照人群，但是血清低维生素 B_{12} 水平与 AD 和 MCI 患病未见关联[22]。智利进行的一项针对 1051 名 65 岁以上老年人的横断面研究则得出了相反的结论，该研究认为较高维生素 B_{12} 水平反而增加了老年人认知功能损伤的风险[23]，提示维生素 B_{12} 与老年人大脑认知功能之间可能存在"U"形曲线关系。

表 8-3-3　维生素 B_6 与老年人大脑功能关系的研究

作者，年度	研究类型	调查方法	例数	研究对象及年龄	摄入情况/营养状况	结果	对认知功能的影响
Hughes, 2017[8]	队列研究	队列随访	155 例	健康的老年人 60~92 岁	2.3±0.7 mg/d	在健康的老年人中，基线维生素 B_6 的摄入和生物标志物水平较低，预示其在 4 年内的认知下降率高于预期	保护
Palacios, 2019[9]	队列研究	队列随访	949 例	成年人 45~75 岁	—	较低的基线血浆维生素 B_6 水平与 2 年认知功能下降的概率增加有关，尤其是在吸烟和曾经吸烟的老年人中	保护
Qin, 2017[10]	基于社区的多中心的队列研究	队列随访	3136 例	成年人 18~30 岁	—	年轻时期较高的 B 族维生素摄入量与中年更好的认知功能相关	保护
Fortune, 2019[11]	前瞻性队列研究	队列随访	516 例	成年人 (32.03±5.96) 岁	每 2000 kcal 摄入维生素 B_6 1.45（1.27~1.71）mg	调整年龄、种族、性别和热量摄取后，维生素 B_6 与较好的认知功能有关（$\beta\pm SE$: 1.755±0.621, $P=0.005$）	保护
Kim, 2014[12]	横断面研究	问卷调查	321 例	老年人 74.8±7.2 岁	1.6±0.7 mg/d	在 AD 和 MCI 人群中，B 族维生素摄入与认知功能有关，在 AD 患者中关联更强	—
Miller, 2002[13]	病例对照研究	问卷调查	病例组：43 例；对照组：37 例	AD 患者 病例组：79±7 岁 对照组：75±6 岁	—	AD 患者中低维生素 B_6 普遍存在	—

注："—"表示原文中未描述。

表 8-3-4　维生素 B_{12} 补充与 MCI 关系的研究

作者，年度	研究类型	调查方法	例数	研究对象及年龄	摄入情况/营养状况	结果	对认知功能的影响
Clarke, 2007[15]	队列研究	问卷调查	1648例	65岁以上城市居民 75.7±7岁	—	低维生素 B_{12} 水平与更快的认知功能减退有关	—
Hooshmand, 2016[16]	纵向研究	问卷调查	501例	60岁以上无痴呆老年人 70.9±9.1岁	339（264~433）pmol/L	维生素 B_{12} 与加速大脑衰老相关	保护
Baldacci, 2020[17]	队列研究	问卷调查	316例	主观记忆问题患者 76.1±3.5岁	—	血浆维生素 B_{12} 缺乏与高血浆总 Tau 浓度有关	—
Chen, 2015[18]	病例对照研究	问卷调查	AD组：115例；对照组：115例	60岁以上老年人	—	低维生素 B_{12} 与 AD 的发生存在直接关联	保护
Meng, 2019[19]	横断面研究	问卷调查	病例组：182例；对照组：728例	>55岁老年人；病例组：68.84±7.63岁；对照组：68.86±7.69岁	病例组：122.86（85.65~168.23）pmol/L；对照组：146.04（107.97~218.70）pmol/L	高维生素 B_{12} 水平是 AD 的保护因素，维生素 B_{12} 补充可作为潜在的治疗手段	保护
Mizrahi, 2017[20]	回顾性研究	问卷调查	91例	老年髋部骨折患者 83.03±6.34岁	—	血清维生素 B_{12} 水平≤350 pg/ml 与发生认知功能减退的较高风险相关。血清维生素 B_{12} 可能有助于在认知能力减退的早期阶段识别患者	保护
Ma, 2019[21]	RCT	试验干预	60例/组	MCI患者 FA组：68.42±3.62岁；FA+维生素 B_{12} 组：69.16±2.46岁；维生素 B_{12} 组：69.47±2.88岁；健康对照：68.54±3.90岁	维生素 B_{12} 25 μg/d，6个月	单独口服维生素 B_{12} 对 MCI 老年人认知功能的改善作用不明显	无
Ma, 2017[22]	病例对照研究	问卷调查	MCI组：112例；AD组：89例；对照组：115例	>65岁老年人 MCI：73.23±8.67岁；AD：74.62±8.01岁；健康对照：72.82±8.87岁	MCI：538.82±84.08 pg/ml；AD：531.21±44.33 pg/ml；健康对照：573.17±75.41 pg/ml	MCI 和 AD 组血清维生素 B_{12} 水平低于健康对照组，低维生素 B_{12} 水平与 AD 和 MCI 无关联	—
Castillo-Lancellotti, 2015[23]	横断面研究	问卷调查	1051例	>65岁老年人 72.7±0.38岁	341.19±7.9 pg/ml	较高维生素 B_{12} 水平增加老年人认知受损的风险	增加

注："—"表示原文中未描述。
FA，叶酸。

四、研究证据评价

综合研究结果显示,老年人维生素 B_1 缺乏现象严重,对于酗酒患者,补充维生素 B_1 可能减少其日后发展成痴呆症的风险,但是对于老年人,补充维生素 B_1 对大脑认知功能的健康效应还有待进一步采用大型队列研究或控制较好的双盲、多中心 RCT 研究加以证实,综合评价等级为 C 级。血浆低 PLP 使老年人认知减退速度加快,同时,较低的膳食维生素 B_6 摄入量(0.9~1.4 mg/d)增加老年人发生认知减退的风险,综合评价等级为 C 级。血清低水平维生素 B_{12} 与老年人较快的认知能力下降、全脑体积损失等有关,但是主动补充维生素 B_{12} 是否改善老年人大脑认知功能的健康效应还有待临床试验研究加以证实,综合评价等级为 C 级。具体研究证据的质量及价值评价结果见表 8-3-5。

表 8-3-5 维生素 B_1、维生素 B_6 和维生素 B_{12} 补充与老年人大脑认知功能关系证据分析

内容	评级	备注
证据等级	良	队列研究(9篇)、RCT 研究(1篇)、系统综述(2篇)、病例对照研究(6篇)和横断面研究(4篇)
一致性	中	各研究的侧重点不同,设计差异较大,研究目的相似,但关注重点各有不同
健康影响	中	维生素 B_1 衍生物可能对轻度 AD 患者具有认知改善效应,对于酗酒患者,补充维生素 B_1 可能减少其日后发展成痴呆症的风险;血浆低 PLP 使老年人认知减退速度加快,同时,较低的膳食维生素 B_6 摄入量(0.9~1.4 mg/d)增加老年人发生认知减退的风险;血清低水平维生素 B_{12} 与老年人较快的认知能力下降、全脑体积损失等有关,但是主动补充维生素 B_{12} 是否改善老年人大脑认知功能的健康效应还有待临床试验研究加以证实
研究人群	良	研究人群为中国、西班牙、古巴、美国、韩国、英国、瑞典等国家老年人及成年人
适用性	中	有条件地适用于中国老年人,但是有许多注意事项

五、结语

综合研究结果显示,老年人维生素 B_1 缺乏现象严重,对于酗酒患者,补充维生素 B_1 可能减少其日后发展成痴呆症的风险,但是对于老年人,补充维生素 B_1 对于大脑认知功能的健康效应还有待采用大型队列研究或控制较好的双盲、多中心 RCT 研究进一步加以证实。血浆低 PLP 使老年人认知减退速度加快,同时,较低的膳食维生素 B_6 摄入量(0.9~1.4 mg/d)增加老年人发生认知减退的风险。血清低水平的维生素 B_{12} 与老年人较快的认知能力下降、全脑体积损失等有关,但是主动补充维生素 B_{12} 是否能产生改善老年人大脑认知功能的健康效应还有待临床试验研究加以证实。

本研究是基于原始研究的二次研究,纳入的研究类型不同,不同文献在干预剂量、干预时间、干预方式和作用人群等方面都存在差异。维生素 B_1、维生素 B_6 和维生素 B_{12} 与老年人大脑认知功能关系的研究缺乏基于中国人群的大样本队列研究及高质量 RCT 研究,也缺乏基于大样本队列或高质量 RCT 研究的系统综述。虽然检索到 20 世纪末有三篇维生素 B_1 或其衍生物相关的干预性研究[24-26],在一定程度上证实维生素 B_1 或其衍生物在改善老年人认知功能上可能存在作用,但由于文献陈旧且研究设计质量一般,并未纳入本次研究分析。以目前收集到的证据，尚不能证明单独补充维生素 B_1、维生素 B_6 或维生素 B_{12} 对老年人认知功能存在健康效应，仍需大样本队列研究或盲法、多中心 RCT 研究加以探讨和证实。

（李　文　黄国伟）

参考文献

［1］孙长颢. 营养与食品卫生学.［M］. 8 版. 北京：人民卫生出版社，2017.

［2］ter Borg S，Verlaan S，Hemsworth J，et al. Micronutrient intakes and potential inadequacies of community-dwelling older adults：a systematic review［J］. Br J Nutr，2015，113（8）：1195-206.

［3］Chou WP，Chang YH，Lin HC，et al. Thiamine for preventing dementia development among patients with alcohol use disorder：A nationwide population-based cohort study［J］. Clin Nutr，2019，38（3）：1269-1273.

［4］Lanyau-Domínguez Y，Macías-Matos C，Jesús J，et al. Levels of vitamins and homocysteine in older adults with Alzheimer disease or mild cognitive impairment in Cuba［J］. MEDICC Rev，2020，22（4）：40-47.

［5］Lu J，Pan X，Fei G，et al. Correlation of thiamine metabolite levels with cognitive function in the non-demented elderly［J］. Neurosci Bull，2015，31（6）：676-84.

［6］Molina JA，Jiménez-Jiménez FJ，Hernánz A，et al. Cerebrospinal fluid levels of thiamine in patients with Alzheimer's disease［J］. J Neural Transm（Vienna），2002，109（7-8）：1035-44.

［7］Pan X，Chen Z，Fei G，et al. Long-term cognitive improvement after benfotiamine administration in patients with Alzheimer's disease［J］. Neurosci Bull，2016，32（6）：591-596.

［8］Hughes CF，Ward M，Tracey F，et al. B-Vitamin intake and biomarker status in relation to cognitive decline in healthy older adults in a 4-year follow-up study［J］. Nutrients，2017，9（1）：53.

［9］Palacios N，Scott T，Sahasrabudhe N，et al. Lower plasma vitamin B_6 is associated with 2-year cognitive decline in the Boston Puerto Rican Health Study［J］. J Nutr，2019，149（4）：635-641.

［10］Qin B，Xun P，Jacobs DR Jr，et al. Intake of niacin, folate, vitamin B-6, and vitamin B-12 through young adulthood and cognitive function in midlife：the Coronary Artery Risk Development in Young Adults（CARDIA）study［J］. Am J Clin Nutr，2017，106（4）：1032-1040.

［11］Fortune NC，Harville EW，Guralnik JM，et al. Dietary intake and cognitive function：evidence from the Bogalusa Heart Study［J］. Am J Clin Nutr，2019，109（6）：1656-1663.

［12］Kim H，Kim G，Jang W，et al. Association between intake of B vitamins and cognitive function in elderly Koreans with cognitive impairment［J］. Nutr J，2014，13（1）：118.

［13］Miller JW，Green R，Mungas DM，et al. Homocysteine, vitamin B6, and vascular disease in AD patients［J］. Neurology，2002，58（10）：1471-5.

［14］Lopes da Silva S，Vellas B，Elemans S，et al. Plasma nutrient status of patients with Alzheimer's disease：Systematic review and meta-analysis［J］. Alzheimers Dement，2014，10（4）：485-502.

［15］Clarke R，Birks J，Nexo E，et al. Low vitamin B-12 status and risk of cognitive decline in older adults［J］. Am J Clin Nutr，2007，86（5）：1384-91.

［16］Hooshmand B，Mangialasche F，Kalpouzos G，et al. Association of Vitamin B12, Folate, and sulfur amino acids with brain magnetic resonance imaging measures in older adults：a longitudinal population-based study［J］. JAMA Psychiatry，2016，73（6）：606-13.

［17］Baldacci F，Lista S，Manca ML，et al. Age and sex impact plasma NFL and t-Tau trajectories in individuals with subjective memory complaints：a 3-year follow-up study［J］. Alzheimers Res Ther，2020，12（1）：147.

［18］Chen H，Liu S，Ji L，et al. Associations between Alzheimer's disease and blood homocysteine, vitamin

B12, and folate：a case-control study［J］. Curr Alzheimer Res，2015，12（1）：88-94.

［19］Meng H，Li Y，Zhang W，et al. The relationship between cognitive impairment and homocysteine in a B12 and folate deficient population in China：A cross-sectional study［J］. Medicine（Baltimore），2019，98（47）：e17970.

［20］Mizrahi EH，Lubart E，Leibovitz A. Low borderline levels of serum vitamin B_{12} may predict cognitive decline in elderly hip fracture patients［J］. Isr Med Assoc J，2017，19（5）：305-308.

［21］Ma F，Zhou X，Li Q，et al. Effects of folic vcid and vitamin B_{12}，alone and in combination on cognitive function and inflammatory factors in the elderly with mild cognitive impairment：a single-blind experimental design［J］. Curr Alzheimer Res，2019，16（7）：622-632.

［22］Ma F，Wu T，Zhao J，et al. Plasma homocysteine and serum folate and vitamin B_{12} Levels in mild cognitive impairment and Alzheimer's disease：a case-control study［J］. Nutrients，2017，9（7）：725.

［23］Castillo-Lancellotti C，Margozzini P，Valdivia G，et al. Serum folate，vitamin B_{12} and cognitive impairment in Chilean older adults［J］. Public Health Nutr，2015，18（14）：2600-8.

［24］Meador K，Loring D，Nichols M，et al. Preliminary findings of high-dose thiamine in dementia of Alzheimer's type［J］. J Geriatr Psychiatry Neurol，1993，6（4）：222-229.

［25］Nolan KA，Black RS，Sheu KF，et al. A trial of thiamine in Alzheimer's disease［J］. Arch Neurol，1991，48（1）：81-3.

［26］Mimori Y，Katsuoka H，Nakamura S. Thiamine therapy in Alzheimer's disease［J］. Metab Brain Dis，1996，11（1）：89-94.

第四节　胆　　碱

一、引言

胆碱（choline）是重要的营养物质和机体不可缺少的甲基供体，可参与甲硫氨酸循环和同型半胱氨酸的再甲基化代谢，在机体维持正常的认知功能中发挥关键作用[1-3]。此外，胆碱是神经递质——乙酰胆碱的前体，也可代谢为胞二磷胆碱（CDP-胆碱），再生成磷脂酰胆碱[4]、鞘磷脂，研究表明，胆碱及其代谢物对于维持神经元活性、延缓增龄导致的认知功能下降和防治认知功能障碍有效果[5-9]。

胆碱在胆碱氧化酶和甜菜碱醛脱氢酶的作用下，在体内不可逆地氧化成甜菜碱（betaine）[10]。甜菜碱通过转甲基作用使同型半胱氨酸（Hcy）甲基化为甲硫氨酸，一方面可以有效降低机体血中 Hcy 水平，从而对认知功能减退和痴呆预防有利[11-12]；另一方面能促进 S-腺苷甲硫氨酸（SAM）的生成，SAM 是体内通用的甲基供体，通过供甲基作用影响 DNA 甲基化与组蛋白修饰，进而影响相关基因的表达和稳定，从而影响大脑认知功能[13]。虽然叶酸也是维持甲硫氨酸循环重要的甲基供体，但不能替代胆碱和甜菜碱的作用[14-19, 25]。胆碱与甜菜碱的代谢及其生理功能见图 8-4-1。因此，保证膳食中充足的胆碱和甜菜碱摄入量是保护认知功能膳食中不可缺少的部分。

胆碱是人体必需的维生素，在提供甲基和参与代谢过程中不断消耗，虽然人体可以利用磷脂酰胆碱和神经鞘磷脂合成内源性胆碱[1]，但内源性合成的胆碱通常不足以满足身体需要，需要从膳食中摄取[3, 13, 20]。胆碱食物来源多样，包括鸡蛋、豆类、鱼、坚果、种子、全谷物、蔬菜等，动物性食物中总胆碱含量比植物性食物中高[20]，如肝、鸡蛋、牛肉、猪肉和鸡肉中含量丰富，在这些食物中胆碱多以磷脂酰胆碱的形式存在。在小麦、

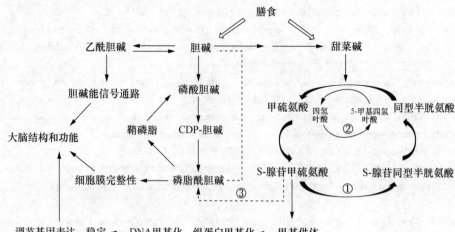

图 8-4-1　甲基供体代谢及其生理功能

注：①甲硫氨酸循环；②叶酸介导的一碳代谢；③PEMT（磷脂酰乙醇胺 N- 甲基转移酶）反应途径

贝类、菠菜、甜菜及含有胆碱的食物中也含有甜菜碱，充足摄入这些食物具有节约胆碱的作用[21]。

胆碱、甜菜碱营养状况可通过膳食摄入量进行评估，也可通过血中甜菜碱、胆碱及其脂类代谢物水平，如磷酸胆碱、甘油磷酸胆碱、磷脂酰胆碱、鞘磷脂等进行内暴露评估[6, 20, 22-24]。

目前已有一些关于胆碱及其脂类代谢物、甜菜碱对维持大脑功能、延缓老年人认知功能减退、改善认知功能障碍的作用的研究报道。本节通过充分检索国内外相关文献，综合分析并评价甲基供体中的胆碱及其脂类和甜菜碱对老年人认知功能的作用。

二、证据收集方法

本研究通过系统检索国内外公开发表的相关文献，共查阅 2864 篇文献，其中中文 1329 篇，外文 1535 篇。排除明显不符合纳入标准的文献，删除重复文献，剩余 78 篇文献，其中中文 5 篇，外文 73 篇。进一步查阅全文，排除质量低、非目标人群等不符合纳入标准的文献，共有 16 篇文献作为本次研究的主要证据。相关检索情况见表 8-4-1。

三、研究证据

1. 膳食胆碱摄入量与认知功能

膳食总胆碱包括胆碱及其脂类（磷脂酰胆碱、磷酸胆碱、甘磷酸胆碱、鞘磷脂）。膳食胆碱及其脂类、甜菜碱与认知功能的关系研究共纳入 6 篇文献，包括 1 项系统综述、1 项随机对照试验（RCT）研究、2 项队列研究、1 项病例对照研究和 1 项横断面研究。综合研究结果显示，膳食摄入胆碱、磷脂酰胆碱能改善老年人的认知功能，磷脂酰胆碱能降低老年人痴呆发病风险，但尚不能证明其对痴呆患者的认知功能有改善效果；膳食摄入甜菜碱能改善 AD 患者的认知障碍。所有纳入研究的详细信息见表 8-4-2。

（1）膳食胆碱及其脂类摄入量与认知功能：对 2497 名 42 ～ 60 岁芬兰男性随访 21.9 年后发现[26]，较高的总胆碱摄入量与更好的认知功能表现相关，总胆碱摄入量越高，口语

表 8-4-1 胆碱与老年人认知功能研究检索情况

研究主体因素		研究结局 / 疾病		文献数（纳入 / 总）		合计
中文检索词	英文检索词	中文检索词	英文检索词	中文	英文	
胆碱，磷脂酰胆碱，卵磷脂，磷酸胆碱，甘磷酸胆碱，鞘磷脂，甜菜碱	choline, phosphatidylcholine, lecithin, phosphorylcholine, glycerylphosphorylcholine, sphingomyelin, betaine	认知功能，脑功能，认知功能障碍，认知功能损害，认知功能下降，认知障碍，轻度认知功能损害，轻度认知功能障碍，轻度认知障碍，痴呆，阿尔茨海默病，帕金森病，血管性痴呆，梗死性痴呆，出血性痴呆，混合型痴呆，脑出血，卒中，高血压，糖尿病	cognition, cognitive function, brain function, cognitive dysfunction, cognitive impairments, cognitive decline, cognition disorder, mild cognitive impairment, MCI, dementia, Alzheimer disease, Parkinson disease, vascular dementia, VaD, infract dementia, mixed dementias, MixD, hemorrhagic, cerebral hemorrhage, stroke, hypertension, diabetes mellitus, DM	0/1329	16/1535	16/2864

流利度、言语记忆和视觉记忆更好，但总胆碱摄入量与痴呆发生风险没有显著关联。磷脂酰胆碱的摄入量与更好的认知功能表现相关，磷脂酰胆碱摄入量越高，认知处理速度、口语流利度、视觉适应性更好；磷脂酰胆碱也能降低痴呆发生风险，摄入量 > 222 mg/d 与 < 144 mg/d 相比，这些男性痴呆的发生风险降低了 28%（HR 0.72, 95%CI 0.52 ～ 0.99）（$P_{趋势}$ = 0.02），磷脂酰胆碱摄入量每增加 50 mg/d，痴呆发生风险降低 10%（HR 0.90, 95%CI 0.82 ～ 0.99）（P = 0.03）。美国 1 项对 1391 名平均年龄为 60.9 岁的无痴呆人群进行的回顾性队列研究发现[27]，近期（最近 12 个月内）膳食胆碱摄入量与言语记忆（r = 0.60, 95%CI 0.29 ～ 0.91, P < 0.01）和视觉记忆（r = 0.66, 95%CI 0.19 ～ 1.13, P < 0.01）呈正相关，但与言语学习（P = 0.48）和执行功能（P = 0.27）的相关性无统计学意义；研究对象远期（7 年前）膳食胆碱摄入量和认知功能无关，但与脑白质高信号体积呈负相关（P = 0.02），推测长期较高水平的膳食胆碱摄入可改善认知功能障碍。西班牙的 1 项病例对照研究共纳入 178 名 65 ～ 97 岁老年人，发现膳食胆碱摄入量与简易心理状况测试中出现错误的次数呈负相关（r = 0.3031, P < 0.001）[28]。此外，美国 1 项纳入 2393 名 ≥ 60 岁老年人的横断面研究发现[29]，与总胆碱摄入量 < 187.60 mg/d 相比，摄入量为 187.60 ～ 399.50 mg/d 者学习能力（P = 0.006），语言流利性（P < 0.001）和处理速度、持续注意力、工作记忆（P < 0.001）更好，显示出对认知功能的保护作用。然而，1 项对卵磷脂（磷脂酰胆碱）摄入量与痴呆和认知功能受损关系的系统综述纳入了 7 项随机对照试验和 5 项交叉试验[30]，该综述中，研究对象的卵磷脂摄入量范围为 1 ～ 35 g/d，发现卵磷脂补充 1 周至 2 年对阿尔茨海默病（AD）、帕金森病（PD）患者没有明显的临

表8-4-2 膳食胆碱及其脂类、甜菜碱摄入量与老年人认知功能关系的研究

作者，年度	研究类型	调查方法	例数	研究对象及年龄	摄入情况	结果	对认知功能的影响
Higgins, 2003[30]	系统综述（7项RCT和5项随机双盲交叉试验）	数据库检索	376例，包括AD患者（265例）、PD患者（21例）和主观记忆问题患者（90例）	英国（75例）、德国（115例）、加拿大（96例）、美国（90例），47~89岁	卵磷脂（磷脂酰胆碱）摄入量1~35 g/d 干预时间1周至2年 卵磷脂给予形式为奶昔、饼干、汤和水溶液 11项试验使用了安慰剂，一项试验设置未治疗组	没有试验表明卵磷脂对AD、PD有明显的临床益处。一项试验表明卵磷脂对改善主观记忆障碍有效。尚不支持用卵磷脂治疗痴呆	磷脂酰胆碱摄入与认知功能无关
Sun, 2017[31]	RCT	试验干预	97例	中国山东省AD患者，平均年龄73.3±5.3岁，病程6~48个月	随机分成对照组和干预组，分别给予甜菜碱50, 100, 200μg/（kg·d）治疗1个月	与对照组相比，每天给予200 μg/kg甜菜碱1个月可改善AD患者的单词回忆能力、视觉空间能力和双重单词识别能力（$P < 0.05$），同时甜菜碱对Hcy水平降低（$P < 0.05$）。甜菜碱对Hcy的调节量呈剂量依赖性，推测甜菜碱可通过使AD患者血中Hcy浓度恢复到正常水平而改善记忆力	甜菜碱摄入与认知功能改善有关
Ylilauri, 2019[26]	前瞻性队列研究	4天食物记录（其中1天是周末）	2497例，482例男性参与认知表现测试，1259例男性参与痴呆和AD的诊断检测	芬兰东部无痴呆症男性，42~60岁	分析摄入量与痴呆和AD关系时按四分位数分组：膳食总胆碱（mg/d）：Q_1: < 374, Q_2: 374~424, Q_3: 425~482, Q_4: > 482 膳食磷脂酰胆碱（mg/d）: Q_1: < 144, Q_2: 144~180, Q_3: 181~222, Q_4: > 222 分析摄入量与认知功能关系时按三分位数中位数分组：膳食总胆碱（mg/d）: Q_1: < 390, Q_2: 390~454, Q_3: > 454 膳食磷脂酰胆碱（mg/d）: Q_1: < 151, Q_2: 151~198, Q_3: > 198	经过平均21.9年随访后发现：①膳食总胆碱摄入量与痴呆和AD发生风险均没有关联。②膳食磷脂酰胆碱摄入量与AD发生风险无显著关联，与痴呆发生风险有关，摄入量最高（> 222 mg/d）与最低（< 144 mg/d）相比，痴呆的发生风险降低了28%（HR 0.72, 95%CI 0.52~0.99）；磷脂酰胆碱摄入量每增加50 mg/d，痴呆风险降低10%（HR 0.90, 95%CI 0.82~0.99）（$P_{趋势} = 0.02$）。③膳食总胆碱摄入量均与认知有更好的表现，较高的总胆碱的摄入量与认知表现更好有关，言语记忆和视觉适应性有更好表现，口语流利度测试，较高的磷脂酰胆碱摄入量与视觉记忆有关（$P_{趋势} = 0.03$）	总胆碱摄入与认知功能改善有关；磷脂酰胆碱摄入与认知功能改善有关，与痴呆和AD的风险降低有关

续表

作者，年度	研究类型	调查方法	例数	研究对象及年龄	摄入情况	结果	对认知功能的影响
Poly, 2011[27]	回顾性队列研究	半定量食物频率问卷，记录过去12个月从标准食品清单中食用每种特定食物的频率	1391例 女性：744例 男性：647例	美国弗雷明翰后代中无痴呆人群，36~83岁	摄入量进行对数转换后，按四分位数分组，并用对数进行连续性分析。分别探讨近期和远期膳食胆碱摄入量与认知评估的关系。近期摄入量：最近12个月内的摄入量；远期摄入量：7年前根据问卷得到的当时12个月内的摄入量	1. 按对数进行连续性分析，近期膳食胆碱摄入量与言语记忆（$r=0.60$，$P<0.01$）和视觉记忆（$r=0.66$，$95\%CI\ 0.29\sim0.91$，$P<0.01$）呈正相关；$95\%CI\ 0.19\sim1.13$，$P<0.01$）按对数四分位分组进行分析，近期膳食胆碱摄入量与言语即时回忆（$P=0.02$）和延迟回忆（$P<0.01$），视觉即时回忆（$P=0.01$）和延迟回忆（$P=0.01$）均呈正相关，与注意力呈反比关系（$P=0.05$）。远期膳食胆碱摄入量与认知未发现显著关系。2. 按对数四分位分组分析，远期膳食胆碱摄入量与白质高信号体积呈负相关（$P=0.02$），近期膳食胆碱摄入量与白质高信号体积无关（$P=0.29$）。远期（$P=0.82$）和近期（$P=0.32$）膳食胆碱摄入量与颅脑总体积均无关联	胆碱摄入与认知功能改善有关
Aparicio Vizuete, 2010[28]	病例对照研究	精确称重法，记录连续7天内的饮食	178例	西班牙马德里的住院老人，65~97岁	按简易心理状况调查问卷（SPMSQ）是否发生错误分两组：未发生错误组（SPMSQ=0）和出现一个或多个错误组（SPMSQ>0）。组内再根据年龄中位数（P_{50}）分为<80岁和≥80岁两组	SPMSQ测试中出现错误的次数与膳食胆碱摄入量呈负相关（$r=0.3031$，$P<0.001$）	胆碱摄入与认知功能改善有关
Liu, 2021[29]	横断面研究	24 h饮食回忆和膳食补充剂问卷评估总胆碱摄入量	2393例 男性：1173例 女性：1220例	美国老年人，≥60岁	分析胆碱摄入与认知表现的关系时，按总胆碱摄入量（mg/d）分为<187.60、187.60~399.50和>399.50三组	与总胆碱摄入量<187.60 mg/d相比，摄入量为187.60~399.50 mg/d时学习能力（OR 0.668，$95\%CI\ 0.493\sim0.904$，$P=0.006$）、语言流利性（OR 0.606，$95\%CI\ 0.580\sim0.668$，$P<0.001$）和处理速度（OR 0.606，$95\%CI\ 0.515\sim0.724$，$P<0.001$）、工作记忆（OR 0.584，$95\%CI\ 0.515\sim0.661$，$P<0.001$）下降风险较低	胆碱摄入与认知功能改善有关

床益处。

（2）膳食甜菜碱摄入量与认知功能：中国山东省 1 项对 97 名 AD 患者开展的随机对照试验发现[31]，与对照组相比，每天给予 200 μg/kg 甜菜碱的 AD 患者在 1 个月后单词回忆、视觉空间和双重单词识别能力得到改善（$P < 0.05$），血中 Hcy 水平降低（$P < 0.05$），且甜菜碱摄入量越高，血中 Hcy 水平越低，推测甜菜碱可通过降低 AD 患者血中 Hcy 浓度对认知功能发挥保护作用。

2. 血中胆碱、甜菜碱浓度与认知功能

血中胆碱、甜菜碱与老年人认知功能的关系研究共纳入 4 篇文献，包括 1 项病例对照研究和 3 项横断面研究。膳食中胆碱、甜菜碱摄入量会影响血中胆碱、甜菜碱浓度，而大脑神经元可从血中摄取胆碱[22, 32-39]，从而确保胆碱能神经传递具有足够的乙酰胆碱浓度、保留细胞膜内的磷脂酰胆碱，防止细胞受损、维持神经元的功能，保护老年人认知[27, 36]。综合研究结果显示，较高的血胆碱、甜菜碱浓度与老年人较好的认知表现有关。所有纳入研究的详细信息见表 8-4-3。

印度 1 项对 20 名老年人进行的 1：1 匹配的病例对照研究发现[40]，轻度认知功能障碍（MCI）患者的血中胆碱水平（4.963 mmol/L）低于对照组（5.185 mmol/L），具有统计学差异（$P = 0.0156$）。中国 1 项对 617 名缺血性卒中患者开展的横断面研究发现[41]，血中胆碱和甜菜碱水平与认知障碍呈负相关，且存在剂量反应关系，血中胆碱和甜菜碱水平越高，卒中后认知损害风险越低。挪威 1 项对 2195 名 70 ～ 74 岁老年人开展的横断面研究发现[42]，血中游离胆碱浓度低与认知能力差有关，血中游离胆碱浓度 > 8.4 μmol/L 与 ≤ 8.4 μmol/L 相比，感觉运动速度（$P = 0.04$）、知觉速度与执行功能（$P = 0.05$）、整体认知水平（$P = 0.01$）方面的表现更好，并且血中游离胆碱浓度与整体认知水平之间存在剂量-反应关系，血中游离胆碱水平越高，整体认知水平也越高（$P = 0.012$）。而血中甜菜碱浓度与认知功能的相关性无统计学意义。另一项针对 ≥ 70 岁的荷兰老年人的横断面研究则得到不同的结果[43]，血中甜菜碱浓度与认知结构表现（$r = 0.19$）、感觉运动速度（$r = 0.14$）、执行功能（$r = 0.13$）呈正相关关系（P 值均 < 0.05），随着血中甜菜碱浓度增加，记忆功能的改善效果更好（$P_{趋势} = 0.1$）。而血中胆碱浓度与认知功能的相关性无统计学意义。

3. 胆碱代谢物与认知功能

胆碱代谢物 CDP- 胆碱作为药物干预与老年人认知功能的关系研究共有 6 篇文献，包括 1 项系统综述和 5 项 RCT 研究。CDP- 胆碱是人体产生的内源性化合物，是细胞膜磷脂（主要是磷脂酰胆碱）生物合成的重要前体[44-47]，药用时称为胞二磷胆碱。研究表明 CDP- 胆碱的功能主要包括[48-51]：激活神经元膜中磷脂的生物合成，增加大脑新陈代谢，改善脑老化动物模型的认知功能，神经保护、修复、再生作用等。在一些欧洲国家主要用于治疗脑血管疾病，也用于治疗血管性痴呆、AD 等认知功能障碍。综合研究结果显示，胆碱代谢物 CDP- 胆碱作为药物干预，能改善老年人认知功能。所有纳入研究的详细信息见表 8-4-4。

1 项对 CDP- 胆碱治疗慢性脑功能障碍老年人的认知和行为障碍的系统综述纳入了 14 项安慰剂对照、双盲随机对照试验[44]，研究对象为 1000 多名平均年龄为 60 岁以上

表 8-4-3　血中胆碱、甜菜碱浓度与老年人认知功能关系的研究

作者，年度	研究类型	调查方法	例数	研究对象及年龄	摄入情况	结果	对认知功能能的影响
Singh, 2020[40]	病例对照研究（1∶1匹配）	采集静脉血检测胆碱浓度	20例 MCI患者10例（男性9例，女性1例）；健康对照10例（男性9例，女性1例）	印度北部老年人，平均年龄：MCI患者59.9±6.5岁；健康对照59.9±4.4岁	对比MCI患者组和健康对照组的血中胆碱浓度	MCI患者的血中胆碱浓度（4.963 mmol/L）低于健康对照组（5.185 mmol/L），具有统计学差异（$P=0.0156$）	较高的血中胆碱水平与认知功能好的认知功能有关
Zhong, 2021[41]	横断面研究	采集空腹静脉血检测胆碱和甜菜碱浓度	617例 男性：433例 女性：184例	中国缺血性卒中患者，平均年龄60.0±10.5岁	1. 分析血中胆碱、甜菜碱浓度每增加一个标准差与认知损害的关联 2. 血中胆碱、甜菜碱浓度按三分位数分组后进行关联性分析	1. 使用简易智力状态检查对认知障碍进行评估时，胆碱和甜菜碱每增加1个标准差均与认知障碍风险降低25%（OR＝0.75，95%CI 0.63～0.90）和21%有关（OR＝0.79，95%CI 0.66～0.94）；与最低三分位数组相比，胆碱和甜菜碱最高三分位数组OR（95%CI）分别为0.59（0.39～0.90）和0.60（0.39～0.92）；胆碱（$P=0.001$）和甜菜碱（$P=0.002$）与认知损害之间存在负的剂量-反应关系 2. 使用蒙特利尔认知评估对认知障碍进行评估时，胆碱和甜菜碱每增加1个标准差均与认知障碍风险降低26%相关（OR＝0.74，95%CI 0.61～0.89）；与最低三分位数组相比，胆碱和甜菜碱最高三分位数组OR（95%CI）分别为0.45（0.29～0.69）和0.61（0.39～0.96）；胆碱（$P=0.005$）和甜菜碱（$P=0.001$）与认知损害之间存在负的剂量-反应关系	较高的血中胆碱和甜菜碱甜菜碱水平与认知较好的认知功能有关

续表

作者，年度	研究类型	调查方法	例数	研究对象及年龄	摄入情况	结果	对认知功能的影响
Nurk，2012[42]	横断面研究	用正相液相色谱-串联质谱法测定血中游离胆碱、甜菜碱浓度	2195例 男性：988例 女性：1207例	挪威老年人，70～74岁	1. 对血液测量值的对数与认知功能相关变量进行相关性分析 2. 按研究人群血中测量值的P_{20}进行分组 血中游离胆碱浓度：≤8.4 μmol/L，>8.4 μmol/L 血中甜菜碱浓度：≤31.1 μmol/L，>31.1 μmol/L	1. 与血中低浓度游离胆碱组（≤8.4 μmol/L）相比，高浓度组（>8.4 mmol/L）在感觉运动速度（P=0.004）、知觉速度和执行功能（P=0.005）、整体认知水平（P=0.01）方面的表现更好。血中游离胆碱浓度与认知功能水平存在正的剂量-反应关系（P=0.012） 2. 血中甜菜碱浓度与认知功能的相关性均无统计学意义	较高的血胆碱水平与较好的认知功能有关，血甜菜碱水平与认知功能无关
Eussen，2007[43]	横断面研究	在干预前、干预12周和24周后采集血样测定胆碱、甜菜碱等浓度。在干预前和干预24周后，评估认知功能，包括注意力、结构、感觉运动速度、记忆和执行功能等	1. 干预前有242例，男性63例，女性179例，平均年龄为81±6岁 2. 接受干预的人有195例，随机分为3组：每天口服1000 μg维生素 B12：64例，结束时54例 每天口服1000 μg维生素 B12＋400 μg叶酸：66例，结束时51例 每天口服安慰剂：65例，结束时57例	荷兰老年人，≥70岁	1. 干预前计算血中胆碱浓度、甜菜碱浓度与认知功能得分之间的偏相关系数 2. 按干预24周后血中胆碱、甜菜碱变化浓度的三分位数进行分组，胆碱：≤-0.17 μmol/L，-0.17～1.48 μmol/L，>1.48 μmol/L 甜菜碱：≤-1.43 μmol/L，-1.43～6.88 μmol/L，>6.88 μmol/L	1. 干预前血中甜菜碱浓度与认知结构表现（r=0.19）、感觉运动速度（r=0.13）呈正相关，执行功能（r=0.14）（P值均<0.05）。接受干预后血中甜菜碱浓度上升幅度越大，记忆表现越好（$P_{趋势}$=0.1）。干预前血中甜菜碱浓度与认知功能度无关（$P_{趋势}$=0.1） 2. 干预前和干预后均未发现血中胆碱浓度与认知功能有关	血胆碱水平与认知功能无关，较高的血甜菜碱水平与较好的认知功能有关

表 8-4-4　胆碱代谢物 CDP-胆碱作为药物干预与老年人认知功能变化的研究

作者，年度	研究类型	调查方法	例数	研究对象及年龄	摄入情况	结果	对认知功能的影响
Fioravanti, 2005[44]	系统综述（14项RCT）	数据库检索	1000多例	欧洲国家慢性脑血管病、主观记忆下降、AD等认知功能障碍患者，平均年龄>60岁	1.剂量：12项每日剂量为1000 mg（5例静脉注射，4例肌内注射，3例口服），另外2项每天总剂量为600 mg（其中一例口服，另一例肌内注射）2.疗程：4周至12个月。有7项持续20～30天，1项持续6周，3项持续2～3个月，3项观察持续给药超过3个月，其中1项持续12个月	CDP-胆碱在短期/中期内对记忆和行为表现有改善作用，尤其是对有脑血管疾病相关认知障碍的患者	CDP-胆碱能改善认知功能
Alvarez-Sabin, 2016[53]	RCT	试验干预	163例（女性83例，男性80例），其中治疗组86例，对照组77例	西班牙一家医院首次缺血性卒中后患者，平均年龄67.5±10.7岁	1.随机分成治疗组（口服胞二磷胆碱1 g/d，疗程24个月）和对照组（不服用胞二磷胆碱）2.在1个月、6个月、12个月、24个月测评和比较两组认知功能相关评估指标的变化和差异	在2年随访期间，治疗组整体认知状态改善（$P=0.005$），具有统计学意义，对照组无明显变化；并且第1年后，只有治疗组患者认知状况继续改善。与对照组相比，治疗组患者在2年随访时，认知损伤较少（27.9% vs. 39%），但无统计学差异	CDP-胆碱能改善认知功能
Alvarez-Sabin, 2013[52]	RCT	试验干预	347例（男性186例，女性161例），其中治疗组172例，对照组175例	西班牙一家医院首次卒中后的患者，19～91岁（平均年龄67.2±11.3岁）	1.随机分成治疗组（口服胞二磷胆碱1 g/d，疗程12个月）和对照组（不服用胞二磷胆碱）2.在1个月、6个月、12个月测定和比较两组认知功能相关评估指标的变化和差异	与对照组相比，治疗组在随访期间认知功能表现较好，在6个月（$P=0.014$）12个月（$P=0.019$），12个月（$P=0.014$）的注意、执行功能和在6个月（$P=0.042$），12个月（$P=0.050$）的时间定向方面的损伤较小，均有统计学意义。Logistic回归结果显示，与对照组相比，治疗组在6个月（$OR=1.721$，95%CI 1.065～2.781，$P=0.027$），12个月（$OR=2.379$，95%CI 1.269～4.462，$P=0.007$）时注意，执行功能和6个月（$OR=1.780$，95%CI 1.020～3.104，$P=0.042$），12个月（$OR=2.155$，95%CI 1.017～4.566，$P=0.045$）的时间定向能力均改善	CDP-胆碱能改善认知功能

续表

作者，年度	研究类型	调查方法	例数	研究对象及年龄	摄入情况	结果	对认知功能的影响
Cotroneo, 2013[45]	RCT	试验干预	349例 治疗组：265例，男性122例，女性143例 对照组：84例，男性36例，女性48例	意大利6个地区老年MCI患者，≥65岁	1. 治疗组：禁食状态下口服CDP-胆碱500mg，每天2次；对照组：不治疗 2. 比较两组在基线（T_0）、3个月（T_1）和9个月（T_2）时认知功能评估指标的变化和差异	治疗组的认知功能评分9个月内提高了0.5分（$T_0 \sim T_2$：+0.5分），而对照组在9个月内下降了1.9分（$T_0 \sim T_2$：-1.9分）。在T_0时两组认知功能评分无差异，T_1、T_2时治疗组优于对照组（$P<0.01$）。两组功能自主性评分差异无统计学意义（$P>0.05$）	CDP-胆碱能改善认知功能
Cohen, 2003[54]	RCT	试验干预	30例 治疗组：15例 安慰剂组：15例	美国患有血管性痴呆，既往或现在有卒中或其他血管疾病的神经系统疾病患者，>55岁	1. 随机分两组，分别服用500mg CDP-胆碱和安慰剂，每天2次，干预12个月 2. 对基线到6个月、6个月到1年的神经心理指标的分数进行比较分析。对24名患者进行神经影像比较（13名CDP-胆碱组，11名安慰剂组），对30名患者进行神经心理测试比较（15名CDP-胆碱组，15名安慰剂组）	CDP-胆碱治疗组和安慰剂组在基线和12个月时的神经认知表现没有差异。在基线到6个月、12个月的指标得分变化的评估中，两组总体认知功能的变化没有差异。神经影像学分析中，与安慰剂组相比，治疗组同全脑容量从基线到1年变化无统计学差异（$t=1.42$，$P=0.17$），皮质下和脑室周围高信号变化也没有统计学差异（$t=0.88$，$P=0.49$）	CDP-胆碱不能改善认知功能
Putignano, 2012[48]	单盲，安慰剂对照研究	试验干预	212例 治疗组：197例，男性85例，女性112例 安慰剂对照组：15例，男性7例，女性8例	意大利因脑缺血而导致卒中、重度神经功能缺损的神经功能损伤的患者（入选的是认知功能进行性恶化者），>65岁	1. 对照组：静脉注射生理盐水（500ml）和5%葡萄糖（500ml） 治疗组：2个月内分为三个阶段 第一阶段：CDP-胆碱2000mg加入500ml生理盐水中缓慢静脉滴注，连用5天，对无效者重复5天 第二阶段：（步骤A）肌注CDP-胆碱1000mg重复21天，（步骤B）停药7天后重复21天 第三阶段：结果评估 2. 在同组内，按年龄分为60～69、70～79、80～89、≥90岁组，并比较第一、二、三阶段的神经功能测试结果	治疗组自治疗开始后5天、10天、2个月后，神经功能状态和认知功能独立性均有改善，在年龄较小的组中改善效果更显著。安慰剂组患者则没有发现相应改善效果	CDP-胆碱能改善认知功能

的患者（包括慢性脑血管病、主观记忆下降、AD 等认知功能障碍），CDP- 胆碱剂量为 600～1000 mg/d，治疗持续时间为 4 周至 12 个月，结果表明，CDP- 胆碱在短、中期内对记忆和行为表现有改善作用，对脑血管病老年患者的认知障碍改善效果更好。意大利 1 项随机对照试验表明[45]，每天口服 CDP- 胆碱 1000 mg 治疗 9 个月对改善老年 MCI 患者的认知功能是有效和安全的。意大利另一项对＞65 岁因脑缺血导致中、重度神经功能缺损的老年患者进行的随机对照试验表明[48]，CDP- 胆碱可有效改善认知功能，提高生活功能独立性，减轻护理负担，并且对年龄较小的老年人改善效果更明显。西班牙对首次缺血性卒中老年患者的随机对照试验发现，每天口服 CDP- 胆碱 1000 mg 治疗 1 年能有效改善卒中后认知功能减退[52]，治疗 2 年能改善整体认知功能和生活质量[53]。然而尚不能证明 CDP- 胆碱对于改善血管性痴呆患者的认知障碍有效[54]。

四、研究证据分析

综合研究结果显示，胆碱及其脂类、甜菜碱摄入可改善认知功能。综合评价等级为 C 级。具体研究证据的质量及价值评价结果见表 8-4-5。

表 8-4-5　胆碱及其脂类、甜菜碱与老年人认知功能关联证据分析

内容	评级	备注
证据等级	良	2 项系统综述，6 项 RCT 研究，2 项前瞻性队列研究，2 项病例对照研究，4 项横断面研究
一致性	良	13 项研究认为胆碱及其脂类、甜菜碱能改善老年人认知功能，1 项横断面研究的结果显示血中胆碱浓度与认知功能无关，1 项系统综述认为磷脂酰胆碱对于治疗痴呆无效，1 项 RCT 研究认为 CDP- 胆碱对改善认知功能无效
健康影响	良	胆碱及其脂类、甜菜碱摄入与老年人大脑认知功能的改善有关
研究人群	中	主要为欧美人群，包括美国、芬兰、挪威、荷兰、意大利、西班牙、英国、加拿大、德国等。亚洲国家研究有中国（2 项）和印度（1 项）研究
适用性	中	适用，但存在个别注意事项

五、结语

综合评价显示，膳食胆碱及其脂类磷脂酰胆碱、甜菜碱摄入能改善认知功能，同时血中胆碱、甜菜碱浓度较高与较好的认知功能有关联；针对具有认知功能障碍的老年患者，胆碱代谢物 CDP- 胆碱作为药物干预具有改善认知功能的效果。研究尚未发现胆碱及其脂类、甜菜碱对认知功能有不利影响。

胆碱是人体必需的微量营养素，目前用适宜摄入量（adequate intake，AI）作为膳食总胆碱推荐摄入值，欧洲食品安全局（European Food Safety Authority，EFSA）在 2016 年将成年男性和女性的 AI 设定为 400 mg/d，美国医学研究所将成年男性的 AI 设定为 550 mg/d，女性为 425 mg/d[22]；《中国居民膳食营养素参考摄入量（2013 版）》中，成年男性（含老人）AI 为 500 mg/d，非孕期女性为 400 mg/d，而调查显示老年人的胆碱平均摄入量通常低于推荐摄入量[55-59]。因此，鼓励中国老年人注意摄入富含胆碱、甜菜碱的食物。今后仍需在我国开展较系统、大样本的人群研究，进一步探讨胆碱及其脂类、甜菜碱摄入量与老年人认知功能的关系。

（朱惠莲 黄榕珠）

参考文献

［1］朱惠莲．胆碱［J］.营养学报，2013，35（2）：121-124.

［2］Vance JE. Phosphatidylserine and phosphatidylethanolamine in mammalian cells：two metabolically related aminophospholipids［J］.J Lipid Res，2008，49（7）：1377-1387.

［3］Wiedeman AM，Barr SI，Green TJ，et al. Dietary choline intake：current state of knowledge across the life cycle［J］.Nutrients，2018，10（10）：1513.

［4］Li Z，Vance DE. Phosphatidylcholine and choline homeostasis［J］.J Lipid Res，2008，49（6）：1187-1194.

［5］Tayebati SK，Amenta F. Choline-containing phospholipids：relevance to brain functional pathways［J］.Clin Chem Lab Med，2013，51（3）：513-521.

［6］Blusztajn JK，Slack BE，Mellott TJ. Neuroprotective Actions of Dietary Choline［J］.Nutrients，2017，9（8）：815.

［7］De Jesus Moreno Moreno M. Cognitive improvement in mild to moderate Alzheimer's dementia after treatment with the acetylcholine precursor choline alfoscerate：a multicenter，double-blind，randomized，placebo-controlled trial［J］.Clin Ther，2003，25（1）：178-193.

［8］章文．甜菜碱及其在临床中的应用［J］.智慧健康，2019，5（21）：115-116.

［9］Conant R，Schauss AG. Therapeutic applications of citicoline for stroke and cognitive dysfunction in the elderly：a review of the literature［J］.Altern Med Rev，2004，9（1）：17-31.

［10］Niculescu MD，Zeisel SH. Diet，methyl donors and DNA methylation：interactions between dietary folate，methionine and choline［J］.J Nutr，2002，132（8 Suppl）：2333s-2335s.

［11］Ford AH，Almeida OP. Effect of Vitamin B Supplementation on Cognitive Function in the Elderly：A Systematic Review and Meta-Analysis［J］.Drugs Aging，2019，36（5）：419-434.

［12］Smith AD，Refsum H. Homocysteine，B Vitamins，and Cognitive Impairment［J］.Annu Rev Nutr，2016，36：211-239.

［13］Bekdash RA. Neuroprotective Effects of Choline and Other Methyl Donors［J］.Nutrients，2019，11（12）：2995.

［14］Berry RJ，Bailey L，Mulinare J，et al. Fortification of flour with folic acid［J］.Food Nutr Bull，2010，31（1 Suppl）：S22-35.

［15］DHHS（U.S. Department of Health and Human Services）Food and Drug Administration. Food standards：amendment of standards of identity for enriched grain products to require addition of folic acid［M］.Federal Register，1996.

［16］da Costa KA GC，Fischer LM，Zeisel SH. Choline deficiency in mice and humans is associated with increased plasma homocysteine concentration after a methionine load［J］.Am J Clin Nutr，2005，81（2）：440-444.

［17］Zhou F，Chen S. Hyperhomocysteinemia and risk of incident cognitive outcomes：An updated dose-response meta-analysis of prospective cohort studies［J］.Ageing Res Rev，2019，51：55-66.

［18］Loures CMG，Duarte RCF，Silva MVF，et al. Hemostatic Abnormalities in Dementia：A Systematic Review and Meta-Analysis［J］.Semin Thromb Hemost，2019，45（5）：514-522.

［19］Bailey RL，Jun S，Murphy L，et al. High folic acid or folate combined with low vitamin B-12 status：potential but inconsistent association with cognitive function in a nationally representative cross-sectional sample of US older adults participating in the NHANES［J］.Am J Clin Nutr，2020，112（6）：1547-1557.

［20］Patterson KK，Bhagwat SA，Williams J，et al. USDA database for the choline content of common foods，release two ［EB/OL］.（2007-12-31）［2008-12-20］. http：//www.ars.usda.gov/nutrientdata.

［21］Craig SA. Betaine in human nutrition ［J］. Am J Clin Nutr，2004，80（3）：539-549.

［22］Institute of Medicine（US）Standing Committee on the Scientific Evaluation of Dietary Reference Intakes and its Panel on Folate OBV，and Choline，Dietary Reference Intakes for Thiamin，Riboflavin，Niacin，Vitamin B6，Folate，Vitamin B12，Pantothenic Acid，Biotin，and Choline ［R］. Washington（DC）：National Academies Press（US），1998.

［23］EFSA Panel on Dietetic Products NaA. Dietary Reference Values for choline ［J］. EFSA Journal，2016，14（8）：4484.

［24］Zeisel SH，Mar MH，Howe JC，et al. Concentrations of choline-containing compounds and betaine in common foods ［J］. J Nutr，2003，133（5）：1302-1307.

［25］Bekdash RA. Choline，the brain and neurodegeneration：insights from epigenetics ［J］. Front Biosci，2018，23：1113-1143.

［26］Ylilauri MPT，Voutilainen S，Lönnroos E，et al. Associations of dietary choline intake with risk of incident dementia and with cognitive performance：the Kuopio Ischaemic Heart Disease Risk Factor Study ［J］. Am J Clin Nutr，2019，110（6）：1416-1423.

［27］Poly C，Massaro JM，Seshadri S，et al. The relation of dietary choline to cognitive performance and white-matter hyperintensity in the Framingham Offspring Cohort ［J］. Am J Clin Nutr，2011，94（6）：1584-1591.

［28］Aparicio Vizuete A，Robles F，Rodriguez-Rodriguez E，et al. Association between food and nutrient intakes and cognitive capacity in a group of institutionalized elderly people ［J］. Eur J Nutr，2010，49（5）：293-300.

［29］Liu L，Qiao S，Zhuang L，et al. Choline Intake Correlates with Cognitive Performance among Elder Adults in the United States ［J］. Behav Neurol，2021：2962245.

［30］Higgins JP，Flicker L. Lecithin for dementia and cognitive impairment ［J］. Cochrane Database Syst Rev，2003，（3）：Cd001015.

［31］Sun J，Wen S，Zhou J，et al. Association between malnutrition and hyperhomocysteine in Alzheimer's disease patients and diet intervention of betaine ［J］. J Clin Lab Anal，2017，31（5）：e22090.

［32］Cho CE，Taesuwan S，Malysheva OV，et al. Choline and one-carbon metabolite response to egg，beef and fish among healthy young men：A short-term randomized clinical study ［J］. Clinical Nutrition Experimental，2016，10：1-11.

［33］Miller CA，Corbin KD，da Costa KA，et al. Effect of egg ingestion on trimethylamine-N-oxide production in humans：a randomized，controlled，dose-response study ［J］. Am J Clin Nutr，2014，100（3）：778-786.

［34］Hirsch MJ，Growdon JH，Wurtman RJ. Relations between dietary choline or lecithin intake，serum choline levels，and various metabolic indices ［J］. Metabolism，1978，27（8）：953-960.

［35］Zeisel SH，Blusztajn JK. Choline and human nutrition ［J］. Annu Rev Nutr，1994，14：269-296.

［36］Zeisel S. Choline，Other Methyl-Donors and Epigenetics ［J］. Nutrients，2017，9（5）：445.

［37］Wurtman RJ，Regan M，Ulus I，et al. Effect of oral CDP-choline on plasma choline and uridine levels in humans ［J］. Biochem Pharmacol，2000，60（7）：989-992.

［38］Magil SG，Zeisel SH，Wurtman RJ. Effects of ingesting soy or egg lecithins on serum choline，brain choline and brain acetylcholine ［J］. J Nutr，1981，111（1）：166-170.

［39］Christie J，Blackburn I，Glen I，et al. Effects of choline and lecithin on CSF choline levels and on cognitive function in patients with presenile dementia of the Alzheimer type ［J］. Brain，1979，5：377-387.

［40］Singh V，Mishra VN，Prajapati GD，et al. Quantitative metabolic biomarker analysis of mild cognitive impairment in eastern U.P. and Bihar population ［J］. J Pharm Biomed Anal，2020，180：113033.

［41］Zhong C，Lu Z，Che B，et al. Choline Pathway Nutrients and Metabolites and Cognitive Impairment

After Acute Ischemic Stroke [J]. Stroke, 2021, 52 (3): 887-895.

[42] Nurk E, Refsum H, Bjelland I, et al. Plasma free choline, betaine and cognitive performance: the Hordaland Health Study [J]. Br J Nutr, 2013, 109 (3): 511-519.

[43] Eussen SJ, Ueland PM, Clarke R, et al. The association of betaine, homocysteine and related metabolites with cognitive function in Dutch elderly people [J]. Br J Nutr, 2007, 98 (5): 960-968.

[44] Fioravanti M, Yanagi M. Cytidinediphosphocholine (CDP-choline) for cognitive and behavioural disturbances associated with chronic cerebral disorders in the elderly [J]. Cochrane Database Syst Rev, 2005, (2): CD000269.

[45] Cotroneo AM, Castagna A, Putignano S, et al. Effectiveness and safety of citicoline in mild vascular cognitive impairment: the IDEALE study [J]. Clin Interv Aging, 2013, 8: 131-137.

[46] Parnetti L, Mignini F, Tomassoni D, et al. Cholinergic precursors in the treatment of cognitive impairment of vascular origin: ineffective approaches or need for re-evaluation? [J]. J Neurol Sci, 2007, 257 (1-2): 264-269.

[47] Adibhatla RM, Hatcher JF. Citicoline mechanisms and clinical efficacy in cerebral ischemia [J]. J Neurosci Res, 2002, 70 (2): 133-139.

[48] Putignano S, Gareri P, Castagna A, et al. Retrospective and observational study to assess the efficacy of citicoline in elderly patients suffering from stupor related to complex geriatric syndrome [J]. Clin Interv Aging, 2012, 7: 113-118.

[49] Hurtado O, Cárdenas A, Pradillo JM, et al. A chronic treatment with CDP-choline improves functional recovery and increases neuronal plasticity after experimental stroke [J]. Neurobiol Dis, 2007, 26 (1): 105-111.

[50] Bramanti V, Campisi A, Tomassoni D, et al. Effect of acetylcholine precursors on proliferation and differentiation of astroglial cells in primary cultures [J]. Neurochem Res, 2008, 33 (12): 2601-2608.

[51] Alvarez-Sabín J, Román GC. The role of citicoline in neuroprotection and neurorepair in ischemic stroke [J]. Brain Sci, 2013, 3 (3): 1395-1414.

[52] Alvarez-Sabín J, Ortega G, Jacas C, et al. Long-term treatment with citicoline may improve poststroke vascular cognitive impairment [J]. Cerebrovasc Dis, 2013, 35 (2): 146-154.

[53] Alvarez-Sabín J, Santamarina E, Maisterra O, et al. Long-Term Treatment with Citicoline Prevents Cognitive Decline and Predicts a Better Quality of Life after a First Ischemic Stroke [J]. Int J Mol Sci, 2016, 17 (3): 390.

[54] Cohen RA, Browndyke JN, Moser DJ, et al. Long-term citicoline (cytidine diphosphate choline) use in patients with vascular dementia: neuroimaging and neuropsychological outcomes [J]. Cerebrovasc Dis, 2003, 16 (3): 199-204.

[55] Yu D, Shu XO, Xiang YB, et al. Higher dietary choline intake is associated with lower risk of nonalcoholic fatty liver in normal-weight Chinese women [J]. J Nutr, 2014, 144 (12): 2034-2040.

[56] Wallace TC, Fulgoni VL. Usual Choline Intakes Are Associated with Egg and Protein Food Consumption in the United States [J]. Nutrients, 2017, 9 (8): 839.

[57] Vennemann FB, Ioannidou S, Valsta LM, et al. Dietary intake and food sources of choline in European populations [J]. Br J Nutr, 2015, 114 (12): 2046-2055.

[58] Malinowska AM, Szwengiel A, Chmurzynska A. Dietary, anthropometric, and biochemical factors influencing plasma choline, carnitine, trimethylamine, and trimethylamine-N-oxide concentrations [J]. Int J Food Sci Nutr, 2017, 68 (4): 488-495.

[59] Cheng CP, Chen CH, Kuo CS, et al. Dietary choline and folate relationships with serum hepatic inflammatory injury markers in Taiwanese adults [J]. Asia Pac J Clin Nutr, 2017, 26 (4): 642-649.

第九章 矿物质

矿物质包括常量元素和微量元素。研究发现，多种矿物质与老年认知功能及相关疾病有关。本章重点讨论钙、镁、锌、硒、铁、铜、碘、铝 8 种矿物质与老年人认知功能及认知障碍相关疾病的关系，为通过改善老年人维生素营养状况维护老年人认知功能、防控认知障碍相关疾病提供科学依据。

第一节 钙

一、引言

钙是人体中含量最丰富的矿物质元素，成人体内约有 1000 g 的钙，作为人体含量最高的必需宏量元素，钙只能通过膳食途径获取，目前《中国居民膳食营养素参考摄入量（2023 版）》对成人钙的推荐摄入量是 800 mg/d。据估计，全世界约有一半人口存在钙摄入不足的问题，但不同生理状态的人群对钙的营养需求差别明显，老年阶段骨质流失速度明显增加，对钙的吸收能力也逐渐减弱，因此老年人是钙营养不良的敏感人群和重点人群，也是钙缺乏的高风险人群，日常生活中更有必要摄入足量的钙。

钙的需求量与机体对钙的代谢状态关系密切，其吸收主要是在小肠，维生素 D 是促进小肠钙吸收的重要因素。维生素 D 包括维生素 D_2（麦角钙化醇）和维生素 D_3（胆钙化醇），其中胆钙化醇可通过皮肤在光照的条件下生成活性形式的维生素 D_3。机体内活化后的维生素 D 与维生素 D 结合蛋白结合形成复合物，随循环系统转运至目标细胞，释放后进入细胞，与细胞质中的维生素 D 受体结合，实现对骨代谢、钙吸收以及其他代谢过程的生物调节作用。

钙对机体的生理功能主要体现在：①构成骨骼和牙齿的重要成分。②维持肌肉的正常收缩。③维持体液电解质平衡[1]。④具有多种生物学调节作用，包括激活某些蛋白激酶、促进酶的磷酸化、调节细胞因子活性、介导细胞对激素的响应、参与调节真核细胞的多种生理活动（增殖、分化、生长、凋亡、基因转录、膜电位的形成）等。

值得注意的是，钙离子作为第二信使，在神经元的生理活动、形态学变化、基因表达、突触的形成以及突触可塑性的调控中也具有关键作用。钙离子通过神经元上的电位门控通道和钙离子渗透型谷氨酸受体 N- 甲基 -D- 天冬氨酸受体（NMDAR）进入神经元，与相应受体结合，参与突触可塑性功能的形成[2]。突触后钙离子浓度的改变还与海马区的神经活动长时程增强（long-term potentiation，LTP）密切相关，对于记忆形成以及认知功能的建立和维持具有重要意义[3-4]。

鉴于钙元素在机体神经系统及心脑血管系统中的重要生理意义，本节综合分析钙营养状况对老年人认知功能状态下的脑功能、阿尔茨海默病（Alzheimer's disease，AD）、帕金森病（Parkinson's disease，PD）及脑卒中等影响的相关研究，对钙营养与老年人群脑功能及疾病的关系进行评价，以期帮助大家更科学客观地理解钙营养对脑健康的意义。

二、证据收集方法

本节针对宏量元素钙与老年人认知功能、AD、PD 等生理或疾病过程中认知功能的关系以及与脑卒中关联的研究进行系统性文献检索，共检索英文文献 46 375 篇，中文文献 8953 篇。通过二次析出文献，纳入英文文献 1993 篇、中文文献 568 篇。

根据总体要求和排除标准，排除动物实验、细胞实验、综述、短暂暴露、单纯补充维生素 D、病例研究、质量较低的文献后，最终筛选得到 14 篇英文文献，未筛选到相关中文文献。对钙与老年人认知功能及脑功能相关疾病的中英文检索词、文献数量汇总见表 9-1-1。

表 9-1-1　钙营养与老年人认知功能及脑功能相关疾病检索情况

研究因素	检索词		文献数（纳入 / 总）		合计
	中文检索词	英文检索词	中文	英文	
老年人认知功能	钙，钙缺乏，钙不足，钙过量，老年人认知功能，老年人，脑功能，认知	calcium, calcium deficiency, calcium inadequate, excessive calcium, aged, older, elder, brain functions, cognition	0/75	4/332	4/407
阿尔茨海默病	钙，钙缺乏，钙不足，钙过量，阿尔茨海默病，认知	calcium, calcium deficiency, calcium inadequate, excessive calcium, Alzheimer's disease, cognition	0/147	0/654	0/801
帕金森病	钙，钙缺乏，钙不足，钙过量，帕金森病，脑功能，认知	calcium, calcium deficiency, calcium inadequate, excessive calcium, Parkinson's disease, brain functions, cognition	0/82	0/395	0/477
脑卒中	钙，钙缺乏，钙过量，脑卒中	calcium, calcium deficiency, calcium inadequate, excessive calcium, stroke, cerebral apoplexy	0/264	10/612	10/876
文献合计			0/568	14/1993	14/2561

三、钙与老年人认知功能及认知相关疾病的关系

1. 钙与老年人认知功能

共检出 4 篇相关研究文献，相关信息见表 9-1-2。Talaei 等于 1993—1998 年建立的新加坡华人健康研究队列对人群的生活方式和饮食习惯进行研究，该队列纳入了 16 948 人，随访至 2014—2016 年，采用 MMSE 量表评价了人群认知功能。该队列人群膳食钙摄入量约为 413±165 mg/d，其中非乳制品来源钙约占 80.2%（295.0±86.8 mg/d）。该研究发现，人群较高的乳制品消费量与较低的认知功能损伤风险呈剂量-反应关系，高乳制品消费量以及高乳制品来源钙摄入的人群 MMSE 评分也更高，但是非乳制品来源的钙摄入与认知损伤风险之间未发现有关联[5]。有人对使用钙离子通道阻断剂的老年人认知功能进行评价发现，服用钙离子通道阻断剂的高血压患者相较于使用其他类型降压药的患者更容易出现认知能力下降[6-7]，不过由于该研究不是直接研究钙元素作用，并且还存在慢性疾病的

表 9-1-2　钙摄入与老年人认知功能关系的研究

作者，年度	研究类型	调查方法	例数	研究对象及年龄	摄入量/摄入频率	结果	对认知功能的影响
Talaei, 2020[5]	队列研究	食物频率问卷	16 948 例（男性 6914 例，女性 10 034 例）	新加坡华人，45～74 岁，入组时间 1994—1998 年，随访 3 次，末次随访时间 2014—2016 年	—	乳制品来源的钙摄入量可降低认知功能损伤风险，并存在剂量-反应关系，乳制品来源钙对认知损伤具有保护作用	保护
Olivier Beauchet, 2019[8]	RCT	试验干预	干预组 20 例 对照组 20 例	健康老年女性，干预组 71.0±3.7 岁，对照组 71.5±5.2 岁	干预组钙 800 mg/d，维生素 D_3 400 IU/d；对照组钙 300 mg/d	持续补充 3 个月，干预组认知功能维持原来水平，对照组认知水平明显降低	保护
Rebecca Rossom, 2012[9]	RCT	试验干预	干预组 2034 例 对照组 2109 例	健康老年女性，平均年龄 71 岁，年龄范围 65～80 岁	干预组钙 1000 mg/d，维生素 D_3 400 IU/d；对照组安慰剂	随访 7.8 年，两组间痴呆发病率、轻度认知障碍发生率无显著差异	无
Niamh Liana Mundell, 2022[10]	RCT	试验干预	70 例	接受雄性激素阻断治疗的前列腺癌男性患者，对照组 36 人，71±7 岁，干预组 34 人，71±6 岁	干预组接受运动+每日补充乳清蛋白 25 g，钙 1200 mg，维生素 D2000 IU，持续 12 个月	采用运动结合蛋白质、钙及维生素 D 联合补充的方式对改善接受雄性激素阻断治疗的前列腺癌老年患者认知功能无明显作用	无

注："—" 表示原文中未描述。

影响，本节未予采纳作为佐证。一项单盲随机对照临床试验对社区老年女性人群进行了维生素 D_3 和钙的补充试验，并评价了受试对象的认知功能[8]。该研究选择年龄 65 岁以上、无痴呆、无维生素 D 缺乏，并具有一定的口头表达和书写能力的社区常住女性作为研究对象，通过筛查获得 40 名符合要求的受试对象，随机分成两组，其中干预组通过酸奶接受 400 IU/d 维生素 D_3 和 800 mg/d 钙的补充干预，对照组只通过酸奶额外增加 300 mg/d 钙的摄入，干预持续 3 个月，分别在试验开始前（基线）和干预结束后评价受试对象认知功能，结果显示，经过 3 个月干预后，干预组仍维持原有认知能力水平，而对照组测试结果出现明显下降，干预组的 MMSE 评分结果也明显优于对照组，因此该研究认为，补充钙和维生素 D_3 对老年人群的认知功能减退具有保护作用。另一项随机双盲安慰剂对照试验也是针对 65 岁以上女性人群开展的[9]。该研究选择无认知功能损伤、无特定慢性疾病的健康女性作为研究对象，共纳入 4143 人，随机分成干预组（2034 人）和安慰剂组（2109 人），其中干预组每天通过补充剂补充 1000 mg 钙和 400 IU 维生素 D_3，安慰剂组服用不含钙和维生素 D_3 的安慰剂，干预随访持续 7.8 年，干预组有 39 人罹患痴呆，安慰剂组有 37 人罹患痴呆（HR = 1.1，95%CI = 0.71 ~ 1.74，P = 0.64），另外干预组和安慰剂组分别有 98 人和 108 人发生轻度认知障碍（HR = 0.95，95%CI = 0.72 ~ 1.25，P = 0.72），两组间痴呆发病率、轻度认知障碍发病率以及认知功能评价差异均无统计学意义，该研究未发现补充钙、维生素 D_3 有明显改善认知功能的效应。一项以接受雄性激素阻断治疗的前列腺癌男性患者为研究对象的随机临床对照研究也显示，持续补充乳清蛋白 25 g/d ＋钙 1200 mg/d ＋维生素 D 2000 IU/d 对患者的认知功能并无明显改善作用[10]。

2. 钙与 AD

钙补充与 AD 关系的干预研究未检索到相关文献，其余为横断面调查。有研究对 413 名认知功能正常老年人和 811 名轻度认知障碍老年人的血钙浓度进行比较，发现血清钙浓度与脑脊液 $A\beta_{42}$ 水平呈负相关，血清钙浓度过高可增加 AD 发生风险[11]。但是，另一项孟德尔随机化研究对一份大规模血清钙 GWAS 研究数据（61 079 人）和一份 AD 的 GWAS 数据（54 162 人）采用反变量加权的方法进行分析，结果发现血清钙水平升高可显著降低 AD 的发生风险[12]。

目前关于钙对 AD 影响的随机临床对照研究尚未见报道，而横断面研究主要是对血钙与 AD 患病风险关系的探索，尚不足以为该问题提供直接证据。基于当前研究现状，本文暂无法判断钙在 AD 过程中对认知及其他脑功能的影响及其程度，相关证据还有待新的研究。

3. 钙与 PD

本文未检索到补钙与 PD 相关的文献报道，无法基于高等级证据评价钙对 PD 患者认知功能的影响。相关的研究报道主要关注机体钙营养状况与 PD 进程的关系，多为横断面研究，仅能为了解钙对 PD 的影响提供初步线索。

Dos Santos 等采用火焰原子吸收光谱法检测比较了 26 名 PD 患者和 33 名健康对照者发钙浓度的差别，发现 PD 患者发钙浓度要明显低于正常个体[13]。另一项研究对 PD 患者不同阶段（早期阶段，15 ~ 30 岁；轻度阶段，30 ~ 60 岁；重度阶段，61 ~ 75 岁）头发、血清和血浆钙浓度进行了分析，发现早期阶段 PD 患者发钙浓度较重度阶段更高，并且也发现所有 PD 患者血清和血浆钙浓度都要低于健康人群[14]。国内研究也有类似结果[15]。不过一项孟德尔随机化试验研究观点与此不同，该研究对一份大规模血钙 GWAS 研究数据集（61 079 人）和一份 PD 的 GWAS 研究数据集（8477 人，其中 4238 名 PD 患者，4239 名对照）进行了分析[16]，结果显示，高血钙浓度与 PD 患病并无显著相关关系，该研究认为补钙可能不会降低 PD 的患病风险。可见，目前关于钙对 PD 患病的影响还不是很明确，二者因果关系及其影响程度的研究还有待开展。

4. 钙与脑卒中

关于钙补充或钙营养状况对脑卒中影响的研究，共检索到 10 篇，其中 RCT 3 篇，队列研究 3 篇，meta 分析或（和）系统综述 4 篇，见表 9-1-3 和 9-1-4。

Adebamowo 等分别对两个护士健康研究队列（NHS）人群的钙摄入与脑卒中发生风险关系进行了研究，其中 NHS Ⅰ队列纳入了 86 149 人（30 ～ 55 岁），随访 30 年，NHS Ⅱ队列纳入了 94 715 人（25 ～ 42 岁），随访 22 年，随访期间每 2 ～ 4 年对调查对象进行食物频率问卷及脑卒中患病情况的调查，结果显示，女性人群中钙摄入的增加与脑卒中发生风险的降低并无明显关联[17]。一项为期 7 年左右的绝经后女性钙和维生素 D 联合补充的 RCT 研究也显示，每日补充 1000 mg/d 钙和 400 IU/d 的维生素 D 对老年女性人群脑卒中风险的影响并不明显[18]。Bolland 对绝经后女性的补钙试验也未能观察到钙对脑卒中患者明显的保护作用，该研究以健康绝经后女性为对象，补钙组每日补充 1000 mg 钙，对照组服用安慰剂，持续干预 5 年，每半年随访 1 次，干预结束后发现，补钙组和对照组发生脑卒中的风险相近（RR = 1.42，95%CI 0.83 ～ 2.43）[19]。不过一项非盲法随机对照试验观察到不同的结果，该研究以维生素 D 缺乏或者不足的急性缺血性脑卒中患者为研究对象，随机分成两组，其中一组只接受脑卒中后的正常护理措施，另一组则是在此基础上给予每日补钙 1000 mg 和每个月肌内注射维生素 D 600 000 IU 一次、口服维生素 D 60 000 IU 一次的干预，持续干预 6 个月，评价两组患者的残疾及死亡率的差异，结果发现，接受钙和维生素 D 联合补充的患者生存率也较对照组更高（83.8% *vs.* 59.5%，HR = 0.26，95%CI 0.08 ～ 0.9），研究者认为，补充钙和维生素 D 对于改善缺血性脑卒中患者的预后及生存率具有潜在意义[20]。Khan 等在一项前瞻性队列研究中调查膳食钙摄入与脑卒中发生风险的关系，也发现了其保护作用，该研究对 41 514 名 40 ～ 69 岁的调查对象随访了 12 年左右，发现膳食钙摄入高于 1348 mg/d 时，可有效降低脑卒中的发生风险[21]。Pana 在对 EPIC-Norfolk 队列人群的研究中也观察到了适量增加钙摄入与较低的脑卒中发病率之间的联系[22]。

meta 分析提示，血钙浓度偏高可能会增加脑血管疾病发生的风险[23]。不过也有证据表明，这种关系并不绝对，不同钙营养状态下，钙与脑卒中发病风险的关系不尽相同。Larsson 对 2012 年 12 月之前的钙摄入与脑卒中相关研究进行了 meta 分析，该研究纳入了 11 项前瞻性研究，涉及 9095 例脑卒中病例，结果发现，当钙摄入水平较低时（＜ 700 mg/d），人群钙摄入水平与脑卒中发生风险呈负相关关系，并且每增加 300 mg/d 的钙摄入量可相应降低越 18% 的脑卒中发生风险（RR = 0.82，95%CI 0.76 ～ 0.88），而钙摄入水平较高时（≥ 700 mg/d），钙摄入量与脑卒中风险呈弱正相关关系（RR = 1.03，95%CI 1.01 ～ 1.06）[24]。但是 Mao 等对 1980 年 1 月至 2012 年 12 月期间钙或维生素 D 补充试验的 RCT 研究进行的 meta 分析并未发现补钙会增加脑卒中的风险[25]。David 对 2012 年 1 月至 2020 年 5 月 19 日有关维生素、矿物质补充对心脑血管疾病影响的 meta 分

表 9-1-3 钙摄入与脑卒中关系的研究

作者，年度	研究类型	调查方法	例数	研究对象及年龄	摄入量/摄入频率	结果	对认知功能的影响
Adebamowo, 2015[17]	队列研究	食物频率问卷调查	护士健康研究队列（NHS）I 86 149 例，NHS II 94 715 例	NHS I 30~55 岁，NHS II 25~42 岁	—	成年女性人群钙摄入增加与脑卒中发生风险降低并无明显联系	无
Gupta, 2016[20]	RCT	钙和维生素 D 联合干预试验	53 例	急性缺血性脑卒中患者，60.4±11.3 岁	钙 1000 mg/d，每个月肌内注射维生素 D 600 000 IU 一次，口服维生素 D 60 000 IU 一次，持续干预 6 个月	钙和维生素 D 联合补充组患者临床结局一致（校正 OR = 1.9，95%CI 0.6~6.4），生存率（83.8% vs. 59.5%）均高于对照组	保护
Prentice, 2013[18]	RCT	钙和维生素 D 联合干预试验	36 282 例	绝经后女性，50~79 岁	干预组每日补充 1000 mg 钙和 400 IU 维生素 D，持续干预 7 年	绝经后女性补充钙和维生素 D 不会显著影响脑卒中发生风险	无
Khan, 2015[21]	前瞻性队列研究	食物频率问卷调查	41 514 例	墨尔本合作队列研究（MCCS）人群，40~69 岁	—	膳食钙摄入高于 1348 mg/d 时，可降低脑卒中发生的风险（OR = 0.69，95%CI 0.51~0.93）	保护
Bolland, 2008[19]	RCT	钙补充试验	1471 例	绝经后女性，对照组 739 人，74.3±4.3 岁；补钙组 732 人，74.2±4.2 岁	补钙组每天补充钙 1000 mg，对照组服用安慰剂，持续干预 5 年	绝经期女性钙 1000 mg/d，未见明显降低脑卒中风险	未
Pana, 2021[22]	队列研究	食物频率问卷调查	17 968 例	40~79 岁的 EPIC-Norfolk 研究队列人群（58.8±9.2 岁），随访时间为 7435 天至 20.36 年	根据每日钙摄入量将观察对象划分为<770 mg/d，771~926 mg/d，927~1073 mg/d，1074~1254 mg/d 以及>1254 mg/d 五个区段	与低钙摄入水平（<770 mg/d）相比，除高钙摄入（>1254 mg/d）水平外，其他钙摄入水平的人群脑卒中的发病率均更低 [771~926 mg/d: HR = 0.84 (0.72~0.97)；927~1073 mg/d: HR = 0.83 (0.71~0.97)；1074~1254 mg/d: HR = 0.78 (0.66~0.92)]	保护

注："—"表示原文中未描述。

表 9-1-4 钙摄入与脑卒中关系的 meta 分析 / 系统综述

作者，年度	研究类型	纳入文献数	样本量	结果	OR 或 RR 值	对认知功能的影响
Chowdhury, 2012[23]	meta 分析	2011 年 10 月至 2012 年 1 月 3 篇队列研究	22 577 例	较高的血清钙浓度可能增加脑血管疾病的发生风险	RR = 1.4，95%CI 1.19 ~ 1.64	增加
Larsson, 2013[24]	meta 分析	2012 年 12 月前的 11 篇前瞻性研究	9095 例脑卒中病例	钙摄入水平较低时（＜700 mg/d），钙摄入与脑卒中风险呈负相关，钙摄入水平较高时（≥700 mg/d），钙摄入与脑卒中风险呈正相关	钙摄入＜700 mg/d，RR = 0.82，95%CI 0.76 ~ 0.88；钙摄入≥700 mg/d，RR = 1.03，95%CI 1.01 ~ 1.06	低水平时保护，高水平时可能增加风险
Mao PJ, 2013[25]	meta 分析	1980 年 1 月至 2012 年 12 月的 11 篇 RCT 研究	49 806 例，含 1350 例脑卒中病例	钙补充可能升高 14% 的脑卒中发生风险，但无统计学意义	OR = 1.14，95%CI 0.90 ~ 1.46	无
David J A Jenkins, 2021[26]	meta 分析	2012 年 1 月至 2020 年 5 月 19 日的 meta 分析、系统综述及 RCT 有关维生素、矿物质补充对心血管疾病影响的 4 篇文献	5536 例	未发现钙补充对心血管疾病存在明显的保护效应	RR = 1.25，95%CI 0.94 ~ 1.66	无

析也未发现钙补充对心脑血管疾病存在明显的保护效应[26]。

四、证据分析

综合研究结果表明，钙补充（联合补充维生素 D）可改善认知功能，综合评价为 B 级。具体研究证据的质量及价值评价结果见表 9-1-5。虽然有研究提示钙补充可能会对脑卒中有影响，但目前的研究证据尚不足以明确该效应，见表 9-1-6。

表 9-1-5 钙摄入与老年人认知功能关联证据分析

内容	评级	备注
证据等级	良	3 篇 RCT，1 篇前瞻性队列研究
一致性	中	1 篇 RCT 和 1 篇队列研究认为补钙能改善老年认知功能，2 篇 RCT 认为补钙对改善认知功能无效，但其中一篇是以痴呆、轻度认知障碍的患病作为评价项目，另一篇则是以接受治疗措施的癌症患者为研究对象，存在潜在干扰因素
健康影响	中	补钙（联合补充维生素 D）与老年人认知功能的改善有关
研究人群	良	包括新加坡、法国、美国、澳大利亚人群，其中队列研究为新加坡华人人群
适用性	良	适用于中国人群，但存在个别注意事项

表 9-1-6 钙摄入与脑卒中关联证据分析

内容	评级	备注
证据等级	中	4 篇 meta 分析，其中 2 篇基于队列研究，2 篇基于 RCT 研究，此外有 3 篇 RCT 和 3 篇队列研究
一致性	差	1 篇 RCT、2 篇队列研究认为补钙能降低脑卒中的风险，2 篇 meta 分析、2 篇 RCT、1 篇队列研究认为补钙对降低脑卒中风险无效，1 篇 meta 分析认为补钙会增加脑卒中的患病风险，1 篇 meta 分析认为钙摄入水平较低时（< 700 mg/d）具有保护作用，钙摄入 ≥ 700 mg/d 时会增加脑卒中的风险
健康影响	中	补钙（联合补充维生素 D）
研究人群	良	包括中国、伊朗、英国、美国、澳大利亚、印度、瑞典等人群
适用性	中	可用于中国人群，但须注意具体人群特征及干预条件

五、结语

综上所述，短期（3 个月）补充钙（800 mg/d）和维生素 D（400 IU/d）对老年人认知功能具有一定的保护作用，证据等级 B 级。经膳食摄取奶源性钙有助于减轻老年人认知功能性损伤，证据等级 B 级。不过长期（7.8 年）补充钙（1000 mg/d）和维生素 D（400 IU/d）以及在疾病状态下持续（12 个月）补充钙（1200 mg/d）和维生素 D（2000 IU/d）未显示对老年人认知功能性损伤的保护作用，证据等级 B 级。对于 AD、PD 等疾病研究所能采纳证据较少，未进行证据体综合评价。对于急性缺血性脑卒中患者，补钙（1000 mg/d）联合大剂量维生素 D 补充可能有利于提高患者生存率，膳食钙摄入充足有利于降低脑卒中发生风险，不过要注意控制血钙浓度处于适宜范围，否则可能会增加脑卒中风险，综合评价证据等级 B 级。

　　研究的局限性：有关钙与认知关系的研究缺乏高质量的 meta 分析和大样本 RCT 研究，干预研究中多为与其他营养素的联合干预，难以区分单独补钙对疾病的效应。

（谭　龙）

参考文献

［1］Yu E，Sharma S. Physiology，Calcium. Treasure Island（FL）：StatPearls Publishing，2021.

［2］Lalanne T，Oyrer J，Farrant M，et al. Synapse Type-Dependent Expression of Calcium-Permeable AMPA Receptors［J］. Front Synaptic Neurosci，2018，10：34.

［3］Malenka RC，Nicoll RA. NMDA-receptor-dependent synaptic plasticity：multiple forms and mechanisms［J］. Trends Neurosci，1993，16（12）：521-7.

［4］Mateos-Aparicio P，Rodríguez-Moreno A. Calcium Dynamics and Synaptic Plasticity［J］. Adv Exp Med Biol，2020，1131：965-984.

［5］Talaei M，Feng L，Yuan JM，et al. Dairy，soy，and calcium consumption and risk of cognitive impairment：the Singapore Chinese Health Study［J］. Eur J Nutr，2020，59（4）：1541-1552.

［6］Maxwell CJ，Hogan DB，Ebly EM. Calcium-channel blockers and cognitive function in elderly people：results from the Canadian Study of Health and Aging［J］. CMAJ，1999，161（5）：501-6.

［7］Trompet S，Westendorp RG，Kamper AM，et al. Use of calcium antagonists and cognitive decline in old age. The Leiden 85-plus study［J］. Neurobiol Aging，2008，29（2）：306-8.

［8］Beauchet O，Launay CP，Galery K，et al. Effects of Vitamin D and Calcium Fortified Yogurts on Gait，Cognitive Performances，and Serum 25-Hydroxyvitamin D Concentrations in Older Community-Dwelling Females：Results from the GAit，MEmory，Dietary and Vitamin D（GAME-D2）Randomized Controlled Trial［J］. Nutrients，2019，11（12）：2880.

［9］Rossom RC，Espeland MA，Manson JE，et al. Calcium and vitamin D supplementation and cognitive impairment in the women's health initiative［J］. J Am Geriatr Soc，2012，60（12）：2197-205.

［10］Mundell NL，Owen PJ，Dalla Via J，et al. Effects of a multicomponent resistance-based exercise program with protein，vitamin D and calcium supplementation on cognition in men with prostate cancer treated with ADT：secondary analysis of a 12-month randomised controlled trial［J］. BMJ Open，2022，12（6）：e060189.

［11］Ma LZ，Wang ZX，Wang ZT，et al. Serum Calcium Predicts Cognitive Decline and Clinical Progression of Alzheimer's Disease［J］. Neurotox Res，2021，39（3）：609-617.

［12］He Y，Zhang H，Wang T，et al. Impact of Serum Calcium Levels on Alzheimer's Disease：A Mendelian Randomization Study［J］. J Alzheimers Dis，2020，76（2）：713-724.

［13］Dos Santos AB，Kohlmeier KA，Rocha ME，et al. Hair in Parkinson's disease patients exhibits differences in Calcium，Iron and Zinc concentrations measured by flame atomic absorption spectrometry - FAAS［J］. J Trace Elem Med Biol，2018，47：134-139.

［14］Rajput K，Afridi HI，Kazi TG，et al. Sodium，Potassium，Calcium，and Magnesium in the Scalp Hair and Blood Samples Related to the Clinical Stages of the Parkinson's Disease［J］. Biol Trace Elem Res，2021，199（7）：2582-2589.

［15］裴银虹. 血清钙对帕金森患者认知水平的影响［J］. 中国农村卫生事业管理，2017，37（7）：863-865.

［16］Wang Y，Gao L，Lang W，et al. Serum Calcium Levels and Parkinson's Disease：A Mendelian Randomization Study［J］. Front Genet，2020，11：824.

［17］Adebamowo SN，Spiegelman D，Willett WC，et al. Association between intakes of magnesium，potassium，and calcium and risk of stroke：2 cohorts of US women and updated meta-analyses［J］. Am

J Clin Nutr，2015，101（6）：1269-77.

［18］Prentice RL，Pettinger MB，Jackson RD，et al. Health risks and benefits from calcium and vitamin D supplementation：Women's Health Initiative clinical trial and cohort study［J］. Osteoporos Int，2013，24（2）：567-80.

［19］Bolland MJ，Barber PA，Doughty RN，et al. Vascular events in healthy older women receiving calcium supplementation：randomised controlled trial［J］. BMJ，2008，336（7638）：262-6.

［20］Gupta A，Prabhakar S，Modi M，et al. Effect of Vitamin D and calcium supplementation on ischaemic stroke outcome：a randomised controlled open-label trial［J］. Int J Clin Pract，2016，70（9）：764-70.

［21］Khan B，Nowson CA，Daly RM，et al. Higher Dietary Calcium Intakes Are Associated With Reduced Risks of Fractures，Cardiovascular Events，and Mortality：A Prospective Cohort Study of Older Men and Women［J］. J Bone Miner Res，2015，30（10）：1758-66.

［22］Pana TA，Dehghani M，Baradaran HR，et al. Calcium intake，calcium supplementation and cardiovascular disease and mortality in the British population：EPIC-norfolk prospective cohort study and meta-analysis［J］. Eur J Epidemiol，2021，36（7）：669-683.

［23］Chowdhury R，Stevens S，Ward H，et al. Circulating vitamin D，calcium and risk of cerebrovascular disease：a systematic review and meta-analysis［J］. Eur J Epidemiol，2012，27（8）：581-91.

［24］Larsson SC，Orsini N，Wolk A. Dietary calcium intake and risk of stroke：a dose-response meta-analysis［J］. Am J Clin Nutr，2013，97（5）：951-7.

［25］Mao PJ，Zhang C，Tang L，et al. Effect of calcium or vitamin D supplementation on vascular outcomes：a meta-analysis of randomized controlled trials［J］. Int J Cardiol，2013，169（2）：106-11.

［26］Jenkins DJA，Spence JD，Giovannucci EL，et al. Supplemental Vitamins and Minerals for Cardiovascular Disease Prevention and Treatment：JACC Focus Seminar［J］. J Am Coll Cardiol，2021，77（4）：423-436.

第二节 镁

一、引言

镁普遍存在于食物中，最丰富的来源是绿叶蔬菜[1]。谷类（小米、燕麦、大麦、黑米、荞麦、麸皮）、豆类、坚果中也含有丰富的镁。奶类、肉类、蛋类、淀粉类食物次之。饮水中镁的含量因地区或饮水种类不同，差异较大[1]。

镁是维持大脑功能的必需元素，通过多种途径维持神经系统的功能。镁参与调节钙通道、钙内流、谷氨酸的释放、N-甲基-D-天冬氨酸（N-methyl-D-aspartate，NMDA）受体的兴奋性，以及细胞膜的流动性和稳定性，进一步影响突触传递、冲动传导、神经元塑性等活动。适宜的镁浓度是维持上述功能的条件[2-3]。此外，镁水平的维持对保持大脑的血管张力至关重要。镁是钙的拮抗剂，镁缺乏可导致动脉痉挛[4]。

有研究提示，海马神经元镁水平与学习能力的损伤有因果关系[5]。体内研究发现，镁缺乏可能损伤小鼠的恐惧记忆（fear conditioning）和情绪记忆（emotional memory）[6]。而苏糖酸镁（magnesium-L-threonate，MgT）处理增强了大鼠突触的可塑性、短时突触易化和长时增强，改善了学习和记忆功能[7]。对于创伤性脑损伤（traumatic brain injury，TBI）大鼠，镁预处理能够预防海马细胞外信号调节激酶（extracellular signal-regulated kinase，ERK）的活化、神经元丢失，以及认知功能障碍[8]。

已有证据表明，镁稳态失衡与神经元的退行性病变和死亡，以及继发痴呆的形成有关。细胞实验发现，镁参与调控淀粉样前体蛋白（amyloid precursor protein，APP）的加工过程。细胞外高镁增加 α 分泌酶的释放，促进 APP 在膜上的滞留，促进 APP 的裂解，阻止 β 淀粉样蛋白的形成。而低镁则增加 β 分泌酶和 γ 分泌酶的释放，降低细胞表面的 APP 含量，促进 APP 经蛋白水解生成具有神经毒性的 β 淀粉样蛋白[9]。慢性 NMDA 受体激活抑制 α 分泌酶和 APP 的裂解，而镁可以通过拮抗 NMDA 受体，保护认知功能。

在人群中，随着年龄的增加，细胞内游离镁的浓度下降[10]。老年人群中，镁缺乏由多种因素导致，包括摄入减少、小肠的吸收率下降，肾小管重吸收下降、骨贮存减少、经尿和粪便的排泄增加、氧化应激的累积、慢性炎症等[11-12]。

本节拟通过系统检索国内外相关文献，综合评价镁对老年人群认知功能、轻度认知障碍（mild cognitive impairment，MCI）、阿尔茨海默病（Alzheimer's disease，AD）以及其他认知障碍或痴呆等的影响，为老年人群合理摄入镁、促进健康提供科学依据。

二、证据收集方法

本文围绕镁与认知功能的关系进行检索，得到英文文献 882 篇，中文文献 320 篇。根据纳入标准和排除标准，最终选出英文文献 19 篇，中文文献 4 篇，共 23 篇文献纳入分析（表 9-2-1）。采用食物与健康研究证据评价系统（FHS）1.01 版进行证据评价。

表 9-2-1　镁与认知功能相关的检索情况

研究主体因素		研究结局 / 疾病		文献数（纳入 / 总）		
中文检索词	英文检索词	中文检索词	英文检索词	中文	英文	合计
镁 膳食镁摄入 镁补充 血镁	magnesium magnesia magnesite magnesic	认知功能，脑功能，认知功能障碍，认知功能损害，认知功能下降，认知障碍；轻度认知功能损害，轻度认知障碍；痴呆，阿尔茨海默病，帕金森病，血管性痴呆；脑出血，卒中，高血压，糖尿病	cognition, cognitive function, brain function, cognitive dysfunction, cognitive impairments, cognitive decline, cognition disorder; mild cognitive impairment, MCI; dementia, Alzheimer disease, Parkinson disease, vascular dementia, VaD; hemorrhagic, cerebral hemorrhage, stroke, hypertension, diabetes mellitus, DM	4/320	19/882	23/1202

三、研究证据

1. 膳食镁摄入与认知功能的关系

膳食镁摄入与认知功能关系的研究共纳入 4 项队列研究和 3 项横断面研究。队列研究的结果显示，较高镁摄入与痴呆和认知障碍发生的风险降低有关。横断面研究的结果显示，较高镁摄入量与较好的认知功能相关。镁摄入与认知功能关系的综合评价等级为 B 级。具体地，在适宜的镁摄入量条件下，认知障碍发生的风险最低（表 9-2-2 和 9-2-3）。

日本一项研究对 1071 名社区人群进行了 24 年的随访研究，分析蔬菜水果摄入及其营养素与痴呆发生风险的关系。将镁的摄入量按四分位数分组，校正年龄、性别、教育、吸烟、饮酒、锻炼、身体质量指数（body mass index，BMI）、卒中、糖尿病、能量摄入等因素后，Cox 比例风险回归模型分析的结果显示，随着镁摄入的增加，痴呆的风险显著降低。以 Q_1 组为参照，Q_2、Q_3、Q_4 组的 HR（95%CI）分别为 0.77（0.58 ~ 1.01）、0.61（0.46 ~ 0.83）、和 0.69（0.50 ~ 0.95），$P = 0.02$[13]。日本的另一项基于社区居民的研究结果显示，与 Q_1（镁摄入量按四分位数分组）相比，Q_4 组全因痴呆的多变量校正 HR（95%CI）为 0.63（0.40 ~ 1.01），血管性痴呆（vascular dementia，VaD）的 HR（95%CI）为 0.26（0.11 ~ 0.61），未发现镁摄入量与 AD 风险之间存在线性关系[14]。澳大利亚的一项基于社区居民的研究显示，较高的镁摄入量与 MCI 和认知功能紊乱（mild cognitive disorders，MCD）的风险降低相关，HR（95%CI）分别为 0.07（0.01 ~ 0.56）和 0.47（0.22 ~ 0.99）。镁摄入量与 MCI 的关系存在性别差异，较高的镁摄入量与男性 MCI 风险降低相关，HR（95%CI）为 0.14（0.03 ~ 0.60），但未发现与女性相关[15]。而美国对 6473 例绝经后未出现痴呆的妇女（年龄在 65 ~ 79 岁）进行超过 20 年的随访，通过半定量食物频率问卷评估膳食和补充镁含量与老年女性认知结果的关联。结果显示，其中有 765 名（11.8%）发生了 MCI/可能痴呆（probable dementia，PD）。按总镁摄入量五分位数分为 Q_1 ~ Q_5 组，与 Q_1 相比，Q_2 ~ Q_5 组发生 MCI/PD 和 MCI 的风险较低。经 Cox 比例风险回归模型多变量校正后，Q_3 组发生 MCI/PD 和 MCI 的风险最低，HR（95%CI）分别为 0.69（0.53 ~ 0.91）和 0.63（0.45 ~ 0.87）。似然比检验表明，总镁摄入量与 MCI/PD 和 MCI 之间呈非线性关系[16]。

横断面研究 3 项均基于美国的国家健康与营养调查（the National Health and Nutrition Examination Survey，NHANES）数据。

美国 NHANES 是一项旨在评估美国成人和儿童健康和营养状况的计划，采用复杂的多阶段抽样设计，参与者首先参加一个家庭访谈，然后在一个移动的考试中心完成进一步的调查。一项基于 2011—2014 年 NHANES 的研究调查了 2508 名 60 岁以上的参与者。总镁摄入量按四分位数分组，校正年龄、性别、种族、教育、BMI、体力活动、饮酒、吸烟、糖尿病史、心脏病、卒中、能量和钙的摄入等因素后，结果显示，与 Q_1 组比，Q_3 和 Q_4 组认知总分（global cognitive z-score）和动物词语流畅性测试（animal fluency test，AFT）评分更高[17]。另一项基于 2011—2014 年 NHANES 的研究纳入了 2466 名 60 岁以上的参与者。一般线性回归及 logistic 回归分析显示，较高的总镁摄入量与较高的数字符号替代测验（digit symbol substitution test，DSST）评分独立相关（最高四分位数与最低四分位数：$\beta = 4.34, 95\%CI\ 1.14 \sim 7.54$）。总镁摄入量与高 DSST 评分之间的相关性主要在女性、非西班牙裔白人、体力活动参与者以及维生素 D 状况良好的人群中观察到，且随着总镁摄入量的增加（$P_{趋势} < 0.01$）和血清 25-OH-VitD$_3$ 的升高（$P_{趋势} = 0.05$），认知障碍的概率降低[18]。第三项基于 NHANES 的研究分析了 2013—2014 年的 1440 例参与者。按照 DSST、AFT、AD 联合登记处（Consortium to Establish a Registry for Alzheimer's Disease，CERAD）即时回忆（immediate recall）、CERAD 延迟回忆（CERAD delayed recall）的得

表 9-2-2　膳食镁摄入与认知功能关系的研究

作者，年度	研究类型	调查方法	例数	研究对象及年龄（岁）ª	摄入情况 ª	结果	对认知功能的影响
Kimura，2022[13]	前瞻性队列研究	70项半定量食物频率问卷	1071例（男性452例，女性619例）	日本人群，≥61	膳食镁摄入量（mg/1000 kcal）按四分位数分组：Q1：男性≤85，女性≤94；Q2：男性86~98，女性95~107；Q3：男性99~111，女性108~124；Q4：男性≥112，女性≥125	调整混杂因素后，随着镁的摄入增加，痴呆的风险降低。Q1组为参照，Q2、Q3、Q4组的HR（95%CI）分别为0.77（0.58~1.01），0.61（0.46~0.83），0.69（0.50~0.95）	镁的摄入与认知功能改善有关
Lo，2019[16]	队列研究	随访	6473例	美国绝经后妇女，Q1：69.9±3.7；Q2：70.1±3.8；Q3：70.1±3.8；Q4：70.1±3.9；Q5：70.2±3.9	按膳食镁摄入量（mg/d）分组：Q1：<197.4；Q2：197.4~257.2；Q3：257.3~317.7；Q4：317.8~398.7；Q5：>398.7	Q2~Q5组发生MCI的风险低于Q1（镁摄入量最低）组，Q3组镁摄入量最低。镁摄入量与MCI可能痴呆和MCI呈非线性关系	在MCI中，较高的镁摄入与较好的认知功能相关，对可能痴呆作用不显著
Cherbuin，2014[15]	前瞻性队列研究	随访	1406例	澳大利亚人群，认知正常组：62.54±1.53；MCI：62.37±1.80；MCD：62.50±1.60	按膳食镁摄入量（mg/10 MJ）分组：MCI组：422±82；MCD组：427±78；对照组：434±78	高镁摄入降低MCI/MCD的风险，HR（95%CI）分别为0.07（0.01~0.56）和0.47（0.22~0.99）	较高的镁摄入与较好的认知功能相关
Ozawa，2012[14]	队列研究	随访	1081例	日本一般人群，≥60	按膳食镁摄入量（mg/d）分组：Q1：≤147；Q2：148~169；Q3：170~195；Q4：≥196	高镁摄入可降低VaD的风险，HR（95%CI）为0.26（0.11~0.61）	较高的镁摄入量与较好的认知功能相关

续表

作者，年度	研究类型	调查方法	例数	研究对象及年龄（岁）[a]	摄入情况[a]	结果	对认知功能的影响
Tao, 2022[17]	横断面研究	24 h 饮食回忆和膳食补充剂问卷评估每日摄入量	2508 例（男性1235 例，女性1273 例）	美国人群，≥60	膳食镁摄入量（mg/d）按四分位数分组： Q_1: <221.91 Q_2: 221.92～300.33 Q_3: 300.34～406.29 Q_4: ≥406.30	校正年龄及其他混杂因素后，总镁摄入量最高四分位数的人群与最低四分位数的人群相比，具有更高的总体认知评分，β（95%CI）为0.15（0.02～0.28）	高镁摄入量可以改善认知功能
Peeri, 2021[18]	横断面研究	多阶段抽样	2466 例	美国人群，≥60	膳食镁摄入量（mg/d）按中位数分组：认知障碍组：239.5（6.20）对照组：310.7（5.32）	校正混杂因素后，膳食镁摄入量与 DSST 得分呈正相关关系，β（95%CI）为4.34（1.14～7.54）	较高的镁摄入量与较好的认知功能相关
Iranpour, 2020[19]	横断面研究	多阶段抽样	1440 例	美国人群，≥60	膳食镁摄入量（mg/d）： DSST Q_1: 243.8±4.4, Q_2: 287.8±8.4, Q_3: 289.4±12.7, Q_4: 313.8±12.5 AFT 评分 Q_1: 257.6±7.4, Q_2: 268.3±5.82, Q_3: 295.8±106, Q_4: 320.2±15.3 CERAD 即时回忆评分: Q_1: 263.0±10.4, Q_2: 295.6±6.7, Q_3: 302.8±15.0, Q_4: 310.1±15.4	方差分析显示高膳食镁摄入量具有较好的认知功能	较高的镁摄入量与较好的认知功能相关

注： [a] 如无特别说明，指均数 ± 标准差。

分将人群分为四组。除延迟回忆得分外，其余三个评分中都观察到，高得分组的膳食镁摄入量高于低得分组，该研究未分析镁与认知功能的相关关系[19]。

表 9-2-3 膳食镁摄入与认知功能关系的证据分析

内容	评级	备注
证据等级	良	平均 11 分，4 项队列研究，3 项横断面研究
一致性	优	7 项研究均显示，较高的镁摄入与较好的认知功能相关
健康影响	优	有效果，增加镁摄入可能能够提高认知功能
研究人群	中	研究人群为美国、日本、澳大利亚人群
适用性	中	适用于中国时有许多注意事项

2. 镁补充与认知功能的关系

镁补充与认知功能关系的研究共纳入 3 项随机对照临床试验（randomized controlled clinical trial，RCT）和 1 项队列研究。其中，2 项 RCT 的结果显示，镁补充有助于改善老年人群的认知功能。另一项 RCT 显示，镁补充对认知功能无影响。队列研究的结果显示，镁补充人群患痴呆症的风险降低（表 9-2-4）。镁补充与认知功能关系的综合评价等级为 B 级。在一定人群或一定剂量范围，镁补充对认知功能障碍具有一定的防治效果（表 9-2-5）。但是，需要针对特定人群、特定疾病的进一步证据来明确相应的适宜补充剂量和补充途径。

美国的一项研究对患有认知障碍的老年人给予 MMFS-01［一种含左旋苏糖酸镁盐的化合物，约 25 mg/（kg·d），口服 12 周］，治疗后，评估执行功能的连线测验 B 部分（trail making test-part B，TMT-B）速度增加（$P = 0.047$），DigitSpan 分数增加（$P = 0.064$），整体认知能力提高（$P = 0.001$）。结果表明，MMFS-01 在临床上可能具有重要意义[20]。美国的另一项研究对结直肠肿瘤患者给予 12 周的口服个性化镁补充剂（77.25 ～ 389.55 mg/d）治疗。结果显示，与安慰剂组相比，饮食中 Ca∶Mg 比例降低到 2.3 左右，镁治疗并未改变总体蒙特利尔认知评估量表（Montreal Cognitive Assessment，MoCA）评分。但按年龄分层后分析，65 岁以上组 Ca∶Mg 比例降低可使 MoCA 评分升高 9.1%（$P = 0.03$），65 岁以下组无变化[21]。荷兰的一项研究对动脉瘤性蛛网膜下腔出血患者在住院期间每天静脉给予 64 mmol（约 1.536 g 镁）$MgSO_4$ 治疗，蛛网膜下腔出血 3 个月后进行神经心理检查（neuropsychological examination，NPE），线性回归分析显示，$MgSO_4$ 干预与 NPE 总分无相关[22]。

中国台湾的一项回顾性队列研究从台湾健康保险研究数据库中筛选出 1547 例服用过 MgO 的患者和 4641 例未服用过 MgO 的患者。10 年随访期中，MgO 服用组痴呆的发病率（2.84%）低于未服用 MgO 组痴呆发病率（4.28%）（$P = 0.006$）。Cox 比例风险回归分析显示，MgO 服用组患痴呆的 HR（95%CI）为 0.617（0.445 ～ 0.856），$P = 0.004$。校正年龄、性别、合并症、居住的地理区域、城市化水平以及月收入后，校正 HR（95%CI）为 0.517（0.412 ～ 0.793），$P = 0.001$[23]。

表9-2-4 镁补充与认知功能关系的研究

作者，年度	研究类型	调查方法	例数	研究对象及年龄（岁）[a]	摄入情况	结果	对认知功能的影响
Zhu, 2020[21]	RCT	双盲试验干预	甘氨酸镁胶囊组：59例 安慰剂组：64例	美国腺瘤或增生性息肉患者，甘氨酸镁胶囊组：60.1±7.6 安慰剂组：60.1±8.1	77.25~389.55 mg/d，12周	镁治疗未改变总体MoCA评分。在65岁以上年龄组，降低Ca：Mg比值，MoCA总体评分提高9.1%（$P = 0.03$），65岁以下年龄组无明显上升（2.1%）	较高的镁摄入量与较好的认知功能相关
Wajer, 2018[22]	RCT	双盲试验干预	硫酸镁组：107例 安慰剂组：102例	荷兰动脉瘤性蛛网膜下腔出血患者，硫酸镁组：53.7±11.7 安慰剂组：55.7±11.5	硫酸镁64 mmol/d，住院期间	硫酸镁64 mmol/d，住院期间镁治疗对患者的认知功能（18个条目评价记忆、语言、注意力、执行功能）无影响	无明显影响
Liu, 2016[20]	RCT	双盲试验干预	MMFS-01（含镁化合物）组：25例 安慰剂组：26例	美国患有认知障碍的老年人，MMFS-01组：57.1±6.0 安慰剂组：57.6±4.4	25 mg/（kg·d），12周	采用MMFS-01治疗后，TMT-B速度增加19.3%（$P = 0.047$），DigitSpan分数增加13.2%（$P = 0.064$），整体认知能力提高（$P = 0.001$）	较高的镁摄入量与较好的认知功能相关
Tzeng, 2018[23]	队列研究	随访	MgO服用组：1547例 未服用MgO组：4641例	中国台湾健康保险研究数据库中的患者，≥50	是否服用过MgO	服用MgO的患者患痴呆症的风险降低，校正HR（95%CI）＝0.517（0.412～0.793）	较高的镁摄入量与较好的认知功能相关

注：[a] 如无特别说明，指均数±标准差。

表 9-2-5 镁补充与认知功能关系的证据分析

内容	评级	备注
证据等级	良	平均 12 分，3 项 RCT 研究，1 项队列研究
一致性	良	2 项 RCT 研究及 1 项队列研究显示，较高的镁摄入量与较好的认知功能相关，1 项 RCT 研究的结果认为镁对改善认知功能无效
健康影响	良	有效果，增加镁摄入可能能够提高认知功能
研究人群	中	研究人群为美国、荷兰、中国人群
适用性	中	适用于中国时有许多注意事项

3. 血镁与认知功能的关系

（1）血镁与一般人群认知功能

血镁与一般人群认知功能的关系分析共纳入 4 项队列研究。其中，2 项的结果显示，较高血镁与痴呆或认知障碍的风险降低有关。另两项研究显示，血镁浓度与认知障碍和痴呆的发生风险有关，在适宜的血镁范围内，认知障碍和痴呆发生的风险最低，过高过低都会增加风险，呈非线性关系（表 9-2-6）。证据分析的综合评价等级为 B 级（表 9-2-7）。

丹麦一项研究对 102 648 名一般人群进行了 15 年的随访研究。将血浆镁按五分位数分组，经年龄、性别、教育、BMI、肾小球滤过率、离子等因素校正后，结果显示，血浆镁低浓度或高浓度都与非 AD 型痴呆的风险增加有关。以 Q_4 组为参照，Q_1、Q_2、和 Q_5 组的 HR（95%CI）分别为 1.49（1.19 ~ 1.85）、1.32（1.05 ~ 1.66）、和 1.32（1.05 ~ 1.66）[24]。

美国的社区动脉粥样硬化风险（atherosclerosis risk in communities，ARIC）队列研究招募了 12 040 例无痴呆的参与者。在 ARIC 的 5 次随访中，采用延迟单词回忆测试（delayed word recall test，DWRT）、数字符号替代测试（digit symbol substitution test，DSST）、单词流畅性测试（word fluency test，WFT）评估认知功能。其中 1 次随访时检测了血清镁含量，用五分位数分为 Q_1 ~ Q_5 组。校正年龄、性别、种族、教育、饮食、心血管疾病相关因素、APOE4 携带状态和其他微量营养素后，Cox 比例风险回归模型分析的结果显示，Q_1 组的痴呆发病率较 Q_5 组增加了 24%，HR（95%CI）为 1.24（1.07 ~ 1.44）。血清镁浓度每降低一个标准差（标准差约 0.009 mmol/L），痴呆发病率增加 7%。按种族和性别分层后，也呈现相同的趋势[25]。

美国卒中的地理和种族差异原因队列（Reasons for Geographic and Racial Differences in Stroke，REGARDS）研究按年龄、性别、种族、居住地区联合分类分层抽样生成子队列。采用单词列表学习测试（word list learning，WLL）、单词列表延迟回忆测试（word list delayed recall，WLD）、AFT、字母流畅性测试（letter fluency test，LFT）评估认知能力。根据基线时的血清镁及目前的参考值范围（0.75 ~ 0.95 mmol/L）将人群分为 4 组：组 1（< 0.75 mmol/L）、组 2（0.75 ~ 0.81 mmol/L）、组 3（0.81 ~ 0.87 mmol/L）、组 4（≥ 0.87 mmol/L）。采用 logistic 回归模型分析发现，与组 1 相比，校正人口统计学、社会经济和生活方式因素、病史和临床测量后，组 2 ~ 4 出现认知障碍的 OR（95%CI）值分别为 0.59（0.37 ~ 0.94）、0.54（0.34 ~ 0.88）、0.59（0.36 ~ 0.96）[26]。

荷兰的一项研究采用 Cox 比例风险回归模型分析发现，血清镁低水平（≤ 0.79 mmol/L）和血清镁高水平（≥ 0.90 mmol/L）都与全因痴呆风险增加相关，HR（95%CI）分别为

表 9-2-6　血镁与认知功能关系的研究

作者，年度	研究类型	调查方法	例数	研究对象及年龄（岁）ª	血镁浓度	结果	对认知的影响
Thomassen, 2021[24]	前瞻性队列研究	医院检测血浆镁浓度	102 648 例（男性 46 093 例，女性 56 555 例）	丹麦哥本哈根一般人群 中位数（四分位距）：58（48～67）	按血浆镁浓度（mg/dl）五分位数分组：Q_1：1.75（1.70～1.80）Q_2：1.90（1.87～1.92）Q_3：1.97（1.97～1.99）Q_4：2.07（2.04～2.09）Q_5：2.19（2.14～2.24）	通过限制性三次样条 Cox 回归模型调整多项混杂因素后，发现镁型血浆浓度与血管风险之间的关系呈"U"形，低浓度和高浓度均为高风险，未发现与 AD 有相关性	血浆镁浓度与认知功能有相关性，过高或过低都对认知功能有不良影响
Alam, 2020[25]	队列研究	定期随访	12 040 例	美国一般人群 Q_1：57.1±5.8 Q_2：56.7±5.8 Q_3：56.8±5.6 Q_4：57.0±5.7 Q_5：57.2±5.7	按血清镁浓度（mg/dl）五分位数分组：Q_1：≤1.4 Q_2：1.5 Q_3：1.6 Q_4：1.7 Q_5：≥1.8	最低五分位数组的痴呆发病率较最高五分位数组增加了 24%（HR = 1.24, 95%CI 1.07～1.44）	较高的镁浓度与较好的认知功能相关
Chen, 2020[26]	队列研究	每年随访	2063 例	美国一般人群 组 1：64.0±9.4 组 2：64.0±9.4 组 3：63.6±8.9 组 4：64.5±8.5	按血清镁浓度（mmol/L）分组：组 1：< 0.75 组 2：0.75～0.81 组 3：0.81～0.87 组 4：≥0.87	与组 1 相比，组 2～4 出现认知障碍的 OR（95%CI）值分别为 0.59（0.37～0.94）、0.54（0.34～0.88）、0.59（0.36～0.96）	较高的镁浓度与较好的认知功能相关

续表

作者，年度	研究类型	调查方法	例数	研究对象及年龄（岁）[a]	血镁浓度	结果	对认知的影响
Kieboom，2017[27]	队列研究	随访	9569例	荷兰一般人群 年龄：64.9±9.7	按血清镁浓度分组： 五分位数分组： Q_1：≤0.79 Q_2：0.80～0.83 Q_3：0.84～0.85 Q_4：0.86～0.89 Q_5：≥0.90 痴呆发病率（95%CI）（/1000人年）： Q_1：10.2（8.7～11.9） Q_2：8.2（7.1～9.5） Q_3：7.8（6.4～9.5） Q_4：9.3（8.0～10.6） Q_5：11.4（9.8～13.2）	血清镁低或增高增加全因痴呆的风险，HR（95%CI）分别为1.32（1.02～1.69）和1.30（1.02～1.67）	镁浓度过高或过低对认知功能均有不良影响

注：[a] 如无特别说明，指均数±标准差。

1.32（1.02～1.69）和 1.30（1.02～1.67）[27]。

表 9-2-7 血镁与认知功能关系的证据分析

内容	评级	备注
证据等级	良	平均 11 分，4 项队列研究
一致性	良	2 项研究认为较高的镁浓度与较好的认知功能相关，2 项研究认为血镁过低或过高都与较低的认知功能相关
健康影响	良	血镁过低或过高都与认知障碍或痴呆的风险增加有关
研究人群	中	研究人群为美国、荷兰、丹麦人群
适用性	中	适用于中国时有许多注意事项

（2）血镁与轻度认知障碍

血镁与轻度认知障碍的关系共纳入 2 项病例对照研究，均显示无显著差异（表 9-2-8）。克罗地亚的一项研究检测了 52 例 MCI 患者和 19 例对照，两组的血浆镁含量无差异[28]。中国湖北省的一项研究对比了 136 例 MCI 患者与 136 例性别、年龄、文化程度匹配的对照，两组血清镁含量也无差异[29]。

表 9-2-8 血镁与轻度认知障碍关系的研究

作者，年度	研究类型	调查方法	例数	研究对象及年龄（岁）[a]	血镁浓度[a]	结果	对认知的影响
Babic Leko，2021[28]	病例对照研究	1. ICP-MS 测定血浆中镁 2. APOE 基因多态性分型	MCI 组：52 例（男性 27 例，女性 25 例）对照组：19 例（男性 10 例，女性 9 例）	克罗地亚人，中位数（四分位距）：MCI 组：65（60～73）对照组：61（52～75）	按血浆镁浓度（mg/L）分组：MCI 组：24.6±2.9 对照组：24.1±6.8	在 MCI 组和对照组中，血浆镁没有显著差异	无明显影响
黄海华，2015[29]	病例对照研究	原子吸收光谱仪测定镁	MCI 组：136 例 对照组：136 例	中国人群，MCI 组：71.39±3.67 对照组：71.60±3.76	按血清镁浓度（μmol/L）分组：MCI 组：1.62±0.38 对照组：1.63±0.32	MCI 组与对照组之间的血清镁没有显著差异	无明显影响

注：[a] 如无特别说明，指均数 ± 标准差。

（3）血镁与阿尔茨海默病

血镁与 AD 关系的 6 项病例对照研究中，有 4 项研究的证据显示 AD 患者血镁低于对照（表 9-2-9）。证据分析评价等级为 C 级（表 9-2-10）。

5 项关于血浆镁与 AD 关系的研究中，3 项研究的结果表明，AD 患者的血浆镁浓度低于对照。其中，2 项为对照的 89%～90%。另一项为对照的 69%，但是，经过年龄分层

表 9-2-9 血镁与阿尔茨海默病关系的研究

作者，年度	研究类型	调查方法	例数	研究对象及年龄（岁）[a]	血镁浓度[a]	结果	对认知功能的影响
Babic Leko, 2021[28]	病例对照研究	1. ICP-MS 测定血浆镁 2. APOE 基因多态性分型	AD组：126例（男性58例，女性68例）对照组：19例（男性10例，女性9例）	克罗地亚人，中位数（四分位距）：AD组：72（65～78）对照组：61（52～75）	血浆镁（mg/L）：AD组：24.3±2.7 对照组：24.1±6.8	1. 在AD组和对照组中，血浆镁没有显著差异 2. AD患者中APOE基因风险等位基因携带者的血浆镁较非携带者高（$P = 0.016$）	无关
Zaken, 2020[34]	病例对照研究	比色法测定镁	AD组：2761例 对照组：42 698例	以色列人群，平均年龄：AD组：78.88 对照组：72.05	*血清低镁比例：AD组：9.4% 对照组：7.81%	AD组较对照组血清低镁比例高	较高的镁浓度与较好的认知功能相关
Vural, 2010[30]	病例对照研究	比色法测定镁	AD组：50例 对照组：50例	土耳其人群，AD组：71.9±6.8 对照组：65.1±7.1	血浆镁（mg/dl）：*男性AD组：1.91±0.20，对照组：2.12±0.32 *女性AD组：1.90±0.21，对照组：2.14±0.32	AD组较对照组血浆镁显著降低	较高的镁浓度与较好的认知功能相关
Gerhardsson, 2008[33]	病例对照研究	ICP-MS 测定镁	AD组：173例 对照组：54例	瑞典人群，中位数（范围）：AD组：75（52～86）对照组：73（60～94）	血浆镁（mg/L），中位数（范围）：AD组：21（15～29）对照组：21（18～28）	AD组与对照组之间的血浆镁没有显著差异	无明显影响
陈薇, 2012[32]	病例对照研究	亚甲蓝显色法测定镁	AD组：46例 对照组：65例	中国人群，AD组：75.30±8.70 对照组：73.70±7.10	*血浆镁（mmol/L）：AD组：0.71±0.17 对照组：1.03±0.13	AD组较对照组血浆镁显著降低	较高的镁浓度与较好的认知功能相关
梁敏文, 2007[31]	病例对照研究	比色法测定镁	男性AD组：124例 对照组：93例 女性AD组：89例 对照组：75例	中国人群，男性AD组：60～94 对照组：60～87 女性AD组：65～99 对照组：60～79	*血浆镁（mmol/L）：男性AD组：0.85±0.14，对照组：0.95±0.07 *女性AD组：0.84±0.11，对照组：0.93±0.06	AD组较对照组血浆镁显著降低	较高的镁浓度与较好的认知功能相关

注： [a] 如无特别说明，指均数±标准差。
* 标记为病例组与对照组结果有显著性差异，$P < 0.05$。

后，两组无显著差异。另两项研究的结果显示无差异。

土耳其的一项研究包括 50 例 AD 患者（男性 23 例，女性 27 例）和 50 例对照组（男性 24 例，女性 26 例），男性中 AD 患者血浆镁水平是对照组的 90%（$P < 0.001$），女性是对照组的 89%（$P < 0.001$）[30]。中国广东省的一项研究对比了 213 例 AD 患者和 168 例对照组的血浆镁含量，发现 AD 患者的血浆镁含量是对照组的 90%（$P < 0.01$）。按性别分组后，该差异在男性、女性中仍存在，且下降程度一致[31]。中国湖北省的一项研究对比了 46 例 AD 患者和 65 例对照组的血浆镁离子浓度，AD 患者为对照组的 69%（$P < 0.01$）。但是，将 AD 患者按年龄分为 66 ~ 70 岁、71 ~ 75 岁、76 ~ 85 岁三组，各组镁离子浓度无差异[32]。

克罗地亚的一项研究检测了 126 例 AD 患者和 19 例对照组的血浆镁水平，无显著性差异。但是，在 AD 患者中，APOE 基因风险等位基因 ε4 携带者的血浆镁水平较非携带者高（$P = 0.016$）[28]。瑞典的一项研究中，87 例 AD + VaD 患者、173 例 AD 患者和 54 例对照，血浆镁浓度无差异[33]。

1 项以色列的研究分析了血清镁浓度与 AD 的关系。结果发现，2761 例 AD 患者与 42 698 例对照组的血清镁浓度（平均数和中位数）无差异，但 AD 患者低镁比例（9.4%）高于对照组（7.81%）（$P < 0.00001$）[34]。

表 9-2-10　血镁与阿尔茨海默病关系的证据分析

内容	评级	备注
证据等级	中	平均 8 分，6 项病例对照研究
一致性	中	4 项研究结果显示，AD 患者血镁低于对照组，2 项研究认为血镁与认知功能无关
健康影响	中	AD 患者血镁低于对照组
研究人群	良	一半以上的研究人群来自中国和亚洲其他国家
适用性	良	适用于中国，但有个别注意事项

（4）血镁与血管性痴呆

血镁与 VaD 关系的 2 项病例对照研究中，并无足够证据显示 VaD 患者血镁低于对照组。

中国湖北省的一项研究对比了 53 例 VaD 患者和 65 例对照组的血浆镁离子浓度，VaD 患者为对照组的 67%[32]。瑞典的研究对比了 87 例 AD + VaD 患者和 54 例对照组的血浆镁水平，二者无差异[33]。

（5）血镁与其他认知障碍

血镁与其他痴呆或认知障碍关系的病例对照研究中，急性脑梗死并发认知障碍患者的血镁低于对照组。

中国山东省烟台的一项研究对急性脑梗死患者于发病后 1 周内进行了智能测定，对比了 50 例表现为智能障碍的患者和 80 例智能正常患者，结果表明，智能障碍组血清镁离子含量低于对照组，为对照组的 90%（$P < 0.01$）[35]。

四、结语

综合评价的结果显示，老年人群中体内镁水平和镁摄入量与痴呆的发生风险有关，在适宜的循环镁范围和镁摄入量条件下，认知障碍发生的风险最低，过高过低都会增加风险，呈非线性关系。适宜剂量的镁补充对认知障碍老年患者可能具有治疗效果。但是，需要针对特定人群、特定疾病的进一步证据来明确相应的适宜补充剂量和补充途径。

研究的局限性：缺乏针对 AD 患者的 RCT 研究，分析不同镁水平状态人群、不同补镁剂量、不同补充时间等对认知功能的改善作用。缺乏大样本的病例对照研究分析不同年龄段、不同程度的 AD 患者和对照组之间体内镁水平和镁摄入量的关系。

（祝建洪　邬红梅）

参考文献

[1] Saris NE, Mervaala E, Karppanen H, et al. Magnesium. An update on physiological, clinical and analytical aspects [J]. Clin Chim Acta, 2000, 294 (1-2): 1-26.

[2] Wolf FI, Cittadini A. Chemistry and biochemistry of magnesium [J]. Mol Aspects Med, 2003, 24 (1-3): 3-9.

[3] de Baaij JH, Hoenderop JG, Bindels RJ. Magnesium in man: Implications for health and disease [J]. Physiol Rev, 2015, 95 (1): 1-46.

[4] Altura BT, Altura BM. Withdrawal of magnesium causes vasospasm while elevated magnesium produces relaxation of tone in cerebral arteries [J]. Neurosci Lett, 1980, 20 (3): 323-328.

[5] Landfield PW, Morgan GA. Chronically elevating plasma Mg^{2+} improves hippocampal frequency potentiation and reversal learning in aged and young rats [J]. Brain Res, 1984, 322 (1): 167-171.

[6] Bardgett ME, Schultheis PJ, McGill DL, et al. Magnesium deficiency impairs fear conditioning in mice [J]. Brain Res, 2005, 1038 (1): 100-106.

[7] Slutsky I, Abumaria N, Wu LJ, et al. Enhancement of learning and memory by elevating brain magnesium [J]. Neuron, 2010, 65 (2): 165-177.

[8] Enomoto T, Osugi T, Satoh H, et al. Pre-injury magnesium treatment prevents traumatic brain injury-induced hippocampal ERK activation, neuronal loss, and cognitive dysfunction in the radial-arm maze test [J]. J Neurotrauma, 2005, 22 (7): 783-792.

[9] Yu J, Sun M, Chen Z, et al. Magnesium modulates amyloid-beta protein precursor trafficking and processing [J]. J Alzheimers Dis, 2010, 20 (4): 1091-1106.

[10] Barbagallo M, Dominguez LJ. Magnesium metabolism in type 2 diabetes mellitus, metabolic syndrome and insulin resistance [J]. Arch Biochem Biophys, 2007, 458 (1): 40-47.

[11] Barbagallo M, Belvedere M, Dominguez LJ. Magnesium homeostasis and aging [J]. Magnes Res, 2009, 22 (4): 235-246.

[12] Musso CG. Magnesium metabolism in health and disease [J]. Int Urol Nephrol, 2009, 41 (2): 357-362.

[13] Kimura Y, Yoshida D, Ohara T, et al. Long-term association of vegetable and fruit intake with risk of dementia in japanese older adults: The Hisayama study [J]. BMC Geriatr, 2022, 22 (1): 257.

[14] Ozawa M, Ninomiya T, Ohara T, et al. Self-reported dietary intake of potassium, calcium, and magnesium and risk of dementia in the japanese: The Hisayama study [J]. J Am Geriatr Soc, 2012, 60 (8): 1515-1520.

[15] Cherbuin N, Kumar R, Sachdev PS, et al. Dietary mineral intake and risk of mild cognitive impairment: The path through life project [J]. Front Aging Neurosci, 2014, 6: 4.

[16] Lo K, Liu Q, Madsen T, et al. Relations of magnesium intake to cognitive impairment and dementia among participants in the women's health initiative memory study: A prospective cohort study [J]. BMJ Open, 2019, 9 (11): e030052.

[17] Tao MH，Liu J，Cervantes D. Association between magnesium intake and cognition in US older adults：National health and nutrition examination survey（NHANES）2011 to 2014［J］. Alzheimers Dement（N Y），2022，8（1）：e12250.

[18] Peeri NC，Egan KM，Chai W，et al. Association of magnesium intake and vitamin D status with cognitive function in older adults：An analysis of US national health and nutrition examination survey（NHANES）2011 to 2014［J］. Eur J Nutr，2021，60（1）：465-474.

[19] Iranpour S，Saadati HM，Koohi F，et al. Association between caffeine intake and cognitive function in adults；effect modification by sex：Data from national health and nutrition examination survey（NHANES）2013-2014［J］. Clin Nutr，2020，39（7）：2158-2168.

[20] Liu G，Weinger JG，Lu ZL，et al. Efficacy and safety of MMFS-01，a synapse density enhancer，for treating cognitive impairment in older adults：A randomized，double-blind，placebo-controlled trial［J］. J Alzheimers Dis，2016，49（4）：971-990.

[21] Zhu X，Borenstein AR，Zheng Y，et al. Ca：Mg ratio，apoE cytosine modifications，and cognitive function：Results from a randomized trial［J］. J Alzheimers Dis，2020，75（1）：85-98.

[22] Wajer IMCH，Mees SMD，van den Bergh WM，et al. Effect of magnesium on cognition after aneurysmal subarachnoid haemorrhage in a randomized trial［J］. Eur J Neurol，2018，25（12）：1486-1489.

[23] Tzeng NS，Chung CH，Lin FH，et al. Magnesium oxide use and reduced risk of dementia：A retrospective，nationwide cohort study in taiwan［J］. Curr Med Res Opin，2018，34（1）：163-169.

[24] Thomassen JQ，Tolstrup JS，Nordestgaard BG，et al. Plasma concentrations of magnesium and risk of dementia：A general population study of 102 648 individuals［J］. Clin Chem，2021，67（6）：899-911.

[25] Alam AB，Lutsey PL，Gottesman RF，et al. Low serum magnesium is associated with incident dementia in the ARIC-NCS cohort［J］. Nutrients，2020，12（10）：3074.

[26] Chen C，Xun P，Unverzagt F，et al. Serum magnesium concentration and incident cognitive impairment：The reasons for geographic and racial differences in stroke study［J］. Eur J Nutr，2021，60（3）：1511-1520.

[27] Kieboom BCT，Licher S，Wolters FJ，et al. Serum magnesium is associated with the risk of dementia［J］. Neurology，2017，89（16）：1716-1722.

[28] Babic Leko M，Jurasovic J，Nikolac Perkovic M，et al. The association of essential metals with apoE genotype in Alzheimer's disease［J］. J Alzheimers Dis，2021，82（2）：661-672.

[29]黄海华，李明秋，江皋轩，等. 血清微量元素水平与轻度认知功能障碍的相关性［J］. 中国老年学杂志，2015，35（15）：4245-4247.

[30] Vural H，Demirin H，Kara Y，et al. Alterations of plasma magnesium，copper，zinc，iron and selenium concentrations and some related erythrocyte antioxidant enzyme activities in patients with alzheimer's disease［J］. J Trace Elem Med Biol，2010，24（3）：169-173.

[31]梁敏文，冼英杰，戴耀宗，等. 老年痴呆症患者血浆中镁钙浓度变化［J］. 医药论坛杂志，2007，28（23）：55，57.

[32]陈薇，李小明，胡汉宁，等. 老年性痴呆患者血浆同型半胱氨酸、镁离子水平变化及与年龄的相关性分析［J］. 微循环学杂志，2012，22（3）：44-46.

[33] Gerhardsson L，Lundh T，Minthon L，et al. Metal concentrations in plasma and cerebrospinal fluid in patients with Alzheimer's disease［J］. Dement Geriatr Cogn Disord，2008，25（6）：508-515.

[34] Ben Zaken S，Radomysky Z，Koren G. Association between serum magnesium levels and alzheimer's disease or mixed dementia patients：A population-based retrospective controlled study［J］. J Alzheimers Dis Rep，2020，4（1）：399-404.

[35]孙凤翠，黄盛金，宋明军，等. 农村急性脑梗塞患者智能障碍与血镁、甲状腺素及载脂蛋白的关系［J］. 山东医药，2000，（24）：27-28.

第三节 锌

一、引言

锌是人体内含量居第二位的必需微量元素,参与人体生长发育、免疫调节、神经传递、生殖功能、肠道离子转运、蛋白质和核酸合成等重要生理活动[1]。已知人体超过3000种蛋白质具有锌结合位点[2],锌在机体细胞代谢中发挥着催化、结构和调节功能[3]。锌在中枢神经系统中含量丰富,约占人体总锌含量的16%,尤其是在大脑皮质、海马、杏仁核和脑干的谷氨酸能神经元突触囊泡中含有大量锌[4],这些区域与学习、记忆、认知和情绪有关[5]。短期缺锌可造成精神和神经功能的损伤,而长期缺锌,尤其是孕期缺锌,会导致注意力、学习、记忆以及神经心理行为的缺陷[6]。适当的锌浓度对神经系统的正常发育、神经干细胞的分化、修复起着至关重要的作用,锌稳态失衡被认为参与一些中枢神经系统退行性疾病的发病机制[7]。

多个研究报道了老年人存在膳食锌摄入不足的问题[8-9]。2015中国15省老年居民膳食锌元素平均摄入量为 8.8 mg/d,低于 2002 年中国居民平均锌摄入量（11.3 mg/d）以及2010—2012 年中国营养监测结果（10.7 mg/d）。未达到膳食锌平均需要量（EAR）的老年居民的比例为 46.1%,其中男性达到 65.5%,并且随着年龄增加,老年居民膳食锌元素摄入不足的比例逐渐升高,提示高龄老年居民的锌摄入不足更需要关注[10]。膳食锌摄入不足是锌缺乏的主要原因,其次是膳食锌生物利用率低,加上老年人由于器官功能逐渐衰退、合并的疾病状态及药物使用,对锌的吸收和利用能力下降,更容易出现锌缺乏。锌的良好食物来源、缺乏症和缺乏的危险因素见表 9-3-1。

本节拟通过充分检索国内外相关文献,综合评价分析锌与老年认知功能障碍及相关疾病的关系,以及补充锌对阿尔茨海默病（Alzheimer's disease, AD）、卒中、帕金森病（Parkinson's disease, PD）等老年认知功能障碍相关疾病的影响,为老年人群合理补充锌、改善认知功能提供科学依据。

表 9-3-1 锌:食物来源、缺乏症和缺乏的危险因素

良好食物来源	成年人 RNI（mg）	缺乏症	缺乏症相关的脑部症状	缺乏的特定危险因素
贝壳类海产品、红色肉类、动物内脏	12.5（男）7.5（女）	味觉障碍、偏食、厌食或异食;生长发育不良;腹泻（肠病性肢端皮炎),伤口愈合不良,反复性口腔溃疡;免疫力减退,反复感染等	注意力缺陷、学习记忆能力下降、情绪不稳定	（1）膳食因素:植酸、膳食纤维、铁、钙、酒精（2）疾病因素:糖尿病、肾疾病、肝疾病、肠道炎症、急性感染、创伤等

注:RNI,推荐摄入量。

二、证据收集方法

本研究围绕锌与阿尔茨海默病、卒中、帕金森病等疾病的关系进行系统性文献检索,共查阅 645 篇文献。根据总体要求和排除标准,共有 21 篇文献作为本次研究的主要证据,其中中文文献 3 篇,英文文献 18 篇。对血锌及锌摄入与老年认知功能以及相关疾病,如

阿尔茨海默病、卒中和帕金森病等疾病关系的中英文检索词、文献数量等进行了整理分析，见表9-3-2。

表 9-3-2 锌与老年认知功能及相关疾病检索情况

疾病/人群	检索词		文献数（纳入/总）		
	中文检索词	英文检索词	中文	英文	合计
认知功能正常的老年人	锌，认知，健康，老年人	zinc, supplement, fortified, fortification, cognition, cognitive, healthy, older, elderly, prevention	0/21	7/64	7/85
阿尔茨海默病	锌，认知，痴呆，阿尔茨海默病	zinc, supplement, fortified, fortification, cognition, cognitive, dementia, Alzheime's disease	0/22	6/160	6/182
脑卒中	锌，卒中，脑出血，脑梗死，痴呆，血管性痴呆，血管性认知障碍，认知	zinc, supplement, fortified, fortification, stroke, ischemic vascular disease, haemorrhagic vascular disease, vascular dementia, vascular cognitive impairment	3/55	3/69	6/124
帕金森病	锌，认知，帕金森病	zinc, supplement, fortified, fortification, Parkinson's disease	0/32	2/50	2/82
文献总合计			3/203	18/442	21/645

三、研究证据

参照世界卫生组织（WHO）推荐的证据评价方法和标准，对锌与健康老年人认知功能、阿尔茨海默病、帕金森病、卒中关联的文献进行综合评价，其结果如下。

1. 锌摄入与老年人认知功能及相关疾病的关系

锌摄入包括膳食锌摄入和锌补充剂的摄入，锌补充剂通常包括葡萄糖酸锌和硫酸锌。关于锌摄入量和血锌水平的剂量-效应关系研究发现，锌摄入量每增加1倍，血锌水平升高 6%[11]。本部分将对锌摄入与健康老年人认知功能、阿尔茨海默病、帕金森病、卒中等疾病关联的文献分别进行综合评价，其结果如下。

（1）锌摄入与老年人认知功能的关系：关于锌摄入与老年人认知功能及相关疾病关系的研究，共纳入5篇文献，包括2篇横断面研究，1篇队列研究和2篇RCT。所有纳入研究的详细信息见表9-3-3。综合研究结果显示，老年人保证足够的膳食锌摄入量，避免锌缺乏可能对认知功能具有有益作用，但尚无充分证据支持补充锌对于认知功能正常的老年人群具有维持认知功能或预防痴呆的作用（C级）。具体研究证据的质量及价值评价结果见表9-3-4。

Ortega 等[12]采用横断面研究，通过连续7天食物称重法分析了260例老年人的膳食锌摄入量和认知功能的关系，结果显示，简易心理状况调查问卷（SPMSQ）评估结果更好的老年人膳食锌摄入量更高，而且膳食锌摄入量和简易精神状态检查（MMSE）得分呈显著正相关，研究结果提示，膳食锌摄入量可能会影响老年人的认知功能。Li 等[13]采用横断面研究比较了不同认知功能的老年人群膳食锌和总锌摄入量的差异。通过2天24小时膳食回顾法调查了2332例老年人群的膳食锌和总锌摄入量，同时采用CERAD词汇记

表 9-3-3 锌摄入与老年认知功能关系的研究

作者，年度	研究类型	调查方法	例数	研究对象及年龄	摄入量/摄入频率	结果	对认知功能的影响
Ortega, 1997[12]	横断面研究	连续7天食物称重法	260例	无明显认知功能受损的西班牙老年人群，65~90岁	按简易心理状况调查问卷（SPMSQ）是否发生错误分两组（0=未发生一个及以上错误组，>0发生一个及以上错误组）	结果显示SPMSQ=0的老年人膳食锌摄入量显著高于SPMSQ>0的老年人（$P<0.05$），膳食锌摄入量和简易精神状态检查（MMSE）得分呈正相关（$r=0.1349$，$P<0.05$）	保护
Li, 2019[13]	横断面研究	2天24小时膳食回顾法	2332例	美国人群，≥60岁	认知功能（CERAD词汇记忆、AFT、DSST）处于Q_1界定为认知功能下降组	三项认知功能测试中，认知功能下降组的膳食锌、总锌摄入量均显著低于认知功能正常组；与总锌摄入量最低组（Q_1，0.75~5.54 mg/d）比较，总锌摄入量最高组（Q_4，13.97~53.8 mg/d）发生认知功能下降（DSST）的风险下降（校正 $OR=0.42$，95%CI 0.18~0.97，$P_{趋势}=0.035$）	保护
Morris, 2006[14]	队列研究	FFQ	6158例	美国人群，≥65岁	膳食锌摄入量与每年认知功能总评分（整合MMSE、SMDT、EBTIM和DR四项认知测试）变化的关系	调整混杂因素后，膳食锌摄入和认知功能无关（$P=0.28$）	无
Maylor, 2006[15]	随机双盲试验	试验干预	387例	健康老年人，55~87岁	15 mg/d 和 30 mg/d，6个月安慰剂对照	2个补锌组干预3个月时的空间工作记忆有改善，6个月时，各组认知功能均未体现差异	无
Yaffe, 2004[16]	随机双盲试验	试验干预	2166例	老年性黄斑变性患者，69岁（55~80岁）	80 mg/d，6.9年	补锌组认知功能无显著改善	无

注：FFQ，食物频率法。

忆、动物流畅性测验（ATF）、数字符号替换测试（DSST）测试了研究对象的认知功能，将测试分值处于 Q_1 者界定为认知功能下降。研究结果发现，三项认知功能测试中，认知功能下降组的膳食锌、总锌摄入量均显著低于认知功能正常组；采用多因素 logistic 回归校正各项混杂因素后发现，与总锌摄入量最低组（0.75 ～ 5.54 mg/d）比较，总锌摄入量最高组（13.97 ～ 53.8 mg/d）发生认知功能下降（DSST）的风险下降（校正 OR ＝ 0.42，95%CI 0.18 ～ 0.97，$P_{趋势}$ = 0.035）。另一项队列研究[14]分析了膳食锌摄入量与每年认知功能总评分（整合 MMSE、SMDT、EBTIM 和 DR 四项认知测试）变化的关系，在调整混杂因素后，发现膳食锌摄入和认知功能无关（P = 0.28）。

为了探索补充锌对健康老年人是否具有维持认知功能及预防痴呆的效应，Maylor 等[15]采用随机对照研究设计，以认知功能正常（MMSE > 23 分）的老年人为研究对象，观察每天口服 15 mg 锌和 30 mg 锌对认知功能是否有保护作用。研究结果显示，和安慰剂组相比，干预 3 个月时，2 个剂量锌补充组的空间工作记忆测试（SWM）有所改善，而其他认知功能测试未体现差异，干预 6 个月时，各组的认知功能均未体现差异。Yaffe 等[16]采用多中心随机对照研究设计，以老年性黄斑变性人群为研究对象，观察补充锌铜（80 mg/d Zn ＋ 2 mg/d Cu）、补充抗氧化营养素＋锌铜对黄斑变性的改善作用，该研究随访 6.9 年，到研究终点时研究者做了一项附加研究，对 3 组共 2166 人进行了认知功能测试，结果发现，补充锌铜组和补充抗氧化营养素＋锌铜组的 6 类认知功能测试结果和对照组相比并无显著差异，而且由于该研究并未测量基线的认知功能，不能评估整个干预期间各组人群认知功能的变化情况。Rutjes 等[17]通过 meta 分析探讨了补充维生素和矿物质对健康老年人认知功能的影响，关于补锌与老年人认知功能关系的研究仅纳入以上 2 个研究，认为目前的结论和证据不足以支持补锌对健康老年人具有维持认知功能或预防痴呆的作用。

表 9-3-4 锌摄入与老年认知功能研究关系证据分析

内容	评级	备注
证据等级	良	2 篇 RCT，1 篇队列研究，2 篇横断面研究
一致性	中	1 篇横断面研究认为膳食锌摄入低会影响认知功能；1 篇横断面研究认为总锌摄入量高发生认知功能下降的风险下降；1 篇队列研究发现膳食锌摄入量和认知功能无关；1 篇 RCT 发现锌补充（15 mg/d 和 30 mg/d）组仅在干预 3 个月时的空间工作记忆有改善，其他各项认知功能以及研究终点时各项认知功能均无改善；1 篇 RCT 发现在研究终点时锌补充组（80 mg/d）与对照组相比认知功能无显著差异，且该研究缺乏认知功能基线数据
健康影响	中	老年人保证足够的膳食锌摄入量对认知功能可能有有益作用，但认知功能正常的老年人补充锌对维持认知功能或预防痴呆的效果不明确
研究人群	中	研究人群来源于美国、英国、西班牙
适用性	中	适用于中国时有许多注意事项
综合评价等级	C	证据体为推荐意见提供了一些支持，但是在应用时应加以注意

（2）锌摄入与阿尔茨海默病的关系：锌摄入与 AD 的关系研究共有 4 篇文献，包括 1 篇病例对照研究、1 篇 RCT 研究、1 篇基于 RCT 的事后分析和 1 篇自身对照研究。所有纳入研究的详细信息见表 9-3-5。综合研究结果显示，目前尚无充分证据支持补充锌具有改

表 9-3-5 锌摄入与阿尔茨海默关系的研究

作者，年度	研究类型	调查方法	例数	研究对象及年龄	摄入量/摄入频率	结果	对认知功能的影响
Tabet, 2001[18]	病例对照研究	3天膳食日记	AD组：31例 对照组：30例	AD组：20例轻度（78岁）/11例重度（79岁）；对照组：72岁	比较AD组和对照组的膳食锌摄入量	摄入量（mg/d）：轻度AD患者7.51（6.46～8.74），重度AD患者5.02（3.7～6.8）；和对照组比较，重度AD患者膳食锌摄入量显著降低（$P<0.003$）	保护（重度AD）
Brewer, 2013[19]	RCT（事后分析）	试验干预	治疗组：14例 安慰剂组：15例	AD患者，≥70岁	3×50 mg/d，6个月	高剂量锌恢复了AD患者血清锌水平，同时降低了血清游离铜；锌治疗减缓AD患者认知功能的减退	轻微保护（高龄AD患者）
Brewer, 2012[20]	RCT	试验干预	42例	AD患者，55～87岁	3×50 mg/d，6月	治疗组和安慰剂组各项认知功能测试无显著差异	无
Potocnik, 1997[21]	自身对照研究	试验干预	4例	AD患者，63～72岁	2×15 mg/d，1年	MMSE和ADAS-cog 3个月时与基线相比有改善，1年时2项认知测试略差于基线，但比预期的认知功能下降速度减缓	无

善 AD 患者认知功能的效果（C 级）。具体研究证据的质量及价值评价结果见表 9-3-6。

Tabet 等[18]采用病例对照研究分析了膳食锌摄入量和 AD 的关系，该研究纳入了 31 例 AD 患者（20 例轻度和 11 例重度 AD 患者）和 30 例对照组人群，通过 3 天膳食日记分析了各组人群的膳食锌摄入量，结果显示，轻度 AD 患者、重度 AD 患者、对照组的膳食锌摄入量（mg/d）分别为 7.51（6.46 ～ 8.74）、5.02（3.7 ～ 6.8）、8.08（7.22 ～ 9.05），与对照组比较，重度 AD 患者的膳食锌摄入量显著降低（$P < 0.003$）。关于补充锌与 AD 关系的研究，Brewer 等[19]采用随机双盲安慰剂对照研究设计，研究对象为 50 岁以上的 AD 患者，治疗组和安慰剂组各 30 人，观察每天服用 150 mg 锌是否可以延缓 AD 患者认知功能减退。结果显示，连续服用 6 个月，治疗组血清锌水平显著上升，血清游离铜水平显著下降，AD 评估量表认知分量表（ADAS-cog）、临床痴呆评分总和量表（CDR-SB）和 MMSE 评分优于安慰剂组，但两组没有显著性差异。但研究者发现，安慰剂组相对年轻的患者在 6 个月的研究期间，认知功能没有明显变化，而 70 岁以上的患者认知功能明显恶化，采用事后分析[20]，仅将 70 岁以上的患者纳入分析，观察到治疗组补充锌 6 个月，ADAS-cog 和 CDR-SB 评估结果显著优于安慰剂组，MMSE 评分优于安慰剂组，虽然差异无统计学意义，但是 P 值接近 0.05（$P = 0.07$），分析结果显示，补充锌可以延缓高龄（≥ 70 岁）AD 患者的认知功能减退。既往研究表明，血清游离铜升高是 AD 患者认知功能减退的诱因，而采用锌治疗有效降低了血清游离铜，提示锌治疗延缓 AD 患者认知功能减退的其中一个机制很可能与降低血清游离铜有关。老年人膳食锌摄入量以及血锌水平均低于年轻人，而 AD 患者和同年龄的对照组相比，锌缺乏更严重，并且淀粉样斑块进一步耗尽神经元的锌，导致神经元很可能处于锌缺乏状态，由于适量的锌水平对于维持神经元健康极为重要，所以恢复神经元的锌水平可能是采用锌治疗改善认知功能的另一个机制。另外一项关于补充锌与 AD 关系的研究[21]显示，补充锌有延缓认知功能减退的效应，但采用了干预前后自身对照研究，而且样本量极少。

表 9-3-6 锌摄入与阿尔茨海默病的关系证据分析

内容	评级	备注
证据等级	中	1 篇病例对照研究，1 篇 RCT，1 篇基于 RCT 的事后分析，1 篇自身对照研究
一致性	良	1 篇病例对照研究认为，与对照组比较，重度 AD 患者膳食锌摄入量显著降低；1 篇 RCT 认为补充锌（3×50 mg/d）对 AD 患者的认知功能无改善作用，事后分析发现对高龄（≥ 70 岁）AD 患者的认知功能有轻微改善作用；1 篇自身对照研究认为 AD 患者补充锌（2×15 mg/d）1 年时认知功能无改善，但下降速度低于预期
健康影响	差	补充锌对 AD 认知功能的影响不明确
研究人群	中	研究人群来源于美国、英国、南非
适用性	中	适用于中国时有许多注意事项
综合评价等级	C	证据体为推荐意见提供了一些支持，但在应用时应加以注意

（3）锌摄入与脑卒中的关系：关于锌摄入与脑卒中的关系研究，共有 4 篇文献，包括 RCT（3 篇）和非随机对照研究（1 篇）。所有纳入研究的详细信息见表 9-3-7。综合研究结果显示，老年人保证充足的锌摄入可降低卒中发生风险，急性期脑卒中患者补充锌有利

表 9-3-7　锌摄入与脑卒中关系的研究

作者,年度	研究类型	调查方法	例数	研究对象及年龄	摄入量/摄入频率	结果	对认知功能的影响
Aquilani, 2009[22]	RCT	试验干预	13 例（锌补充组）13 例（安慰剂组）	膳食锌摄入量低的亚急性缺血性卒中患者 锌补充组：72±6.5 岁 安慰剂组：74±8.0 岁	10 mg/d, 30 天	锌补充组的 NIHSS 评分改善显著 高于安慰剂组（−4.7±1.3 vs. −3.3±1.1, $P<0.02$）；NIHSS 和锌摄入量呈负相关（$r=−0.46$, $P<0.02$）	保护
刘丽, 2015[25]	RCT	试验干预	32 例（锌治疗组）32（对照组）	高血压性脑出血患者 锌治疗组 68.4（60～74）岁 对照组：68.2（58～73）岁	2×10 mg/d, 30 天	锌治疗组 CSS 评分显著改善	保护
张艳, 2014[26]	非随机对照研究	试验干预	28 例（锌治疗组）20 例（对照组）	急性脑出血患者 锌治疗组：44.2±17.6 岁 对照组：48.2±21.3 岁	3×10 mg/d, 4 周	锌治疗组 CSS 评分显著改善	保护
谢柏松, 2006[27]	RCT	试验干预	30 例（锌治疗组）30 例（对照组）	急性脑出血患者 锌治疗组：60.2±18.5 岁 对照组：62.8±19.4 岁	3×20 mg/d, 4 周	锌治疗组 CSS 评分显著改善	保护

于脑功能恢复（C级）。具体研究证据的质量及价值评价结果见表9-3-8。

1篇RCT研究[22]纳入了26例膳食锌摄入量低的亚急性缺血性卒中患者，随机分为锌补充组（10 mg/d）和安慰剂组，采用美国国立卫生研究院卒中量表（NIHSS）评估两组研究对象基线和干预30天后的神经功能变化情况，研究结果发现，锌补充组的NIHSS评分改善显著高于安慰剂组（－4.7±1.3 *vs.* －3.3±1.1，$P < 0.02$），且NIHSS和锌摄入量呈负相关（$r = -0.46$，$P < 0.02$）。该研究提示，对于存在膳食锌摄入不足的亚急性缺血性卒中患者，补充锌可能有助于改善神经功能的恢复。基于锌与出血性卒中的关系，一些学者提出缺锌可能是出血性卒中的可改变危险因素[23-24]。有几项临床研究探索了补充锌对于出血性卒中的改善效果。刘丽等[25]采用随机对照研究，探讨了补充锌对高血压性脑出血患者脑神经功能的改善作用，64例患者随机分为锌治疗组和对照组，治疗组每天给予葡萄糖酸锌（相当于锌2×10 mg/d），持续30天。结果显示，和对照组相比，锌治疗组的神经功能缺损程度（CSS）评分显著改善。张艳等[26]采用非随机对照研究，观察急性脑出血患者补充锌对脑神经功能的改善作用，锌治疗组（28例）补充葡萄糖酸锌（相当于锌3×10 mg/d），持续4周。结果显示，和对照组（20例）相比，治疗组CSS评分显著改善。谢柏松等[27]采用随机对照研究，60例急性脑出血患者随机分为锌治疗组和对照组，锌治疗组补充葡萄糖酸锌（相当于锌3×20 mg/d）4周，CSS评分改善，显著低于对照组。以上研究结果一致，但样本量较小，结局评估指标单一，主要观察了急性出血期锌补充对脑神经功能的改善作用，缺乏对患者认知功能变化的长期随访和评估。

关于膳食锌摄入与出血性卒中的关系，目前缺乏直接的研究证据。Grüngreiff等[24, 28]研究指出，和肉食者相比，素食者发生出血性卒中的风险更高，可能与素食者膳食不均衡、锌摄入不足及锌的生物利用率低有关，但该研究并未直接分析膳食锌摄入与出血性卒中的关系。另一项研究报道了素食对血锌水平的影响，研究人群从混合膳食转为素食后，血锌水平下降[29]。Grüngreiff等[24]因此提出对于容易出现锌缺乏的人群，尤其是大于65岁的老年人、糖尿病患者、肥胖人群等，应检测血锌水平，如果证实锌缺乏，应当给予适宜可控的锌补充。

（4）锌摄入与帕金森病的关系：关于锌摄入与PD的关系研究，共纳入2篇病例对照研究。由于研究证据少，不再做研究证据体评价。

表 9-3-8　锌摄入与脑卒中关系证据分析

内容	评级	备注
证据等级	良	3篇RCT，1篇非随机对照研究
一致性	优	1篇RCT认为补充锌（10 mg/d）对亚急性缺血性卒中人群具有促进神经功能恢复的作用，1篇RCT认为补充锌（20 mg/d）对高血压性脑出血人群具有改善脑神经功能的作用，1篇非随机对照研究认为补充锌（30 mg/d）对急性脑出血患者的脑神经功能有改善作用，1篇RCT认为补充锌（60 mg/d）对急性脑出血患者的脑神经功能有改善作用
健康影响	中	短期锌补充对脑卒中急性期可能具有改善脑神经功能的效应，长期效果不明确
研究人群	优	研究人群来源于中国、意大利
适用性	良	适用于中国人群
综合评价等级	B	建议降为C

2篇病例对照研究均分析了膳食锌摄入量和PD的发病关系，研究结果不一致。Miyake 等[30]采用病例对照研究，通过膳食史法调查了PD人群（n = 249）和对照组（n = 368）的膳食锌摄入量，结果显示，与低膳食锌摄入组（< 7.53 mg/d）相比，高膳食锌摄入组（≥ 8.9 mg/d）的 PD 发病风险下降（OR = 0.43）。而 Powers 等[31]采用病例对照研究，通过食物频率问卷调查了 250 例 PD 患者和 388 例对照组人群，结果未观察到不同膳食锌摄入量对 PD 发病风险的影响。关于锌补充对 PD 发病风险及对认知功能的影响，目前缺乏高质量的研究。

2. 血锌浓度与老年认知功能及相关疾病

血锌浓度与老年认知功能及相关疾病的关系研究共纳入 8 篇文献，包括 4 项 meta 分析、2 项病例对照研究、1 项巢式病例对照研究、1 项横断面研究。所有纳入研究的详细信息见表 9-3-9。综合研究结果显示，血锌水平低可能会影响老年人认知功能，可能与一些认知功能障碍相关疾病的发生有关（B级）。具体研究证据的质量及价值评价结果见表 9-3-10。

（1）血锌浓度与健康老年人认知功能：关于老年人群中认知功能和血浆锌水平的关系，有 2 项观察性研究进行了探索。Gao 等[32]从一项纳入 2000 人的中国农村老年人队列中随机抽取了 188 人，观察血浆锌水平和认知功能的关系，结果显示，血浆锌水平和认知功能综合评分（包含 6 项认知功能测试）没有显著相关性（P = 0.2074）。Lam 等[33]研究了血浆锌水平与老年人认知功能的关系，结果发现老年女性人群（n = 849）中，血浆锌和 Blessed 痴呆量表（information-memory-concentration test，IMCT）评分结果呈显著正相关（P = 0.008），血浆锌与其他几项认知功能测试结果无显著相关性，而在老年男性人群（n = 602）中未发现血浆锌和各项认知功能测试具有相关性。

（2）血锌浓度与卒中：卒中是血管性认知功能损害（vascular cognitive impairment，VCI）的主要危险因素，同样也是 AD 的危险因素。卒中人群的血管性痴呆（vascular dementia，VaD）的年发病率为 8.5%，60 ~ 70 岁的卒中人群中有 15% 会发生痴呆，85 岁以上的卒中人群有 52% 会发生痴呆，其中 1/3 为混合型痴呆[34-35]。锌对于维持内皮细胞完整性必不可少，锌对内皮细胞的保护效应包括稳定细胞膜、抗氧化作用、抑制炎症反应和凋亡过程中的关键步骤。当缺锌时，这些保护效应缺失，则会促进细胞因子介导的炎症反应过程和氧化应激，增加对血管内皮细胞和组织的损伤[36-38]。

卒中分为缺血性卒中和出血性卒中，关于缺锌与二者的关系，纳入了 1 篇病例对照研究和 1 篇巢式病例对照研究。一项中国人群的病例对照研究[39]纳入了 1277 名缺血性卒中患者和 1277 名对照，该研究结果显示，血浆锌和缺血性脑卒中的发生风险没有显著相关性。Zhang 等[40]采用巢式病例对照研究，对高血压人群平均随访 4.5 年，分析影响卒中发生的危险因素，和 Wen 等的研究结果一致，该研究未发现基线血浆锌水平和首次发生缺血性卒中的风险有显著相关性，但是基线血浆锌水平和首次发生出血性卒中的风险呈显著负相关，与基线血浆锌水平低者相比，基线血浆锌水平高者首次发生出血性卒中的风险显著降低（OR = 0.45）。

（3）血锌浓度与 AD：缺锌是 AD 的危险因素，多个病例对照研究报道了 AD 患者血锌显著低于同年龄的健康对照组[41-42]。关于血锌浓度与 AD 关系的研究，纳入 2 篇基于观察性研究的 meta 分析。一篇 meta 分析对 21 项研究进行合并分析[41]，发现 AD 组血锌水平

表 9-3-9 血锌与老年认知功能及相关疾病关系的研究

作者，年度	研究类型	例数	研究对象及年龄	研究目标	结果	对认知功能的影响
Gao, 2008[32]	横断面研究	188 例	中国人群，年龄>65 岁	分析血浆锌水平与认知功能的关系	结果显示血浆锌水平和认知功能综合评分（包含 6 项认知功能测试）没有显著的相关性（$P = 0.2074$）	无
Lam, 2008[33]	横断面研究	男性 602 例/女性 849 例	美国人群，平均年龄 75±8 岁	分析血浆锌水平与老年人认知功能的关系	老年女性人群血浆锌和 Blessed 痴呆量表（IMCT）评分结果呈显著正相关（$P = 0.008$），而在老年男性人群中未发现血浆锌和各项认知功能测试具有相关性	女性：保护；男性：无
Zhang, 2019[40]	巢式病例对照研究（1:1匹配）	599 例（首次卒中患者）/599 例（对照组）	中国高血压人群（$n = 20\ 702$）干预 4.5 年中首次发生卒中的人群，平均年龄>60 岁	分析首次卒中患者和对照组人群的基线血浆锌水平的关系，分析卒中血浆锌中位数分两组	与基线血浆锌<106.9 μg/dl 的人群比较，基线血浆锌≥106.9 μg/dl 的人群发生出血性卒中的风险显著下降（$OR = 0.45$，95%CI 0.21～0.94）；与基线血浆锌<103.3 μg/dl 的人群比较，基线血浆锌≥103.3 μg/dl 的人群首次发生缺血性卒中的风险无显著差异（$OR = 1.16$，95%CI 0.83～1.61）	出血性卒中：保护；缺血性卒中：无
Wen, 2019[39]	病例对照研究（1:1匹配）	1277 例（新诊断缺血性卒中患者）/1277 例（对照组）	中国人群	分析血浆锌水平与发生缺血性卒中（IS）的关系	与 Q_1（<857.39 μg/L）比较，血浆锌水平处于 Q_4（>1228.38 μg/L）的人群发生 IS 的风险无显著差异（校正 $OR = 0.89$，95%CI 0.69～1.14，$P = 0.234$）	无
Ventriglia, 2015[41]	基于观察性研究的 meta 分析	血清锌：777 例（AD组）/1728 例（对照组）血浆锌：287 例（AD组）/166 例（对照组）	高加索人群（18 项）、澳大利亚人群（1 项）、中国人群（2 项），平均年龄>60 岁	分析 AD 组和对照组人群血清/血浆锌水平	对 21 项研究进行合并分析，发现 AD 组血锌水平显著低于对照组（$SMD = -0.39$，95%CI $-0.64～-0.15$，$P = 0.002$，$I^2 = 85.2\%$），但异质性较高；对 7 项匹配年龄的研究进行合并分析，发现两组血锌水平无显著差异（$SMD = -0.52$，95%CI $-1.08～0.05$，$P = 0.075$，$I^2 = 89.7\%$）	保护

续表

作者，年度	研究类型	例数	研究对象及年龄	研究目标	结果	对认知功能的影响
Li, 2017[42]	基于观察性研究的meta分析	1027例（AD组）/1949例（对照组）	欧美人群（13项），亚洲人群（9项），其中中国人群4项），平均年龄>54岁	分析AD组和对照组人群血清锌水平	AD组血清锌水平显著低于对照组（$MD=-6.12$，95%CI-9.55～-2.69，$P=0.0005$）	保护[a]
Du, 2017[46]	基于观察性研究的meta分析	血清锌：803例（PD组）血浆锌796例（对照组）/342例（PD组）/392例（对照组）	欧美人群（8项），亚洲人群（14项），其中中国人群9项），非洲人群（1项），年龄55.4～71.1岁	分析PD组和对照组人群血清/血浆锌水平	PD组血锌水平显著低于对照组（$SMD=-0.60$，95%CI-0.98～-0.22，$P=0.002$）	保护[a]
Sun, 2017[47]	基于观察性研究的meta分析	822例（PD组）777例（对照组）	欧美人群（6项），亚洲中国人群（5项），其中中国人群2项），年龄56.8～70岁	分析PD组对照组血清锌水平	PD组血清锌水平显著低于对照组（$SMD=-0.779$，95%CI-1.323～-0.234，$P<0.001$）	保护[a]

显著低于对照组（$SMD = -0.39$，95%CI $-0.64 \sim -0.15$，$P = 0.002$，$I^2 = 85.2\%$），但异质性较高；对其中 7 项进行了年龄匹配的研究进行合并分析，发现两组血锌水平无显著差异（$SMD = -0.52$，95%CI $-1.08 \sim 0.05$，$P = 0.075$，$I^2 = 89.7\%$）。另一篇 meta 分析纳入了 22 项观察性研究[42]，研究对象包括 AD 患者 1027 例和正常对照组人群 1949 例，平均年龄 > 54 岁，结果发现 AD 组血清锌水平显著低于对照组（$MD = -6.12$，95%CI $-9.55 \sim -2.69$，$P = 0.0005$）。

（4）血锌浓度与 PD：PD 是一种与年龄相关的中枢神经系统变性疾病，其主要病变位于黑质及黑质纹状体通路，主要临床表现为震颤、肌强直及运动减少。研究发现，锌稳态失调与 PD 的发病有关[43]，但目前尚不清楚缺锌是如何影响 PD 发生的。可能与两方面的机制有关，一方面，Cu/Zn 超氧化物歧化酶在脑黑质多巴胺能神经元含量丰富，起着清除自由基、保护神经元免受氧化应激损伤的作用，缺锌可增加氧化应激，引起黑质多巴胺能神经元缺失，从而参与 PD 的发病[44]。此外，近年研究发现，锌缺乏可能通过导致 Parkin 失活而参与帕金森病的发病过程，由于锌具有维持 Parkin 蛋白结构的作用，从 Parkin 蛋白移除锌会导致蛋白去折叠而失去活性，导致 PD[45]。

关于血锌浓度与 PD 关系的研究，纳入 2 篇基于观察性研究的 meta 分析。关于 PD 患者循环锌浓度是否下降，近年几项研究得到较一致的结果。Du 等[46]基于 23 项 RCT 进行了 meta 分析来评估 PD 患者的血清、血浆和脑脊液中锌浓度是否发生改变。研究人员分别纳入了 803 名 PD 患者和 796 名对照者测量了血清中的锌浓度，纳入了 342 名 PD 患者和 392 名对照者测量了血浆中锌浓度，纳入了 135 名 PD 患者和 93 名对照者测量了脑脊液中的锌浓度。研究结果表明，PD 患者血清锌、血浆锌水平明显低于健康对照者；脑脊液中锌水平有降低的趋势，但与健康对照组比较无统计学意义，可能由于脑脊液研究中样本量较小。该研究显示，血清和血浆中锌浓度降低与 PD 风险增加有关。Sun 等[47]基于 11 项观察性研究进行了 meta 分析，结果显示，PD 患者（$n = 822$）血清锌显著低于健康对照组（$n = 777$）。以上研究发现，PD 患者血锌水平比健康对照人群显著降低，支持缺锌是 PD 的一个潜在危险因素。

表 9-3-10 血锌与老年认知功能及相关疾病关系的证据分析

内容	评级	备注
证据等级	良	4 篇基于观察性研究的 meta 分析，1 篇巢式病例对照研究，1 篇病例对照研究，2 篇横断面研究
一致性	良	1 篇研究认为老年女性人群血浆锌水平与认知功能呈正相关，1 篇研究认为血浆锌水平与认知功能无关，1 篇研究认为血锌水平高可降低出血性卒中的发病风险，2 篇研究认为血锌水平与缺血性卒中发病风险无关，2 篇 meta 分析认为 AD 患者血锌水平低于对照人群，2 篇 meta 分析认为 PD 患者血锌水平显著低于对照人群
健康影响	良	血锌水平低可能与老年人认知功能及相关疾病的发生有关
研究人群	良	研究人群来源于欧美、亚洲（其中多项研究是针对中国人群）、非洲
适用性	良	适用于中国，但有个别注意事项
综合评价等级	B	在大多数情况下证据体指导实践是可信的

四、结语

综合评价的结果显示，老年人保证足够的膳食锌摄入量，避免锌缺乏可能对认知功能具有有益作用，但尚无充分证据支持补充锌对于认知功能正常的老年人具有维持认知功能或预防痴呆的效果，综合评价等级为 C 级。重度 AD 患者膳食锌摄入量显著低于正常人群，但目前尚无充分证据支持补充锌具有改善 AD 患者认知功能的效果，综合评价等级为 C 级。老年人保证充足的锌摄入可降低卒中发生风险，急性期脑卒中患者补充锌有利于脑功能恢复，综合评价等级为 C 级。血锌浓度低可能会影响老年人认知功能，可能与一些认知功能障碍相关疾病的发生有关，综合评价等级为 B 级。

基于以上科学证据及专家讨论结果，从锌与老年人大脑功能的直接证据及指导实践的角度，锌与老年人大脑认知功能这部分最终形成的推荐意见为：老年人保证充足的锌摄入可降低卒中发生风险，急性期脑卒中患者补充锌有利于脑功能恢复（C 级）。

研究的局限性：缺乏大样本 RCT 研究及高质量的 meta 分析。

（刘　静）

参考文献

［1］Terrin G，Berni Canani R，Di Chiara M，et al. Zinc in early life：a key element in the fetus and preterm neonate［J］. Nutrients，2015，7（12）：10427-10446.

［2］Andreini C，Banci L，Bertini I，et al. Counting the zinc-proteins encoded in the human genome［J］. J Proteome Res，2006，5（1）：196-201.

［3］King JC，Cousins RJ. Zinc［M］//Ross AC，Caballero B，Cousins RJ，et al. Modern Nutrition in Health and Disease. 11th ed. Baltimore：Lippincott Williams & Wilkins，2014：189-205.

［4］McAllister BB，Dyck RH. Zinc transporter 3（ZnT3）and vesicular zinc in central nervous system function［J］. Neurosci Biobehav Rev，2017，80：329-350.

［5］Brewer GJ，Kanzer SH，Zimmerman EA，et al. Copper and ceruloplasmin abnormalities in Alzheimer's disease［J］. Am J Alzheimers Dis Other Demen，2010，25：490-497.

［6］Institute of Medicine（US）Committee on Nutrition，Trauma，the Brain. Nutrition and Traumatic Brain Injury：Improving Acute and Subacute Health Outcomes in Military Personnel. Washington（DC）：National Academies Press，2011.

［7］Linus Pauling Institute，Oregon State University. Minerals. https：//lpi.oregonstate.edu/mic/minerals（accessed 8 April 2021）.

［8］Ervin RB，Kennedy-Stephenson J. Mineral intakes of elderly adult supplement and non-supplement users in the third national health and nutrition examination survey［J］. J Nutr，2002，132（11）：3422-3427.

［9］Kvamme JM，Gronli O，Jacobsen BK，et al. Risk of malnutrition and zinc deficiency in community-living elderly men and women：the Tromso Study［J］. Public Health Nutr，2015，18（11）：1907-1913.

［10］汪云，王志宏，张继国，等. 2015 年中国 15 省老年居民膳食锌元素摄入状况［J］. 中国健康教育，2018，34（4）：291-294.

［11］Lowe NM，Medina MW，Stammers AL，et al. The relationship between zinc intake and serum/plasma zinc concentration in adults：a systematic review and dose-response meta-analysis by the EURRECA Network［J］. Br J Nutr，2012，108（11）：1962-1971.

［12］Ortega RM，Requejo AM，Andres P，et al. Dietary intake and cognitive function in a group of elderly people［J］. Am J Clin Nutr，1997，66：803-809.

［13］Li S，Sun W，Zhang D. Association of Zinc，Iron，Copper，and Selenium Intakes with Low Cognitive Performance in Older Adults：A Cross-Sectional Study from National Health and Nutrition Examination Survey（NHANES）［J］. J Alzheimers Dis，2019，72（4）：1145-1157.

［14］Morris MC，Evans DA，Tangney CC，et al. Dietary copper and high saturated and trans fat intakes associated with cognitive decline［J］. Arch Neurol，2006，63（8）：1085-8.

［15］Maylor EA，Simpson EE，Secker DL，et al. Effects of zinc supplementation on cognitive function in healthy middle-aged and older adults：the ZENITH study［J］. Br J Nutr，2006，96（4）：752-760.

［16］Yaffe K，Clemons TE，McBee WL，et al. Age-Related Eye Disease Study Research Group. Impact of antioxidants，zinc，and copper on cognition in the elderly：a randomized，controlled trial［J］. Neurology，2004，63（9）：1705-1707.

［17］Rutjes AWS，Denton DA，Di Nisio M，et al. Vitamin and mineral supplementation for maintaining cognitive function in cognitively healthy people in mid and late life［J］. Cochrane Database Syst Rev，2018，12（12）：CD011906.

［18］Tabet N. Vitamins，trace elements，and antioxidant status in dementia disorders［J］. Int Psychogeriatr，2001，13（3）：265.

［19］Brewer GJ. Copper excess，zinc deficiency，and cognition loss in Alzheimer's disease［J］. Biofactors，2012，38（2）：107-113.

［20］Brewer GJ，Kaur S. Zinc deficiency and zinc therapy efficacy with reduction of serum free copper in Alzheimer's disease［J］. Int J Alzheimers Dis，2013：586365.

［21］Potocnik FC，Van Rensburg SJ，Park C，et al. Zinc and platelet membrane microviscosity in Alzheimer's disease. The in vivo effect of zinc on platelet membranes and cognition［J］. S Afr Med J，1997，87：1116-1119.

［22］Aquilani R，Baiardi P，Scocchi M，et al. Normalization of zinc intake enhances neurological retrieval of patients suffering from ischemic strokes［J］，Nutritional Neuroscience，2009，12（5）：219-225.

［23］Zhang J，Cao J，Zhang Y，et al. Baseline plasma zinc and risk of first stroke in hypertensive patients：A nested case-control study［J］. Stroke，2019，50（11）：3255-3258.

［24］Grüngreiff K，Gottstein T，Reinhold D. Zinc deficiency-An independent risk factor in the pathogenesis of haemorrhagic stroke?［J］Nutrients，2020，12（11）：3548.

［25］刘丽. 用葡萄糖酸锌治疗高血压性脑出血的效果探究［J］. 当代医药论丛，2015，13（15）：233-234.

［26］张艳，孙德戣，苏静，等. 锌制剂在脑出血急性期中的疗效分析［J］. 中国医院药学杂志，2014，34（12）：1021-1023.

［27］谢柏松，陈莉，陈爱香，等. 葡萄糖酸锌治疗急性脑出血临床观察［J］. 中国医院药学杂志，2008，28（1）：53-54.

［28］Tong YN，Appleby PN，Bradbury K，et al. Risks of ischaemic heart disease and stroke，in meat eaters，fish eaters，and vegetarians over 18 years follow-up：Results from the prospective EPIC-Oxford study［J］. BMJ，2019，366：I14897.

［29］Skrikumar TS，Johansson GK，Ockerman P，et al. Trace element status in healthy subjects switching from a mixed to a lactovegetarian diet for 12 months［J］. Am J Clin Nutr，1992，55：885-890.

［30］Miyake Y，Tanaka K，Fukushima W，et al. Parkinson's Disease Study Group. Dietary intake of metals and risk of Parkinson's disease：a case-control study in Japan［J］. J Neurol Sci，2011，306：98-102.

［31］Powers KM，Smith-Weller T，Franklin GM，et al. Parkinson's disease risks associated with dietary iron，manganese，and other nutrient intakes［J］. Neurology，2003，60：1761-1766.

［32］Gao S，Jin Y，Unverzagt FW，et al. Trace element levels and cognitive function in rural elderly Chinese

［J］. J Gerontol A Biol Sci Med Sci，2008，63：635-641.

［33］Lam PK，Kritz-Silverstein D，Barrett-Connor E，et al. Plasma trace elements and cognitive function in older men and women：the Rancho Bernardo study［J］. J Nutr Health Aging，2008，12：22-27.

［34］中国痴呆与认知障碍诊治指南写作组，中国医师协会神经内科医师分会认知障碍疾病专业委员会. 中国阿尔茨海默病一级预防指南［J］.中华医学杂志，2020，100（35）：2721-2735.

［35］血管性认知功能损害专家共识组.血管性认知功能损害的专家共识［J］.中华内科杂志，2007，46（12）：1052-1055.

［36］Grüngreiff K，Reinhold D. Zink：Bedeutung in der Ärztlichen Praxis［M］. 1st ed. Heßdorf-Klebheim：Jürgen Hartmann Verlag，2007：1-96.

［37］Olechnowicz J，Tinkov A，Skalny A，et al. Zinc status is associated with inflammation，oxidative stress，lipid，and glucose metabolism［J］. J Physiol Sci，2018，68：19-31.

［38］Hennig B，Toborek M，McClain CJ. Antiatherogenic properties of zinc：Implications in endothelial cell metabolism［J］. J Clin Nutr，1996，12：711-717.

［39］Wen Y，Huang S，Zhang Y，et al. Associations of multiple plasma metals with the risk of ischemic stroke：A case-control study［J］. Environ Int，2019，125：125-134.

［40］Zhang J，Cao J，Zhang Y，et al. Baseline Plasma Zinc and Risk of First Stroke in Hypertensive Patients：A Nested Case-Control Study［J］. Stroke，2019，50（11）：3255-3258.

［41］Ventriglia M，Brewer GJ，Simonelli I，et al. Zinc in Alzheimer's disease：a meta-analysis of serum，plasma，and cerebrospinal fluid studies［J］. J Alzheimers Dis，2015，46（1）：75-87.

［42］Li DD，Zhang W，Wang ZY，et al. Serum copper，zinc，and iron levels in patients with Alzheimer's disease：a meta-analysis of case-control studies［J］. Front Aging Neurosci，2017，9：300.

［43］Szewczyk B. Zinc homeostasis and neurodegenerative disorders［J］. Front Aging Neurosci，2013，5：33.

［44］Forsleff L，Schauss AG，Bier ID，et al. Evidence of functional zinc deficiency in Parkinson's disease［J］. J Altern Complement Med，1999，5（1）：57-64.

［45］Hristova VA，Beasley SA，Rylett RJ，et al. Identification of a novel Zn^{2+}-binding domain in the autosomal recessive juvenile Parkinson-related E3 ligase parkin［J］. J Biol Chem，2009，284（22）：14978-14986.

［46］Du K，Liu MY，Zhong X，et al. Decreased circulating Zinc levels in Parkinson's disease：a meta-analysis study［J］. Sci Rep，2017，7（1）：3902.

［47］Sun H，Liu X，Ge H，et al. Association Between Serum Zinc Levels and the Risk of Parkinson's Disease：a Meta-Analysis［J］. Biol Trace Elem Res，2017，179（1）：45-51.

第四节 硒

一、引言

硒普遍存在于自然界，人类主要通过食物摄入硒，硒的主要食物来源有水／海产品、内脏（肝、肾）、肌肉、谷类、豆类、奶制品、水果、蔬菜等。在食物中，硒以多种有机和无机形式存在。不同食物中，硒存在的主要形式不同。其中，谷类、豆类和蔬菜中的主要形式为硒代甲硫氨酸（selenomethionine）；动物性食物中主要为硒代半胱氨酸（selenocysteine，Sec）；鱼类中硒的主要形式为麦角硒因（selenoneine；2-selenyl-N，N，N-trimethyl-L-histidine）。硒-甲基硒代半胱氨酸（se-methylselenocysteine）和谷氨酰-硒-甲基硒代半胱氨酸（γ-glutamyl-se-methylselenocysteine）主要来源于植物性食物，如葱类和十字科类；亚硒酸钠和硒酸钠主要来源于膳食补充剂、鱼类和植物性食物[1-4]。

在体内，硒广泛分布于各组织器官和体液中。硒在脑中的总量和单位质量不高。但是，在硒摄入缺乏条件下，机体硒的分布按器官优先程度发生改变，硒优先运输到中枢神经系统以保障脑硒水平的维持。Burk 课题组的研究表明，大鼠在缺硒状态下，肾、肝、脾、肺、心、血液硒很快开始明显下降，但是在较长时间内脑硒仍然维持在较高水平[5]。小鼠在不同程度的缺硒状态下，肾、肝、肌肉硒浓度的下降大致与缺硒程度平行。但是，在各种组织中，脑硒下降程度最小，仍然可以维持至正常浓度的 74%[6]。脑硒水平的优先保障提示硒对维持大脑功能具有必不可少的作用。

硒的生物学作用主要通过以硒代半胱氨酸残基的形式掺入硒蛋白的活性中心，以硒蛋白（selenoprotein）的形式实现，表现在抗氧化、提高免疫力、维持正常的细胞功能等多方面。一系列的研究已经证实，硒和硒蛋白在大脑以及整个神经系统的功能中发挥着至关重要的作用[7-9]。

硒蛋白在脑部所有主要区域都有表达，其中 GABA 能中间神经元以及基底神经节、小脑、皮质和脑干等区域对硒蛋白合成缺失尤为敏感[10-11]。GPX4、TXNRD1 和硒蛋白 T（selenoprotein T，SELENOT）等一些硒蛋白对脑的发育和功能是必需的。其中，GPX4 还是铁死亡（ferroptosis）的主要调控蛋白，*Gpx4* 在前脑神经元的条件性缺失会导致小鼠出现海马神经元降解和认知下降[12]。同时，临床上也有一些硒蛋白基因突变或硒蛋白合成相关基因突变所致的脑损伤病例报道。例如，GPX4 无义失活突变可致伴发脑萎缩的脊椎干骺端发育不良[13]，硒代半胱氨酸合成酶（selenocysteine synthase，SEPSECS）基因突变患者会出现进行性小脑-大脑萎缩、癫痫或智力低下等症状[14]，而硒代半胱氨酸插入序列结合蛋白（SECISBP2）的错义突变患者可出现蹒跚步态、智力低下等症状[7, 15]。这些症状的严重程度可能与其活性受损程度以及影响的某些硒蛋白有关。上述证据提示，硒及其功能形式硒蛋白对大脑和其认知功能尤为重要。

在 65 岁以上老年人群中的研究显示，血浆硒水平随着年龄的增加显著下降[16-17]。目前尚未见报道显示衰老如何影响硒的吸收和代谢。不过许多体内外研究模型的结果表明，硒水平、硒蛋白含量和硒蛋白酶活性的失调与阿尔茨海默病（Alzheimer's disease，AD）的发生发展及其认知功能的降低密切相关[18-24]。一些人群的观察性研究也发现，AD 等认知功能障碍患者体内硒水平低于正常人群[25-28]。一些临床试验提示，补硒可能对认知功能具有改善作用，但结果不尽一致[26, 29-32]。适宜的硒摄入量是维持硒蛋白表达和硒蛋白酶活性的关键。硒缺乏造成的直接后果是各种硒蛋白的表达和功能失调，导致神经元损伤，促进认知功能障碍。并且有研究发现，在老年人群中，随着年龄增加，血浆硒和红细胞硒有下降的趋势[17]。

本节拟通过系统检索国内外相关文献，综合评价硒对老年人群认知功能、轻度认知障碍（mild cognitive impairment，MCI）、AD 以及其他痴呆等的影响，为老年人群合理补充硒、促进健康提供科学依据。

二、证据收集方法

围绕硒与认知功能的关系进行检索，得到英文文献 997 篇，中文文献 202 篇。根据纳入标准和排除标准，最终选出英文文献 20 篇，中文文献 5 篇，共 25 篇文献纳入分析（表9-4-1）。采用食物与健康研究证据评价系统（FHS）1.01 版进行证据评价。

表 9-4-1　硒与认知功能相关的检索情况

研究主体因素		研究结局 / 疾病		文献数（纳入 / 总）		
中文检索词	英文检索词	中文检索词	英文检索词	中文	英文	合计
硒，膳食硒摄入，硒补充，血硒	selenium, selenite, selenate, selenious, selenide	认知功能，脑功能，认知功能障碍，认知功能损害，认知功能下降，认知障碍，轻度认知功能损害，轻度认知障碍；痴呆，阿尔茨海默病，帕金森病，血管性痴呆；脑出血，卒中，高血压，糖尿病	cognition, cognitive function, brain function, cognitive dysfunction, cognitive impairments, cognitive decline, cognition disorder; mild cognitive impairment, MCI; dementia, Alzheimer disease, Parkinson disease, vascular dementia, VaD; hemorrhagic, cerebral hemorrhage, stroke, hypertension, diabetes mellitus, DM	5/202	20/997	25/1199

三、研究证据

1. 膳食硒摄入与认知功能的关系

膳食硒摄入与认知功能关系的研究共纳入 1 项纵向研究和 3 项横断面研究。纵向研究的结果显示，硒摄入量与认知功能呈正相关。横断面研究的结果表明，在一定范围内，硒摄入与认知功能呈正相关（表 9-4-2）。膳食硒摄入与认知功能关系的综合评价等级为 B 级。具体而言，在适宜的膳食硒摄入量条件下，认知障碍发生的风险最低（表 9-4-3）。

中国一项基于中国健康与营养调查的纵向研究调查了 4852 名（55 岁以上）研究对象的膳食硒摄入水平。按四分位数分组，校正年龄、性别、收入、教育、吸烟、饮酒、体力活动、能量和脂肪摄入、蔬菜和水果摄入等因素，膳食硒摄入量与认知功能呈正相关（$P = 0.044$）。但进一步校正身体质量指数（body mass index，BMI）和高血压因素后，硒摄入量与认知功能呈临界相关（$P = 0.075$）[33]。

Li 等的研究中，纳入了 2332 名参与者，应用 logistic 回归、趋势检验分析。在未校正混杂因素的模型中，膳食硒摄入量、总硒摄入量与数字符号替代测验（digit symbol substitution test，DSST）得分、动物词语流畅性测试（animal fluency test，AFT）得分均呈正相关关系。在校正了年龄、性别、种族、教育水平、婚姻状况、吸烟、饮酒、高血压、糖尿病、心脏病、每日总能量摄入后，与总硒摄入量的最低四分位数相比，最高四分位数的加权多元校正 OR（95%CI）为 0.48（0.25 ~ 0.92），是出现低认知功能的保护因素。进一步利用限制性立方样条模型（restricted cubic spline model）分析，结果表明，总硒摄入量与 DSST 和 AFT 得分呈负相关[34]。

Wang 等的研究纳入 2450 例，按是否认知障碍分组，认知障碍组的硒摄入量是非认知障碍组的 91.6%（$P < 0.001$）。按性别分层后，男性的硒摄入量与 DSST 得分呈倒"U"形关系，而女性的硒摄入量与 DSST 得分间呈倒"L"形关系。当硒摄入量低于拐点时，

表 9-4-2 膳食硒摄入与认知功能关系的研究

作者，年度	研究类型	调查方法	例数	研究对象及年龄（岁）	摄入情况 [a]	结果	对认知功能的影响
Jiang, 2022[33]	纵向研究	3 天 24 h 膳食回顾	4852 例	中国人群，≥55	按膳食硒摄入量（mg/d）四分位数分组： Q₁: 22.3±4.9 Q₂: 32.5±2.2 Q₃: 40.3±2.6 Q₄: 60.7±22.9	在校正社会人口因素和生活方式因素的模型中，硒摄入量与认知功能呈正相关	高硒摄入量与认知得分呈正相关
Wang, 2022[35]	横断面研究	24 h 膳食回顾	2450 例，男性: 1179 例，女性: 1271 例	美国人群，≥60	总硒摄入量（μg/d）： 认知障碍组: 96.92±49.37 对照组: 105.84±47.10	1. 认知障碍的参与者摄入的硒较少；2. 男性总硒摄入量与 DSST 得分呈倒 "U" 形相关，女性呈倒 "L" 形相关。男性硒摄入量低于拐点时，在男性和女性中都观察到 DSST 得分与硒摄入量存在正相关；硒摄入量高于拐点时，男性硒摄入量与 DSST 得分呈负相关，女性无显著性	1. 硒摄入量低与较差的认知功能相关 2. 男性总硒摄入量过高或过低都对认知功能有不良影响
Li, 2019[34]	横断面研究	多阶段抽样	2332 例	美国一般人群，范围: 63～76	膳食硒摄入量（μg/d）： Q₁: 11.2～68.5 Q₂: 68.6～95.0 Q₃: 95.1～129.0 Q₄: 129.1～281.1 总硒摄入量（μg/d）： Q₁: 13.4～53.2 Q₂: 53.3～88.5 Q₃: 88.6～127.7 Q₄: 127.8～347.1	总硒摄入量与 DSST 得分呈正相关	较高的硒摄入量与较好的认知功能有关
程义斌, 2009[36]	横断面研究	整群抽样	1000 例	中国人群，≥65	膳食硒摄入量（mg/d）：14.325±8.914	膳食硒摄入与 6 项认知测验标准化得分无相关关系	无明显影响

[a] 如无特别说明，指均数±标准差。

男性和女性的硒摄入量与 DSST 得分间存在正相关。当硒摄入量高于拐点时，男性的硒摄入量与 DSST 得分呈负相关，女性无显著相关[35]。

程义斌等的研究纳入了四川两县 1000 例农村老年人，通过 Spearman 相关分析，未发现膳食硒摄入量和血硒含量与 6 项认知测验标准化得分存在统计学相关关系。经多元线性逐步回归分析校正混杂因素后，膳食硒摄入量未进入回归方程[36]。

表 9-4-3　膳食硒摄入与认知功能关系的证据分析

内容	评级	备注
证据等级	良	平均 9 分，1 项纵向研究，3 项横断面研究
一致性	良	3 项研究一致显示，在一定范围内，硒摄入与认知功能正相关，1 项研究认为硒摄入与认知功能无相关关系
健康影响	良	有效果，在一定范围内，较高硒摄入与较好认知功能有关
研究人群	良	50% 的研究人群为中国
适用性	良	适用于中国，但有个别注意事项

2. 硒补充与认知功能的关系

硒补充与认知功能关系的研究共纳入 4 项随机对照临床试验（randomized controlled clinical trial，RCT）、1 项队列研究和 1 项开放性研究。其中，仅有 2 项 RCT 的结果提示，硒补充可能有助于改善 AD 患者的认知功能，但研究各有局限。其他研究都显示，硒补充对认知功能并无改善作用（表 9-4-4）。硒补充与认知功能关系的综合评价等级为 C 级（表 9-4-5）。

伊朗的一项研究表明，对 AD 患者给予 12 周补硒（200 μg/d，未明确硒的具体形态），与安慰剂组相比，血清超敏 C 反应蛋白（high sensitivity C-reactive protein，hs-CRP）水平下降 16.3%，血浆总谷胱甘肽（glutathione，GSH）上升 23.0%，但是，简易精神状态量表（mini-mental state examination，MMSE）得分并无明显上升[37]。

在澳大利亚墨尔本进行的一项研究，将轻中度 AD 患者分为 3 组，分别给予安慰剂、0.96 mg/d 硒酸钠（一天 3 次，每次 0.32 mg）和 30 mg/d 硒酸钠（一天 3 次，每次 10 mg）。统计分析时，将安慰剂组和 0.96 mg/d 硒酸钠组合并作为对照组。采用 AD 评估量表认知分量表（Alzheimer's disease assessment scale cognitive subscale，ADAS-Cog）、分类流畅性测验（category fluency test，CFT）、限定口语单词联想测验（controlled oral word association test，COWAT）、检测反应时间任务（detection reaction time task，DET）、识别反应时间任务（identification reaction time task，IDN）、MMSE、单卡学习记忆任务（one-card learning memory task，OCL）等方法进行认知功能评价。结果表明，对于所有认知功能的评价指标，对照组（安慰剂组＋ 0.96 mg 硒酸钠）内干预前后、30 mg 硒酸钠组内干预前后、对照组与 30 mg 硒酸钠组之间都无差异[32]。原文未提供安慰剂组和 0.96 mg 硒酸钠组之间的比较结果。原文报道，对照组与 30 mg 硒酸钠组治疗期间出现的不良事件（treatment emergent adverse event，TEAE）的频数和比例无差异。但是，在数值上，30 mg 组所有 10 项不良事件的频数和比例都高于对照组，无统计学差异可能与样本含量较小（每组 18 例）有关[32]。并且，给予 30 mg 硒酸钠 24 周后，AD 患者血清硒浓度从 145.4 μg/L 上升

表9-4-4 硒补充与认知功能关系的研究

作者,年度	研究类型	调查方法	例数	研究对象及年龄(岁)a	摄入情况	结果	对认知功能的影响
Tamtaji, 2019[37]	RCT研究	双盲试验干预	补硒组:26例 安慰剂组:26例	AD患者 补硒组:78.8±10.2 安慰剂组:78.5±8.0	200μg/d,12周	MMSE得分并无明显上升	无明显影响
Cardoso, 2019[38]	RCT研究	双盲试验干预	大剂量硒酸钠组:19例 常规剂量硒酸钠组:9例 对照组:9例	轻中度AD患者 超营养硒酸钠组:69.5±8.3 硒酸钠组:73.4±5.5 对照组:68.7±6.9	大剂量硒酸钠组:3×10mg/d,24周 常规剂量硒酸钠组:0.96mg/d,24周	给予30mg硒酸钠24周后,部分AD患者血清硒浓度增加了3.9倍,脑脊液硒浓度增加了12.4倍。补充硒后,AD患者中脑脊液浓度的增加与MMSE得分的增加呈正相关	有改善作用
#Malpas, 2016[32]	RCT研究	双盲试验干预	大剂量硒酸钠组:19例 常规剂量硒酸钠组:9例 对照组:9例	轻中度AD患者 超营养硒酸钠组:69.5±8.3 硒酸钠组:73.4±5.5 对照组:68.7±6.9	大剂量硒酸钠组:3×10mg/d,24周 常规剂量硒酸钠组:0.96mg/d,24周	在认知功能的评价指标中,对照组(安慰剂组+0.96mg硒酸钠)和30mg硒酸钠组内干预前后,对照组与30mg硒酸钠组的比较,都无显著性差异	无明显影响
徐进亮, 2012[39]	RCT研究	试验干预	石杉碱甲片+硒酵母胶囊治疗组:20例 石杉碱甲片常规治疗对照组:20例	AD患者 硒酵母胶囊治疗组:71.4±4.9 常规治疗对照组:73.1±6.9	硒酵母胶囊,3×0.286g/d,12周	AD患者加用硒酵母胶囊口服12周后,MMSE得分明显升高	有改善作用
Kryscio, 2017[40]	RCT/队列研究	试验干预	补硒组:1881例 安慰剂组:1830例	美国,加拿大老年男性 补硒组:67.6±5.3 安慰剂组:67.3±5.2	200μg/d,平均5.4年	补硒对痴呆的发病率无显著预防作用	无明显影响
Vivash, 2022[41]	开放性研究	临床随访、认知评估	12例 男性:8例 女性:4例	澳大利亚行为变异型额颞叶痴呆患者,中位数(范围):60.5(48.7~71.6)	服用硒酸钠(15mg,每日3次),52周	4人在12个月的治疗期间出现认知下降,7人在认知方面没有可检测的变化	无明显影响

注: a 如无特别说明,皆均数±标准差。# 标记的研究结果未纳入证据评价。

至 858.3 μg/L，增加了 3.9 倍；而脑脊液硒浓度从 1.4 μg/L 上升至 20.2 μg/L，增加了 12.4 倍[38]。再者，研究中给予 30 mg/d 的剂量是 400 μg/d 可耐受最高摄入量（Tolerable upper intake level，UL）的 75 倍。因此，虽然该研究将各组合并分析，发现 AD 患者脑脊液浓度的增加与 MMSE 得分的增加呈正相关，提示补充硒后，脑脊液硒浓度的变化与认知功能的改善有关[38]，但是，鉴于高达 30 mg/d 硒酸钠的补充剂量，不建议采用。

中国的一项研究表明，AD 患者加用硒酵母胶囊（每天 3 次，每次 0.286 g）口服 12 周后，其 MMSE 得分明显升高[39]。该研究采用硒酵母胶囊，严格来讲，并未提供足够证据证实是硒对认知的独立作用。

维生素 E 和硒预防阿尔茨海默病（The Prevention of Alzheimer's Disease by Vitamin E and Selenium，PREADViSE）试验是基于美国和加拿大硒和维生素 E 癌症预防试验（Selenium and Vitamin E Cancer Prevention Trial，SELECT）的项目，SELECT 于 2002 年 5 月启动，是一项双盲 RCT，但是由于干预措施对预防前列腺癌发病无效，SELECT 数据和安全监测委员会建议终止项目。随后 SELECT 项目于 2009 年 9 月终止，转为队列研究，直至 2015 年 5 月。PREADViSE 研究发现，在正常认知的男性人群中，研究剂量的补硒（200 μg/d，平均补充时间为 5.4 年）对痴呆的发病并无显著预防作用[40]。

澳大利亚墨尔本进行了一项开放性临床随访研究，对 12 例行为变异型额颞叶痴呆患者给予 10 mg 硒酸钠（一天 3 次，未特别指出 10 mg 是 1 次剂量还是 1 天剂量，未明确给药途径），第 4 周由 10 mg 调整为 15 mg，直至 52 周。其中 7 例按计划完成试验，5 例由于可能的不良事件降低剂量至 10 mg，后有 1 例降至 5 mg[41]。鉴于该高剂量导致的高比例不良事件，不建议使用该剂量。

综上，目前并未有基于 RCT 的有效证据证实，适宜剂量的补硒对 AD 患者的认知功能具有保护作用。同时，这些 RCT 研究每组的样本含量较小（9～26 例），要明确补硒对 AD 患者认知功能的影响，需要扩大样本含量、采用合适的剂量、筛选安全高效的硒的形式来探索适宜的补硒剂量和形式对不同人群（认知正常的社区人群、MCI 患者、AD 患者等）认知功能的影响。

表 9-4-5 硒补充与认知功能关系的证据分析

内容	评级	备注
证据等级	良	平均 10 分，5 项 RCT 研究，1 项开放性研究
一致性	中	2 项 RCT 研究认为补硒对认知功能有改善作用，其余 4 项研究显示补硒不影响认知功能
健康影响	中	补硒对认知功能无改善作用
研究人群	中	研究人群为澳大利亚、美国、加拿大、中国、伊朗人群
适用性	中	适用于中国，但有个别注意事项

3. 血硒与认知功能的关系

（1）血硒与一般人群认知功能

血硒与一般人群认知功能的关系分析共纳入 1 项纵向研究和 7 项横断面研究。纵向研究的结果提示，血浆硒水平下降到一定程度，可能会增加认知功能障碍的风险。在横断面研究中，1 项研究显示 MCI 患者血硒低于对照，有 4 项研究显示血硒与认知功能呈正相关

表 9-4-6　血硒与认知功能关系的研究

作者，年度	研究类型	调查方法	例数	研究对象及年龄（岁）a	血硒浓度 a	结果	对认知功能的影响
Akbaraly, 2007[42]	纵向研究	随访	1389 例	法国社区人群，范围：60~71	较基线，两次随访硒的改变量，中位数（四分位距）（μmol/L）：2 年随访：-0.05（-0.20，0.09）9 年随访：-0.09（-0.22，0.02）	血浆硒含量降低越多，认知功能下降的可能性越高	低血硒增加认知功能障碍的风险
Sasaki, 2022[44]	横断面研究	ICP-MS 测定全血硒	3042 例，男性：1474 例，女性：1568 例	美国一般人群，范围：60~80	CERAD 即时回忆得分 P_{50} 的全血硒（μg/L）：60~69 岁：198.67 70~89 岁：196.98	1. 校正年龄、性别、种族、教育水平、抑郁、糖尿病、吸烟、酒精摄入量，CERAD 即时回忆、CERAD 延时回忆、DSST 得分呈正相关；2. 按年龄分层后，各组全血硒与 CERAD 即时回忆得分显著正相关，70 岁以上组相关更密切	较高的血硒与较好的认知功能有关
Yu, 2022[43]	横断面研究	ICP-MS 测定全血硒	1006 例，男性：458 例，女性：548 例	中国安徽社区人群，71.70±6.38	全血硒，几何均数（四分位距）（μg/L）：MCI 组：83.50（73.94~94.26）对照组：91.40（81.46~101.68）	1. MCI 患者的硒浓度低于认知正常者；2. 全血硒浓度增加，MCI 的风险降低	高血硒可降低 MCI 的风险
Xiao, 2021[47]	横断面研究	ICP-MS 测定全血硒	2879 例，男性：1179 例，女性：1700 例	中国广西人群，69.7±7.23	全血硒四分位数分组（μg/L）：Q_1：≤151 Q_2：151~168 Q_3：168~189 Q_4：≥189	基于 LASSO 回归模型发现，全血硒与认知功能无显著相关	可能不影响
Yan, 2020[45]	横断面研究	多阶段抽样	1810 例	美国一般人群，均数：69.42	全血硒四分位数分组（μg/L）：Q_1：105.39~177.47 Q_2：177.48~193.00 Q_3：193.01~208.30 Q_4：≥208.31	校正混杂因素后，全血硒与总分、CERAD 单词学习测试、CERAD 单词回忆测试、DSST 得分呈正相关关系	较高的全血硒与较好的认知功能有关

续表

作者，年度	研究类型	调查方法	例数	研究对象及年龄（岁）[a]	血硒浓度[a]	结果	对认知功能的影响
Cardoso，2020[46]	横断面研究	多阶段抽样	2016例 男性：984例 女性：1032例	美国一般人群，69.1±6.6	全血硒（μg/L）：男性：199.2±34.2 女性：194.7±40.2	1.男性全血硒与CERAD回忆、AFT得分呈正相关关系；2.女性无显著相关	男性中，较高的全血硒与较好的认知功能有关
Shahar，2010[16]	横断面研究	随机抽样	1012例	意大利人群，≥65	血浆硒四分位数分组（μg/L）：Q_1：<66.7 Q_2：66.8～74.2 Q_3：74.3～82.3 Q_4：>82.3	血浆硒与MMSE呈正相关关系	较高的血浆硒与较好的认知功能有关

注：[a] 如无特别说明，指均数±标准差。

关系（表 9-4-6）。证据分析的综合评价等级为 B 级（表 9-4-7）。

法国进行的一项纵向研究以社区老年人群为研究对象，随访 9 年，分析随着时间的推移，血浆硒含量下降是否与认知功能下降有关。校正时间、性别、教育、基线血浆硒水平、糖尿病、脂质异常、高血压、心血管病史等可能的混杂因素，采用混合 logistic 模型分析发现，9 年后血浆硒水平下降与认知功能下降有关。在血浆硒下降的人群中，血浆硒含量降低越多，认知功能下降的可能性越高。在血浆硒上升的人群中，硒上升越小，认知功能下降越大。随访 2 年后的血浆硒水平变化与认知变化无相关关系[42]。该研究提示，随着年龄的增加，血浆硒水平下降到一定程度，可能会增加认知功能障碍的风险。

安徽一项在 1006 名社区老年人群中进行的研究采用 MMSE 量表与日常生活活动量表将人群分为 MCI 患者（211 例）和认知正常的人群（795 例），比较全血硒水平，MCI 患者为正常人群的 91.4%（$P < 0.001$）。将全血硒浓度按三分位数分组，校正年龄、性别、婚姻状态、BMI 等因素后，结果显示，全血高硒浓度与认知障碍风险降低有关。以 Q_1 组为参照，Q_2 和 Q_3 组的 OR（95%CI）分别为 0.558（0.379 ～ 0.822）和 0.368（0.242 ～ 0.560）[43]。

Sasaki 等的研究纳入 3042 例，校正年龄、性别、种族、教育、抑郁、糖尿病、吸烟、饮酒等因素后，全血硒水平与 AD 联合登记处（Consortium to Establish a Registry for Alzheimer's Disease，CERAD）即时回忆（immediate recall）（$P < 0.01$）、CERAD 延时回忆（delayed recall）（$P = 0.04$）、DSST（$P < 0.01$）得分呈正相关。按年龄分层，60 ～ 69 岁组和 70 ～ 89 岁组全血硒水平与 CERAD 即时回忆得分正相关（$P = 0.03$，$P = 0.01$）[44]。Yan 等的研究纳入的样本含量为 2068 例。采用一般线性模型（general linear model）进行分析，对年龄、性别、种族 / 民族、BMI、贫困收入比率、教育、婚姻状况、饮酒、吸烟、药物使用、冠心病、卒中、高血压、糖尿病进行调整后，样本含量为 1810 例，全血硒水平与 CERAD 单词学习测试（$\beta = 0.007$，$P = 0.01$）和 DSST（$\beta = 0.024$，$P = 0.006$）得分呈正相关关系[45]。Cardoso 等的研究中，纳入了 2016 名参与者（男性 984 名，女性 1032 名），使用有向无环图（direct acyclic graph，DAG）设计了总效应模型（total effect model）、直接效应模型（direct effect model）来研究血硒与认知能力之间的关系。结果显示，只在男性中观察到了全血硒浓度与 CERAD 回忆、AFT 的表现呈正相关。在校正年龄、性别、BMI、糖尿病、心血管疾病史、体力活动后，结果仍保持一致。在女性中，未发现全血硒浓度与认知表现的相关关系[46]。一项意大利人群的研究将随机抽样的 1012 例城镇老年人纳入分析，发现在 65 岁以上人群中，血浆硒浓度随着年龄的增加而逐渐下降。该研究还应用了线性回归模型及趋势检验分析，结果表明血浆硒浓度越低，MMSE 得分越低[16]。

表 9-4-7 血硒与认知功能关系的证据分析

内容	评级	备注
证据等级	良	平均 9 分，6 项横断面研究，1 项纵向研究
一致性	良	6 项研究显示血硒与认知功能呈正相关，1 项研究认为全血硒与认知功能无显著相关
健康影响	良	有效果，较高血硒水平可能与较好认知功能有关
研究人群	中	研究人群为美国、中国、澳大利亚、意大利、法国人群
适用性	中	适用于中国，但有个别注意事项

广西一项在 2879 名老年人中的研究，校正年龄、性别、教育、收入、BMI、吸烟、饮酒等因素后，LASSO 回归分析结果显示，全血硒与认知功能未达到显著相关关系（$P = 0.058$）[47]。

（2）血硒与轻度认知障碍

血硒与 MCI 的关系纳入了 1 项来自湖北的病例对照研究，包含 136 例 MCI 与 136 例性别、年龄、文化程度匹配的对照，MCI 患者血清硒为对照的 95%，未显示 MCI 病例组和对照组血硒水平具有显著差异[48]。

（3）血硒与阿尔茨海默病

血硒与 AD 的关系共纳入 7 项病例对照研究，其中血清 3 项，血浆 3 项，全血 1 项。研究结果一致显示 AD 患者血硒低于对照（表 9-4-8）。证据分析评价等级为 B 级（表 9-4-9）。

在 3 项血清硒与 AD 的关系研究中，结果均显示，AD 患者的血清硒显著低于对照。一项波兰的研究比较了 110 名早中期 AD 患者和 60 名对照，AD 患者血清硒水平（69.1±19.3 μg/L）显著低于对照（79.8±22.0 μg/L），为对照的 86.6%[49]。中国北京一项研究比较了 55 例 AD 患者与 64 例对照，AD 患者血清硒为对照的 70%。对年龄分层后，60 岁以上各组 AD 患者血清硒为同年龄段对照的 69% ～ 74%（$P < 0.01$）[50]。一项在中国江西南昌进行的研究比较了 50 例 AD 患者与 70 例对照，AD 患者血清硒为对照的 70%[51]。

在 3 项血浆硒与 AD 的关系研究中，结果均显示，AD 患者的血浆硒显著低于对照，是对照的 85% ～ 88%。一项荷兰的研究中，79 例非常轻度的 AD 患者与 93 例对照相比，AD 患者血浆硒水平为对照的 88%[26]。一项来自土耳其的研究中，50 名 AD 患者（23 名男性，27 名女性）和 50 名正常对照者（24 名男性，26 名女性）两组间年龄无显著性差异，男性 AD 患者血浆硒水平是对照的 86%，女性是对照的 85%[25]。瑞典的研究含 173 例 AD 与 54 例对照，AD 患者血浆硒水平是对照的 87%[27]。

一项立陶宛的研究比较了 53 例来源于医院的 AD 患者和 217 例对照，结果显示，AD 患者全血硒水平为对照的 81%（$P = 0.001$）。校正年龄、性别、教育、高血压、心血管疾病和卒中等因素后，全血硒水平增加与 AD 发病风险显著降低相关（OR = 0.71，95%CI 0.58 ～ 0.87）[52]。

在血硒与 AD 关系的 7 项研究中，均显示 AD 患者血硒显著下降。其中，没有一项研究的病例组和对照组样本含量都在 100 例以上。因此，综合来讲，AD 患者血硒可能会有一定降低，但仍然需要大样本人群的研究进一步验证。

（4）血硒与血管性痴呆

血硒与 VaD 关系的 1 项病例对照研究提示低血硒可能是危险因素。这项瑞典的研究纳入了 87 例 VaD 患者和 54 例对照，发现 VaD 患者的血浆硒浓度显著降低，是对照的 88%[27]。

四、结语

综合评价的结果显示，老年人群体内硒水平下降可能是认知功能障碍的危险因素，认知障碍患者血硒含量可能低于对照组。但是，尚无有效的人群证据支持补硒对正常人群或认知障碍患者的认知功能具有保护作用。

表 9-4-8 血硒与阿尔茨海默病关系的研究

作者，年度	研究类型	调查方法	例数	研究对象及年龄（岁）[a]	血硒浓度[a]	结果	对认知功能的影响
Strumylaite, 2022[52]	病例对照研究	ICP-MS测定全血硒	AD组：53例（男性12例，女性41例）对照组：217例（男性100例，女性117例）	立陶宛人群，范围 AD组：68～94 对照组：53～93	*全血硒，中位数（四分位距）（$\times 10^{-9}$kg/$\times 10^{-4}$m³）： AD组：10.97（8.74～12.46）对照组：13.53（11.45～16.19）	与对照组相比，AD患者血硒显著降低。调整混杂因素后，血硒的增加与AD发病风险降低相关	血硒增加可能降低患AD的风险
Socha, 2021[49]	病例对照研究	原子吸收光谱法测定硒	AD组：110例（男性30例，女性80例）对照组：60例（男性14例，女性46例）	波兰人群 AD组：78.0±8.1，范围：54～93 对照组：67.0±7.9，范围：52～83	*血清硒（μg/L）： AD组：69.1±19.3 对照组：79.8±22.0	AD组血清硒显著低于正常对照组	较高血硒与较好的认知功能有关
Olde Rikkert, 2014[26]	病例对照研究	石墨炉原子吸收光谱法测定硒	AD组：79例 对照组：93例	荷兰人群 AD组：73.4±7.2 对照组：71.5±9.3	*血浆硒（μmol/L）： AD组：1.04±0.24 对照组：1.18±0.26	AD组血浆硒显著低于对照组	低血硒与认知功能低下相关
Vural, 2010[25]	病例对照研究	原子吸收光谱法测定硒	AD组：50例 对照组：50例	土耳其人群 AD组：71.9±6.8 对照组：65.1±7.1	*血浆硒（μg/L）： 男性AD组：58.15±10.63 男性对照组：67.84±9.69 女性AD组：58.43±11.26 女性对照组：68.70±12.58	AD组血浆硒显著低于对照组	低血硒与认知功能低下相关
Gerhardsson, 2008[27]	病例对照研究	ICP-MS测定硒	AD组：173例 对照组：54例	瑞典人群 中位数（范围） AD组：75（52～86）对照组：73（60～94）	*血浆硒（μg/L）： AD组：86（30～158）对照组：99（70～167）	AD组血浆硒显著低于对照组	低血硒与认知功能低下相关

续表

作者，年度	研究类型	调查方法	例数	研究对象及年龄（岁）[a]	血硒浓度[a]	结果	对认知功能的影响
李文正，2021[50]	病例对照研究	ICP-MS 测定血清硒	AD 组：55 例（男性 28 例，女性 27 例）对照组：64 例（男性 32 例，女性 32 例）	中国人群 AD 组：74.13±1.34 对照组：68.45±1.41	* 血清硒（μg/L）：AD 组：72.34±3.29 对照组：103.61±2.97	AD 组血清硒显著低于正常对照组，按年龄分层后，AD 组各年龄段血清硒显著低于同年龄段血清硒的对照组	较高血硒与较好的认知功能有关
熊丽萍，2009[51]	病例对照研究	石墨炉原子吸收光谱法测定硒	AD 组：50 例 对照组：70 例	中国人群 76.17±7.82	* 血清硒（μmol/L）：AD 组：2.10±1.01 对照组：3.01±1.09	AD 组血清硒显著低于对照组	低血硒与认知功能低下相关

注：[a] 如无特别说明，指均数±标准差。
* 标记为病例组与对照组结果有显著性差异，$P < 0.05$。

表 9-4-9 血硒与阿尔茨海默病关系的证据分析

内容	评级	备注
证据等级	良	平均 9 分，7 项病例对照研究
一致性	优	所有研究结果一致，AD 患者血硒低于对照
健康影响	优	AD 患者血硒低于对照
研究人群	中	研究人群主要来自欧洲国家
适用性	中	适用于中国，但有个别注意事项

研究的局限性：缺乏大样本 RCT 研究分析针对不同人群、不同补硒剂量、多种无机和有机硒形式、不同时间等的补硒对认知功能的改善作用。缺乏大样本队列研究分析随着年龄增加，不同硒水平的人群认知功能障碍的发生情况。缺乏大样本的病例对照研究。

（祝建洪　邬红梅）

参考文献

［1］ Rayman MP, Infante HG, Sargent M. Food-chain selenium and human health：Spotlight on speciation［J］. Brit J Nutr，2008，100（2）：238-253.

［2］ Gammelgaard B，Jackson MI，Gabel-Jensen C. Surveying selenium speciation from soil to cell--forms and transformations［J］. Anal Bioanal Chem，2011，399（5）：1743-1763.

［3］ B'Hymer C，Caruso JA. Selenium speciation analysis using inductively coupled plasma-mass spectrometry ［J］. J Chromatogr A，2006，1114（1）：1-20.

［4］ Kotrebai M，Birringer M，Tyson JF，et al. Selenium speciation in enriched and natural samples by HPLC-ICP-MS and HPLC-ESI-MS with perfluorinated carboxylic acid ion-pairing agents［J］. Analyst，2000，125（1）：71-78.

［5］ Brown DG，Burk RF. Selenium retention in tissues and sperm of rats fed a torula yeast diet［J］. J Nutr，1973，103（1）：102-108.

［6］ Nakayama A，Hill KE，Austin LM，et al. All regions of mouse brain are dependent on selenoprotein P for maintenance of selenium［J］. J Nutr，2007，137（3）：690-693.

［7］ Schweizer U，Dehina N，Schomburg L. Disorders of selenium metabolism and selenoprotein function［J］. Curr Opin Pediatr，2011，23（4）：429-435.

［8］ Pitts MW，Byrns CN，Ogawa-Wong AN，et al. Selenoproteins in nervous system development and function［J］. Biol Trace Elem Res，2014，161（3）：231-245.

［9］ Solovyev ND. Importance of selenium and selenoprotein for brain function：From antioxidant protection to neuronal signalling［J］. J Inorg Biochem，2015，153：1-12.

［10］ Zhang Y，Zhou Y，Schweizer U，et al. Comparative analysis of selenocysteine machinery and selenoproteome gene expression in mouse brain identifies neurons as key functional sites of selenium in mammals［J］. J Biol Chem，2008，283（4）：2427-2438.

［11］ Seeher S，Carlson BA，Miniard AC，et al. Impaired selenoprotein expression in brain triggers striatal neuronal loss leading to co-ordination defects in mice［J］. Biochem J，2014，462（1）：67-75.

［12］ Hambright WS，Fonseca RS，Chen L，et al. Ablation of ferroptosis regulator glutathione peroxidase 4 in forebrain neurons promotes cognitive impairment and neurodegeneration［J］. Redox Biol，2017，12：8-17.

［13］ Smith AC，Mears AJ，Bunker R，et al. Mutations in the enzyme glutathione peroxidase 4 cause Sedaghatian-type spondylometaphyseal dysplasia［J］. J Med Genet，2014，51（7）：470-474.

［14］Agamy O，Ben Zeev B，Lev D，et al. Mutations disrupting selenocysteine formation cause progressive cerebello-cerebral atrophy［J］. Am J Hum Genet，2010，87（4）：538-544.

［15］Dumitrescu AM，Liao XH，Abdullah MS，et al. Mutations in SECISBP2 result in abnormal thyroid hormone metabolism［J］. Nat Genet，2005，37（11）：1247-1252.

［16］Shahar A，Patel KV，Semba RD，et al. Plasma selenium is positively related to performance in neurological tasks assessing coordination and motor speed［J］. Mov Disord，2010，25（12）：1909-1915.

［17］Berr C，Nicole A，Godin J，et al. Selenium and oxygen-metabolizing enzymes in elderly community residents：A pilot epidemiological study［J］. J Am Geriatr Soc，1993，41（2）：143-148.

［18］Lovell MA，Xiong S，Lyubartseva G，et al. Organoselenium（sel-plex diet）decreases amyloid burden and RNA and DNA oxidative damage in APP/PS1 mice［J］. Free Radical Biol Med，2009，46（11）：1527-1533.

［19］Bellinger FP，He Q-P，Bellinger MT，et al. Association of selenoprotein P with Alzheimer's pathology in human cortex［J］. J Alzheimers Dis，2008，15（3）：465-472.

［20］Tung Y-T，Hsu W-M，Wang B-J，et al. Sodium selenite inhibits gamma-secretase activity through activation of ERK［J］. Neurosci Lett，2008，440（1）：38-43.

［21］Yoo M-H，Gu X，Xu X-M，et al. Delineating the role of glutathione peroxidase 4 in protecting cells against lipid hydroperoxide damage and in Alzheimer's disease［J］. Antioxid Redox Signal，2010，12（7）：819-827.

［22］Ceballos-Picot I，Merad-Boudia M，Nicole A，et al. Peripheral antioxidant enzyme activities and selenium in elderly subjects and in dementia of Alzheimer's type--place of the extracellular glutathione peroxidase［J］. Free Radical Biol Med，1996，20（4）：579-587.

［23］Lovell MA，Xie C，Gabbita SP，et al. Decreased thioredoxin and increased thioredoxin reductase levels in Alzheimer's disease brain［J］. Free Radical Biol Med，2000，28（3）：418-427.

［24］Ishrat T，Parveen K，Khan MM，et al. Selenium prevents cognitive decline and oxidative damage in rat model of streptozotocin-induced experimental dementia of Alzheimer's type［J］. Brain Res，2009，1281：117-127.

［25］Vural H，Demirin H，Kara Y，et al. Alterations of plasma magnesium，copper，zinc，iron and selenium concentrations and some related erythrocyte antioxidant enzyme activities in patients with Alzheimer's disease［J］. J Trace Elem Med Biol，2010，24（3）：169-173.

［26］Olde Rikkert MG，Verhey FR，Sijben JW，et al. Differences in nutritional status between very mild Alzheimer's disease patients and healthy controls［J］. J Alzheimers Dis，2014，41（1）：261-271.

［27］Gerhardsson L，Lundh T，Minthon L，et al. Metal concentrations in plasma and cerebrospinal fluid in patients with Alzheimer's disease［J］. Dement Geriatr Cogn Disord，2008，25（6）：508-515.

［28］Koseoglu E，Kutuk B，Nalbantoglu OU，et al. Arsenic and selenium measurements in nail and hair show important relationships to Alzheimer's disease in the elderly［J］. J Trace Elem Med Biol，2021，64：126684.

［29］Cardoso BR，Ong TP，Jacob-Filho W，et al. Nutritional status of selenium in Alzheimer's disease patients［J］. Brit J Nutr，2010，103（6）：803-806.

［30］Rita Cardoso B，Silva Bandeira V，Jacob-Filho W，et al. Selenium status in elderly：relation to cognitive decline［J］. J Trace Elem Med Biol，2014，28（4）：422-426.

［31］Loef M，Schrauzer GN，Walach H. Selenium and Alzheimer's disease：A systematic review［J］. J Alzheimers Dis，2011，26（1）：81-104.

［32］Malpas CB，Vivash L，Genc S，et al. A phase Ⅱa randomized control trial of VEL015（sodium selenate）in mild-moderate Alzheimer's disease［J］. J Alzheimers Dis，2016，54（1）：223-232.

［33］Jiang K，Xie C，Li Z，et al. Selenium intake and its interaction with iron intake are associated with cognitive functions in Chinese adults：A longitudinal study［J］. Nutrients，2022，14（15）：3005.

［34］Li S，Sun W，Zhang D. Association of zinc，iron，copper，and selenium intakes with low cognitive performance in older adults：A cross-sectional study from national health and nutrition examination survey（NHANES）［J］. J Alzheimers Dis，2019，72（4）：1145-1157.

［35］Wang X，Wang H，Zhang F，et al. Threshold effects and interactive effects of total zinc and selenium intake on cognitive function in older adults［J］. Clin Nutr ESPEN，2022，47：383-390.

［36］程义斌. 四川省部分农村老年人群膳食微量元素摄入量与认知能力关系研究［J］. 环境与健康杂志，2009，26（7）：565-568.

［37］Tamtaji OR，Heidari-Soureshjani R，Mirhosseini N，et al. Probiotic and selenium co-supplementation，and the effects on clinical，metabolic and genetic status in Alzheimer's disease：A randomized，double-blind，controlled trial［J］. Clin Nutr，2019，38（6）：2569-2575.

［38］Cardoso BR，Roberts BR，Malpas CB，et al. Supranutritional sodium selenate supplementation delivers selenium to the central nervous system：Results from a randomized controlled pilot trial in Alzheimer's disease［J］. Neurotherapeutics，2019，16（1）：192-202.

［39］徐进亮，李亮，王建华，等. 硒酵母对阿尔茨海默病患者血清一氧化氮，超敏 C 反应蛋白的影响［J］. 中国医药导刊，2012，14（1）：83-84.

［40］Kryscio RJ，Abner EL，Caban-Holt A，et al. Association of antioxidant supplement use and dementia in the prevention of Alzheimer's disease by vitamin E and selenium trial（PREADViSE）［J］. JAMA Neurol，2017，74（5）：567-573.

［41］Vivash L，Malpas CB，Meletis C，et al. A phase Ib open-label study of sodium selenate as a disease-modifying treatment for possible behavioral variant frontotemporal dementia［J］. Alzheimers Dement（N Y），2022，8（1）：e12299.

［42］Akbaraly TN，Hininger-Favier I，Carriere I，et al. Plasma selenium over time and cognitive decline in the elderly［J］. Epidemiology，2007，18（1）：52-58.

［43］Yu J，He Y，Yu X，et al. Associations between mild cognitive impairment and whole blood zinc and selenium in the elderly cohort［J］. Biol Trace Elem Res，2023，201（1）：51-64.

［44］Sasaki N，Carpenter DO. Associations between metal exposures and cognitive function in American older adults［J］. Int J Environ Res Public Health，2022，19（4）：2327.

［45］Yan X，Liu K，Sun X，et al. A cross-sectional study of blood selenium concentration and cognitive function in elderly Americans：National health and nutrition examination survey 2011-2014［J］. Ann Hum Biol，2020，47（7-8）：610-619.

［46］Cardoso BR，Hare DJ，Macpherson H. Sex-dependent association between selenium status and cognitive performance in older adults［J］. Eur J Nutr，2021，60（2）：1153-1159.

［47］Xiao L，Zan G，Qin J，et al. Combined exposure to multiple metals and cognitive function in older adults［J］. Ecotoxicol Environ Saf，2021，222：112465.

［48］黄海华，李明秋，江皋轩，等. 血清微量元素水平与轻度认知功能障碍的相关性［J］. 中国老年学杂志，2015，15：4245-4247.

［49］Socha K，Klimiuk K，Naliwajko SK，et al. Dietary habits，selenium，copper，zinc and total antioxidant status in serum in relation to cognitive functions of patients with Alzheimer's disease［J］. Nutrients，2021，13（2）：287.

［50］李文正，禹松林，尹逸丛，等. AD 患者血清核酸氧化损伤产物与抗氧化物质相关性分析［J］. 检验医学，2021，36（11）：1164-1168.

［51］熊丽萍，黄河浪，颜世铭. 52 例阿尔茨海默病患者血清硒、锌水平与患病关系的研究［J］. 现代预防医学，2009，36（15）：2840，2845.

［52］Strumylaite L，Kregzdyte R，Kucikiene O，et al. Alzheimer's disease association with metals and metalloids concentration in blood and urine［J］. Int J Environ Res Public Health，2022，19（12）：7309.

第五节　其他矿物质

一、铁

（一）概述

铁（iron）是必需微量元素，广泛参与机体氧气运输、电子传递等基本生物学过程以及免疫功能调控。一方面，铁作为过渡金属，对氧化代谢、线粒体中的电子传递和细胞免疫反应等重要的生物过程至关重要；另一方面，铁催化 Fenton 反应和 Haber-Weiss 反应产生活性氧，而这些活性氧可促进神经退行性疾病的病理变化，并涉及年龄相关的疾病。研究发现，在大脑中，铁的浓度随着年龄的增长而升高。越来越多的证据表明，在阿尔茨海默病中，铁、铜和锌的神经细胞稳态发生了改变[1]。神经退行性疾病是一种以神经细胞退行性变为主要特征的慢性进行性疾病，主要包括阿尔茨海默病（AD）、帕金森病（PD）和亨廷顿病。而铁作为哺乳动物新陈代谢不可缺少的元素，在维持大脑正常生理功能、认知功能中起到了至关重要的作用。近年来，越来越多的研究指出，脑内铁代谢异常与神经退行性疾病有密切关系。

每日人体需铁量约为 30 mg，从饮食中获取的铁仅有 1 ～ 2 mg，其余均来自机体的铁循环，其中饮食中的铁主要通过十二指肠以及空肠近端被吸收，血红素铁则通过肠道上皮细胞上的受体摄入[2]。老年人群是铁缺乏高发人群。老年人器官功能出现不同程度衰退以及受慢病、共病、多重用药等因素的影响，容易发生铁缺乏问题。目前尚无充分的科学证据给出针对老年人群铁缺乏的一般性铁补充指导。

此外，老年人群中常出现铁沉积现象，而铁沉积又与神经退行性疾病、心肌纤维化、肝纤维化、肝癌及糖尿病等疾病的发生发展关系密切，因此对于老年人来说，补铁要更加慎重，防止体内出现铁过载[3]。

（二）铁与老年认知功能研究进展

通过对多种神经退行性疾病患者的神经系统的检测，观察到有过渡金属的聚积，表明过渡金属与这类疾病的发生、发展密切相关，其中铁稳态明显失衡尤为普遍。在正常脑老化过程中，纹状体（壳核、尾状核）内脑铁聚集与年龄高度相关，中脑脑核（黑质、红核）也有明显相关趋势。这些区域都是多巴胺代谢影响区，与人类的运动支配和认知功能息息相关，结合在皮质下前额叶也发现与年龄有关的铁聚集的新进展，可以推论正常脑老化过程中大脑运动、输出、认知功能的衰减可能与铁聚集随年龄的变化有关[4]。在对 AD、PD、亨廷顿病和肌萎缩侧索硬化等神经退行性疾病患者中枢神经系统的病理检查中，均发现有铁的过度沉积。

铁对血红蛋白和某些其他蛋白质的形成至关重要，一些研究表明，过量的铁摄入可能会导致一些认知问题[5]。综合研究结果显示，每日铁摄入量 > 20 mg 者患痴呆风险增加，这种关系在调整了年龄以及整协变量年龄、种族和甘油三酯（TG）后仍然存在。当每日铁最大摄入量超过 50 mg 后，风险增加速度明显加快[6]。此外，meta 分析显示，在没有贫血风险的老年人中，应避免饮食中铁过量[7]。

（三）结语

铁对于大量重要的生物过程至关重要，但是基于文献的回顾，尚无充分证据支持认知功能正常的老年人补充铁具有维持认知功能或预防痴呆的效果，且不适当的铁补充可能增加痴呆或者 AD 发生的风险。

二、铜

（一）概述

铜（copper）作为人体的一种必需微量元素，是众多酶和结合蛋白的组成成分，参与能量代谢、抗氧化、铁代谢、神经递质合成和神经肽合成等多种生物学过程[8-9]。铜在人体内具有两种不同的氧化还原状态，分别为氧化态的铜（Cu^{2+}）和还原态的铜（Cu^+），人体中大部分铜以 Cu^{2+} 的形式存在[10]。

大脑中的铜来自外周血，通过血脑屏障进行转运[11]。铜在血液中的含量与 AD 之间的联系并不明确。部分调查表明，AD 患者血浆中铜的水平与健康对照组无显著性差异[12-13]；也有部分调查表示，与健康老年人比较，AD 患者血清中铜水平明显升高[14-16]，而脑组织中铜的含量大多降低[17-19]，淀粉样斑块中的铜含量升高[20]。近年来的研究表明，铜稳态的失衡可能是 AD 的发病机制之一[21-23]。另一方面，铜还可以催化 Fenton 反应和 Haber-Weiss 反应，产生活性氧，加剧神经退行性改变。

在动物实验中观察到，铜水平升高时，淀粉样通路会被抑制[24]。淀粉样前体蛋白（amyloid precursor protein，APP）是一种完整的膜蛋白，具有两个铜结合域[25]，当铜与 APP 结合时，会诱导一种构象变化，影响 APP 在细胞膜中的聚集，降低 APP 被处理的速率，进而降低 β 淀粉样蛋白（Aβ）的浓度[26]。此外，铜水平的升高可通过抑制 APP 内吞作用减少 Aβ 的合成[27-29]。而另一方面，铜水平的升高导致 APP 增多，促进生成活性醛 4- 羟基 -2- 壬烯醛，产生氧化应激，加剧了 AD 发病的恶性循环。体外实验也表明[30]，Aβ 可在膜脂质双分子层中形成阳离子通道，而胆固醇的富集会降低膜的流动性，导致 Aβ 通道不稳定，并以依赖于金属和 pH 的方式排出 Aβ，进一步促进神经毒性。

目前已考虑采取不同的策略以预防铜稳态失衡引发的认知损伤效应。例如通过使用金属螯合剂改变脑内的金属离子水平和逆转 Aβ 斑块聚集[31-32]，以及通过激活磷脂酰肌醇 3 激酶（PI3K）和 c-Jun 氨基末端激酶（JNK）来改变细胞内铜含量，从而降低 Aβ 的分泌水平[33]。研究表明，增加细胞内铜的含量可通过靶向激活 γ 分泌酶复合物中的早老素（PSEN）和呆蛋白（nicastrin，NCT）亚基来抑制 Aβ 的产生[34]，或通过增加细胞内铜的生物利用率抑制 Aβ 和磷酸化 tau 蛋白的累积以恢复认知功能[35]。此外，也有证据表明，硫代氨基脲铜（BTSC）是一种稳定的亲脂性 Cu^{2+} 络合物，能够穿过细胞膜和血脑屏障将铜带入脑内，抑制小胶质细胞和星形胶质细胞的激活，可减轻脑血管炎症[36]。

另一方面，有研究却证明全身性补充铜会减少 Aβ 的清除，从而加重 AD。例如，喂养含微量铜的水与不同动物模型大脑中较高的 Aβ 水平和神经退行性变化相关[37-39]。在 AD 模型小鼠中，慢性铜暴露还会加剧 tau 蛋白的病理改变，并使 tau 蛋白相关的激酶 CDK5 以及突触相关的蛋白质 Complexin-1 和 Complin-2 失调，加重认知障碍的进展[40-41]。因此应全面评估铜摄入量对 AD 的影响，将维持铜的稳态作为 AD 防治的重要策略。

《中国居民膳食营养素参考摄入量（2013 版）》中成年人铜的推荐摄入量（RNI）为 0.8 mg/d[42]。铜在食物中广泛存在，含量较高的食物有贝壳类、动物内脏、肉类、坚果、谷类、干豆类和坚果等[43]。老年人群因为进食能力的降低和消化功能的衰退，很可能发生营养素缺乏，但目前并未见单纯由铜缺乏或铜中毒引起认知功能障碍的病例报道，因此对于铜的摄入量和老年认知功能之间的关系还需要更多的研究进行确证。

为系统梳理铜与老年认知功能的关系，本部分对铜与认知功能和认知相关疾病的相关研究进行了系统检索和分析。

（二）铜与老年认知功能研究进展

Agarwal[44] 在一项以社区为基础的前瞻性研究中发现，446 名研究对象中绝大多数（> 99%）铜的平均摄入量均大于等于 0.9 mg/d。在对具有完整饮食数据和至少两项认知评估的分析样本进行亚组分析后，铜平均摄入量最高和中等的人死亡前整体认知能力下降较慢，而且在语义记忆、感知速度、视觉空间能力和工作记忆等不同的认知域也发现了类似的变化规律。Wang[45] 在一项横断面调查中，利用 NHANES 数据库分析了 2011—2014 年 60 岁以上老年人铜的摄入量和认知功能之间的关系。结果发现，CERAD 测试、动物语言流畅性测试（AFT）和数字符号替换测验（DSST）与铜摄入量呈非线性相关，具有明显的阈值效应。即当铜摄入量为 0.8 mg/d 时，CERAD 测试曲线出现拐点；在铜摄入量 < 0.8 mg/d 时，每增加 1 mg 铜摄入量，CERAD 测试得分增加 3.9 分（$\beta = 3.9$，95%CI 1.2 ～ 6.5，$P = 0.004$）；当铜摄入量超过拐点时，CERAD 测试分数下降趋势不显著（$\beta = -0.1$，95%CI -0.5 ～ 0.4，$P = 0.755$）。

同样在观察性研究中，铜和脂肪与 AD 之间的关系也得到了关注。Morris 等[46] 进行了一项为期 6 年的研究，通过家庭访谈评估了 3718 名老年参与者的认知功能，在对混杂因素进行校正后，结果提示，膳食中铜的摄入量与认知功能无关，但在高饱和脂肪酸饮食模式下的高铜饮食与认知能力下降的速度加快相关。在高饱和脂肪酸饮食的参与者中，铜摄入量最高的前 1/5 在 6 年时间内认知水平相对下降了 19 年，下降幅度是预期的 3 倍，而当饮食中饱和脂肪酸含量不高时，铜摄入量与认知变化则无明显相关关系。一项对 81 例轻度至中度 AD 患者的观察性研究也证实了这一点[47]，高铜水平的高脂血症患者更容易出现更严重的认知能力下降。一项关于降胆固醇药物阿托伐他汀的试验发现[48]，与安慰剂相比，阿托伐他汀治疗 1 年以上的 AD 患者（$n = 32$）在认知能力方面有显著改善，并且该治疗还与血液中铜水平的降低有关，进一步揭示了 AD 患者血脂和铜水平与饮食中的脂肪和铜含量的关系。

在补充铜方面，Kessler 等[49] 在一项随机双盲对照的 II 期临床试验中，纳入了 68 名符合 NINCDS-ADRDA 诊断标准、MMSE 评分 2 ～ 25、每日接受多奈哌齐 5 ～ 10 mg 治疗的 AD 患者。在 12 个月内，除了每日接受常规的多奈哌齐治疗，试验组（35 人）每天服用 8 mg 铜，而对照组（33 人）每天服用安慰剂。通过简易精神状态检查量表（MMSE）和阿尔茨海默病评估量表认知分量表（ADAS-cog）对所有受试者进行评估，结果并未观察到 AD 患者每日额外服用 8 mg 铜对认知功能的改善作用。Yaffe[50] 在一项年龄相关性眼部疾病（AREDS）的研究中，纳入了 2166 名受试者，分为抗氧化剂补充组、锌和铜补充组、抗氧化剂加锌和铜补充组以及安慰剂组，每天进行补充，平均持续近 7 年后，进行认知测试。结果显示补充抗氧化剂的同时，无论是否增加铜和锌，对认知能力均没有任何影响。但该研究由于缺乏基线的认知测试，结果仅代表治疗组的横断面比较。

也有研究者尝试使用铜的金属络合剂降低 AD 患者体内铜含量，观察认知功能是否有变化。Squitti 等[51] 利用青霉胺（600 mg/d）对 25 例 AD 患者进行了为期 6 个月的治疗，认知测试的结果均显示无统计学差异，提示青霉胺治疗对 AD 患者的认知功能无明显作用。Lannfelt 等[52] 通过使用第二代 8- 羟基喹啉类似物（PBT-2）对 78 名接受乙酰胆碱酯酶抑制剂治疗的 AD 患者进行了一项随机双盲对照研究。受试者被随机分配到 50 mg/d PBT-2 组（20 人）、250 mg/d PBT-2 组（29 人）和安慰剂对照组（29 人），持续观察 12 周，观察受试者试验前后血液学指标（$A\beta_{40}$、$A\beta_{42}$、Zn^{2+}、Cu^{2+}）、脑脊液指标（$A\beta_{40}$、$A\beta_{42}$、T-tau、P-tau）以及神经心理测验（NTB）、MMSE、ADAS-cog 等评分改变。结果表明，除服用 250 mg/d PBT-2 的患者脑脊液 $A\beta_{42}$ 浓度与服用安慰剂组相比显著降低外，其余指标差异均无统计学意义，提示使用 PBT-2 降低体内铜离子对 AD 患者认知功能无明显改善作用。

（三）结语

综合评价结果显示，对于认知功能障碍患者，目前的试验没有提供确凿的证据表明消耗或补充铜或铁对 AD 有益。前瞻性研究发现，同时富含铜和饱和脂肪的饮食可能会加速增龄性认知能力下降，但目前关于铜和老年认知功能的研究相对较少，仍需要系统性好、样本量大的研究来进一步验证铜和老年认知功能之间的关系。

三、碘

（一）概述

碘元素为元素周期表的第七主族 53 号元素，元素符号为 I，单质碘为紫黑色晶体，易升华，有毒性和腐蚀性。碘在体内主要参与甲状腺素的合成，其生理功能主要通过甲状腺素表现出来，迄今尚未发现碘在体内有除参与甲状腺素合成以外的其他独立生理作用。甲状腺激素是人体重要的激素，不仅参与促进蛋白质合成、糖和脂肪代谢，还参与促进生物氧化和磷酸化过程，调节能量代谢，并且对神经系统发育具有重要调节作用，在胚胎发育期和出生后早期的生长发育，特别是智力发育中具有不可替代的作用。

甲状腺激素是调节脑形成和发育的关键激素，这种调节作用贯穿神经系统的整个形成、发育和成熟过程。在脑发育阶段，碘缺乏可引起大脑多种结构的发育异常和功能障碍[53]。出生后，神经系统还需进一步发育成熟，该阶段大脑及垂体对碘缺乏仍然敏感，轻度碘缺乏就可能导致智商下降[54]。传统观点认为，成年后，甲状腺激素对脑的认知功能影响非常有限，不过也有一些临床及实验研究显示成年期甲状腺功能减退可致中枢神经系统广泛的结构损害和功能紊乱，进而引起认知功能损伤，可能与脑发育所需的蛋白质、磷脂及一些特殊酶合成障碍有关[55-56]，也有人认为是甲状腺功能受损后，体内抗氧化保护系统失衡，神经元受活性氧攻击产生损伤[57]，但甲状腺功能减退引起认知功能损伤的确切机制目前仍不明确。

不仅碘缺乏会导致神经系统发育及功能的紊乱，碘过量也可能造成一系列问题，常见的包括甲状腺功能减退和甲状腺功能亢进[58]，严重的还可引起精神错乱、神志不清，甚至昏迷[59]。

本部分重点关注碘与老年人认知功能的关系，通过检索国内外相关文献，综合评价分析碘营养不良对老年人认知功能、AD、PD 及脑卒中等脑功能相关生理、病理问题的影响，为全民食盐加碘的科学实施以及合理补碘提供科学依据。

（二）碘与老年认知功能研究进展

碘补充或摄入与老年认知功能关系的研究证据较少，仅检索到 1 篇文献，属于队列研究[60]。该研究纳入了 1091 名研究对象，最终获得了 882 人的膳食摄入信息，3 年后评价了其中 866 名研究对象（72±0.8 岁）的认知功能，部分对象（$n = 700$）还进行了脑组织结构的 MRI 检查。结果显示，虽然未校正前碘摄入量与脑室容积呈正相关关系，但经校正后，仅发现一般记忆与中等 / 多量碘摄入存在正相关，其他相关关系无统计学意义。不过该研究的研究对象失访较多，采用的膳食调查方法评价碘摄入量误差较大，其中认知功能评价属于横断面调查，评价结果干扰因素较多，影响了证据的可靠性。

（三）结语

综上所述，虽有研究认为充足碘摄入有助于维持正常脑室容积，中等 / 多量碘摄入对改善一般记忆能力有保护效应，但该研究并不能有力证明碘摄入与认知功能的直接关联，暂不做证据体分析。对于 AD、PD 及脑卒中等疾病由于缺少有力证据，未进行证据体综合评价。

四、铝

（一）概述

铝是一种具有神经毒性的金属元素，具有慢性蓄积性，在自然界中存在广泛，由于国人的生活习惯和饮食方式，我国人群暴露的铝含量是发达国家的 5 ~ 9 倍[61]。人们通过多方式、多途径、高频次地接触铝后对机体包括骨骼系统、血液系统、神经系统在内的各系统以及肝、肾等各器官造成广泛的损害，神经系统是铝主要的作用部位。铝一旦进入人体，会在体内不断积累，更会在脑内蓄积，导致慢性毒性作用。

大量研究表明，铝主要危害神经系统，引起认知功能障碍，尤其损害学习记忆功能，与 AD 等多种神经退行性疾病密切相关[62]。血脑屏障由内皮细胞和紧密连接组成，它们限制营养素和毒素进出中枢神经系统。铝能以铝-柠檬酸盐和铝-转铁蛋白复合物形式进入脑。与血浆不同，铝-柠檬酸盐是脑脊液中铝的主要形式，被认为通过二价金属离子转运蛋白 1（DMT1）以及有机阴离子转运蛋白［例如单羧酸转运蛋白 1（MCT1）和有机阴离子转运多肽（OATP）］进行传输。虽然血脑屏障迅速将大部分铝排回血浆中，但是一小部分铝被保留在脑脊液中，半衰期约为 150 天。研究结果认为，大脑中逐渐富集的铝会加速神经细胞死亡，使人的记忆力减退。铝对组织器官的损伤作用在临床上和动物实验中都得到了广泛证实。卢豪[63]等的研究显示，铝暴露组 Wistar 大鼠海马的神经细胞出现明显核固缩，细胞连接松懈，细胞周围出现环状带，细胞核内出现凋亡小体的阳性细胞数目明显增多。李静[64]等发现铝的神经毒性表现为抑制脑组织乙酰胆碱酯酶活性，诱导脑组织氧化损伤，这可能是导致神经毒性的作用机制之一。铝可以改变神经元中细胞周期蛋白依赖性激酶 5（cdk5）和肽酰脯氨酰基顺反异构酶（pin1）的水平，表明铝可能对微管的维持和（或）组装有间接的影响。

在肉类和蔬菜中，铝的含量通常低（＜ 0.1 mg/100 g 干重），在茶（0.2 ～ 9.5 mg/L）和市政供水（0.2 ～ 0.4 mg/L）中含量较大。此外，大量的铝存在于抗酸药（每片 104 ～ 208 mg）、止泻药（每片 207 mg）、加工奶酪（每片 5 ～ 15 mg）中，并且铝通常是炊具和饮料容器的组成部分。

（二）铝与老年认知功能研究进展

铝在 AD 中的作用仍有争议。一些研究人员呼吁谨慎对待，提出超过一定量的铝进入体内时具有已知的神经毒性，并且事实上铝已被证实存在于 AD 患者脑中。英国和法国的研究发现，在自来水中铝浓度较高的地区，AD 的发病率增加。

在对职业性接触铝尘和铝烟雾人群，如铝焊接、铝粉加工、铝盐生产和电解铝作业工人的调查中发现，这部分人群体内的铝负荷明显增加。调查发现[65]，长期铝暴露会导致人群出现神经系统症状，如学习记忆能力减退、轻度认知功能障碍等。染铝大鼠在 Morris 水迷宫试验中出现空间记忆缺陷，给予胰岛素和葡萄糖后，其认知功能得到改善。大量铝神经毒性相关的动物实验显示，急性、亚急性、亚慢性染铝暴露均可显著降低实验动物（大鼠或小鼠）的学习记忆能力。

（三）结语

基于文献的回顾，铝暴露可能是导致 AD 发展的危险因素之一。由于相关研究数量有限，大多数专家认为目前的证据不足以将铝作为 AD 发病的风险因素。

铝并不是人体必需微量元素，其在认知功能障碍中的作用仍有待进一步深入研究，但也应尽可能谨慎地避免铝暴露，尽量不使用铝制炊具、抗酸剂、泡打粉或其他含铝制品。

（卢豪　杨城　谭龙）

参考文献

[1] Martin Loef，Harald Walach. Iron and Copper in Alzheimer's Disease：A Review［J］. Diet and Nutrition in Dementia and Cognitive Decline，2015，563-571.

[2] 赵香玉，王耀，王贵彬，等 . 阿尔茨海默病与铁稳态失常及相关药物研发现状［J］. 药学学报，2016，56（6）：866-872.

[3] 王培娜，张奕文，常彦忠 . 人体的铁需求［J］. 生物学通报，2015，50（12）：6-8.

[4] 庞炳昕，耿左军 . 正常脑老化过程中铁聚集的 QSM 研究进展［J］. 国际医学放射学杂志，2018，41（1）：32-34.

[5] Barnard ND，Bush AI，Ceccarelli A，et al. Dietary and lifestyle guidelines for the prevention of Alzheimer's disease［J］. Neurobiol Aging，2014，35 Suppl 2：S74-8.

[6] 徐万洲，吴青，李迪，等 . 中年女性每日铁摄入量与痴呆的相关性研究［J］. 微循环学杂志，2020，30（1）：39-43.

[7] Martin L，Harald W. Copper and iron in Alzheimer's disease：a systematic review and its dietary implications［J］. Br J Nutr，2012，107（1）：7-9.

[8] Scheiber IF，Mercer JF，Dringen R. Metabolism and functions of copper in brain［J］. Prog Neurobiol，2014，116：33-57.

[9] Vetchy M. Biological role of Copper as an essential trace element in the human organism［J］. Ceska Slov

Farm, 2018, 67（4）: 143-153.

［10］ Altarelli M, Ben-Hamouda N, Schneider A, et al. Copper deficiency: causes, manifestations, and treatment［J］. Nutr Clin Pract, 2019, 34（4）: 504-513.

［11］ Zheng W, Monnot AD. Regulation of brain iron and copper homeostasis by brain barrier systems: Implication in neurodegenerative diseases［J］. Pharmacol Ther, 2012, 133（2）: 177-188.

［12］ Lopes da Silva S, Vellas B, Elemans S, et al. Plasma nutrient status of patients with Alzheimer's Disease: Systematic review and meta-analysis［J］. Alzheimers Dement, 2014, 10（4）: 485-502.

［13］ Mariani S, Ventriglia M, Simonelli I, et al. Fe and Cu do not differ in Parkinson's Disease: A replication study plus meta-analysis［J］. Neurobiol Aging, 2013, 34（2）: 632-633.

［14］ Ventriglia M, Bucossi S, Panetta V, et al. Copper in Alzheimer's Disease: A meta-analysis of serum, plasma, and cerebrospinal fluid studies［J］. J Alzheimers Dis, 2012, 30（4）: 981-984.

［15］ Wang ZX, Tan L, Wang HF, et al. Serum iron, zinc, and copper levels in patients with Alzheimer's disease: A replication study and meta-analyses［J］. J Alzheimers Dis, 2015, 47（3）: 565-581.

［16］ Squitti R, Simonelli I, Ventriglia M, et al. Meta-analysis of serum non-ceruloplasmin copper in Alzheimer's Disease［J］. J Alzheimers Dis, 2014, 38（4）: 809-822.

［17］ Scholefield M, Unwin RD, Cooper GJS. Shared perturbations in the metallome and metabolome of Alzheimer's, Parkinson's, Huntington's, and Dementia with lewy bodies: A systematic review［J］. Ageing Res Rev, 2020, 63: 101-152.

［18］ Schrag M, Mueller C, Oyoyo U, et al. Iron, zinc and copper in the Alzheimer's disease brain: A quantitative meta-analysis. Some insight on the influence of citation bias on scientific opinion［J］. Prog Neurobiol, 2011, 94（3）: 296-306.

［19］ Squitti R, Ventriglia M, Simonelli I, et al. Copper imbalance in Alzheimer's disease: Meta-analysis of serum, plasma, and brain specimens, and replication study evaluating ATP7B gene variants［J］. Biomolecules, 2021, 11（7）: 960.

［20］ Lovell MA, Robertson JD, Teesdale WJ, et al. Copper, iron and zinc in Alzheimer's disease senile plaques［J］. J Neurol Sci, 1998, 158（1）: 47-52.

［21］ Squitti R, Siotto M, Polimanti R. Low-Copper diet as a preventive strategy for Alzheimer's Disease［J］. Neurobiol Aging, 2014, 35 Suppl 2: S40-50.

［22］ Gromadzka G, Tarnacka B, Flaga A, et al. Copper dyshomeostasis in neurodegenerative diseases-therapeutic implications［J］. Int J Mol Sci, 2020, 21（23）: 9259.

［23］ Bush AI. The metallobiology of Alzheimer's disease［J］. Trends Neurosci, 2003, 26（4）: 207-214.

［24］ Bayer TA, Schäfer S, Simons A, et al. Dietary Cu stabilizes brain superoxide dismutase 1 activity and reduces amyloid Abeta production in APP23 transgenic mice［J］. Proc Natl Acad Sci USA, 2003, 100（24）: 14187-14192.

［25］ Multhaup G, Schlicksupp A, Hesse L, et al. The amyloid precursor protein of Alzheimer's disease in the reduction of copper（II）to copper（I）［J］. Science, 1996, 271（5254）: 1406-1409.

［26］ Kong GK, Miles LA, Crespi GA, et al. Copper binding to the Alzheimer's disease amyloid precursor protein［J］. Eur Biophys J, 2008, 37（3）: 269-279.

［27］ Ehehalt R, Keller P, Haass C, et al. Amyloidogenic processing of the Alzheimer beta-amyloid precursor protein depends on lipid rafts［J］. J Cell Biol, 2003, 160（1）: 113-123.

［28］ Schneider A, Rajendran L, Honsho M, et al. Flotillin-dependent clustering of the amyloid precursor protein regulates its endocytosis and amyloidogenic processing in neurons［J］. J Neurosci, 2008, 28（11）: 2874-2882.

［29］ Hung YH, Robb EL, Volitakis I, et al. Paradoxical condensation of copper with elevated beta-amyloid in lipid rafts under cellular copper deficiency conditions: implications for Alzheimer disease［J］. J Biol Chem, 2009, 284（33）: 21899-21907.

［30］ Lin H, Bhatia R, Lal R. Amyloid beta protein forms ion channels: implications for Alzheimer's disease pathophysiology［published correction appears in FASEB J 2002 May; 16（7）: 759］［J］. FASEB J,

2001, 15（13）: 2433-2444.

［31］ Matlack KE, Tardiff DF, Narayan P, et al. Clioquinol promotes the degradation of metal-dependent amyloid-beta（Abeta）oligomers to restore endocytosis and ameliorate Abeta toxicity ［J］. Proc Natl Acad Sci U S A, 2014, 111（11）: 4013-4018.

［32］ Segal-Gavish H, Danino O, Barhum Y, et al. A multifunctional biocompatible drug candidate is highly effective in delaying pathological signs of Alzheimer's Disease in 5XFAD mice ［J］. J Alzheimer's Dis, 2017, 58（2）: 389-400.

［33］ Donnelly PS, Caragounis A, Du T, et al. Selective intracellular release of copper and zinc ions from bis （thiosemicarbazonato）complexes reduces levels of Alzheimer Disease amyloid-beta peptide ［J］. J Biol Chem, 2008, 283（8）: 4568-4577.

［34］ Gerber H, Wu F, Dimitrov M, et al. Zinc and copper differentially modulate amyloid precursor protein processing by gamma-secretase and amyloid-beta peptide production ［J］. J Biol Chem, 2017, 292（9）: 3751-3767.

［35］ Crouch PJ, Hung LW, Adlard PA, et al. Increasing Cu bioavailability inhibits Abeta oligomers and tau phosphorylation ［J］. Proc Natl Acad Sci U S A, 2009, 106（2）: 381-386.

［36］ Choo XY, Liddell JR, Huuskonen MT, et al. Cu（ii）（ATSN）attenuates neuroinflammation ［J］. Front Neurosci, 2018, 12: 668.

［37］ Sparks DL, Friedland R, Petanceska S, et al. Trace copper levels in the drinking water, but not Zinc or Aluminum influence CNS Alzheimer-like pathology ［J］. J Nutr Health Aging, 2006, 10（4）: 247-254.

［38］ Sparks DL, Schreurs BG. Trace amounts of copper in water induce beta-amyloid plaques and learning deficits in a rabbit model of Alzheimer's Disease ［J］. Proc Natl Acad Sci USA, 2003, 100（19）: 11065-11069.

［39］ Chen C, Jiang X, Li Y, et al. Low-dose oral copper treatment changes the hippocampal phosphoproteomic profile and perturbs mitochondrial function in a mouse model of Alzheimer's Disease ［J］. Free Radic Biol Med, 2019, 135: 144-156.

［40］ Yu J, Luo X, Xu H, et al. Identification of the key molecules involved in chronic copper exposure-aggravated memory impairment in transgenic mice of Alzheimer's Disease using proteomic analysis ［J］. J Alzheimers Dis, 2015, 44（2）: 455-469.

［41］ Kitazawa M, Cheng D, Laferla FM. Chronic copper exposure exacerbates both amyloid and tau pathology and selectively dysregulates CDK5 in a mouse model of AD ［J］. J Neurochem, 2009, 108（6）: 1550-1560.

［42］ 中国营养学会. 中国居民膳食营养素参考摄入量（2013版）［M］. 北京: 科学出版社, 2014: 263-265.

［43］ Kathleen ME-SS, Janice LR. Krause 营养诊疗学 ［M］. 北京: 人民卫生出版社, 2017: 757-757.

［44］ Agarwal P, Ayton S, Agrawal S, et al. Brain Copper may protect from cognitive decline and Alzheimer's Disease pathology: A community-based study ［J］. Mol Psychiatry, 2022, 27（10）: 4307-4313.

［45］ Wang X, Li X, Xing Y, et al. Threshold effects of total copper intake on cognitive function in US older adults and the moderating effect of fat and saturated fatty acid intake ［J］. J Acad Nutr Diet, 2021, 121（12）: 2429-2442.

［46］ Morris MC, Evans DA, Tangney CC, et al. Dietary copper and high saturated and trans fat intakes associated with cognitive decline ［J］. Arch Neurol, 2006, 63（8）: 1085-1088.

［47］ Squitti R, Bressi F, Pasqualetti P, et al. Longitudinal prognostic value of serum "free" copper in patients with Alzheimer disease ［J］. Neurology, 2009, 72（1）: 50-55.

［48］ Morris MC, Evans DA, Tangney CC, et al. Dietary copper and high saturated and trans fat intakes associated with cognitive decline ［J］. Arch Neurol, 2006, 63（8）: 1085-1088.

［49］ Kessler H, Pajonk FG, Bach D, et al. Effect of copper intake on CSF parameters in patients with mild

Alzheimer's Disease：A pilot phase 2 clinical trial［J］. J Neural Transm（Vienna），2008，115（12）：1651-1659.

［50］Yaffe K，Clemons TE，McBee WL，et al. Impact of antioxidants，zinc，and copper on cognition in the elderly：A randomized，controlled trial［J］. Neurology，2004，63（9）：1705-1707.

［51］Squitti R，Rossini PM，Cassetta E，et al. d-penicillamine reduces serum oxidative stress in Alzheimer's disease patients［J］. Eur J Clin Invest，2002，32（1）：51-59.

［52］Lannfelt L，Blennow K，Zetterberg H，et al. Safety，efficacy，and biomarker findings of PBT2 in targeting Abeta as a modifying therapy for Alzheimer's Disease：A phase IIa，double-blind，randomised，placebo-controlled trial［J］. Lancet Neurol，2008，7（9）：779-786.

［53］Redman K，Ruffman T，Fitzgerald P，et al. Iodine deficiency and the brain：effects and mechanisms［J］. Crit Rev Food Sci Nutr，2016，56（16）：2695-2713.

［54］Bougma K，Aboud FE，Harding KB，et al. Iodine and mental development of children 5 years old and under：a systematic review and meta-analysis［J］. Nutrients，2013，5（4）：1384-1416.

［55］Alzoubi KH，Gerges NZ，Aleisa AM，et al. Levothyroxin restores hypothyroidism-induced impairment of hippocampus-dependent learning and memory：Behavioral，electrophysiological，and molecular studies［J］. Hippocampus，2009，19（1）：66-78.

［56］Desouza LA，Ladiwala U，Daniel SM，et al. Thyroid hormone regulates hippocampal neurogenesis in the adult rat brain［J］. Mol Cell Neurosci，2005，29（3）：414-426.

［57］Cano-Europa E，Pérez-Severiano F，Vergara P，et al. Hypothyroidism induces selective oxidative stress in amygdala and hippocampus of rat［J］. Metab Brain Dis，2008，23（3）：275-287.

［58］Bath SC，Rayman MP. Iodine deficiency in the U.K.：an overlooked cause of impaired neurodevelopment?［J］Proc Nutr Soc. 2013，72（2）：226-35.

［59］Bulloch MN. Acute iodine toxicity from a suspected oral methamphetamine ingestion［J］. Clin Med Insights Case Rep，2014，7：127-129.

［60］Del C Valdés Hernández M，Kyle J，Allan J，et al. Dietary iodine exposure and brain structures and cognition in older people：exploratory analysis in the Lothian Birth Cohort 1936［J］. J Nutr Health Aging，2017，21（9）：971-979.

［61］夏佳蕊，刘佳琪，李宗高，等. 铝过量接触与蓄积对脑功能及阿尔兹海默病发生影响的研究进展［J］. 神经解剖学杂志，2018，34（4）：535-539.

［62］张士明，张立丰. 铝致认知障碍相关信号通路机制的研究进展［J］. 卫生研究，2019，48（6）：1032-1036.

［63］卢豪. VDAC、UCH-L1 在锌缺乏、老化、铝暴露致认知损伤中的作用［D］. 成都：四川大学，2012.

［64］李静，卢豪，杨红澎，等. 亚慢性铝暴露对大鼠学习记忆能力及抗氧化功能的影响［J］. 现代预防医学，2011，38（11）：2015-2017.

［65］Lu XT，Liang RF，Jia ZJ，et al. Cognitive disorders and tau-protein expression among retired aluminum smelting workers［J］. J Occup Environ Med，2014，56（2）：155-160.

第三篇　食物、膳食与老年认知功能

中国营养学会 2016 年编著的《食物与健康：科学证据共识》一书是首次综合国内外有关食物、膳食与健康关系的研究成果，关于人体食物消费与肥胖、糖尿病、高脂血症、心血管病、高血压、脑卒中等常见疾病的关系列举了大量证据。本篇旨在研究食物、膳食与老年认知功能及认知障碍相关疾病的关系，为维护老年人大脑健康提供科学证据和膳食措施，是食物与健康关系研究领域的重要补充。

食物由营养素组成，膳食由不同食物组成。本书第二篇比较系统地分析了各种营养素和膳食成分与老年人认知功能及其相关疾病的关系，本篇基于循证医学方法进一步从食物、膳食的层面来研究它们之间的关系，提出维护大脑认知功能和预防认知障碍相关疾病的推荐意见和营养措施，实用性、可操作性可能更强，更容易在广大老年人群中推广。

本篇研究对象为 60 岁以上老年人，部分研究为中老年人；主要检索工具有外文数据库（PubMed、MEDLINE、Cochrane Library 等）和中文数据库（维普、中国知网、万方数据库等）；检索 2000 年以来发表的国内外相关文献；有关术语概念见附录一，证据收集评价方法见第一篇，本篇各章节内不再赘述。

第十章　植物性食物

包括中国在内的许多国家的膳食指南都推荐以植物性食物为主的膳食结构，蔬菜、水果、坚果是平衡膳食的重要组成部分，是植物性食物的重要代表，它们是人体维生素、矿物质、膳食纤维、植物化学物的重要来源。近年来，越来越多的学者日益关注植物性食物与健康的关系。研究发现，青年时期开始食用以植物性食物为主的高质量饮食能降低中年时患心血管疾病的风险高达 52%[1]。痴呆等认知功能衰退相关疾病与心血管疾病有相似的危险因素。摄入富含植物性食物的饮食可能被认为是降低认知功能退化及其发展为神经退行性疾病（如阿尔茨海默病和其他痴呆症）风险的决定性策略[2]。WHO[3] 发布的预防痴呆的指南（2019）对于健康的饮食提出了以下建议：吃富含水果、蔬菜、豆类、坚果和全谷物的饮食。每天至少吃 400 g 水果和蔬菜。《中国居民膳食指南（2022）》将"餐餐有蔬菜，深色蔬菜应占 1/2，天天吃水果，适量吃坚果"列为重要准则。

炎症和氧化应激是驱动认知功能衰退相关疾病发展的重要机制之一。植物性食物含有大量抗炎和抗氧化成分，如单不饱和脂肪酸、n-3 多不饱和脂肪酸、黄酮类化合物（如槲皮素、染料木素和芹菜素等）、维生素 C、维生素 E 以及多酚，可以下调炎症因子水平、抑制氧化应激。植物性食物还可以通过良好的血糖控制效应、改善神经递质代谢、调节菌群-肠-脑轴等多种机制发挥有益脑健康的功效，但需要进一步研究植物性膳食对脑健康以及认知功能的影响。本章将以深色蔬菜、深色浆果、坚果为代表探讨植物性食物与老年人认知功能及其相关疾病的关系。

第一节 深色蔬菜

一、引言

蔬菜是膳食纤维,尤其是不溶性膳食纤维、有机酸、部分矿物质(特别是钾、钠、钙、镁、磷、铁)、部分维生素(维生素 C、β 胡萝卜素、叶酸、维生素 K)、多种植物化学物(如类胡萝卜素、类黄酮、有机含硫化合物和各种植物色素等)和生物酶等的重要来源,在维护心脑血管健康方面具有良好的健康效应[4]。

食物中的天然色素属于次级代谢产物,不仅赋予食物多种色彩激发食欲,而且与其营养功效密切相关。天然色素根据化学结构分为四大类:①四吡咯类化合物,主要呈现红、绿色彩,代表物有叶绿素、血红素。②多烯类色素,总称类胡萝卜素类,主要呈现出红、黄色彩,代表物有胡萝卜素、叶黄素、番茄红素、辣椒红素、玉米黄素、虾黄素等。③多酚类色素,广泛存在于植物的花、果、茎、叶等组织细胞液中,分为花青素、原花青素、类黄酮和单宁。因其结构中羟基和花色苷的不同,呈现出红、紫、青、蓝等不同颜色。④其他色素,如红曲色素、苋菜红等。食物色素中的活性物质,特别是类胡萝卜素和多酚类色素物质,具有抗氧化、抗炎、抗突变、调节脂代谢、预防心脑血管疾病等生理功能[5-10]。

深色果蔬含有更多的营养素和植物化学物,如维生素 B_2、叶酸、维生素 C、叶绿素、叶黄素、β 胡萝卜素、番茄红素、姜黄素、槲皮素、花青素、有机酸、芳香物质等,营养价值一般优于浅色果蔬[11]。深色蔬菜在维护人体脑健康方面发挥重要作用[12],其机制与深色浆果、坚果相似(图 10-1-1),主要有:减少氧化应激、抑制神经炎症[13]、抑制免疫激活[14]、促进神经发生、增强突触可塑性、促进神经元存活[15];抑制有毒蛋白聚集、促进其清除[16],减少神经毒害作用;发挥"类益生元作用"与肠道微生物群相互作用,促进有益菌的生长,通过菌群-肠-脑轴防治神经退行性疾病[17];调节细胞信号通路,激活神经信号传导,增强记忆和认知功能[18-19];通过调节心血管风险因素,如胰

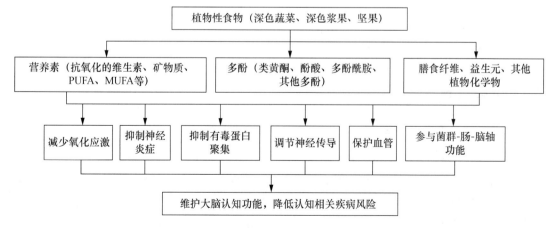

图 10-1-1 植物性食物对认知功能的影响及其可能机制

岛素敏感性、改善血脂、改善内皮功能促进大脑血液供应维护认知健康[20-24]。然而，目前有关深色蔬菜摄入与大脑认知功能关系的研究结论不尽一致，可能原因在于：大多数研究是通过膳食调查的数据来分析摄入与认知功能的关系，可能带来较大的混杂因素干扰。

营养专家强烈推荐"餐餐有蔬菜，深色蔬菜应占 1/2"；然而，对我国 15 省（自治区、直辖市）5031 名 60 岁及以上居民的膳食调查结果显示，蔬菜消费量达到推荐量并且深色蔬菜超过一半的人群比例仅为 15.4%[25]。Zhang 等[26]的研究发现，中国老年人认知功能在 2005—2014 年间持续下降者高达 55.09%，同时新鲜水果和蔬菜摄入持续减少。健康膳食认知可以促进人们合理规划膳食[27]，有助于预防疾病。

本节将通过充分检索国内外相关文献，综合评价分析深色蔬菜对老年人认知功能的影响，为维护老年人认知功能提提供科学依据。

二、证据收集方法

本节围绕深色蔬菜与认知功能相关疾病，包括认知功能障碍、阿尔茨海默病痴呆、帕金森病、脑卒中、心脑血管病所致痴呆、脑梗死性痴呆等疾病，在外文数据库（PubMed、MEDLINE、Cochrane Library 等）和中文数据库（维普、中国知网、万方数据库等）检索近 20 年国内外公开发表的相关文献，共检索查阅 738 篇文献。根据本书总体要求和纳入排除标准，共有 6 篇文献作为本次研究的主要证据，包括 4 项前瞻性队列研究和 2 项横断面研究。相关检索结果见表 10-1-1。

表 10-1-1　深色蔬菜与老年人认知功能研究检索情况

中文检索词	英文检索词	文献数（纳入 / 总）		合计
		中文	英文	
绿叶蔬菜，十字花科蔬菜，洋葱，芹菜，生菜，菠菜，紫甘蓝，茄子，芥菜；认知，认知功能，脑功能，认知功能下降，认知障碍，记忆，阿尔茨海默病，痴呆，帕金森病，脑卒中，脑出血，缺血性血管病所致痴呆，脑梗死性痴呆	green leafy vegetables, cruciferous vegetables, onion, celery, lettuce, spinach, purple cabbage, eggplant, leaf mustard; cognition, cognitive function, brain function, cognitive decline, cognitive disorder, memory, Alzheimer's disease, dementia, Parkinson's disease, brain stroke, cerebral apoplexy, dementia due to ischemic vascular disease, cerebral infarct dementia	0/42	6/696	6/738

三、研究证据

关于深色蔬菜摄入与老年认知功能的研究证据见表 10-1-2，主要结果如后。

1. 深色蔬菜有利于维护老年认知功能

Morris 等[28]的一项前瞻性研究探讨了绿叶蔬菜中主要营养素和生物活性物质，包括维生素 K、叶黄素、β 胡萝卜素、硝酸盐、叶酸、山奈酚和 α 生育酚与认知能力的关系。参与对象为 960 名 58 ～ 99 岁的记忆与衰老项目参与者，采用食物频率问卷调查膳食摄入

表 10-1-2　深色蔬菜与老年人认知功能关系的研究

作者，年度	研究类型	调查方法	研究对象及年龄	例数	摄入情况	结果	对认知功能的影响
Morris, 2018[28]	前瞻性队列研究	半定量食物频率法（调查1年内摄入频率）	美国芝加哥58～99岁中老年人，平均随访4.7年	960例，女性占74%	摄入量范围0.09～1.29份/天，1份为：煮熟菠菜、羽衣甘蓝、绿叶蔬菜1/2杯，生菜沙拉1杯（原文中未描述具体量）	摄入量最高组（中位数1.3份/天）的认知功能下降较慢，其认知功能比摄入量最低组年轻11岁	改善
Nurk, 2010[29]	横断面研究	食物频率法（调查1年内摄入频率，频率为每天、每周、每月）	70～74岁挪威西部中老年人群	2031例，女性占55%	服用频率分别为每天、每周或每月。分量的大小以家庭计量单位给出，如片、颗、把。食用蔬菜者的平均摄入量为188 g/d	蔬菜摄入量为150～200 g时认知测试评分达到最佳；菠菜和绿卷心菜的联合摄入与知觉速度、语义记忆和执行功能显著相关。调整混杂因素后，芜菁甘蓝、胡萝卜、十字花科蔬菜食用者的认知测试评分优于不吃者	改善
Kang, 2005[30]	前瞻性队列研究	食物频率法（调查1年内摄入频率，频率为每天、每周、每月）	平均年龄74岁，来自美国护士健康研究（NHS）项目的老年女性，随访6年	13 388例	每日摄入量中位数（10～90百分位数）：所有蔬菜3.1（1.7～5.1）份/天，绿叶蔬菜0.8（0.3～1.4）份/天，十字花科蔬菜0.4（0.2～0.9）份/天，黄色蔬菜0.4（0.2～1.0）份/天	十字花科蔬菜摄入越多者认知能力、情景记忆等方面表现越好；绿叶蔬菜摄入可显著改善整体认知能力，特别是情景记忆，延缓认知功能衰退无影响	绿叶蔬菜/十字花科蔬菜：改善；黄色蔬菜：无
Morris, 2006[31]	前瞻性队列研究	半定量食物频率法（调查1年内摄入频率，频率为每天、每周、每月）	来自美国芝加哥健康与老龄化项目的≥65岁的老年人（平均74.3岁），随访6年	3718例，黑人占比60%，女性占比62%	蔬菜总摄入量：Q1: 0～1.1份 Q2: 1.2～1.7份 Q3: 1.8～2.4份 Q4: 2.5～3.3份 Q5: 3.4～8.2份	蔬菜（除豆类外）摄入越多，认知功能下降越慢，绿叶蔬菜的关联最强；其中西葫芦/夏南瓜/茄子、花椰菜、生菜/拌沙拉、绿叶蔬菜、羽衣甘蓝/甘蓝摄入与认知功能下降呈显著负相关	绿叶蔬菜：改善；黄色蔬菜：无

续表

作者，年度	研究类型	调查方法	例数	研究对象及年龄	摄入情况	结果	对认知功能的影响
Chou, 2019[32]	前瞻性队列研究	半定量食物频率法（调查1年内摄入频率、频率为每周）	436例，女性231人，男性205人	≥65岁的中国台湾人，随访4年	蔬菜摄入种类评分范围为0～5分，分数越高，摄入类越多。研究人群平均得分为3.4±1.0分	老年人摄入多品种蔬菜与较低的整体认知下降风险有关（OR=0.49，95%CI 0.26～0.95）	改善
Ye, 2013[33]	横断面研究	半定量食物频率法（调查1年内摄入频率）	1412例	波多黎各45～75岁中老年人	蔬菜水果总摄入、蔬菜摄入（100%蔬菜汁）、果蔬摄入（含100%果汁）的总品种评分范围为0～27分、0～26分、18.0～44.2分	摄入水果和蔬菜的总种类越多（$P_{趋势}$=0.012）；MMSE评分越高，多种类的蔬菜和水果摄入与一些特定的认知域表现更好有关，包括执行功能、记忆力、注意力等（P<0.05）	改善

情况，4.7 年中至少完成了 2 次认知评估测试。结果显示，随访期间，整个样本人群认知得分平均下降 0.08 个标准单位 / 年。调整混杂因素后，绿叶蔬菜摄入可减缓认知下降；摄入最高五分位组对象认知功能下降较慢，其认知功能比摄入量最低组年轻 11 岁。提示，每天食用约 1 份绿叶蔬菜可能有助于减缓随着年龄增长而出现的认知衰退，这可能与绿叶蔬菜中含有叶绿醌、芦丁、叶酸有关。

Nurk 等[29] 的横断面研究发现，挪威西部 70 ～ 74 岁老年受试者中摄入胡萝卜、十字花科蔬菜（花椰菜、西兰花和抱子甘蓝）较多者的认知测试评分较高；菠菜和绿卷心菜联合摄入者的感知速度与执行功能以及语义记忆评分显著升高（$P = 0.019$，0.024）；摄入洋葱者语义记忆得分显著高于不吃洋葱者（$P = 0.038$），但与总体认知能力的相关性较弱（$\beta = 0.013$）；番茄、黄瓜和红甜椒摄入较多者 6 项认知测试评分较高（$P \leq 0.009$）。

2. 十字花科蔬菜和绿叶蔬菜有利于维护老年认知功能

Kang 等[30] 在前瞻性护士健康研究（NHS）项目中对 13 388 名老年妇女通过食物频率问卷调查水果和蔬菜摄入量，使用改编的简易精神状态检查（mini-mental state examination，MMSE），通过电话访谈测试认知（telephone interview for cognitive status，TICS），并结合一般认知、言语记忆、类别流利度和工作记忆测试评估认知功能及其衰退情况，使用线性回归研究二者的关系发现，基线时十字花科蔬菜摄入最高五分位者较最低五分位者 TICS 和情景记忆（包括对 TICS 10 个单词的即时和延迟回忆，对东波士顿记忆测试的即时和延迟回忆）方面表现更好（$P_{趋势} = 0.01$，$P_{趋势} < 0.001$），其中与情景记忆的关联最强，二者相差 0.07 个单位（95%CI 0.04 ～ 0.11）。绿叶蔬菜摄入最高五分位者较最低五分位者仅在情景记忆方面差异有统计学意义，相差 0.03 个单位（95%CI － 0.01 ～ 0.07，$P_{趋势} = 0.04$）。认知差异相当于年龄差近 2 岁。黄色蔬菜摄入最高五分位者与最低五分位者在整体认知得分（包括 TICS、语言流畅性测试、TICS 10 单词列表的延迟回忆、数字反向测试、东波士顿记忆测试的即时和延迟回忆）和 TICS、情景记忆方面的差异均不显著（$P > 0.1$）。2 年后的随访显示，绿叶蔬菜最高摄入量组认知下降较慢，整体认知得分和 TICS、情景记忆方面都呈显著的线性趋势，分别慢 0.05、0.23 和 0.06 个单位（95%CI 0.02 ～ 0.09；$P_{趋势} < 0.001$；95%CI 0.09 ～ 0.38，$P_{趋势} = 0.003$；95%CI 0.02 ～ 0.10，$P_{趋势} < 0.001$）。十字花科蔬菜最高五分位摄入者较最低五分位者仅情景记忆衰退慢 0.05 个单位（95%CI 0.01 ～ 0.09；$P_{趋势} = 0.02$），相当于延缓了 1 ～ 2 岁的认知衰退，但没有观察到线性的剂量-反应关系。黄色蔬菜摄入最高五分位与最低五分位者在整体认知得分和电话测试认知、情景记忆方面的衰退差异均不显著（$P > 0.1$）。

Morris 等[31] 对参与芝加哥健康与老龄化项目的 3718 名（60% 黑人，62% 女性）65 ～ 102 岁（平均 74.3 岁）的参与者进行前瞻性队列研究，探讨蔬菜摄入与认知变化之间的关系，蔬菜包括：绿叶蔬菜（生菜 / 拌沙拉、菠菜和绿色蔬菜 / 羽衣甘蓝 / 甘蓝）、十字花科蔬菜（花椰菜和卷心菜）、豆科作物（豌豆 / 白扁豆和豆类 / 扁豆 / 大豆）、黄色蔬菜（熟胡萝卜、生胡萝卜、山药 / 红薯、西葫芦 / 夏南瓜 / 茄子和甜菜）。摄入量采用食物频率问卷进行调查，认知功能采用东波士顿即时记忆和延迟回忆测试、MMSE、符号数字模式测试的平均 Z 分数表示。结果发现，除豆类外，所有类型蔬菜摄入较多者的认知功能下降较慢：在所有蔬菜类别中，绿叶蔬菜的消费量与认知功能具有最强的线性关联（$P_{趋势} = 0.03$），十字花科蔬菜次之（$P_{趋势} = 0.09$），未发现黄色蔬菜对认知功能有保护作用（$P_{趋势} = 0.34$）。对单一蔬菜摄入与认知功能下降关系的分析表明,西葫芦/夏南瓜/茄子、花椰菜、生菜/拌沙拉和绿叶蔬菜/羽衣甘蓝/甘蓝摄入对认知功能有保护作用。

3. 摄入多品种蔬菜减缓整体认知衰退风险

Chou 等[32]对 436 名 65 岁及以上的中国台湾人群进行的前瞻性队列研究(2011—2015 年)采用多变量线性和逻辑回归模型,探讨膳食质量和蔬菜种类多样化的联合作用与 2 年内整体认知和特定领域认知能力衰退的关系。结果表明,高膳食质量、多种类的蔬菜摄入可减缓老年人认知衰退风险。与低饮食质量相比,高饮食质量延缓整体认知能力衰退[调整优势比(AOR)= 0.54,95%CI 0.31 ~ 0.95]和注意域认知衰退(AOR = 0.56,95%CI 0.32 ~ 0.99)。在高膳食质量且多蔬菜品种摄入的老年人中,风险更低(AOR = 0.49,95%CI 0.26 ~ 0.95)。

Ye[33]在 1412 名波多黎各 45 ~ 75 岁中老年人横断面研究中,采用食物频率法评估水果和蔬菜的摄入量,使用 MMSE 评估整体认知功能,发现经多变量调整后,水果和蔬菜摄入的种类越多而非数量越多与更高的 MMSE 得分相关联($P_{趋势}$ = 0.012)。进一步调整水果和蔬菜总摄入量后,这种关联仍然显著($P_{趋势}$ = 0.018)。多种类的水果和蔬菜摄入也与更好的特定领域的认知功能相关,包括执行功能、记忆和注意力(均为 $P_{趋势}$ < 0.05)。水果和蔬菜摄入种类的多样性可能较摄入量大更能为中老年人提供认知保护,但需要进一步研究来阐明其因果关系。

四、研究证据评价

综合研究结果显示,摄入深色蔬菜可能改善认知功能。综合评价等级为 C 级。具体研究证据评价结果见表 10-1-3。

表 10-1-3 深色蔬菜与老年人认知功能关系推荐强度证据分析

内容	评级	备注
证据等级	中	4 项前瞻性队列研究,2 项横断面研究
一致性	中	3 项队列研究、1 项横断面研究认为绿叶蔬菜、十字花科蔬菜、胡萝卜等深色蔬菜改善认知功能;2 项队列研究认为黄色蔬菜与认知功能无关;1 项队列研究和 1 项横断面研究认为多种类蔬菜摄入与整体认知衰退风险降低有关,摄入蔬菜和水果品种越多,执行功能、记忆和注意力越好
健康影响	良	深色蔬菜摄入与老年人认知功能改善有关
研究人群	中	主要为欧美人群,包括美国、挪威的中老年人群。有 1 项前瞻性队列研究为中国台湾人群
适用性	中	适用于中国人群,但有个别注意事项

五、结语

1. 推荐意见

深色蔬菜可能有利于维护老年人认知功能,证据级别为良,推荐强度为 C 级。建议老年人每天吃多品种蔬菜 300 ~ 500 g,其中深色蔬菜至少一半。

2. 局限性

基于描述性研究得出的因果假设需要干预研究进一步验证。目前缺乏大样本随机对照试验（randomized controlled trial，RCT）研究，建议加强研究，以进一步明确深色蔬菜摄入情况与我国老年人群认知功能的关系。

参考文献

［1］Choi Y，Larson N，Steffen LM，et al. Plant-Centered Diet and Risk of Incident Cardiovascular Disease During Young to Middle Adulthood［J］. J Am Heart Assoc，2021，10（16）：e020718.

［2］González-Domínguez R，Castellano-Escuder P，Carmona F，et al. Food and microbiota metabolites associate with cognitive decline in older subjects：A 12-year prospective study［J］. Mol Nutr Food Res，2021，65（23）：e2100606.

［3］World Health Organization. Risk reduction of cognitive decline and dementia：WHO Guidelines［DB/OL］. Geneva，2019［2022-01-27］. https：//www.ncbi.nlm.nih.gov/books/NBK542796/.

［4］中国营养学会 . 食物与健康：科学证据共识［M］. 北京：人民卫生出版社，2016.

［5］Eggersdorfer M，Wyss A. Carotenoids in human nutrition and health［J］. Arch Biochem Biophys，2018，652（4）：18-26.

［6］Johnson EJ. Role of lutein and zeaxanthin in visual and cognitive function throughout the lifespan［J］. Nutr Rev，2014，72（9）：605-612.

［7］Feeney J，Finucane C，Savva G，et al. Low macular pigment optical density is associated with lower cognitive performance in a large，population-based sample of older adults［J］. Neurobiol Aging，2013，34（11）：2449-2456.

［8］Crowe-White KM，Phillips TA，Ellis AC. Lycopene and cognitive function［J］. J Nutr Sci，2019，8：e20.

［9］Casedas G，Les F，Lopez V. Anthocyanins：Plant Pigments，Food Ingredients or Therapeutic Agents for the CNS? A Mini-Review Focused on Clinical Trials［J］. Curr Pharm Des，2020，26（16）：1790-1798.

［10］Kent K，Charlton KE，Netzel M，et al. Food-based anthocyanin intake and cognitive outcomes in human intervention trials：a systematic review［J］. J Hum Nutr Diet，2017，30（3）：260-274.

［11］黄承钰，韩海军 . 健康每一天，最美夕阳红［M］. 成都：四川大学出版社，2019.

［12］Devi S A，Chamoli A. Polyphenols as an effective therapeutic intervention against cognitive decline during normal and pathological brain Aging［J］. Review Adv Exp Med Biol，2020，1260（2）：159-174.

［13］Al-Khayri JM，Sahana GR，Nagella P，et al. Flavonoids as potential anti-inflammatory molecules：a review［J］. Molecules，2022，27（9）：2901.

［14］Thangthaeng N，Poulose SM，Fisher DR，et al. Walnut extract modulates activation of microglia through alteration in intracellular calcium concentration［J］. Nutr Res，2018，49：88-95.

［15］Hadjighassem M，Kamalidehghan B，Shekarriz N，et al. Oral consumption of alpha-linolenic acid increases serum BDNF levels in healthy adult humans［J］. Nutr J，2015，14：20.

［16］Fatemeh B，Mohammadreza M，Marjan N A. Quercetin in food：possible mechanisms of its effect on memory［J］. J Food Sci，2018，83（9）：2280-2287.

［17］Frausto DM，Forsyth CB，Keshavarzian A，et al. Dietary regulation of gut-brain axis in Alzheimer's disease：importance of microbiota metabolites［J］. Front Neurosci，2021，19（15）：736814.

［18］Tsuda T. Dietary anthocyanin-rich plants：biochemical basis and recent progress in health benefits studies［J］. Mol Nutr Food Res，2012，56（1）：159-170.

［19］Miller MG，Shukitt-Hale B. Berry fruit enhances beneficial signaling in the brain［J］. J Agric Food Chem，2012，60（23）：5709-5715.

［20］Barbour JA，Howe PR，Buckley JD，et al. Nut consumption for vascular health and cognitive function［J］. Nutr Res Rev，2014，27（1）：131-158.

［21］Alasalvar C，Bolling BW. Review of nut phytochemicals，fat-soluble bioactives，antioxidant components and health effects［J］. Br J Nutr，2015，113（Suppl 2）：S68-S78.

［22］Gildawie KR，Galli RL，Shukkit-Hale B，et al. Protective effects of foods containing flavonoids on age-related cognitive decline［J］. Curr Nutr Rep，2018，7（2）：39-48.

［23］Poti F，Santi D，Spaggiari G，et al. Polyphenol health effects on cardiovascular and neurodegenerative disorders：a review and meta-analysis［J］. Int J Mol Sci，2019，20（2）：E351.

［24］Ros E. Nuts and CVD［J］. Br J Nutr，2015，113（S2）：S111-S120.

［25］欧阳一非，张兵，王志宏，等.2015年中国15省（自治区、直辖市）60岁及以上居民蔬菜和水果摄入状况［J］.卫生研究，2019，48（1）：23-27.

［26］Zhang Q，Wu Y，Han T，et al. Changes in cognitive function and risk factors for cognitive impairment of the elderly in China：2005-2014［J］. Int J Environ Res Public Health，2019，16（16）：2847-2859.

［27］张宗利，徐志刚.收入增长与膳食知识对超重人群热量摄入的影响-基于居民体重管理决策模型［J］.农业现代化研究，2020，41（1）：104-114.

［28］Morris MC，Wang Y，Barnes LL，et al. Nutrients and bioactives in green leafy vegetables and cognitive decline：Prospective study［J］. Neurology，2018，90（3）：e214-e222.

［29］Nurk E，Refsum H，Drevon CA，et al. Cognitive performance among the elderly in relation to the intake of plant foods. The Hordaland Health Study［J］. Br J Nutr，2010，104（8）：1190-1201.

［30］Kang JH，Ascherio A，Grodstein F. Fruit and vegetable consumption and cognitive decline in aging women［J］. Ann Neurol，2005，57（5）：713-720.

［31］Morris MC，Evans DA，Tangney CC，et al. Associations of vegetable and fruit consumption with age-related cognitive change［J］. Neurology，2006，67（8）：1370-1376.

［32］Chou YC，Lee MS，Chiou JM，et al. Association of diet quality and vegetable variety with the risk of cognitive decline in Chinese older adults［J］. Nutrients，2019，11（7）：1666.

［33］Ye X，Bhupathiraju SN，Tucker KL. Variety in fruit and vegetable intake and cognitive function in middle-aged and older Puerto Rican adults［J］. Br J Nutr，2013，109（3）：503-510.

第二节　深色浆果

一、引言

水果含有维生素C、胡萝卜素、B族维生素、钙、钾、镁和膳食纤维，还含有多酚、类黄酮、花色素、萜类化合物、有机酸以及芳香物质等[1]，对心脑血管具有保护作用[2-4]。研究发现，不同类别水果营养成分差异较大，可通过协同作用发挥神经保护作用[5]。摄入多种类的水果可更有效地改善认知功能[6]。

浆果中含有维生素C、维生素E、胡萝卜素、多酚等天然抗氧化物质，经常食用浆果有益于增强免疫力、预防心血管疾病[7]。深色浆果，如蓝莓、黑莓、草莓、樱桃、车厘子、紫葡萄、桑葚等还富含花色苷。深色浆果及其加工制品是人群摄入花色苷的主要来源。研究表明，花色苷、多酚类物质等可通过减少氧化应激、抗炎等机制在维护脑健康方面发挥重要作用[8-9]。深色浆果与人群认知功能的关系日益引起学者关注。目前，国内外已有大量的研究报道，但因研究设计类型不同，浆果摄入量、持续时间及其评估方法存在差异，研究对象的健康状况、社会人口学特征各异，使用的认知测试方法不同，关注的认知功能域不一样，研究结论不尽一致。

《中国居民膳食指南（2022）》推荐"天天吃水果，保证每天摄入 200 ～ 350 g 的新鲜水果，果汁不能代替鲜果"[10]。然而，对我国 15 省（自治区、直辖市）5031 名 60 岁及以上居民的膳食调查结果显示，水果消费量达到推荐摄入量的人群比例仅为 5.8%[11]。膳食认知指的是对营养和健康有关知识的认知情况，包括对饮食和健康、饮食和疾病、代表主要营养来源的食物，以及饮食指南和建议等方面的认知[12]。健康的膳食认知可以促进人们合理规划膳食[13]，有助于预防疾病。已有研究[14]发现，中国老年人认知功能在 10 年间呈现的高恶化度可能与该群体对水果和蔬菜较低的认知水平有关。因此，需深入探究影响老年人水果摄入的相关因素，探索适宜技术和方法促进对这些食物的摄入。

本节通过系统检索国内外相关文献，综合评价分析深色浆果摄入对老年人认知功能的影响，为寻找适合老年人认知功能的改善措施提供科学依据。

二、证据收集方法

本节围绕深色浆果与认知功能相关疾病，采取与第一节相似的方法共检索查阅到 1031 篇文献。根据本书总体要求和纳入、排除标准，共有 23 篇文献作为本次研究的主要证据，包括 1 项系统综述、14 项 RCT 研究、2 项前瞻性队列研究、4 项随机双盲交叉试验、1 项安慰剂对照试验和 1 项拉丁方设计试验。相关检索结果见表 10-2-1。

表 10-2-1 深色浆果与老年人认知功能研究检索情况

中文检索词	英文检索词	文献篇数（纳入 / 总）		合计
		中文	英文	
深色浆果，蓝莓，桑葚，黑莓，覆盆子，樱桃，草莓，蔓越莓，黑加仑，葡萄，石榴，柑橘，火龙果；认知，认知功能，脑功能，认知功能下降，认知障碍，记忆，阿尔茨海默病，痴呆，帕金森病，脑卒中，脑出血，缺血性血管病所致痴呆，脑梗死性痴呆	dark berries, blueberry, mulberry, blackberry, raspberry, cherry, strawberry, cranberry, black currant, grape, pomegranate, orange, pitaya; cognition, cognitive function, brain function, cognitive decline, cognitive disorder, memory, Alzheimer's disease, dementia, Parkinson's disease, stroke, cerebral apoplexy, dementia due to ischemic vascular disease, cerebral infarct dementia	0/66	23/965	23/1031

三、研究证据

（一）蓝莓摄入与认知功能

有关蓝莓摄入与认知功能的关系研究共有 8 篇文献（表 10-2-2），其中 5 项 RCT 研究、1 项随机双盲交叉试验、1 项安慰剂对照试验和 1 项队列研究，主要研究证据如后。

表 10-2-2 蓝莓与老年人认知功能关系的研究

作者，年度	研究类型	调查方法	例数	研究对象及年龄	摄入情况	结果	对认知功能的影响
Miller, 2018[15]	RCT	试验干预	试验组18例，对照组19例；男性13人，女性24人	65～75岁健康老年人，美国马萨诸塞州	24 g/d冻干蓝莓，持续90天	与对照组相比，蓝莓组在加利福尼亚词语学习测试中的重复错误显著减少（$P = 0.031$），任务转换测试中的转换成本显著降低（$P = 0.033$）。步态或平衡未见改善	改善
Rutledge, 2021[16]	RCT	试验干预	试验组19例，对照组19例	60～75岁健康美国老年人，BMI 18.5～29.9 kg/m²，女性绝经12个月以上	每天摄入24 g冻干蓝莓，持续90天	任务转换中转换错误减少与餐后血浆阿魏酸葡萄糖醛酸、丁香酸锦葵素-3-半乳糖苷水平的变化相关（$R^2 = 0.521$, $P < 0.05$）。加利福尼亚词语学习测试中重复错误减少与阿魏酸葡萄糖醛酸、丁香酸和马尿酸餐后水平的变化相关（$R^2 = 0.807$, $P < 0.001$）	改善
Whyte, 2021[17]	随机双盲安慰剂交叉试验	试验干预	35例	40～65岁认知健康美国芝加哥人	单次摄入由25 g冻干野生蓝莓粉制成的饮料，洗脱期7天	情景记忆和执行功能改善	改善
Whyte, 2018[18]	RCT	试验干预	共112例，分成4组	英国健康志愿者，65～80岁（70.8±3.88岁），所有种族，自我报告有记忆问题	每天摄入500 mg或1000 mg的野生蓝莓全粉或100 mg的蓝莓提取物干预3个月	野生蓝莓提取物可改善情景记忆，并在6个月时降低收缩压；工作记忆和执行功能以及情绪无明显变化	部分改善
Krikorian, 2010[19]	安慰剂对照试验	试验干预，临床痴呆评级评估	试验组9例，对照组7例	美国人。试验组76.2±5.2岁，有年龄相关的记忆衰退；对照组80.2±6.3岁，有早期记忆下降	每天补充6～9 ml/kg蓝莓汁，12周	配对联想学习与词语回忆能力改善（$P = 0.009$、0.004），抑郁症状减轻（$P = 0.008$），血糖水平降低（$P = 0.10$）	改善

续表

作者，年度	研究类型	调查方法	例数	研究对象及年龄	摄入情况	结果	对认知功能的影响
Devore, 2012[20]	队列研究	半定量食物频率法	16 010 例	≥70岁，美国 NHS 人群	调查1年内摄入频率，频率为每天、每周、每月	蓝莓和草莓的摄入越多，认知能力下降的速度越慢。6项认知测试的平均分数：蓝莓组 $P_{趋势}$ = 0.014, 95%CI 0.01～0.07；草莓组 $P_{趋势}$ = 0.022, 95%CI 0.00～0.06；相当于延缓约1.5～2.5岁的认知衰退	改善
Bowtell, 2017[21]	RCT	试验干预	试验组12例 对照组14例	65～73岁健康、超重英国老年人	30 ml/d 蓝莓浓缩物（含387 mg 花青素），持续12周	与安慰剂组相比，补充蓝莓后大脑部分脑区的活动显著增加（$P<0.001$），顶叶和枕叶质灰质灌注显著改善（$P=0.013, 0.031$），工作记忆改善（$P=0.05$）	改善
Boespflug, 2018[22]	RCT	试验干预	试验组8例 对照组8例	68～92岁 MCI 美国人	每天摄入25 g 蓝莓粉，持续16周	蓝莓干预的 MCI 老年人在工作记忆测试中的反应增强	改善

1. 蓝莓改善老年人认知功能

Miller[15] 和 Rutledge[16] 对来自同一组健康老年人的研究结果显示，连续 90 天摄入冻干蓝莓（24 g/d）后，干预组在语言学习测试中的重复错误和在任务切换测试中的切换错误均显著减少（$P = 0.031$、0.033），分别与餐后阿魏酸葡萄糖醛酸、丁香酸和马尿酸水平的变化（$R^2 = 0.807$，$P < 0.001$），阿魏酸、丁香酸和锦葵色素水平的变化相关（$R^2 = 0.521$，$P < 0.05$）。说明不同的食物成分可能影响不同认知领域的功能改善。在 Whyte 等[17] 的一项随机双盲交叉研究中，认知正常的中老年人（40 ～ 65 岁）单次摄入由 25 g 冻干野生蓝莓（wild blueberry，WBB）制成的饮料至少 7 天后，结果显示，在与记忆相关的听觉语言学习任务中，干预组情景记忆和执行功能改善，执行任务时错误更少，反应时间更快，尤其是在 WBB 摄入后的 4 小时和 8 小时，这可能与 WBB 降低葡萄糖和胰岛素浓度有关。Whyte 等[18] 比较了两种蓝莓专利配方：500 mg（WBP500）、1000 mg（WBP1000）的野生蓝莓全粉和 100 mg 的野生蓝莓纯化提取物（WBE111）对老年人情景记忆、工作记忆和执行功能以及情绪和心血管健康参数的影响。112 名年龄 65 ～ 80 岁的老年人被随机分配到安慰剂组或干预组，干预 6 个月。结果显示，WBE111 干预 3 个月即可促进老年人更好的情景记忆，表现为：单词延迟识别（$P = 0.038$）和回忆（$P = 0.069$）正确总数均升高，但工作记忆和执行功能以及情绪没有明显变化。延长干预至 6 个月时未见效果进一步提升，但此时干预组收缩压降低，提示野生蓝莓提取物干预减少了心血管危险因素。

在一项安慰剂对照试验中，Krikorian 等[19] 对来自美国辛辛那提地区的平均年龄为 76.2 岁的 9 位（男性 5 人、女性 4 人）MCI 老年人每天给予 6 ～ 9 ml/kg（相当于 8.16 ～ 12.24 g/kg 蓝莓果）蓝莓汁 12 周后，与安慰剂组相比，其配对联想学习与词语回忆能力改善、抑郁症状减轻。

Devore 等[20] 对来自 NHS 项目的 16 010 人进行了为期 16 年的队列研究，发现在调整混杂因素后，蓝莓摄入越多，认知能力下降的速度越慢，持续摄入可以延缓认知衰退 2.5 年，这可能归因于其中的花青素和总黄酮。

2. 蓝莓改善认知功能与脑灌注和激活有关

Bowtell 等[21] 将 26 名平均年龄 68.3 岁的健康老年受试者随机分为两组，一组服用 30 ml 蓝莓浓缩液（含 387 mg 花青素），另一组服用等能量安慰剂，持续 12 周。结果显示，与对照组相比，蓝莓补充组工作记忆有改善，在大脑布罗德曼分区 4、6、10、21、40、44、45 以及楔前叶、前扣带回皮质、岛叶 / 丘脑区的活动显著增加，顶叶、枕叶灰质灌注也显著改善。

Boespflug 等[22] 发现老年轻度认知障碍（mild cognitive impairment，MCI）患者在持续 16 周补充 25 g/d 蓝莓粉后，左侧中央前回、左侧额中回和左侧顶叶的激活显著增加，提示补充富含花青素的蓝莓浓缩物可改善健康老年人与认知功能相关的大脑区域的脑灌注和激活，这与 Bowtell 等[21] 观察到的现象基本一致。

（二）樱桃摄入与认知功能

樱桃与认知功能的关系研究共有 4 篇文献（表 10-2-3），其中 3 篇为 RCT，1 篇为拉丁方设计试验。以下研究结果显示，健康或 MCI 老年人摄入樱桃汁 3 ～ 6 个月后认知功能改善。

表 10-2-3 樱桃与老年人认知功能关系的研究

作者，年度	研究类型	调查方法	例数	研究对象及年龄	摄入情况	结果	对认知功能的影响
Kent, 2017[23]	RCT	试验干预	试验组 21 例，对照组 21 例	70 岁以上患有轻度到中度痴呆的澳大利亚新南威尔士州老年人	每天摄入 200 ml 樱桃汁，持续 12 周	干预组的语言流利性、短期记忆和长期记忆均有改善，收缩压明显降低	改善
Robinson, 2020[24]	RCT	试验干预	4 组 共 71 例	59.14±3.22 岁轻度认知障碍的健康墨西哥人	1 组：早晚服用樱桃；2 组：早晚服用咖啡樱桃，晚上服用安慰剂；3 组：早晨服用安慰剂，晚上服用樱桃。4 组：早晚服用咖啡樱桃。持续 28 天。制剂为 100 mg 胶囊	早晨或每天两次服用咖啡樱桃，可以改善反应速度，并有提高测验准确性的趋势	改善
Chai, 2019[25]	RCT	试验干预	试验组 20 例，对照组 17 例	65～80 岁认知功能正常美国老年人	每天摄入 480 ml 酸樱桃汁，持续 12 周	干预组认知功能测验得分较基线升高且高于对照组	改善
Keane, 2016[26]	双盲安慰剂对照拉丁方设计	试验干预	27 例	45～60 岁，平均 50 岁，BMI＝26.1 kg/m²，英国人	单次摄入 60 ml 浓缩酸樱桃汁或安慰剂，洗脱期 14 天	可以调节血管功能，但不能改善认知和情绪	无

Kent 等[23]对 42 例患有轻度或中度痴呆的 70 岁以上老年人进行了随机对照试验，受试者每天摄入 200 ml 樱桃汁，持续 12 周后，其语言流利性、短期记忆和长期记忆均有改善。Robinson 等[24]将 71 名 MCI 健康成年人随机分为 4 组，分别为：早晚各服用安慰剂胶囊；早晨服用咖啡樱桃胶囊，晚上服用安慰剂胶囊；早晨服用安慰剂胶囊，晚上服用咖啡樱桃胶囊；早晚各服用咖啡樱桃胶囊。进行为期 28 天的随机双盲安慰剂对照试验。研究结果表明，与安慰剂组相比，早晨或每天两次服用咖啡樱桃胶囊的受试者在第 7 天和第 28 天时认知测试中反应时间显著缩短，准确性呈升高趋势，且呈现出明显的剂量-效应关系，提示服用樱桃制剂可改善认知，时间和剂量可能会影响效应大小。Chai 等[25]招募了 37 名年龄 65～80 岁的认知功能正常的老年人，进行随机对照试验。干预组每天饮用两杯酸樱桃汁，12 周后，受试者对记忆的满意度更高、反应时间更少、视觉持续注意和空间工作记忆得到改善。Keane 等[26]对 27 名年龄为 45～60 岁的研究对象开展了一项双盲、安慰剂对照、交叉、随机拉丁方设计，单次给予 60 ml 的浓缩酸樱桃汁或安慰剂，洗脱期至少 14 天，研究饮用酸樱桃汁对前额皮质血流动力学、认知功能和血压的影响。结果显示，酸樱桃汁浓缩物可以调节血压，但不影响认知功能和情绪。

（三）葡萄摄入与认知功能

有关葡萄与认知功能的关系研究共有 4 篇文献（见表 10-2-4），均为 RCT 研究。主要研究结果如下：

1. 葡萄改善老年人认知功能

Calapai 等[27]在 56～75 岁健康人群中研究葡萄提取物对其认知和神经心理的影响。结果显示，服用葡萄膳食补充剂组 MMSE 得分（28.50±1.01）及得分的提高值（1.22±0.66）均显著高于安慰剂组（27.32±1.26，$P < 0.0001$；0.11±0.32，$P < 0.01$），贝克抑郁问卷（Beck depression inventory，BDI）评分和汉密尔顿焦虑量表（Hamilton anxiety rating scale，HARS）评分较基线时分别降低 15.8% 和 24.9%（$P < 0.0001$），可重复性成套神经心理状态测试（repeatable battery for the assessment of neuropsychological status，RBANS）总分显著提高（$P < 0.0001$），注意力（$P < 0.001$）、语言能力（$P < 0.05$）、即刻记忆（$P < 0.0001$）和延迟记忆（$P < 0.0001$）较安慰剂组均有显著改善。

Krikorian 等[28]在记忆力下降但没有痴呆的老年人群中开展为期 12 周、葡萄汁用量 6～9 ml/kg 的干预研究发现，与相同能量的安慰剂组相比，干预组在加利福尼亚词语学习测试 Ⅱ（California Verbal Learning Test Ⅱ）中对词组有更好的掌握能力，并在空间配对联想测试（spatial paired-associate test）中，空间记忆和延迟言语回忆方面的得分呈现提高趋势。提示补充葡萄汁可增强早期记忆衰退老年人的认知功能。

2. 葡萄改善老年人认知功能可能与激活特定脑区和代谢改善有关

Krikorian 等[29]对 MCI 老年人进行随机对照试验，葡萄汁用量 6～9 ml/kg，干预 16 周，结果显示，葡萄汁干预组在识别记忆任务中的干扰错误更少，反映出葡萄汁食用者更好地区分目标物的能力。MRI 显示，干预组大脑右半球的前部和后部区域激活程度相对较高。说明长期食用适量葡萄或许能预防或逆转衰老引起的神经退行性改变，可能与特定脑区的激活有关。Lee 等[30]在平均年龄 72 岁的 MCI 老年人群中开展的前瞻性随机双盲安慰剂对照试验显示，安慰剂组对象的左前额叶、扣带回和左上后外侧颞叶皮质脑代谢显著下降

表 10-2-4　葡萄摄入与老年人认知功能关系的研究证据

作者，年度	研究类型	调查方法	例数	研究对象及年龄	摄入情况	结果	对认知功能的影响
Calapai, 2017[27]	RCT	试验干预	试验组 57 例 对照组 54 例	56～75 岁健康大利老年人	每天摄入 250 mg Cognigrape® 膳食补充剂，持续 12 周	与安慰剂组相比，干预组 MMSE、RBANS 评分显著提高（$P < 0.0001$），注意力、语言能力和延迟记忆能力显著改善（$P < 0.001$, 0.005, 0.0001），BDI 和 HARS 得分均明显降低（$P < 0.0001$）	改善
Krikorian, 2010[28]	双盲安慰剂对照拉丁方设计	试验干预	试验组 5 例 对照组 7 例（男性 8 例，女性 4 例）	平均年龄 78.2 岁，记忆力下降但非痴呆美国老年人，受教育年限 14.1 年	平均 6～9 ml/kg。体重 54～64 kg 者、65～76 kg 者、77～91 kg 者每天分别摄入 444 ml、532 ml、621 ml 葡萄汁。每天早上、中午和晚上三餐时等量服用。持续 12 周	干预组的语言学习能力显著改善（$P = 0.04$），延迟言语回忆（$P = 0.1$），空间记忆（$P = 0.12$）有改善的趋势，但没有统计学意义；抑郁症状、体重或腰围无明显变化	部分改善
Krikorian, 2012[29]	RCT	试验干预	试验组 10 例 对照组 11 例（5 例高血压）（男性 11 例，女性 10 例）	68～90 岁美国 MCI 老年人，平均 76.4 岁，受教育年限 13.3 年	根据体重确定每个受试者的每日剂量，并将其维持在 6.3～7.8 ml/kg 的范围内，体重 54～64 kg 者每天摄入 444 ml 葡萄汁，体重 65～76 kg 者每天摄入 532 ml 葡萄汁，体重 77～91 kg 者每天摄入 621 ml 葡萄汁，持续 16 周	组间在学习任务上的表现没有差异。安慰剂组在认知记忆任务中错误显著增多（$P = 0.04$）。干预对情绪没有影响（$P = 0.36$）	部分改善
Lee, 2017[30]	RCT	试验干预，神经心理学评估认知能力，脑部 PET 扫描确定脑代谢变化	试验组 5 例 对照组 5 例	66～82 岁美国 MCI 老年人，年龄 72.2±4.7 岁，女性占 50%	每天摄入 72 g 葡萄粉，持续 6 个月	两组之间的神经心理学测验得分无显著差异。安慰剂组的左前额叶、扣带回和左后外侧颞叶皮质脑代谢显著下降（$P < 0.01$），而葡萄组的大脑代谢稳定。葡萄组右上顶叶皮质和左下前颞叶皮质中的代谢改善与注意力/工作记忆的改善相关（相关系数 $r = -0.69$, $P = 0.04$）	部分改善

注：RBANS，可重复性成套神经心理状态测试；BDI，贝克抑郁问卷；HARS，汉密尔顿焦虑量表

（$P < 0.01$），而葡萄组这些区域的大脑代谢稳定，表明持续 6 个月每天摄入 72 g 葡萄粉剂可以对老年人的认知功能、消极的神经心理状态、注意力和工作记忆有改善作用。机制可能是阻断了与 AD 有关的大脑区域早期病理代谢的衰退。

（四）其他深色浆果与认知功能

其他深色浆果与认知功能的关系研究共有 7 篇文献，包括 1 项系统综述、2 项 RCT 研究、1 项队列研究、3 项随机交叉设计。具体证据详见表 10-2-5。

1. 多种浆果

Bonyadi 等[31]的系统综述中纳入了 11 项随机对照试验，研究有关浆果补充剂和浆果类食物对老年人认知功能影响，结果发现，持续 5 ～ 24 周摄入浆果补充剂 111 ～ 621 mg/d 或浆果类食物 24 ～ 350 g/d，对健康老年人或 MCI 老年人的认知功能、记忆和执行能力等方面有改善作用。为了探索混合浆果汁是否更有益于认知功能，Nilsson[32]采用随机交叉设计，每天给 40 名 50 ～ 70 岁健康受试者提供一种混合浆果饮料（蓝莓 150 g、黑醋栗 50 g、接骨木 50 g、山莓 50 g、草莓 50 g 和番茄 100 g）或对照饮料，为期 5 周。结果显示，与基线及对照组相比，受试者饮用浆果饮料后工作记忆测试成绩优于对照组（$P < 0.05$），但选择性注意和精神运动反应时间未见明显变化。

2. 草莓

一项对 60 ～ 75 岁的美国健康老年人群的干预研究发现[33]，持续 90 天每日补充 24 g 冻干草莓（相当于两杯新鲜草莓）后，试验组在虚拟空间导航任务中的延迟时间显著缩短（$P = 0.020$），在加利福尼亚词语学习测试中的单词识别率显著提高（$P = 0.014$），但步态和平衡能力没有显著差异。Agarwal 等[34]在一项队列研究中采用比例风险模型分析了 925 名 58 ～ 98 岁基线时非痴呆老人草莓摄入量与 AD 发生风险的关系，发现在平均 6.7 年（±3.6 年）的随访中，共有 245 名参与者发展为 AD，较高的草莓摄入量与 AD 的发病风险降低相关。每周食用 1 份或多份草莓的受试者患 AD 的风险比每月不食用或每月食用少于 1 次者低 34%（HR = 0.66，95%CI 0.46 ～ 0.95）。控制年龄、性别、教育程度、体育活动、参与认知活动、Apo-ε4 基因型、其他水果的饮食摄入量和总热量摄入等因素后，每多吃 1 次草莓，患 AD 的风险降低 24%（HR = 0.76，95%CI 0.60 ～ 0.96）。

3. 蔓越莓汁

Crews 等[35]对 50 名居住在社区的 60 岁及以上、无痴呆史或显著神经认知障碍者开展了为期 6 周的双盲、安慰剂、随机、平行对照临床试验，研究蔓越莓汁对认知神经心理功能的短期疗效。干预组每天接受 32 盎司、含 27%（体积比）蔓越莓汁的饮料。两因素方差分析以及进一步进行的 Bonferroni 校正（α 水平校正为 0.05/17 = 0.003）多重比较结果显示，对于所有本研究中的神经生理学测量指标而言，组别（蔓越莓汁和安慰剂）和测量时点（基线和治疗后）间的交互作用均无统计学意义。皮尔逊卡方分析显示，两组受试者自我报告的记忆能力、思维过程、情绪、能量水平和整体健康状况的变化与 6 周的治疗之间没有显著的关系。治疗结束时，蔓越莓组将自我报告的整体记忆能力评定为"改善"的比例（$n = 9$，37.5%）是安慰剂组（$n = 4$，17.4%）的 2 倍多，但组间比较无统计学意义（$P = 0.123$）。

表 10-2-5　其他深色浆果与老年人认知功能关系的研究

作者，年度	研究类型	调查方法	例数	研究对象及年龄	摄入情况	结果	对认知功能的影响
Bonyadi, 2022[31]	系统综述（11项RCT）	数据库检索	589例	欧洲国家健康老年人457例，MCI老年人132例，年龄>50岁	每天摄入浆果类补充剂，或食物111～621 mg，24～350 g；持续5～24周	浆果类补充剂和食物对静脉息脑息灌注，认知功能，记忆表现，执行功能，处理速度和注意力指数都有好处	改善
Nilsson, 2017[32]	随机交叉设计	试验干预	40例 试验组20例（男性4例，女性16例）对照组20例（男性6例，女性14例）	50～70岁瑞典南部健康受试者	混合浆果饮料（蓝莓150 g，接骨木50 g，黑醋栗50 g，山莓50 g，草莓50 g和番茄100 g）或对照浆果饮料，为期5周。混合浆果饮料中总多酚和膳食纤维的含量分别为795 mg和11 g，对照饮料不含总多酚和膳食纤维	饮用浆果饮料受试者的工作记忆测试成绩优于对照组（$P<0.05$），选择性注意和精神运动反应时间未见明显变化	部分改善
Miller, 2021[33]	RCT	试验干预	男性22例 女性15例 试验组18例 对照组19例	60～75岁的健康美国老年人，BMI 18.5～29.9 kg/m²	每天摄入冻干草莓24 g（相当于2杯新鲜草莓），持续90天	与对照组相比，试验组在虚拟空间导航任务中的延迟时间显著缩短（$P=0.020$），在加利福尼亚词语学习测试中的单词识别率显著提高（$P=0.014$）。在步态和平衡方面，两组间无显著差异（$P>0.05$）	部分改善
Agarwal, 2019[34]	前瞻性队列研究	食物频率法（频率为以不或少于每月1次、每月1～3次、每周1次、每周2～4次）	925例 女性占比75%	58～98岁基线时未患痴呆的美国芝加哥老年人，平均年龄81.16±7.2岁	草莓摄入量范围为每周0～2份（平均为每周0.64份）。按草莓摄入频率分为3组：几乎不食用，每月1～3次，每周1次至少1次	每周食用1份或多份草莓的受试者患AD的风险比每月不食用或每月少于1次的受试者低34%。控制年龄、性别、教育程度等混杂因素后，每多吃1次草莓，患AD的风险降低24%（HR=0.76，95%CI 0.60～0.96）	改善

续表

作者，年度	研究类型	调查方法	例数	研究对象及年龄	摄入情况	结果	对认知功能的影响
Crews, 2005[35]	双盲、安慰剂、随机、平行对照试验	试验干预	50 例 试验组 25 例 干预组 25 例	≥60 岁居住在美国社区的无痴呆史或无显著神经认知障碍者	干预组每天接受 32 盎司（含 27%（体积比）蔓越莓汁的饮料，持续 6 周	蔓越莓组在治疗结束时将整体记忆能力评定为"改善"的比例（n＝9，37.5%）是安慰剂组（n＝4，17.4%）的 2 倍多，但差异无统计学意义	无
Cook, 2020[36]	随机、双盲、安慰剂对照、交叉设计	试验干预	14 例 男性 12 例 女性 2 例	平均年龄 69±4 岁的英国老年人	每天提供新西兰黑加仑提取物（NZBC™）600 mg 或 600 mg 安慰剂治疗 7 天后进行 7 天的洗脱	安慰剂组和 NZBC™ 组在认知功能变量的反应时间、工作记忆和快速视觉处理等方面的差异均无统计学意义，配对联想学习、空间	无
Bell, 2019[37]	双盲、平行、交叉设计	试验干预	20 例 男性 11 例 女性 9 例	62～81 岁的英国老年人，平均年龄 70.50±5.49 岁	三种不同剂量的忍冬果提取物（含 100 mg，200 mg 和 400 mg 花青素）	与安慰剂相比，200 mg 和 400 mg 剂量都能显著提高单词回忆能力，400 mg 剂量还能显著提高单词识别分数，但对情绪、工作记忆和执行功能的影响不确定	部分改善

4.黑加仑

Cook[36]在一项随机、双盲、安慰剂对照、交叉设计中，给14名平均年龄69岁的老年人每天提供新西兰黑加仑提取物（NZBC™）600 mg或600 mg安慰剂（微晶纤维素），干预7天后进行7天的洗脱。结果显示，安慰剂组和NZBC™组在认知功能变量的反应时间、配对联想学习、空间工作记忆和快速视觉处理等方面的差异均无统计学意义。

5.忍冬果

Bell等[37]在一项双盲、平行、交叉干预研究中将20名62～81岁的老年人随机分配到干预组和对照组，比较忍冬果提取物（分别含100 mg、200 mg和400 mg花青素）对认知改善的急性效应。结果显示，在反映情景记忆的即刻回忆测试中，200 mg（$P \leqslant 0.004$）和400 mg（$P = 0.028$）剂量组的表现均显著高于安慰剂组；延迟回忆测试中，与安慰剂组相比，400 mg剂量组正确回忆的单词数量明显更多（$P = 0.013$）。然而，忍冬果提取物对工作记忆、执行功能和情绪的影响尚不确定。工作记忆测试中，对于连续减3，正确计算结果［$F_{(3, 32.5)} = 5.89, P = 0.002$］和错误计算结果［$F_{(3, 31.41)} = 5.21, P = 0.005$］都有显著的剂量-效应关系。与安慰剂组相比，200 mg剂量组的错误数显著降低（$P = 0.002$）。对于连续减7，仅错误数有明显的剂量效应［$F_{(3, 6.11)} = 27.73, P = 0.001$］关系。与对照组相比，100 mg剂量组的错误显著减少（$P = 0.014$），400 mg剂量组的错误反而明显更多（$P = 0.011$）。注意/执行功能（包括警觉性、定向和执行注意力的）注意网络任务测试结果显示，干预对相关指标的准确性和反应时均无影响。在情绪测试中，忍冬果不同剂量组对精神疲劳［$F_{(3, 34.46)} = 0.66, P = 0.585$］、积极效应［$F_{(3, 32.95)} = 0.53, P = 0.664$］或消极效应［$F_{(3, 37.92)} = 1.69, P = 0.185$］均无显著影响。对与注意相关的单个PANAS项目的分析显示，剂量仅对警觉性评分有显著影响［$F_{(3, 36.53)} = 10.57, P < 0.001$］，与安慰剂组（$P = 0.028$）和100 mg剂量组（$P < 0.001$）相比，400 mg剂量组的警觉性评分明显降低。200 mg剂量组的警觉性评分低于100 mg剂量组（$P = 0.0010$）。

四、研究证据评价

综合研究结果显示，深色浆果（蓝莓、樱桃、葡萄）摄入很可能改善认知功能，综合评价等级为B级。其他浆果因文献数量少不予评价。研究证据的评价结果见表10-2-6。

表10-2-6 深色浆果与老年人认知功能关系推荐强度证据分析

内容	评级	备注
蓝莓与认知功能		
证据等级	良	5项RCT，1项随机双盲交叉试验，1项安慰剂对照试验，1项队列研究
一致性	良	6项研究认为可改善认知功能，2项认为可部分改善认知功能
健康影响	优	所有研究一致显示蓝莓摄入可改善记忆，降低认知相关危险因素
研究人群	中	有美国和英国的健康老年人、MCI老年人、健康中年人
适用性	中	适用于中国时有许多注意事项

续表

内容	评级	备注
樱桃与认知功能		
证据等级	良	3 项 RCT，1 项拉丁方设计试验
一致性	中	研究对象一般特征及樱桃种类均有差异。3 项认为影响认知，但领域不同，1 项认为对认知无影响
健康影响	良	70% 的研究显示樱桃对认知功能存在影响
研究人群	差	有美国、澳大利亚和英国的健康 / 超重老年人、认知障碍老年人、健康中年人
适用性	中	适用于中国时有许多注意事项
葡萄与认知功能		
证据等级	良	4 项 RCT
一致性	中	50% ～ 70% 的研究认为摄入葡萄改善认知
健康影响	良	70% 的研究认为摄入葡萄对认知有影响
研究人群	中	有意大利人、美国的健康或 MCI 老人
适用性	中	适用于中国时有许多注意事项

五、结语

1. 推荐意见

深色浆果（蓝莓、樱桃、葡萄）很可能有利于维护老年认知功能，证据级别为良，推荐强度为 B 级。深色浆果富含花色苷、多酚等抗氧化成分，且易咀嚼、口感好、有功效，建议老年人经常注意补充。

2. 局限性

缺乏中国人群的研究，除蓝莓、樱桃、葡萄外的其他浆果的文献报道不多。建议加大研究力度，为维护老年人脑功能开发更多的食物资源和利用途径。

参考文献

[1] 中国营养学会 . 食物与健康：科学证据共识［M］. 北京：人民卫生出版社，2016.

[2] Mottaghi T, Amirabdollahian F, Haghighatdoost F. Fruit and vegetable intake and cognitive impairment：a systematic review and meta-analysis of observational studies［J］. Eur J Clin Nutr，2018，72（10）：1336-1344.

[3] Wu L, Sun D, Tan Y. Intake of Fruit and vegetables and the incident risk of cognitive disorders：A systematic review and meta-analysis of Cohort Studies［J］. J Nutr Health Aging，2017，21（10）：1284-1290.

[4] Zielinska MA, Bialecka A, Pietruszka B, et al. Vegetables and fruit, as a source of bioactive substances, and impact on memory and cognitive function of elderly［J］. Postepy Hig Med Dosw，2017，71（1）：267-280.

[5] Wang S, Meckling KA, Marcone MF, et al. Synergistic, additive, and antagonistic effects of food mixtures on total antioxidant capacities［J］. J Agric Food Chem，2011，59（3）：960-968.

［6］Ye X，Bhupathiraju SN，Tucker KL. Variety in fruit and vegetable intake and cognitive function in middle-aged and older Puerto Rican adults［J］. Br J Nutr，2013，109（3）：503-510.

［7］徐彤，谭龙，王磊，等. 浆果与认知功能关系的研究进展［J］. 卫生研究，2018，47（04）：681-684.

［8］Mattioli R，Francioso A，Mosca L，et al. Anthocyanins：a comprehensive review of their chemical properties and health effects on cardiovascular and neurodegenerative diseases［J］. Molecules，2020，25（17）：3809.

［9］Devi SA，Chamoli A. Polyphenols as an effective therapeutic intervention against cognitive decline during normal and pathological brain Aging［J］. Review Adv Exp Med Biol，2020，1260（2）：159-174.

［10］中国营养学会. 中国居民膳食指南：2022［M］. 北京：人民卫生出版社，2022.

［11］欧阳一非，张兵，王志宏，等. 2015 年中国 15 省（自治区、直辖市）60 岁及以上居民蔬菜和水果摄入状况［J］. 卫生研究，2019，48（1）：23-27.

［12］Miller L MS，Diana L，Cassady D L. The effects of nutrition knowledge on food label use. A review of the literature［J］. Appetite，2015，92：207-216.

［13］张宗利，徐志刚. 收入增长与膳食知识对超重人群热量摄入的影响——基于居民体重管理决策模型［J］. 农业现代化研究，2020，41（01）：104-114.

［14］Zhang Q，Wu Y，Han T，et al. Changes in cognitive function and risk factors for cognitive impairment of the elderly in China：2005-2014［J］. Int J Environ Res Public Health，2019，16（16）：2847-2859.

［15］Miller MG，Hamilton DA，Joseph JA，et al. Dietary blueberry improves cognition among older adults in a randomized，double-blind，placebo-controlled trial［J］. Eur J Nutr，2018，57（3）：1169-1180.

［16］Rutledge GA，Sandhu AK，Miller MG，et al. Blueberry phenolics are associated with cognitive enhancement in supplemented healthy older adults［J］. Food Funct，2021，12（1）：107-118.

［17］Whyte AR，Rahman S，Bell L，et al. Improved metabolic function and cognitive performance in middle-aged adults following a single dose of wild blueberry［J］. Eur J Nutr，2021，60（3）：1521-1536.

［18］Whyte AR，Cheng N，Fromentin E，et al. A randomized，double-blinded，placebo-controlled study to compare the safety and efficacy of low dose enhanced wild blueberry powder and wild blueberry extract（ThinkBlue®）in maintenance of episodic and working memory in older adults［J］. Nutrients，2018，10（6）：660.

［19］Krikorian R，Shidler MR，Nahs TA，et al. Blueberry supplementation improves memory in older adults［J］. J Agric Food Chem，2010，58（7）：3996-4000.

［20］Devore EE，Kang JH，Breteler MM，et al. Dietary intakes of berries and flavonoids in relation to cognitive decline［J］. Ann Neurol，2012，72（1）：135-143.

［21］Bowtell JL，Aboo-Bakkar Z，Conway ME，et al. Enhanced task-related brain activation and resting perfusion in healthy older adults after chronic blueberry supplementation［J］. Appl Physiol Nutr Metab，2017，42（7）：773-779.

［22］Boespflug EL，Eliassen JC，Dudley JA，et al. Enhanced neural activation with blueberry supplementation in mild cognitive impairment［J］. Nutr Neurosci，2018，21（4）：297-305.

［23］Kent K，Charlton K，Roodenrys S，et al. Consumption of anthocyanin-rich cherry juice for 12 weeks improves memory and cognition in older adults with mild-to-moderate dementia［J］. Eur J Nutr，2017，56（1）：333-341.

［24］Robinson JL，Hunter JM，Reyes-Izquierdo T，et al. Cognitive short- and long-term effects of coffee cherry extract in older adults with mild cognitive decline［J］. Neuropsychol Dev Cogn B Aging Neuropsychol Cogn，2020，27（6）：918-934.

［25］Chai SC，Jerusik J，Davis K，et al. Effect of Montmorency tart cherry juice on cognitive performance in older adults：a randomized controlled trial［J］. Food Funct，2019，10（7）：4423-4431.

［26］Keane KM，Haskell-Ramsay CF，Veasey RC，et al. Montmorency Tart cherries（*Prunus cerasus L.*）

modulate vascular function acutely, in the absence of improvement in cognitive performance [J]. Br J Nutr, 2016, 116 (11): 1935-1944.

[27] Calapai G, Bonina F, Bonina A, et al. A randomized, double-blinded, clinical trial on effects of a Vitis vinifera extract on cognitive function in healthy older adults [J]. Front Pharmacol, 2017, 8: 776.

[28] Krikorian R, Nash TA, Shidler MD, et al. Concord grape juice supplementation improves memory function in older adults with mild cognitive impairment [J]. Br J Nutr, 2010, 103 (5): 730-734.

[29] Krikorian R, Boespflug EL, Fleck DE, et al. Concord grape juice supplementation and neurocognitive function in human aging [J]. J Agric Food Chem, 2012, 60 (23): 5736-5742.

[30] Lee J, Torosyan N, Silverman D H. Examining the impact of grape consumption on brain metabolism and cognitive function in patients with mild decline in cognition: A double-blinded placebo controlled pilot study [J]. Exp Gerontol, 2017, 87 (Pt A): 121-128.

[31] Bonyadi N, Dolatkhah N, Salekzamani Y, et al. Effect of berry-based supplements and foods on cognitive function: a systematic review [J]. Sci Rep, 2022, 12 (1): 3239.

[32] Nilsson A, Salo I, Plaza M, et al. Effects of a mixed berry beverage on cognitive functions and cardiometabolic risk markers: A randomized cross-over study in healthy older adults [J]. PLoS One, 2017, 12 (11): e0188173.

[33] Miller MG, Thangthaeng N, Rutledge GA, et al. Dietary strawberry improves cognition in a randomized, double-blind, placebo-controlled trial in older adults [J]. Br J Nutr, 2021, 126 (2): 253-263.

[34] Agarwal P, Holland T M, Wang Y, et al. Association of strawberries and anthocyanidin intake with Alzheimer's dementia risk [J]. Nutrients, 2019, 11 (12): 3060.

[35] Crews W J, Harrison DW, Griffin ML, et al. A double-blinded, placebo-controlled, randomized trial of the neuropsychologic efficacy of cranberry juice in a sample of cognitively intact older adults: pilot study findings [J]. J Altern Complement Med, 2005, 11 (2): 305-309.

[36] Cook MD, Sandu B HA, Joyce PJ. Effect of New Zealand Blackcurrant on blood pressure, cognitive function and functional performance in older adults [J]. J Nutr Gerontol Geriatr, 2020, 39 (2): 99-113.

[37] Bell L, Williams CM. A pilot dose-response study of the acute effects of haskap berry extract (Lonicera caerulea L.) on cognition, mood, and blood pressure in older adults [J]. Eur J Nutr, 2019, 58 (8): 3325-3334.

第三节　坚　　果

一、引言

　　坚果营养丰富，富含不饱和脂肪酸、必需氨基酸（亮氨酸、赖氨酸）和精氨酸、膳食纤维、微量营养素（叶酸、维生素 E、钙、镁、钾），以及一定量的植物固醇，属于高营养密度食物[1]。研究表明，坚果作为合理膳食模式的一部分，在维护心脑血管健康方面发挥着重要作用。摄入较高量的坚果可降低心血管疾病、代谢综合征、认知障碍等的发生风险[2]。

　　多项临床试验表明，坚果及其成分能够通过降低氧化应激、调节胰岛素敏感性、改善血脂、改善内皮功能、改善脑血管功能等方式发挥对认知功能的保护作用[3-4]。有研究者[5]提出，在饮食中加入坚果可以作为一种维持整个生命周期大脑健康的膳食策略。已被证明能有效延缓认知衰退和降低痴呆发病风险的地中海饮食、MIND 饮食等膳食模式的共同特点之一就是经常食用坚果[6]。

对于老年人群而言，合理饮食被认为是一种能够减少其早期认知衰退的重要的可改变的生活方式因素。《中国居民膳食指南（2022）》推荐"适量吃坚果，每人每周食用 70 g 左右，相当于每天 10 g[7]。然而，对我国 15 省（自治区、直辖市）5031 名 60 岁及以上居民的膳食调查结果显示，坚果消费率仅占 17.8%，消费量达到推荐摄入量的人群比例为 81.1%[8]。需要进一步加强健康教育，提高人们对坚果类食物的健康认知，促进合理摄入，助力健康老龄化。

国内外已有大量关于坚果与老年认知功能的研究报道，然而，可能由于不同研究所采用的认知功能评价方法不一，既有简单的认知障碍风险分析、精神状态检查，也有整体认知评分，或全面的特定领域神经认知测试，使得不同研究的结果存在不完全一致的情况，特定坚果所影响的特定认知域亦尚未确定。未来需要使用敏感性更高的神经心理学测试，开展神经影像学检验、代谢组学等来研究生物标志物以探索确切的机制，明确可干预的认知域[9-10]，为精准膳食防治提供科学依据。

本节通过充分检索国内外相关文献，综合评价分析坚果摄入对老年人认知功能的影响，为维护老年人认知功能提供科学依据和实用措施。

二、证据收集方法

本节检索方法同第一节，共检索查阅到 631 篇有关坚果与认知功能相关疾病的文献。相关检索结果见表 10-3-1。根据第一节所述纳入、排除标准，共有 17 篇文献被纳入作为本次研究的主要证据，包括 5 项 RCT 研究、1 项交叉试验、7 项队列研究和 4 项横断面研究。

表 10-3-1　坚果与老年人认知功能研究检索情况

中文检索词	英文检索词	文献数（纳入／总）		合计
		中文	英文	
坚果，花生，核桃，松子，杏仁，开心果，腰果，榛子；认知，认知功能，脑功能，认知功能下降，认知障碍，记忆，阿尔茨海默病，痴呆，帕金森病，脑卒中，脑出血，缺血性血管病所致痴呆，脑梗死性痴呆	nut, peanut, walnut, pine nut, almond, pistachio, cashew nut, hazelnut; cognition, cognitive function, brain function, cognitive decline, cognitive disorder, memory, Alzheimer's disease, dementia, Parkinson's disease, stroke, cerebral apoplexy, dementia due to ischemic vascular disease, cerebral infarct dementia	0/103	17/528	17/631

三、研究证据

该部分纳入 17 篇研究文献，既有混合坚果也有单一坚果干预对老年人认知功能影响的证据（表 10-3-2），主要结果如下：

1. 坚果部分改善 MCI 老年人认知功能

Rita 等[11]对平均年龄 77.7 岁的 MCI 老年人的研究发现，MCI 老年人每天食用 1 颗约 5 g 的巴西坚果（含硒 288.75 μg）6 个月后，在 AD 神经心理测试的 6 个分测验中的语言流利性和建构实践方面的改善显著大于对照组。可能与血清硒水平升高，谷胱甘肽过氧化物酶活性增加有关。Dong 等[12] 对 894 名 50 岁及以上的中国老年人的横断面研究结果也显示，MCI 患者坚果摄入量低于正常人，而富含坚果、蔬菜和水果的饮食可降低认知功能障碍的风险。

2. 花生部分改善健康或超重中老年人认知功能

花生富含单不饱和脂肪酸（monounsaturated fatty acid，MUFA）、多不饱和脂肪酸（polyunsaturated fatty acids，PUFA）、维生素 E、叶酸、镁等有益于认知功能的营养素，适量食用可保护心脑血管。Barbour 等[13] 进行了一项随机对照交叉试验以研究食用无盐带皮高油酸花生对健康超重中老年人（50 ～ 75 岁）脑血管和认知的益处。研究对象每周中有 1 天摄入花生 56 ～ 84 g，其余 6 天不摄入坚果（作为洗脱期），持续 12 周。结果显示，食用花生者的短期记忆、语言流畅性和处理速度的测试得分更高。可能与花生摄入改善了两侧大脑动脉的脑血管反应性，增加了小动脉弹性有关。

3. 老年女性坚果总摄入量越高，整体认知能力越好

O'Brien 等[14] 对 15 467 例 70 岁以上的老年女性随访 6 年，研究坚果摄入量与认知功能的关系。结果发现，在多变量校正线性回归模型中，每周食用至少 5 份（相当于 28 g）核桃、花生等坚果的女性得分高于非食用者（平均差 = 0.08 标准单位，相当于年龄相隔 2 岁的女性之间的平均差异，95%CI 0.00 ～ 0.15；$P_{趋势}$ = 0.003），但长期摄入坚果与认知能力下降速率无关。提示高坚果摄入量可能与较好的总体认知能力有关，但不能延缓认知能力下降速率。Tan 等[15] 对 1848 名老年人展开的坚果摄入量与认知功能关系的队列研究发现，不食用坚果的老年人认知评分最低，适量摄入坚果（15.1 ～ 30.0 g/d）者最高，然而每天食用超过 30 g 坚果的老年人的认知评分没有进一步提高（$P < 0.007$）。Nooyens 等[16] 在 2613 名 43 ～ 70 岁荷兰中老年人群中开展了一项为期 5 年的前瞻性队列研究，发现与不食用坚果者和低食用者相比，坚果食用量最高的人群（未指定坚果数量）认知下降延缓了 5 ～ 8 年。在一项针对 2031 例 70 ～ 74 岁挪威老年人的横断面研究中，Nurk 等[17] 发现在调整多个协变量后，坚果摄入量高（5 g/d）的老年人的执行功能提高，语义记忆和总体认知能力均没有明显变化。Rabassa 等[18] 对来自意大利的 119 名 65 岁及以上的健康老年人，根据其自述的坚果摄入量是否 ≥ 2.9 g/d 分为非坚果食用者（n = 72）和普通食用者（n = 47）。采用食物频率问卷和代谢组学方法验证坚果摄入量。3 年后，通过两种方式估计的坚果摄入量均与认知能力下降程度相关。坚果食用者中认知能力下降的比例（10/47 = 21.3%）远低于非食用者（28/72 = 38.9%），提示摄入坚果对老年人的认知能力下降有保护作用。

4. 坚果摄入降低认知障碍风险

一项对中国浙江省 ≥ 60 岁老年人随访 6 年的队列研究[19] 发现，与不食用坚果或食用频率少于每周 1 次的人相比，每周至少食用 2 次坚果，且食用量每周 ≥ 70 g 的参与者认知障碍的风险降低了 17%（RR = 0.83，95%CI 0.75 ～ 0.91）。源于中国健康与营养调查项目的成年人坚果消费与认知功能关联的前瞻性开放队列研究[20] 中，对 4822 名 55 岁及以上中国成年人随访 10 年，结果显示，在调整人口统计学特征、生活方式行为、BMI 和能量摄入后，坚果摄入量大于 10 g/d 的中老年人（≥ 55 岁）的认知评分比不吃坚果者

表10-3-2　坚果与老年人认知功能关系的研究

作者，年度	研究类型	调查方法	例数	研究对象及年龄	摄入情况	结果	对认知功能的影响
Rita, 2016[11]	RCT	试验干预	试验组11例，对照组9例	77.7±5.3岁，巴西MCI老年人	每天食用1颗巴西坚果（约5g），持续6个月	改善MCI老年人的部分认知功能	部分改善
Dong, 2015[12]	横断面研究	半定量食物频率法（调查时长未说明，频率为每天、每周）	894例 男性290例，女性604例	≥50岁的中国MCI老年人（248例）和正常老年人（646例）	正常老年人坚果平均摄入量为17.12 g/d，MCI老年人坚果平均摄入量为15.35 g/d	MCI老年人坚果摄入量低于正常人（$P=0.031$），坚果摄入有助于改善记忆方面的认知功能（$P<0.01$）	改善
Barbour, 2017[13]	随机对照交叉试验	试验干预	61例 男性29例，女性32例	50～75岁，澳大利亚超重中老年人，BMI 31±4 kg/m²	每周仅1天摄入坚果（花生）56～84g，持续12周	食用花生者的短期记忆、语言流畅性和处理速度的测试得分更高	改善
O'Brien, 2014[14]	队列研究	食物频率法（调查1年内摄入频率、频率为每天、每周、每月）	15 467例	平均年龄74岁，美国波士顿NHS项目的无卒中女性	每周≥5份（28g）核桃、花生等	总坚果摄入量越高，老年人整体认知能力越好（$P_{趋势}=0.02$）；食用者得分高于非食用者（平均差=0.08标准单位，相当于年龄相当于2岁，95%CI 0.00～0.15；$P_{趋势}=0.003$）	改善
Tan, 2021[15]	横断面研究	24小时膳食回顾法（工作日、周末各一次）	1848例 男性879例，女性969例	平均年龄为69.0±6.7岁的美国老年人	根据坚果的习惯性摄入量，参与者被分为4组：不摄入（0g/d）、低摄入量（0.1～15.0 g/d）、中等摄入量（15.1～30.0 g/d）、满足推荐摄入量（>30g/d）	不食用坚果的老年人认知评分最低，适量摄入者最高，而每天食用超过30 g者认知评分无进一步提高（$P<0.007$）	改善
Nooyens, 2011[16]	前瞻性队列研究	半定量食物频率法（调查1年内摄入频率、频率为每天）	2613例（男性1288例，女性1325例）	43～70岁荷兰人	按摄入量五分位法划定（未有具体数值）	坚果的高摄入量与基线时更好的认知功能和（或）减少认知衰退有关（$P_{趋势}\leqslant0.01$）。摄入量最高的1/5人群在认知功能上的差异相当于5～8岁的年龄差异	改善

续表

作者，年度	研究类型	调查方法	例数	研究对象及年龄	摄入情况	结果	对认知功能的影响
Nurk, 2010[17]	横断面研究	食物频率法（调查1年内摄入频率，每周频率或每天）	2031例（女性占比55%）	70~74岁挪威老年人	所有研究对象的坚果平均摄入量为0.7g/d，食用坚果者的平均摄入量为4.6g/d	执行功能提高，语义记忆和总体认知能力没有明显变化	部分改善
Rabassa, 2020[18]	前瞻性队列研究	食物频率法（调查时长未说明，频率为从不、很少、每周或每月次数），代谢组学	坚果组47例，对照组72例	≥65岁意大利佛罗伦萨人	≥2.9g/d	坚果组认知下降率（21.2%）低于对照组（38.9%），坚果摄入量与认知能力下降风险呈显著负相关（OR=0.78，95%CI 0.61~0.99，P=0.043）	改善
Li, 2022[19]	前瞻性队列研究	食物频率法	9028例男性4441例，女性4587例	平均年龄68.7±7.0岁的中国浙江老年人	摄入量：不摄入，<70克/周，≥70克/周；摄入频率：不摄入，1天/周，≥2天/周	与不食用坚果或食用频率少于每周1次的人相比，每周至少食用2次坚果，且食用量≥70克/周者认知障碍的风险降低了17%（RR=0.83，95%CI 0.75~0.91）	改善
Li, 2019[20]	前瞻性队列研究	电话访谈，3天24小时膳食回顾法	4822例（男性占比47.62%）	≥55岁中国人	坚果摄入量分为3组：0g/d，0.1~9.9g/d，≥10g/d	调整人口统计学特征、生活方式、BMI和认知能量摄入后，坚果摄入量大于10g/d者认知评分高0.63分（95%CI 0.15~1.12），认知功能较差的可能性降低40%（OR=0.60，95%CI 0.43~0.84）	改善
Jiang, 2021[21]	队列研究	采用食物频率问卷调查坚果摄入，采用新加坡校正版MMSE测试认知功能	16737例，其中59.2%为女性	新加坡华人，膳食调查时研究对象平均53.5岁（45~74岁），认知测试时研究对象平均73.2岁（61~96岁）	<1份/月组实际平均中位摄入量0.25g/d，1~3份/月组实际平均中位摄入量2.03g/d，1份/周组实际平均中位摄入量5.50g/d，≥2份/周组实际平均中位摄入量11.87g/d	晚年期认知障碍风险随中年时坚果摄入量增高呈趋势性下降（P趋势=0.01）。此种关联50.8%是由总不饱和脂肪的摄入量介导的（P<0.001）。进一步调整不饱和脂肪酸的摄入量后相关性减弱为不显著	中年坚果较高摄入量与晚年期认知障碍的风险较低有关

续表

作者，年度	研究类型	调查方法	例数	研究对象及年龄	摄入情况	结果	对认知功能的影响
Sala-Vila, 2020[22]	两中心，RCT	试验干预，MRI检查	试验组336例，对照组321例	西班牙、加拿大健康老年人，63~79岁	每天摄入30~60 g核桃（提供15%的能量），持续2年	总人群组间整体认知变化差异（P=0.491），核桃组为-0.072（95%CI -0.100~-0.043），对照组为0.086（95%CI -0.115~-0.057）。事后分析显示，西班牙队列（APOE ε4携带率较低）中两组差异显著（P=0.040），核桃组为-0.037（95%CI 0.077~-0.002），对照组为0.097（95%CI -0.137~-0.057）	对健康老年人认知功能无影响，延缓高危人群认知下降
Arab, 2015[23]	横断面研究	24小时膳食回顾法	10 716例	成年美国人，20~90岁	摄入核桃，20~59岁：10.3 g/d；60岁及以上：13.1 g/d	在所有成年人中，核桃摄入与认知功能之间都呈现显著、积极的联系	改善
Bishop, 2021[24]	前瞻性队列研究	食物频率法	3632例，男性1482例，女性2150例	美国老年人，平均年龄74.3±6.8岁	分为3组：不食用组，低摄入量组（0.01~0.08盎司/天）和中等摄入量组（>0.08盎司/天）。1盎司为28.35 g	食用核桃者比不食用者在基线时的认知得分更高（低摄入量组：$\beta=1.53$，$SE=0.21$，$P<0.001$；中等摄入量组：$\beta=2.22$，$SE=0.27$，$P<0.001$），但核桃摄入量与认知改变无关	改善
Mustra, 2022[25]	RCT	试验干预	两个试验组分别为19例，对照组24例，女性17例，女性27例，男性33例	50~75岁健康美国中老年人	受试者分为3组：42 g/d的杏仁组（n=19）、84 g/d的杏仁组（n=24），100 g/d的点心组（对照组，与84 g杏仁的常量营养素相当，n=17）。持续6个月	食用杏仁84 g/d的受试者在视觉空间工作记忆（P=0.023），视觉记忆记忆（P=0.017）、空间规划和学习（P<0.001）方面有显著改善，而对照组无改善。各组随时间的认知变化之间无差异	改善
Coates, 2020[26]	RCT	试验干预	试验组63例，对照组65例	50~80岁认知正常，超重或肥胖（BMI=25~39.9 kg/m²）澳大利亚绝经妇女	杏仁提供15%的能量，干预12周	心脏代谢改善，情绪或认知能力方面无变化	无

续表

作者，年度	研究类型	调查方法	例数	研究对象及年龄	摄入情况	结果	对认知功能的影响
Dhillon, 2017[27]	RCT	试验干预	试验组43例，对照组43例	18~60岁超重或肥胖美国人，男性21例，女性65例，BMI 25~40 kg/m²	急性效应研究中，试验组摄入富含杏仁的高脂餐，55%以上能量由脂肪提供。杏仁提供的能量占总能量的70%~75%。对照组摄入高碳水化合物午餐，由碳水化合物提供85%以上的能量。慢性效应研究为期12周，试验组摄入的能量15%由整粒杏仁提供。对照组不摄入任何坚果及坚果制品	午餐后两组的即时记忆得分没有差异。餐后35分钟时，两组的记忆评分均显著下降（$P < 0.001$），但试验组的记忆评分较对照组的餐后即刻提高57.7%（$P = 0.004$）。两组的餐后即刻注意意力表现无差异。12周后，两组的记忆评分、词语列表识别得分、注意力均提高，但组间差异均不明显	改善

高 0.63 分，认知功能较差的可能性降低 40%（OR = 0.60，95%CI 0.43 ~ 0.84）。

Jiang 等[21]对 16 737 例新加坡华人的队列研究发现，与中年时食用 < 1 份（28 g）/ 月坚果的人相比，食用 1 ~ 3 份 / 月、1 份 / 周和 ≥ 2 份 / 周的人在老年时的认知障碍风险分别降低了 12%（95%CI 2% ~ 20%）、19%（95%CI 4% ~ 31%）和 21%（95%CI 2% ~ 36%），$P_{趋势}$ = 0.01。

5. 摄入核桃有助于维持认知功能

Sala-Vila 等[22]选择了 2 个位于不同地理区域（西班牙巴塞罗那，加拿大洛玛琳达）、在饮食和认知能力下降的危险因素方面有明显差异的临床中心进行了一项 RCT 研究，将 657 例居住在社区的认知功能正常的老年人（63 ~ 79 岁，68% 女性）随机分配到干预组（n = 336）和对照组（n = 321），每日摄入提供 15% 能量的核桃，相当于 30 ~ 60 g/d，干预持续 2 年。结果显示，补充核桃对健康老人整体认知功能及记忆、语言、知觉和额叶功能均没有影响。然而，脑功能磁共振成像等分析表明，巴塞罗那队列中（APOEε4 携带率较低），核桃饮食组（n = 58）大脑活动模式更加稳定，整体认知和知觉得分较相应对照组（n = 50）高，相当于延迟了约 1.3 年的认知功能衰退。提示补充核桃可能对认知功能高危群体更有益。Arab 等[23]的研究结果显示，20 ~ 59 岁的美国成年人平均核桃摄入量为 10.3 g/d，摄入核桃的人群在认知功能测试中的反应时间少 16.4 ms，数字符号替换测试用时少 0.39 s，个位数学习测试用时少 2.38 s，核桃摄入量较高者所有的认知测试得分显著增加；60 岁及以上成年人核桃平均摄入量为 13.1 g/d，摄入核桃的人群故事回忆测试得分高 7.1%，数字符号替换测试得分高 7.3%，趋势分析显示，除简单反应时间测试外，所有认知测试分数均有显著改善。Bishop 等[24]为研究食用核桃对认知功能的影响，对 ≥ 65 岁的美国老年人群随访 4 年，研究发现，与不吃核桃的人相比，核桃低摄入量组（0.01 ~ 0.08 盎司 / 天）和中等摄入量组（> 0.08 盎司 / 天）在基线时的认知得分均更高（P < 0.001），但核桃摄入量与随访 4 年期间认知变化无关。

6. 补充杏仁有助于改善老年人认知功能

Mustra 等[25]在 50 ~ 75 岁的美国健康中老年人群中开展了一项杏仁对认知功能改善的 RCT 研究，将受试者随机分为 3 组：食用杏仁 42 g/d（n = 19）、食用杏仁 84 g/d（n = 24）、食用与 84 g 杏仁的常量营养素一致的点心 100 g/d（n = 17），持续 6 个月后，发现食用杏仁 84 g/d 的受试者在视觉空间工作记忆（P = 0.023）、视觉记忆和学习（P = 0.017）、空间规划和工作记忆（P < 0.001）方面有显著改善。将杏仁作为膳食的一部分亦有益于认知功能。Coates 等[26]在一项 RCT 中，研究了日常饮食中补充杏仁（提供 15% 的能量）对超重 / 肥胖澳大利亚老年人认知能力、情绪和心脏代谢健康的生物标志物的影响。128 名 50 ~ 80 岁的受试者（绝经妇女）被随机分配到富含杏仁饮食（almond-enriched diet，AED；n = 63）组或等热量无坚果饮食（nut-free diet，NFD，n = 65）组，干预 12 周。向 AED 组提供的是全天然生杏仁且要求其在食用前不要切碎或研磨。结果显示，AED 显著降低甘油三酯和收缩压，AED 组的警觉性有改善趋势，但心脏代谢的其他生物标志物、单项认知能力和综合认知能力测试结果均无显著性差异。提示在饮食中加入杏仁可以改善心脏代谢健康，而不会影响超重 / 肥胖成年人的认知能力或情绪。在另一项随机、对照、平行队列减肥试验中，Dhillon 等[27]研究结果显示，午餐后 35 分钟富含杏仁的高脂肪午餐（A-HFL）组和不含杏仁的高碳水化合物午餐（HCL）组对象的记忆和注意力指标均下

降，但与 HCL 组相比，A-HFL 组的记忆力下降改善了 57.7%（$P = 0.004$）。在慢性效应研究中，干预组每日摄入供能 15% 的杏仁，对照组不摄入任何坚果，减肥 12 周后两组研究对象的记忆和注意力指标均较干预前升高，言语列表识别测试成绩也有所提高，但两组间差异均无统计学意义。说明补充杏仁对处于减重中的超重/肥胖人群认知功能有急性的积极影响，可以减少午餐后记忆力的下降。然而，长期食用杏仁可能不会进一步改善减肥干预的认知功能结果。

四、研究证据评价

综合研究结果显示，$\geqslant 10$ g/d 坚果摄入可改善老年人认知功能。综合评价等级为 B 级，具体研究证据的评价结果见表 10-3-3。

表 10-3-3 坚果与老年人认知功能推荐强度证据分析

内容	评级	备注
证据等级	良	5 项 RCT 研究，1 项交叉试验，7 项队列研究，3 项横断面研究
一致性	良	3 项 RCT 研究，7 项队列研究，1 项交叉试验，2 项横断面研究认为可改善认知功能；1 项 RCT 研究、1 项横断面研究认为可部分改善认知功能；1 项两中心 RCT 研究认为对健康老人认知功能无影响，但延缓高危人群认知衰退
健康影响	良	$\geqslant 10$ g/d 坚果摄入与认知功能改善有关
研究人群	中	主要为欧美人群。包括美国、巴西、挪威、荷兰、意大利、澳大利亚、西班牙、加拿大的健康老年人、MCI 老年人、超重肥胖老年人。有 2 项队列研究和 1 项横断面研究为中国人群
适用性	中	适用于中国人群有许多注意事项

五、结语

1. 推荐意见

坚果（$\geqslant 10$ g/d）有利于维护老年认知功能，推荐强度为 B 级。坚果是营养价值较高的零食和餐饮原料，是不饱和脂肪酸、脂溶性维生素和矿物质的良好来源，建议老年人每天适量摄入坚果，以维护认知功能。

2. 局限性

缺乏高质量的 meta 分析和大样本 RCT 研究，应加强坚果改善老年人认知功能的研究。

参考文献

[1] 中国营养学会. 食物与健康：科学证据共识 [M]. 北京：人民卫生出版社，2016.

[2] 曾果. 公共营养学 [M]. 北京：科学出版社，2018：38.

[3] Barbour JA, Howe PR, Buckley JD, et al. Nut consumption for vascular health and cognitive function [J]. Nutr Res Rev, 2014, 27 (1): 131-158.

[4] Alasalvar C, Bolling B W. Review of nut phytochemicals, fat-soluble bioactives, antioxidant components and health effects [J]. Br J Nutr, 2015, 113 Suppl 2: S68-S78.

［5］Theodore LE，Kellow NJ，McNeil E A，et al. Nut Consumption for Cognitive Performance：A Systematic Review［J］. Adv Nutr，2021，12（3）：777-792.

［6］Morris MC，Tangney CC，Wang Y，et al. MIND diet slows cognitive decline with aging［J］. Alzheimers Dement，2015，11（9）：1015-1022.

［7］中国营养学会. 中国居民膳食指南：2022［M］. 北京：人民卫生出版社，2022.

［8］欧阳一非，王惠君，王志宏，等. 2015年中国十五省（自治区、直辖市）老年居民坚果摄入状况［J］. 卫生研究，2019，48（4）：526 - 530.

［9］Zwilling CE，Talukdar T，Zamroziewicz MK，et al. Nutrient biomarker patterns，cognitive function，and fMRI measures of network efficiency in the aging brain［J］. Neuroimage，2018，188：239-251.

［10］刘林翰，王效春. 膳食改善认知障碍的神经影像学研究进展［J］. 磁共振成像，2022，13（2）：105-107.

［11］Rita CB，Apolinario D，Da S BV，et al. Effects of Brazil nut consumption on selenium status and cognitive performance in older adults with mild cognitive impairment：a randomized controlled pilot trial［J］. Eur J Nutr，2016，55（1）：107-116.

［12］Dong L，Xiao R，Cai C，et al. Diet，lifestyle and cognitive function in old Chinese adults［J］. Arch Gerontol Geriatr，2016，63：36-42.

［13］Barbour JA，Howe P，Buckley JD，et al. Cerebrovascular and cognitive benefits of high-oleic peanut consumption in healthy overweight middle-aged adults［J］. Nutr Neurosci，2017，20（10）：555-562.

［14］O'Brien J，Okereke O，Devore E，et al. Long-term intake of nuts in relation to cognitive function in older women［J］. J Nutr Health Aging，2014，18（5）：496-502.

［15］Tan SY，Georgousopoulou EN，Cardoso BR，et al. Associations between nut intake，cognitive function and non-alcoholic fatty liver disease（NAFLD）in older adults in the United States：NHANES 2011-14［J］. BMC Geriatr，2021，21（1）：313.

［16］Nooyens AC，Buenodemesquita HB，van Boxtel MP，et al. Fruit and vegetable intake and cognitive decline in middle-aged men and women：the Doetinchem Cohort Study［J］. Br J Nutr，2011，106（5）：752-761.

［17］Nurk E，Refsum H，Drevon CA，et al. Cognitive performance among the elderly in relation to the intake of plant foods. The Hordaland Health Study［J］. Br J Nutr，2010，104（8）：1190-1201.

［18］Rabassa M，Zamora-Ros R，Palau-Rodriguez，et al. Habitual nut exposure，assessed by dietary and multiple urinary metabolomic markers，and cognitive decline in older adults：The In CHIANTI Study［J］. Mol Nutr Food Res，2020，64（2）：e1900532.

［19］Li F，Jiang W，Wang J，et al. Beneficial effects of nut consumption on cognitive function among elderly：findings from a 6-Year cohort study［J］. Front Aging Neurosci，2022，14：816443.

［20］Li M，Shi Z. A prospective association of nut consumption with cognitive function in Chinese adults aged 55[+] China Health and Nutrition Survey［J］. J Nutr Health Aging，2019，23（2）：211-216.

［21］Jiang Y W，Sheng LT，Feng L，et al. Consumption of dietary nuts in midlife and risk of cognitive impairment in late-life：the Singapore Chinese Health Study［J］. Age and Ageing，2021，50（4）：1215-1221.

［22］Sala-Vila A，Valls-Pedret C，Rajaram S，et al. Effect of a 2-year diet intervention with walnuts on cognitive decline. The Walnuts And Healthy Aging（WAHA）study：a randomized controlled trial［J］. Am J Clin Nutr，2020，111（3）：590-600.

［23］Arab L，Ang A. A cross sectional study of the association between walnut consumption and cognitive function among adult US populations represented in NHANES［J］. J Nutr Health Aging，2015，19（3）：284-290.

［24］Bishop NJ，Zuniga KE. Investigating walnut consumption and cognitive trajectories in a representative sample of older US adults［J］. Public Health Nutr，2021，24（7）：1741-1752.

［25］Mustra RJ，Tanprasertsuk J，Scott T M，et al. Effects of daily almond consumption for six months on cognitive measures in healthy middle-aged to older adults：a randomized control trial［J］. Nutr

Neurosci，2022，25（7）：1466-1476.

［26］Coates AM，Morgillo S，Yandell C，et al. Effect of a 12-week almond-enriched diet on biomarkers of cognitive performance，mood，and cardiometabolic health in older overweight adults［J］. Nutrients，2020，12（4）：1180-1197.

［27］Dhillon J，Tan SY，Mattes RD. Effects of almond consumption on the post-lunch dip and long-term cognitive function in energy-restricted overweight and obese adults［J］. Br J Nutr，2017，117（3）：395-402.

（魏心源　程道梅）

第十一章 动物性食物

动物性食物是人体优质蛋白质、脂类、维生素、矿物质等营养素的良好来源，这些优质营养素又是脑组织等全身所有组织细胞的基本组成部分，在执行认知功能等全身各项生理功能中发挥重要作用。但不同肉类的营养成分存在差异，例如，畜肉类的饱和脂肪含量相对较高，摄入过多可能增加肥胖、心脑血管等疾病的发生风险。因此，遵照《中国居民膳食指南（2022）》中"适量摄入鱼、禽、蛋、瘦肉"的平衡膳食准则显得尤为重要。本章将重点讨论鱼、禽、畜肉及奶类、蛋类等我国居民日常摄入的动物性食物与认知功能及其相关疾病的关系。

第一节 肉 类

一、引言

肉类所含蛋白质营养价值高，富含赖氨酸、甲硫氨酸、亮氨酸、色氨酸、组氨酸等必需氨基酸；所含脂肪营养价值也高，富含必需脂肪酸和多种不饱和脂肪酸，上述营养成分是构成脑组织的基本成分。肉类所含的 B 族维生素可降低血浆同型半胱氨酸水平[1]，预防阿尔茨海默病的发生；所含的血红素铁的消化吸收率远高于植物性食物，铁参与大脑能量代谢，缺铁可引起神经递质稳态的改变，影响中枢神经髓鞘和突触的形成并使基底神经节功能下降[2]；所含的锌是中枢神经系统发育和神经干细胞分化的关键，对认知功能有重要作用。鱼虾蟹贝类较畜禽肉更易消化，特别是深海鱼，富含 n-3 多不饱和脂肪酸（n-3 PUFA），如二十二碳六烯酸（DHA）和二十碳五烯酸（EPA），其为脑神经细胞膜的重要组成成分，调节多种神经递质的传递并降低神经元氧化应激和凋亡水平，改善大脑海马功能，对维持认知功能有益[3]。

根据 2015—2017 年中国居民营养与健康状况监测数据[4]，我国 60 岁及以上老年人畜禽肉类平均摄入量为 68.7 g/d，畜肉类平均摄入量为禽肉类的 6 倍；鱼虾类平均摄入量为 22.1 g/d，东部地区居民摄入高于西部和中部地区居民。畜肉类含能量和饱和脂肪较高，摄入过多易导致超重、肥胖，是高血压、糖尿病和动脉粥样硬化等疾病的危险因素，从而增加血管性痴呆、脑血管性疾病和脑代谢性疾病发生风险，不利于维持脑健康[5-6]。肌肉衰减综合征是老年人认知能力下降的独立危险因素[7-8]，充足的优质蛋白质有助于预防和改善老年人肌肉衰减综合征的发生和发展，延缓认知损害；贫血人群患认知障碍风险高于正常人群[9]，肉类含有丰富的血红素铁，可预防缺铁性贫血，从而减少认知障碍风险；研究提示，多不饱和脂肪酸、锌、铁、B 族维生素等或可促进脑营养和认知功能，预防脑卒中、阿尔茨海默病等相关疾病的发生[10-13]。

本节主要讨论鱼、禽、畜肉摄入与老年人认知功能及其相关疾病的关系，为老年人群合理膳食、促进大脑健康提供科学依据。

二、证据收集方法

围绕肉类与认知功能的关系进行系统性文献检索，中英文检索词见表 11-1-1。共检索到 2312 篇相关文献。结合本书总体要求，共纳入 18 篇文献作为本节主要证据（中文 3 篇，英文 15 篇）。

表 11-1-1 肉类与老年人认知功能及其相关疾病检索情况

检索词		文献篇数（纳入/总）		
中文检索词	英文检索词	中文	英文	合计
牛肉，鸡肉，肉类，红肉，白肉，猪肉，瘦肉，禽，畜，肉，鱼，虾，蟹，海蛎，牡蛎，生蚝；认知功能，认知障碍，阿尔茨海默病，痴呆，卒中，帕金森，记忆，脑出血，脑梗死，脑缺血，脑梗塞	meat, poultry, red meat, seafood, fish, pork meat, shellfish; stroke, dementia, Alzheimer's disease, neurocognitive disorders, memory, cognitive dysfunction, cognitive impairment, brain, cognition	3/1781	15/531	18/2312

三、研究证据

（一）鱼类摄入与认知功能

共有 6 项系统评价/meta 分析、2 项前瞻性队列研究、1 项病例对照研究，研究证据见表 11-1-2～11-1-4，主要结果如下文。

1. 增加鱼类摄入降低脑卒中发生风险

Bechthold 等[14] 纳入了 20 项成年人鱼类摄入与脑卒中相关队列研究，鱼摄入量范围为 0～130 g/d，结果显示，每天多吃 100 g 鱼，脑卒中发生风险降低 14%（RR = 0.86，95%CI 0.75～0.99）；最高摄入量组与最低摄入量组脑卒中发生风险无统计学差异（RR = 0.95，95%CI 0.89～1.01）。Zhao 等[15] 基于 33 项队列研究的 meta 分析结果显示，鱼类最高摄入量组与最低摄入量组的脑卒中风险合并 HR 为 0.90（95%CI 0.85～0.96），且研究间无显著异质性，说明多吃鱼与较低的脑卒中风险有关联。

Qin 等[16] 检索到 5 项高 n-3 PUFA 鱼类与脑卒中关联的前瞻性队列研究及 4 项低 n-3 PUFA 鱼类与脑卒中关联的前瞻性队列研究，经 meta 分析，高 n-3 PUFA 鱼类（n-3 PUFA 含量超过 1000 mg/4 oz，如金枪鱼、鲑鱼等）最高摄入组相比最低摄入组的脑卒中发生风险无统计学差异（RR = 0.88，95%CI 0.74～1.04），但低 n-3 PUFA 鱼（n-3 PUFA 含量为 100～200 mg/4 oz，如鳕鱼、扇贝等）摄入能降低脑卒中发病风险 19%（RR = 0.81，95%CI 0.67～0.99）。低 n-3 PUFA 鱼类摄入量与较低的脑卒中风险存在关联，而高 n-3 PUFA 鱼类与脑卒中风险无关，提示鱼类摄入与脑卒中的有益关联并不能简单归因于 n-3 PUFA。

2. 增加鱼类摄入降低阿尔茨海默病发生风险

Zeng 等[17] 的研究显示，相比鱼类摄入量最低组，鱼类摄入量最高组的阿尔茨海默病性痴呆风险降低了 20%（HR = 0.80，95%CI 0.65～0.97），较多的鱼类摄入量与较低的

表 11-1-2 鱼类与老年人脑卒中关系的研究

作者，年度	研究类型	调查方法	例数	研究对象及年龄	摄入情况	结果	对认知功能的影响
Bechthold, 2019[14]	系统评价/meta 分析（20 项队列研究）	数据库检索	14 360 例	≥18 岁/美国、西班牙、英国、丹麦、荷兰、希腊、瑞典、德国、芬兰人群	0～130 g/d，摄入量最高 vs. 摄入量最低，同时以每 100 g/d 为摄入量分级进行剂量-反应关系 meta 分析	每多摄入 100 g/d 鱼，脑卒中发生风险降低 14%	改善
Zhao, 2019[15]	meta 分析（33 项队列研究）	数据库检索	NR#	≥18 岁、北美、亚太、欧洲人群	摄入量最高 vs. 摄入量最低（纳入研究摄入情况差异较大）	与最低组相比，最高鱼类摄入人群的脑卒中风险降低 10%	改善
Qin, 2018[16]	meta 分析（9 项前瞻性队列研究）	数据库检索	纳入研究样本量为 2710～41 020 例	≥20 岁/英国、意大利、西班牙、瑞典人群	摄入量最高 vs. 摄入量最低（纳入研究摄入情况差异较大）	低 n-3PUFA 鱼类摄入量与脑卒中风险之间观察到有益的关联，摄入高 n-3PUFA 鱼类与脑卒中风险无关	改善

注：# NR，Not Reported，未报道相关信息。

阿尔茨海默病风险有关联。此外，剂量-反应分析表明，每周增加 100 g 的鱼类摄入量可降低 12% 的阿尔茨海默病性痴呆风险（RR = 0.88，95%CI 0.79 ~ 0.99）。Zhang 等[18]的研究结果相似，有两篇原始研究提示，增加鱼类摄入可降低老年人阿尔茨海默病发生风险达 30% ~ 40%，进一步系统评价与证据合成显示，每周增加 1 份鱼类摄入（105 g）可降低 5% 痴呆发生风险（RR = 0.95，95%CI 0.90 ~ 0.99），可降低 7% 的阿尔茨海默病发生风险（RR = 0.93，95%CI 0.90 ~ 0.95）。

但 Ylilauri 等[19]2022 年新发表的前瞻性队列研究纳入 2497 名 42 ~ 60 岁芬兰男性，随访 22 年后未发现鱼类摄入与痴呆和阿尔茨海默病风险存在关联：摄入量最高组相比最低组痴呆相对风险为 1.08（95%CI 0.79 ~ 1.47），每增加 50 g 鱼类日摄入量，相对风险为 0.99（95%CI 0.89 ~ 1.10），均无统计学意义。

3. 增加鱼类摄入降低认知功能障碍发生风险

商茜茜[20]等的 meta 分析显示，经常食用鱼贝类相比摄入量最少组患轻度认知功能障碍风险降低 35%（OR = 0.65，95%CI 0.54 ~ 0.78），显示增加鱼贝类摄入量与较低的轻度认知障碍风险有关联；Ylilauri 等[19]研究表明，较高的鱼类摄入量与较好的认知功能有关联，认知功能评价选择性提醒测试中，鱼类摄入量最高组比鱼类摄入量最低组高 1.9 分（95%CI 0.1 ~ 3.7，$P_{趋势}$ = 0.04）；此外，刘威等[21]的研究也提示了食用海水鱼与较低的认知功能障碍风险相关联，食用海水鱼者患认知功能障碍的风险是不食用海水鱼者的 0.634 倍（OR = 0.634，95%CI 0.418 ~ 0.960）。

（二）畜禽肉类摄入与认知功能

共纳入 11 篇文献，包括系统评价 /meta 分析（5 篇）、随机对照研究（2 篇）、队列研究（2 篇）、随机对照交叉试验（1 篇）、病例对照研究（1 篇）。肉类按加工程度可分为加工肉制品和未加工肉类，按照肌红蛋白含量又分为红肉和白肉，不同肉类的健康效益或存在差异。研究证据见表 11-1-5 ~ 11-1-7，主要结果如下文。

1. 红肉和加工肉类可能增加脑卒中发生风险

Zeraatkar 等[22]基于 18 个结局指标含脑卒中的队列研究进行系统评价，低确定性证据提示，每周减少 3 份加工肉类（50 g 为 1 份）的摄入量，脑卒中风险降低 6%（RR = 0.94，95%CI 0.90 ~ 0.98）；每周减少 3 份红肉（120 g 为 1 份）摄入，脑卒中风险降低 6%（RR = 0.94，95%CI 0.90 ~ 0.98），减少红肉和加工肉类摄入与较低的脑卒中风险相关联。这与 Bechthold 等[14]的 meta 分析结果相似，对截至 2017 年 3 月发表的关于红肉和加工肉制品与脑卒中关系前瞻性队列研究分析发现，加工肉类食用量最高组相比最低组，脑卒中的发生风险增加 16%（RR = 1.16，95%CI 1.07 ~ 1.26），每增加 50 g/d 加工肉制品摄入，脑卒中的发生风险增加 17%（95%CI 1.02 ~ 1.34）；红肉食用量最高组相比最低组，脑卒中的发生风险增加 16%（RR = 1.16，95%CI 1.08 ~ 1.25），每增加 100 g/d 红肉摄入，脑卒中的发生风险增加 12%（RR = 1.12，95%CI 1.06 ~ 1.17）。Kim 等[23]研究了总肉类、红肉、加工肉制品和脑卒中发生风险的关联，结果显示，合并相对风险分别为 1.18（95%CI 1.09 ~ 1.28）、1.11（95%CI 1.03 ~ 1.20）、1.17（95%CI 1.08 ~ 1.25），提示总肉类摄入、红肉摄入和加工肉制品摄入与更高的脑卒中发生风险相关。

表 11-1-3 鱼类与老年人阿尔茨海默病关系的研究

作者，年度	研究类型	调查方法	例数	研究对象及年龄	摄入情况	结果	对认知功能的影响
Zeng, 2017[17]	meta 分析（9 项前瞻性队列研究）	数据库检索	28 754 例	纳入研究中，1 篇仅报告平均年龄 71 岁，其余研究对象均≥55 岁/美国、荷兰、法国、瑞典、中国人群	摄入量最高 vs. 摄入量最低（纳入研究摄入情况差异较大）	摄入较多鱼类的人阿尔茨海默病性痴呆风险降低了 20%。每周增加 100 g 的鱼摄入量可降低 12% 的阿尔茨海默性痴呆风险	改善
Zhang, 2016[18]	meta 分析（21 项前瞻性队列研究）	数据库检索	181 580 例（4438 例认知受损）	≥30 岁/美国、法国、荷兰、芬兰、韩国、加拿大、日本、意大利人群	105 g 为 1 份	每增加 105 g 鱼类摄入，痴呆发生风险降低 5%，阿尔茨海默病发生风险降低 7%	改善
Ylilauri, 2022[19]	前瞻性队列研究	4 天膳食记录（其中 1 天为周末）	2497 例	42～60 岁/芬兰东部男性，随访 22 年	摄入量最高 vs. 摄入量最低	鱼类摄入与痴呆和阿尔茨海默病风险之间无关联	无

表 11-1-4 鱼类与老年人认知功能关系的研究

作者，年度	研究类型	调查方法	例数	研究对象及年龄	摄入情况	结果	对认知功能的影响
蔺茜茜, 2022[20]	meta 分析（9 项横断面研究，2 项病例对照研究）	数据库检索	12 238 例	≥55 岁/中国 8 省份及直辖市，意大利，巴西	摄入量最高 vs. 摄入量最低（纳入研究摄入情况差异较大）	经常食用鱼贝类，老年人患轻度认知障碍的风险降低 35%	改善
Ylilauri, 2022[19]	前瞻性队列研究	4 天膳食记录（其中 1 天为周末）	2497 例	42～60 岁/芬兰东部男性	摄入量最高 vs. 摄入量最低	较高的鱼类摄入量与较好的认知功能相关	改善
刘威, 2021[21]	病例对照研究	自行设计的饮食习惯调查问卷	498 例	≥60 岁/中国深圳市罗湖区	摄入 vs. 不摄入	食用海水鱼是认知功能的保护因素，食用海水鱼者患认知障碍的风险是不食用海水鱼者的 0.634 倍	改善

2. 增加白肉摄入可能减少脑卒中发生风险

Mohammadi 等[24]对禽肉与脑卒中的关系进行了 meta 分析，最高禽肉摄入量（每周 250 ~ 300 g）组和最低禽肉摄入量（每周 10 ~ 100 g）组的脑卒中风险合并相对风险（RR）= 0.92（95%CI 0.82 ~ 1.03），无统计学意义；每周每增加 100 g 禽肉摄入，脑卒中风险并未降低（RR = 1.00，95%CI 0.96 ~ 1.03）。Kim 等[23]的研究同时显示，白肉摄入与脑卒中发生的合并相对风险为 0.87（95%CI 0.78 ~ 0.97），提示增加白肉摄入与更低的脑卒中发生风险相关联。

3. 增加白肉或新鲜未加工肉可能减少出现认知受损风险

Zhang 等[25]进行的一项 meta 分析纳入了针对老年人群肉类摄入与认知相关的 29 项研究，包括 12 项队列研究、3 项病例对照研究、13 项横断面研究和 1 项干预研究。基于其中 5 项研究的 meta 分析显示，认知障碍患者和非认知障碍患者之间的肉类摄入量无显著差异（SMD = - 0.32，95%CI - 1.01 ~ 0.36），但异质性较大；每周或更频繁地吃肉相比吃肉不频繁者可以降低 27% 的认知障碍发生率（OR = 0.73，95%CI 0.57 ~ 0.88），但纳入研究存在潜在发表偏倚。成乐等[26]的横断面研究提示，肉类摄入较高（包括畜肉类、禽肉类和鱼虾蟹贝类）与更低的老年人认知功能障碍风险相关联，最高四分位肉类模式得分人群患认知功能障碍的可能性是最低四分位数得分人群的 0.570 倍（OR = 0.570，95 % CI 0.336 ~ 0.967）。两项研究均提示，增加肉类总摄入量可能降低认知功能障碍的发生，但证据强度不足。

Formica 等[27]的一项随机对照研究将 154 名老年人随机分为干预组（瘦红肉）和对照组（碳水化合物），探索在运动基础上，补充 160 g/d 瘦红肉对老年人认知功能的效果，6 个月的试验期后未观察到阳性变化。Wade 等[28]招募了 35 名中老年人（45 ~ 80 岁），开展了一项交叉随机对照研究，分别使用含 250 g 新鲜瘦猪肉的地中海饮食和低脂对照饮食干预 8 周，中间间隔 8 周洗脱期，发现含新鲜瘦猪肉的膳食干预后，招募对象的处理速度与情绪角色功能表现更佳，未加工瘦红肉或对中老年人认知存在益处。Charlton 等[29]设计的 RCT 则分别使用猪肉和鸡肉在老年社区人群中进行了 12 周的干预，仅第 6 周时鸡肉干预组的 Rey 听觉语言学习测试总分评分明显高于猪肉组，但正确反应得分鸡肉组整个干预期均高于猪肉组。

Ylilauri 等[19]进行的队列研究发现增加未加工红肉摄入与良好认知功能相关，而加工红肉摄入会增加认知功能障碍的发生风险。摄入非加工红肉量最多的男性在简易精神状态量表中得分较摄入量最低的男性高 0.4 分（95%CI - 0.02 ~ - 0.9，$P_{趋势}$ = 0.06），在连线测验 A 中较摄入量最低的男性快 4.9 词（95%CI - 8.8 ~ - 1.0，$P_{趋势}$ = 0.01）；而摄入加工红肉则相反，与加工红肉摄入量最低的男性相比，摄入加工红肉量最多的男性在选择性提醒测试中少回忆 2.5 个词（95%CI - 4.4 ~ - 0.7，$P_{趋势}$ = 0.008），在罗素视觉适应性反应试验中低 1.0 分（95%CI - 1.8 ~ - 0.2，$P_{趋势}$ = 0.01）。

4. 红肉与阿尔茨海默病 / 痴呆

Ylilauri 等[19]进行的前瞻性队列研究经过 22 年随访期，未发现摄入未加工红肉或加工红肉与阿尔茨海默病 / 痴呆的关联。Zhang 等[30]近期发表的一项前瞻性队列研究发

表 11-1-5 畜禽肉类与老年人脑卒中关系的研究

作者，年度	研究类型	调查方法	例数	研究对象及年龄	摄入情况	结果	对认知功能的影响
Bechthold, 2019[14]	系统评价/meta分析[6项队列研究（加工肉制品），7项队列研究（红肉）]	数据库检索	加工肉制品组9492例，红肉组9492例	≥18岁（含≥65岁[队列]）/西班牙、美国、瑞典、丹麦、澳大利亚人群	以100 g/d为红肉摄入分级，以50 g/d为加工肉摄入分级	与摄入量最低组人群相比，红肉摄入量最高组人群脑卒中发病风险增加16%（每增加100 g/d红肉摄入，脑卒中的发病风险增加12%）；加工肉制品摄入量最高组人群脑卒中发病风险增加16%（每增加50 g/d加工肉制品摄入，脑卒中发病风险增加17%）	损害
Zeraatkar, 2019[22]	系统评价/meta分析（18项队列研究）	数据库检索	420万例	17~92岁/美国和欧洲、亚洲、中东地区人群	1份未加工红肉为120 g，1份加工肉类为50 g，1份混合肉为100 g	不确定的证据发现，每周减少3份未加工红肉的摄入，脑卒中风险有很小幅度的降低。低确定性证据发现，每周减少3份加工肉类的摄入，脑卒中风险有很小幅度的降低	损害
Kim, 2017[23]	系统评价/meta分析（15项前瞻性队列研究）	数据库检索	254 742例（含脑卒中患者9522例）	29~103岁/美国、西班牙、日本、中国人群	摄入量最高 vs. 摄入量最低（纳入研究摄入情况差异较大）	总肉类摄入、红肉摄入和加工肉制品摄入是脑卒中中的危险因素，而白肉摄入可降低脑卒中发生风险。肉类摄入量与脑卒中风险之间的关系可能因肉类型而异	红肉和加工肉制品：损害 白肉：改善
Mohammadi, 2018[24]	meta分析（7项前瞻性队列研究）	数据库检索	354 718例（其中7705例脑卒中）	34~103岁/美国、日本、中国和伊朗人群	最低0~1次/周（或每周10~100 g），最多1~3次/周（或每周250~300 g），以100 g为一份	最高和最低禽肉摄入量组的总卒中风险无差异。每周增加1份禽肉摄入量并未减少脑卒中风险	无

表 11-1-6　畜禽肉类与老年人认知功能关系的研究

作者，年度	研究类型	调查方法	例数	研究对象及年龄	摄入情况	结果	对认知功能的影响
Zhang, 2020[25]	系统评价/meta分析（12项队列研究、3项病例对照研究、13项横断面研究和1项干预研究）	数据库检索	纳入研究样本量 48～30 484 例	老年人或≥40岁且包含老年人/法国、美国、瑞典、中国、澳大利亚、希腊、德国、西班牙、韩国、印度、波兰、巴西、荷兰人群	摄入量均值，每周或更频繁地吃肉类 vs. 吃肉不频繁	认知障碍患者与非认知障碍患者的肉类摄入量没有显著差异，每周或更频繁地食用肉类的认知障碍发生率低27%	改善
成乐, 2021[26]	横断面研究	食物频率法	565例	≥65岁/中国太原市人群	肉类膳食模式分级，Q_1 vs. Q_4	摄入较多的肉类可能为老年人认知功能的保护因素	改善
Formica, 2020[27]	RCT	试验干预	154例（红肉干预组77例，对照组77例）	≥65岁/澳大利亚人群	干预组160 g/d瘦红肉，对照组225 g/d碳水化合物	瘦红肉摄入未改善认知功能	无
Wade, 2019[28]	平行交叉RCT	试验干预	35例	45～80岁/澳大利亚人群	地中海饮食（新鲜瘦猪肉250 g）和低脂控制饮食	含新鲜瘦猪肉膳食干预后，处理速度与情绪角色功能表现更佳	改善
Charlton, 2016[29]	RCT	试验干预	48例（干预组28例，对照组20例）	65～89岁/澳大利亚人群	猪肉膳食干预（对照），肉膳食干预一周4次	与含鸡肉的膳食相比，每周提供4次猪肉餐，12周认知能力并无明显改善，但正确反应得分低于干预鸡肉组	改善
Ylilauri, 2022[19]	前瞻性队列研究	4天膳食记录（其中1天为周末）	2497例	42～60岁/芬兰东部男性	摄入量最高 vs. 摄入量最低	摄入较多的未加工红肉与良好的认知功能相关，而加工红肉则为认知功能障碍的危险因素	未加工红肉：改善 加工红肉：损害

现，每天增加 25 g 的香肠、培根、腊肠或咸牛肉等加工肉类，可导致痴呆风险增高 44%（HR ＝ 1.44，95%CI 1.24 ～ 1.67），阿尔茨海默病风险增高 52%（HR ＝ 1.52，95%CI 1.18 ～ 1.96）；每天增加 50 g 的未加工红肉，痴呆风险降低 19%（HR ＝ 0.81，95%CI 0.69 ～ 0.95），阿尔茨海默病风险降低 30%（HR ＝ 0.7，95%CI 0.53 ～ 0.92）；总肉类摄入和禽肉摄入增加与阿尔茨海默病和痴呆风险无关。

表 11-1-7　畜禽肉类与老年人阿尔茨海默病关系的研究

作者、年度	研究类型	调查方法	例数	研究对象及年龄	摄入情况	结果	对认知功能的影响
Ylilauri, 2022[19]	前瞻性队列研究	4 天膳食回顾法	2497 例	芬兰东部男性，42 ～ 60 岁	摄入量最高 vs.摄入量最低	摄入未加工红肉或加工红肉与阿尔茨海默病 / 痴呆无明显关联	无
Zhang, 2021[30]	前瞻性队列研究	食物频率法	493 888 例	英国人群，40 ～ 69 岁	每日额外摄入 25 g 加工肉类	每天额外摄入 25 g 的加工肉类，痴呆风险和阿尔茨海默病风险增加；而每天增加 50 g 未加工红肉与痴呆及阿尔茨海默病风险降低相关。总肉类摄入和禽肉摄入增加与阿尔茨海默病和痴呆风险无关	加工肉类：损害 未加工红肉：改善 未加工禽肉：无

四、研究证据评价

综合研究结果显示，增加鱼类摄入量很可能降低老年人脑卒中、痴呆、阿尔茨海默病发病风险，改善认知功能，综合评价等级为 B 级；摄入较多禽肉可能降低脑卒中或认知障碍发生风险，摄入较多红肉和加工肉制品可能增加脑卒中风险，综合评价等级为 C 级；尚未明确摄入红肉及加工肉类与阿尔茨海默病或痴呆的关联。研究证据评价结果见表 11-1-8 和表 11-1-9。

表 11-1-8　鱼类与老年人认知功能及其相关疾病关系证据分析

内容	评级	备注
脑卒中		
证据等级	良	3 项基于队列研究的系统评价 /meta 分析
一致性	良	结论一致性强：3 篇 meta 分析 / 系统评价均显示，摄入更多鱼类，发生脑卒中的风险降低
健康影响	良	摄入较多鱼类可降低老年人脑卒中的发生风险

续表

内容	评级	备注
研究人群	中	研究人群有美国、英国、亚太等多个国家地区成年人
适用性	中	存在针对亚洲老年人的证据，但大部分研究人群为欧美国家人群，适用于中国人群时有个别注意事项

阿尔茨海默病

内容	评级	备注
证据等级	良	2 项基于队列研究的系统评价 /meta 分析，1 项前瞻性队列研究
一致性	良	结论一致性强：2 篇 meta 分析均显示，增加鱼类摄入量可降低阿尔茨海默病和痴呆的发病风险。1 项前瞻性队列研究显示，鱼类摄入量与痴呆和阿尔茨海默病风险无明显关联
健康影响	良	摄入较多鱼类可降低老年人痴呆、阿尔茨海默病的发生风险
研究人群	中	研究人群有美国、中国、日本等多个国家成年人或老年人
适用性	中	存在针对中国老年人的证据，但大部分研究人群为欧美国家人群，适用于中国人群时有个别注意事项

认知功能

内容	评级	备注
证据等级	良	1 项基于队列研究的 meta 分析，1 项前瞻性队列研究，1 项病例对照研究
一致性	良	结论一致性强：摄入较多鱼类可降低轻度认知障碍的发生风险，与较好的认知功能相关
健康影响	良	摄入较多鱼类可改善老年人认知功能
研究人群	中	研究人群有中国及芬兰、意大利、巴西等中老年人
适用性	中	存在针对中国老年人的证据，存在个别注意事项

表 11-1-9　畜禽肉类与认知功能及其相关疾病关系证据分析

内容	评级	备注
脑卒中		
证据等级	良	4 项基于队列研究的系统评价 /meta 分析
一致性	中	结论一致性中等：3 项 meta 分析均显示，食用较多红肉和加工肉制品会增加脑卒中的发病风险；1 项 meta 分析显示，增加禽肉摄入量可能会减少脑卒中发病风险，另一篇 meta 分析则显示，禽肉摄入与脑卒中风险无明显关联
健康影响	中	摄入较多红肉和加工肉类会增加患脑卒中风险，白肉或新鲜未加工肉对老年人可能减少患脑卒中风险
研究人群	中	研究人群有成年人或老年人，来自法国、中国、美国、瑞典、澳大利亚等国家
适用性	中	存在针对中国老年人的证据，但大部分研究人群为欧美国家人群，适用于中国人群时有个别注意事项
认知功能		
证据等级	良	1 项基于 12 个队列研究、3 个病例对照研究、13 个横断面研究和 1 个干预研究的系统评价 /meta 分析，2 项 RCT，1 项交叉设计 RCT，1 项前瞻性队列研究，1 项病例对照研究

内容	评级	备注
一致性	中	结论一致性中等：① meta 分析及病例对照研究显示，每周或更频繁地食用肉类可减少认知障碍发生率；② 1 项队列研究显示，摄入较多的未加工红肉与良好的认知功能相关，而加工红肉是发生认知功能障碍的危险因素；③ 1 项 RCT 结果显示，160 g/d 瘦红肉摄入相比碳水化合物对照组，认知功能无明显改善，另一项 RCT 结果提示，瘦红肉干预对老年人处理速度和情绪角色功能有益作用；④ 1 项 RCT 结果显示，使用猪肉和鸡肉干预 12 周后认知功能变化无明显差异，但鸡肉组的正确反应得分在整个干预期均高于猪肉组
健康影响	中	白肉或新鲜未加工肉对老年人可能减少出现认知受损的风险
研究人群	中	研究人群有成年人或老年人，以老年人为主，来自法国、中国、美国、瑞典、澳大利亚等国家
适用性	中	存在针对中国老年人的证据，但大部分研究人群为欧美国家人群，RCT 均为澳大利亚人群，适用于中国人群时有个别注意事项
阿尔茨海默病		
证据等级	中	2 项前瞻性队列研究
一致性	差	1 项研究表明摄入未加工红肉或加工红肉与阿尔茨海默病 / 痴呆无相关性。另一项研究表明食用未加工红肉与阿尔茨海默病 / 痴呆风险降低相关，加工肉制品会增加阿尔茨海默病 / 痴呆风险
健康影响	不明	尚无充分证据确定红肉及加工肉制品与阿尔茨海默病的关联
研究人群	中	研究人群为欧美中老年人
适用性	中	适用于中国人群时有个别注意事项

五、结语

1. 推荐意见

综合评价显示，增加鱼类摄入量很可能降低老年人脑卒中、痴呆、阿尔茨海默病发病风险，改善认知功能，推荐强度为 B 级；摄入较多禽肉可能降低脑卒中或认知障碍发生风险，而摄入较多红肉和加工肉制品可能增加患脑卒中风险，推荐强度为 C 级。红肉及加工肉制品与阿尔茨海默病及痴呆的关联尚未明确。建议老年人注意选择多种动物性食物，优先选择鱼肉和禽肉，少吃加工肉制品。

2. 局限性

今后需在我国开展大样本前瞻性研究，进一步探讨不同种类及来源的肉类与老年人认知功能及其相关疾病的关系。

参考文献

[1] 王善信，王仁峰，赵贵芳. 老年人认知功能与血清同型半胱氨酸水平 [J]. 中国临床康复，2005，9（20）：156-157.
[2] 陈小瑞，于飞. 铁缺乏与神经发育及神经系统疾病关系的研究进展 [J]. 广西医学，2016（9）：1279-1281.

［3］黄书才，谌红献. ω-3 多不饱和脂肪酸对认知功能影响的研究进展［J］. 中国神经精神疾病杂志，2013，39（2）：111-114.

［4］赵丽云，丁钢强，赵文华. 2015—2017 年中国居民营养与健康状况监测报告［M］. 北京：人民卫生出版社，2022：65-68.

［5］郑伟，林小娟，林昭敏，等. 老年人群低密度脂蛋白胆固醇水平与认知功能的关系［J］. 中国实用神经疾病杂志，2020，23（18）：1565-1571.

［6］Khan NA，Raine LB，Drollette ES，et al. The relation of saturated fats and dietary cholesterol to childhood cognitive flexibility［J］. Appetite，2015，93：51-56.

［7］Nishiguchi S，Yamada M，Shirooka H，et al. Sarcopenia as a risk factor for cognitive deterioration in community-dwelling older adults：a 1-year prospective study［J］. J Am Med Dir Assoc，2016，17（4）：372-375.

［8］Cabett CG，Sanches YM，Aprahamian I. Sarcopenia is associated with cognitive impairment in older adults：a systematic review and meta-analysis［J］. J Nutr Health Aging，2019，23（6）：525-531.

［9］雷梦媛，李俊晴，杨艳艳，等. 贫血与认知障碍关系的 meta 分析［J］. 现代预防医学，2021，48（4）：754-758.

［10］Singh JE. Dietary sources of omega-3 fatty acids versus omega-3 fatty acid supplementation effects on cognition and inflammation.［J］. Curr Nutr Rep，2020，9（3）：264-277.

［11］步文磊，王茵，荫士安，等. 叶黄素、大豆甙元及卵磷脂对小鼠认知行为影响［J］. 中国公共卫生，2011，27（05）：600-602.

［12］Tardy A，Pouteau E，Marquez D，et al. Vitamins and minerals for energy，fatigue and cognition：a narrative review of the biochemical and clinical evidence［J］. Nutrients，2020，12（1）：228.

［13］黄秋敏，贾小芳，王柳森，等. 膳食营养与阿尔茨海默病关系的研究进展［J］. 营养学报，2019，41（1）：95-98.

［14］Bechthold A，Boeing H，Schwedhelm C，et al. Food groups and risk of coronary heart disease，stroke and heart failure：a systematic review and dose-response meta-analysis of prospective studies［J］. Crit Rev Food Sci Nutr，2019，59（7）：1071-1090.

［15］Zhao W，Tang H，Yang X，et al. Fish consumption and stroke risk：a meta-analysis of prospective cohort studies［J］. J Stroke Cerebrovasc，2019，28（3）：604-611.

［16］Qin Z，Xu J，Chen G，et al. Effects of fatty and lean fish intake on stroke risk：a meta-analysis of prospective cohort studies［J］. Lipids Health Dis，2018，17（1）：264.

［17］Zeng L，Cao Y，Liang W，et al. An exploration of the role of a fish-oriented diet in cognitive decline：a systematic review of the literature［J］. Oncotarget，2017，8（24）：39877-39895.

［18］Zhang Y，Chen J，Qiu J，et al. Intakes of fish and polyunsaturated fatty acids and mild-to-severe cognitive impairment risks：a dose-response meta-analysis of 21 cohort studies［J］. Am J Cin Nutr，2016，103（2）：330-340.

［19］Ylilauri M，Hantunen S，Lnnroos E，et al. Associations of dairy，meat，and fish intakes with risk of incident dementia and with cognitive performance：the kuopio ischaemic heart disease risk factor study（KIHD）［J］. Eur J Nutr，2022，61（5）：2531-2542.

［20］商茜茜，滕文杰，李文君，等. 老年人饮食习惯与患轻度认知障碍风险关系的 meta 分析［J］. 现代预防医学，2022，49（3）：426-430，440.

［21］刘威，聂露琳，罗毅，等. 深圳市罗湖区老年人发生认知功能障碍的饮食习惯影响因素分析［J］. 老年医学研究，2021，2（2）：24-27.

［22］Zeraatkar D，Han MA，Guyatt GH，et al. Red and processed meat consumption and risk for all-cause mortality and cardiometabolic outcomes：a systematic review and meta-analysis of cohort studies［J］. J Emerg Med，2019，171（10）：703-710.

［23］Kim K，Hyeon J，Lee SA，et al. Role of total，red，processed，and white meat consumption in stroke incidence and mortality：a systematic review and meta-analysis of prospective cohort studies［J］. J Am

Heart Assoc，2017，6（9）：391-393.

［24］Mohammadi H，Jayedi A，Ghaedi E，et al. Dietary poultry intake and the risk of stroke：a dose-response meta-analysis of prospective cohort studies［J］. Clin Nutr ESPEN，2018，23：25-33.

［25］Zhang H，Hardie L，Bawajeeh AO，et al. Meat consumption，cognitive function and disorders：a systematic review with narrative synthesis and meta-analysis［J］. Nutrients，2020，12（5）：1528.

［26］成乐，董瑞瑞，宋晨萌，等. 太原市社区老年人膳食模式与认知功能障碍关系［J］. 中国公共卫生，2021，37（11）：1607-1610.

［27］Formica M，Gianoudis J，Nowson C，et al. Effect of lean red meat combined with a multicomponent exercise program on muscle and cognitive function in older adults：a 6-month randomized controlled trial［J］. Am J Clin Nutr，2020，112（1）：113-128.

［28］Wade A，Davis C，Dyer K，et al. A mediterranean diet with fresh，lean pork improves processing speed and mood：cognitive findings from the medpork randomised controlled trial［J］. Nutrients，2019，11（7）：1521.

［29］Charlton K，Walton K，Batterham M，et al. Pork and chicken meals similarly impact on cognitive function and strength in community-living older adults：a pilot study［J］. J Nutr Gerontol Geriatr，2016，35（2）：124-145.

［30］Zhang H，Greenwood DC，Risch HA，et al. Meat consumption and risk of incident dementia：cohort study of 493，888 UK Biobank participants［J］. Am J Clin Nutr，2021，114（1）：175-184.

第二节　奶　　类

一、引言

奶及奶制品营养全面均衡，主要提供优质蛋白、脂溶性维生素和钙，易消化吸收。奶类所含有的钙是脑神经元代谢不可缺少的重要物质，抑制脑神经的异常兴奋；所含有的维生素 D 是神经活性甾体，调控脑内钙信号；所含有的赖氨酸是谷类的第一限制氨基酸，影响蛋白质的吸收利用，并可通过血脑屏障直接进入脑组织影响呼吸链，为神经细胞的修复和进行正常生理活动提供必要的能量来源[1]。

根据 2015—2017 年中国居民营养与健康状况监测数据[2]，中国居民奶类及其制品平均摄入量为 23.2 g/d，低于 2010 年的平均摄入量（32.7 g/d），远低于膳食指南推荐摄入量 300 g/d，整体摄入严重不足并呈现下降趋势[3]，大多数中国老年人还未建立食用奶制品的饮食习惯。

本节主要讨论奶类摄入与老年人认知功能及其相关疾病的关系，为老年人群合理膳食、促进大脑健康提供科学依据。

二、证据收集方法

围绕奶类与认知功能的关系进行系统性文献检索，中英文检索词见表 11-2-1。共检索到 687 篇相关文献。结合本书总体要求，共纳入 10 篇文献作为本节主要证据（中文 1 篇，英文 9 篇），并补充 1 篇来自畜禽肉类的研究证据。

表 11-2-1 奶类与老年人认知功能及其相关疾病检索情况

检索词		文献篇数（纳入/总）		
中文检索词	英文检索词	中文	英文	合计
牛奶，酸奶，奶制品，乳制品，奶类；认知功能，认知障碍，阿尔茨海默病，痴呆，卒中，帕金森，记忆，脑出血，脑梗死，脑缺血，脑梗塞	milk, cultured milk products, yogurt, cheese; stroke, dementia, Alzheimer's disease, neurocognitive disorders, memory, cognitive dysfunction, cognitive impairment, brain, cognition	1/235	9/452	10/687

三、研究证据

共检索到 687 篇文献，纳入本研究 11 篇文献，包括系统评价/meta 分析（7 篇）、随机对照研究（3 篇）和随机对照交叉试验（1 篇）。研究证据见表 11-2-2 ～ 11-2-3，主要结果如后。

1. 奶类及其制品可能降低认知功能受损发生风险

Cuesta-Triana 等[4] 系统检索了 2009—2018 年以英文和西班牙文发表的 ≥ 60 岁社区老年人群奶制品摄入与认知功能受损相关观察性和干预性研究，共纳入 4 项观察性前瞻性队列研究。研究发现，与最低四分位组相比，较高四分位组受试者患阿尔茨海默病的概率显著降低 [第二、三、四个四分位组的 HR（95%CI）分别为：0.64（0.41 ～ 0.99）、0.57（0.3 ～ 0.87）和 0.63（0.41 ～ 0.98）]；另一项研究显示，增加奶类及其制品，如冰淇淋等甜点的摄入量与女性的认知功能下降有关，与不摄入相比，摄入少于或等于中位数者出现认知功能下降的风险是不摄入者的 1.02 倍（OR = 1.02，95%CI 0.82 ～ 1.28），差异无统计学意义，但摄入大于中位数者出现认知功能下降的风险是不摄入者的 1.33 倍（OR = 1.33，95%CI 1.07 ～ 1.65，$P_{趋势}$ = 0.010）；中年时期喝更多的牛奶可能会导致认知能力（非文字记忆）在未来 20 年的时间里出现更明显的下降。

Wu 等[5] 研究人员在 PubMed 和 Embase 数据库中检索了牛奶摄入与认知障碍（阿尔茨海默病、痴呆和认知衰退/损伤）之间关联的观察性研究，纳入了 7 篇研究，共涉及 10 941 名研究对象。最高水平的牛奶摄入相比最低水平的牛奶摄入，认知障碍风险降低 28%（OR = 0.72，95%CI 0.56 ～ 0.93）。

Lee 等[6] 基于 3 个队列研究的 meta 分析显示，牛奶摄入量与认知功能下降之间没有显著相关性（HR = 1.21，95%CI 0.81 ～ 1.82）。由于纳入研究使用了不同的牛奶摄入频率或牛奶摄入量，无法进一步行剂量-反应关系的 meta 分析。

奶制品研究结果不一致与使用不同类型和成分的奶制品有关。Suzuki 等[7] 使用 33.4 g/d 加工奶酪对 ≥ 70 岁轻度认知障碍老年人干预 3 个月，简易精神状态量表（MMSE）评分无明显差异；Duff 等[8] 的随机对照研究提示，60 g/d 牛初乳和乳清蛋白复合物均对老年人认知功能改善有益；Beauchet 等[9] 将 40 名老年社区女性随机分为干预组和对照组，以酸奶为载体，分别使用强化 400 IU 维生素 D_3 和 800 mg 钙的酸奶和非强化酸奶（含 300 mg 钙）干预 3 个月，干预组对象 MMSE 评分更佳（P = 0.022），提示强化了维生素 D_3 和钙的奶制品可能对老年人认知有改善作用；曹芸等[10] 针对轻度认知障碍的中老年人随机分组，使用含 300 mg/100 g 磷脂丝氨酸的奶粉干预 3 个月（对照组 100 mg/100 g），试验末干预组对象的 MMSE、蒙特利尔认知评估量表（Montreal Cognitive Assessment，MoCA）

表 11-2-2 奶类及其制品与老年人认知功能关系的研究

作者，年度	研究类型	调查方法	例数	研究对象及年龄	摄入情况	结果	对认知功能的影响
Cuesta-Triana, 2019[4]	系统评价（4项前瞻性队列研究）	数据库检索	22 718 例	≥60岁/美国、日本、法国的社区居民	纳入研究摄入情况差异较大	奶类及其制品摄入和认知功能下降之间的关联可能取决于奶制品的种类和摄入量。存在相互矛盾的研究结果	不明确
Wu, 2016[5]	meta分析（4项队列研究和3项横断面研究）	7篇观察性研究	10 941 例	≥30岁/澳大利亚、日本、美国、中国、法国及非洲人群	摄入量最高 vs. 摄入量最低（纳入研究摄入情况差异较大）	最高水平的牛奶摄入与认知障碍风险降低相关	改善
Lee, 2018[6]	系统评价/meta分析（7项队列研究和1项随机对照研究）	数据库检索	38～13 752 例	≥50岁/澳大利亚、日本、法国、美国人群	纳入研究摄入情况差异较大	对3个队列研究的meta分析显示，牛奶摄入量与认知功能下降结果之间没有显著相关性。奶类及其制品摄入对降低认知能力下降的证据整体强度不够	不明确
Suzuki, 2019[7]	随机对照交义试验	试验干预	71 例	≥70岁/日本有轻度认知障碍的老年女性	33.4 g/d 的加工奶酪，干预3个月	MMSE评分无明显变化	无
Duff, 2014[8]	RCT	试验干预	40 例	平均年龄59岁/加拿大大人群	60 g/d牛初乳或乳清蛋白复合物，干预8周	认知评分改善	改善
Beauchet, 2019[9]	RCT	试验干预	40 例（干预组20例，对照组20例）	法国老年社区女性	强化酸奶（即强化400 IU维生素 D_3 和800 mg钙）和非强化酸奶（含300 mg钙），干预3个月	使用强化维生素 D_3 和钙的奶制品与对照组相比，MMSE评分更佳	改善
曹芸, 2019[10]	RCT	试验干预	59 例（干预组30例，对照组29例）	45～83岁/中国轻度认知障碍患者	含300 mg/100 g和100 mg/100 g磷脂丝氨酸的奶粉，干预3个月	MMSE、MoCA及ADAS-Cog均有明显改善	改善

表 11-2-3 奶类及其制品与老年人脑卒中关系的研究

作者，年度	研究类型	调查方法	例数	研究对象及年龄	摄入情况	结果	对认知功能的影响
Bechthold，2019[12]	系统评价/meta 分析（12 项队列研究）	数据库检索	16 887 例	≥18 岁/西班牙、美国、威尔士、丹麦、希腊、中国、荷兰、芬兰、瑞典、英国人群	0～1860 g/d，以 200 g/d 为奶制品摄入分级	奶类及其制品摄入量最高组的脑卒中发生风险与最低组比较无显著差异	无
Mullie，2016[13]	meta 分析（10 篇队列研究）	数据库检索	564 717 例（39 352 例脑卒中）	34～74 岁/美国、澳大利亚及亚洲、欧洲人群	0～850 ml/d，以 1 份或 1 杯为 200 ml/d	没有发现饮用牛奶会降低或增加脑卒中发生风险	无
Qin，2015[11]	meta 分析（12 项前瞻性队列研究）	数据库检索	504 803 例（21 801 例脑卒中）	≥21 岁/欧洲及美国、日本、澳大利亚、中国台湾人群	三分法和五分法	增加低脂奶制品和奶酪摄入可使脑卒中发生风险下降 13%	改善
Soedamah-Muthu，2011[14]	meta 分析（6 篇前瞻性队列研究）	数据库检索	375 381 例（15 554 例脑卒中）	18 岁及以上人群	奶类 0～850 ml/d，平均 266±210 ml/d；奶制品 114～828 g/d，平均 419±215 g/d。以 1 份为 200 g 或 200 ml	牛奶摄入量与脑卒中发生无明显关联	无

及阿尔茨海默病评估量表认知分量表（Alzheimer's Disease Assessment Scale-Cognitive section，ADAS-Cog）评分显著改善（$P < 0.05$）。

2. 奶类及其制品与脑卒中

Qin 等[11]的研究纳入 12 项研究，结果发现增加奶类及其制品的摄入使脑卒中发生风险下降 13%（RR = 0.87，95%CI 0.77 ~ 0.99）。Bechthold 等[12-14]的 meta 分析均显示奶类及其制品摄入与成人脑卒中发生风险无关联，奶制品摄入量最高组的脑卒中发生风险与最低组比较无差异（RR = 0.96，95%CI 0.90 ~ 1.01）；每增加 200 g/d 奶类及其制品摄入，脑卒中的发病风险无显著增加（RR = 0.98，95%CI 0.96 ~ 1.00）。Mullie 等的研究纳入 21 项研究（涉及 19 个队列），其中 10 项观察了脑卒中的发生，结果显示致死性和非致死性脑卒中的 RR 为 0.91（95%CI 0.82 ~ 1.02），无统计学意义。在 Soedamah-Muthu 等的研究中，纳入的 17 项前瞻性研究共出现 15 554 例脑卒中，其与牛奶摄入无明显关联（RR = 0.87，95%CI 0.72 ~ 1.05）。详细信息见表 11-2-3。

四、研究证据评价

综合研究结果显示，增加奶类及其制品摄入可能降低认知功能受损发生风险。尚不能认为奶类及其制品摄入量与老年人脑卒中发生风险相关。综合评价等级均为 C 级。具体研究证据的质量及价值评价结果见表 11-2-4。

表 11-2-4　奶类及其制品与老年人认知功能及其相关疾病关系证据分析

内容	评级	备注
认知功能		
证据等级	良	3 项系统评价 /meta 分析、3 项 RCT、1 项随机对照交叉试验
一致性	中	研究结论一致性中等：① 2 项 meta 分析结果显示，尚无充分证据证实奶类及其制品与认知功能存在关联，1 项 meta 分析结果显示，奶类摄入量最高组相比最低组，认知障碍的发病风险降低；② 3 项 RCT 结果显示，补充奶类及其制品，可改善认知功能，1 项 RCT 结果显示，补充加工奶酪对 MMSE 评分无明显影响
健康影响	不明	奶类及其制品摄入量对老年人认知功能无影响或稍减少认知受损的发生。< 50% 的研究结果显示其对脑健康存在影响
研究人群	良	研究人群有美国、中国、日本、法国等多个国家成年人或老年人，有较多亚洲人群证据
适用性	良	存在针对中国老年人的 RCT 证据，有较多亚洲人群证据，但大部分研究人群为欧美等国家人群，适用于中国人群时有个别注意事项
脑卒中		
证据等级	良	4 项系统评价 /meta 分析
一致性	良	研究结论一致性较好：3 项 meta 分析结果显示，奶类及其制品摄入与脑卒中发生风险无明显关联，1 项 meta 分析结果不同，显示增加奶类及其制品摄入，脑卒中发生风险下降
健康影响	不明	奶类及其制品摄入量对老年人脑卒中发生无影响或减少脑卒中的发生
研究人群	中	研究人群有美国、中国、日本、法国等多个国家成年人或老年人
适用性	中	大部分研究人群为欧美等国家人群，适用于中国人群时有个别注意事项

五、结语

1. 推荐意见

综合评价显示，补充奶类及其制品可能改善认知功能，奶制品的类型和成分对认知功能作用存在差异；但尚无充分证据认为奶类及其制品摄入量与老年人脑卒中发生风险相关；推荐等级均为 C 级。建议老年人关注营养均衡，养成每天喝奶的好习惯，吃各种各样的奶制品，摄入量相当于每天 300 ~ 500 ml 的液态奶。

2. 局限性

证据质量有待提高，建议今后开展大型队列研究或干预性研究，进一步探讨乳类及奶制品与认知功能及其相关疾病的关系。

参考文献

［1］黄承钰. 医学营养学［M］. 北京：人民卫生出版社，2003.

［2］赵丽云，丁钢强，赵文华. 2015—2017 年中国居民营养与健康状况监测报告［M］. 北京：人民卫生出版社，2022：65-68.

［3］柳桢，庞邵杰，李裕倩，等. 2010—2012 年中国 60 岁及以上老年居民奶制品摄入状况分析［J］. 卫生研究，2016，45（5）：708-713.

［4］Cuesta-Triana F，Verdejo-Bravo C，Fernández-Pérez C，et al. Effect of milk and other dairy products on the risk of frailty，sarcopenia，and cognitive performance decline in the elderly：a systematic review［J］. Adv Nutr，2019，10（suppl_2）：S105-S119.

［5］Wu L，Sun D. Meta-analysis of milk consumption and the risk of cognitive disorders［J］. Nutrients，2016，8（12）：824.

［6］Lee J，Fu Z，Chung M，et al. Role of milk and dairy intake in cognitive function in older adults：a systematic review and meta-analysis［J］. J Nutr，2018，17（1）：82.

［7］Suzuki T，Kojima N，Osuka Y，et al. The effects of mold-fermented cheese on brain-derived neurotrophic factor in community-dwelling older Japanese women with mild cognitive impairment：a randomized，controlled，crossover trial［J］. J Am Med Dir Assoc，2019，20（12）：1509-1514.

［8］Duff W，Chilibeck P，Rooke J，et al. The effect of bovine colostrum supplementation in older adults during resistance training［J］. Int J Sport Nutr Exe，2014，24（3）：276-285.

［9］Beauchet O，Launay CP，Galery K，et al. Effects of vitamin D and calcium fortified yogurts on gait，cognitive performances，and serum 25-hydroxyvitamin D concentrations in older community-dwelling females：results from the gait，memory，dietary and vitamin D（GAME-D2）randomized controlled trial［J］. Nutrients，2019，11（12）：2880.

［10］曹芸，刘海丽，葛声. 比较强化不同剂量磷脂酰丝氨酸的奶粉对轻度认知功能障碍患者认知域的改善作用：营养研究与临床实践［C］. 南京：第十四届全国营养科学大会暨第十一届亚太临床营养大会、第二届全球华人营养科学家大会，2019.

［11］Qin L，Xu J，Han S，et al. Dairy consumption and risk of cardiovascular disease：an updated meta-analysis of prospective cohort studies［J］. Asia Pac J Clin Nutr，2015，24（1）：90-100.

［12］Bechthold A，Boeing H，Schwedhelm C，et al. Food groups and risk of coronary heart disease，stroke and heart failure：A systematic review and dose-response meta-analysis of prospective studies［J］. Crit Rev Food Sci Nutr，2019，59（7）：1071-1090.

［13］Mullie P，Pizot C，Autier P. Daily milk consumption and all-cause mortality，coronary heart disease and stroke：a systematic review and meta-analysis of observational cohort studies［J］. BMC Public Health，2016，16（1）：1236.

[14] Soedamah-Muthu S，Ding E，Al-Delaimy W，et al. Milk and dairy consumption and incidence of cardiovascular diseases and all-cause mortality：dose-response meta-analysis of prospective cohort studies [J]. Am J Clin Nutr，2011，93（1）：158-171.

第三节 蛋 类

一、引言

蛋类含从胚胎发育至成长为幼雏所必需的全部营养成分，具有极高的营养价值，以鸡蛋食用最为普遍。鸡蛋含有丰富的蛋白质，且消化利用率高，其氨基酸模式与人体最为接近，常作为参考评价食物的蛋白质营养价值[1]。蛋黄是膳食磷脂最丰富的来源之一，蛋类含有的卵磷脂、脑磷脂和神经磷脂是神经髓鞘膜的重要组分，还参与细胞识别和信息传递；所含的胆固醇是神经髓鞘的重要组分，作为神经纤维中的重要绝缘体，在神经冲动定向传导中发挥重要作用；所含的胆碱是磷脂酰胆碱（又称卵磷脂）和神经鞘磷脂的关键组分，还是神经递质乙酰胆碱的前体[2]。

根据 2015—2017 年中国居民营养与健康状况监测数据[3]，中国居民蛋类每日平均摄入量为 19.1 g，远低于膳食指南推荐值 40 ～ 50 g。本节主要讨论蛋类摄入与老年人认知功能及其相关疾病的关系，为老年人群合理膳食、促进大脑健康提供科学依据。

二、证据收集方法

围绕蛋类与认知功能的关系进行系统性文献检索，中英文检索词见表 11-3-1。共检索到 379 篇相关文献。结合本书总体要求，共纳入 9 篇文献作为本节主要证据（中文 1 篇，英文 8 篇）。

表 11-3-1　蛋类与老年人认知功能及其相关疾病检索情况

检索词		文献篇数（纳入／总）		
中文检索词	英文检索词	中文	英文	合计
蛋类，鸡蛋；认知功能，认知障碍，阿尔茨海默病，痴呆，卒中，帕金森，记忆，脑出血，脑梗死，脑缺血，脑梗塞	eggs，egg；stroke，dementia，Alzheimer's disease，neurocognitive disorders，memory，cognitive dysfunction，cognitive impairment，brain，cognition	1/323	8/56	9/379

三、 研究证据

共有 7 篇相关文献，包括伞形评价（1 篇）、前瞻性队列研究（4 篇）和病例对照研究（2 篇），研究证据见表 11-3-2 ～ 11-3-4，主要结果如下文。

1. 蛋类摄入与脑卒中

Mah 等[4]系统检索了蛋类摄入与心血管疾病相关研究，进行了一项伞形评价，共纳入 5 篇与脑卒中相关的基于前瞻性队列研究的 meta 分析[5-9]，纳入研究质量为中等到高质量，未发现一般人群中增加鸡蛋摄入量与脑卒中风险之间存在明显关联。Goldberg 等[10]收集 1429 名中老年人（40 岁以上）颈动脉超声检查和全面膳食信息，根据人口统计学、血管危险因素和饮食因素调整后建模，发现增加鸡蛋摄入量与较低的颈动脉内中膜厚度、斑块厚度和面积、较低的斑块率相关联；1 周内每多吃 1 个鸡蛋，出现斑块的风险就降低 11%（95%CI 3% ～ 18%）。但 11 年平均随访期后，未发现鸡蛋摄入量与包括脑卒中在内的临床血管转归风险之间的关联。Al-Ramady 等[11] 对 233 792 名美国退伍军人研究显示，鸡蛋的摄入量与缺血性脑卒中风险之间呈正相关，每周食用 5 ～ 6 个鸡蛋、每天食用 1 个鸡蛋和每天食用超过 2 个鸡蛋相比每月食用少于 1 个鸡蛋出现缺血性脑卒中的调整风险比分别是 1.16（95%CI 1.01 ～ 1.33）、1.20（95%CI 1.03 ～ 1.40）和 1.22（95%CI 1.03 ～ 1.45），显示较多的鸡蛋摄入量与较低的缺血性脑卒中风险相关联，但与出血性脑卒中风险无关联。

2. 蛋类摄入与认知功能

Bishop 等[12] 的前瞻性队列研究纳入了 3 项队列共 3835 名 65 岁及以上社区居民，分析鸡蛋摄入（无、每周 1 份、每周 2 ～ 6 份、≥每周 7 份）与工作记忆、执行功能和整体心理状态认知表现之间的关联。尽管双变量测试表明，高鸡蛋量摄入的老年人的认知结果比中度鸡蛋量摄入的老年人更差，但在调整与认知健康密切相关的协变量后，此关联不具有统计学意义。Zhao 等[13] 纳入 404 名首都医科大学宣武医院体检中心年龄 60 岁及以上人群开展病例对照研究，使用蒙特利尔认知评估筛查纳入人群轻度认知障碍。研究结果显示，每天摄入蛋类较多的老年人患轻度认知障碍的风险降低 2.5%（OR = 0.975，95%CI 0.959 ～ 0.992）。张慧芳等[14] 基于北京大学 2005—2008 年开展的"中国老年人口健康状况调查研究"的资料开展巢式病例对照研究，使用 MMSE 量表评估认知功能，分析我国 22 省 60 岁及以上老年人认知功能受损患病情况及影响因素。将鸡蛋摄入分为"很少吃"和"经常吃"，经二分类 logistic 回归分析，经常吃鸡蛋的老年人相比很少吃鸡蛋者认知受损发病率无明显差异，但认知受损患病率高 20%（OR = 1.20，95%CI 1.06 ～ 1.36）。Lee 等[15] 招募基督复临安息日会健康研究队列的 536 名 50 岁及以上的研究对象，采用加州语言学习测试评估语言学习和记忆。结果显示，中等鸡蛋量摄入组的加利福尼亚词语学习测试评分随时间下降的速度明显减慢（OR = 0.018，95%CI 0.00 ～ 0.03，P = 0.043），与很少或不食用鸡蛋相比，即使有限的鸡蛋摄入量（每周约 1 个鸡蛋）也与 3 ～ 4 年内记忆下降速度较慢有关，尤其 70 岁及以上的老年人。

3. 蛋类摄入与阿尔茨海默病

Ylilauri 等[16] 的前瞻性队列研究中，开始纳入了 2497 名 42 ～ 60 岁无痴呆男性，随访 21.9 年后有 337 名男性老年人被诊断为痴呆，以蛋类为主要摄入来源的总磷脂酰胆碱（38.8% 来自蛋类）摄入量最高（> 222 mg/d，经共识组测算，约换算为 > 86.1 g 鸡蛋）组相比最低（< 144 mg/d，约换算为 < 55.9 g 鸡蛋）组发生痴呆的风险四分位数降低 28%（95%CI 1% ～ 48%，$P_{趋势}$ = 0.02），剂量-反应关系表明，每增加 50 mg/d 的磷脂酰胆碱摄入量（约来源于 50 g 鸡蛋），痴呆的风险降低 10%（HR = 0.90，95%CI 0.81 ～ 1.00），而摄入胆固醇和鸡蛋与痴呆患病率或阿尔茨海默病的发病风险无关。团队的另一项研究表明[17]，鸡蛋摄入有降低风险的趋势，但经胆固醇摄入量调整后，关联无统计学意义。同时，研究提示，适量的鸡蛋摄入可能与认知能力的某些领域，如大脑额叶神经心理测试、

表 11-3-2　蛋类与老年人脑卒中关系的研究

作者，年度	研究类型	调查方法	例数	研究对象及年龄	摄入情况	结果	对认知功能的影响
Xu, 2019[6]	前瞻性队列研究	食物频率法	436 088 例（其中中国 28 024 例为中国人，137 128 例为日本人）	>50 岁/美国、日本、瑞典、芬兰、中国人群	<1 个/周，2～4 个/周，5～6 个/周，≥7 个/周	频繁吃鸡蛋人群（≥7 个/周）比很少吃鸡蛋（<1 个/周）人群总脑卒中风险降低 9%，但缺血性脑卒中和出血性脑卒中风险无差异	无或改善
Bechthold, 2017[8]	前瞻性队列研究	食物频率法	12 735 例脑卒中	≥18 岁/美国、澳大利亚、希腊、瑞典、芬兰人群	0～75 g/d	未发现鸡蛋摄入量最高者与摄入量最低者脑卒中发生风险存在差异；每增加 50 g/d 鸡蛋摄入量时，未发现患脑卒中的相对风险呈剂量-反应关系的增加	无
Alexander, 2016[9]	前瞻性队列研究	食物频率法	308 000 例（其中脑卒中 8892 例）	>15 岁/美国、日本、澳大利亚、西班牙和英国人群	1 个/天 vs. <2 个/周	每天食用 1 个鸡蛋相比<2 个/周鸡蛋出现脑卒中的相对风险降低 12%。亚组分析结果显示，美国人群脑卒中发生风险显著降低，而日本人群脑卒中风险降低无统计学意义	改善
Shin, 2013[7]	前瞻性队列研究	食物频率法	241 900 例（其中脑卒中 4189）	25～86 岁/美国、日本、西班牙、英国人群	<1 个/周，2～4 个/周，5～6 个/周，≥7 个/周；<1 个/周，1～6 个/周，≥7 个/周	鸡蛋摄入人与整体脑卒中或死亡风险无关。在糖尿病患者中每天食用≥1 个鸡蛋比每周食用<1 个鸡蛋者多 69% 的可能性出现包括脑卒中在内的心血管疾病	无
Rong, 2013[5]	前瞻性队列研究	食物频率法	210 404 例（其中脑卒中 7579 脑卒中）	17～103 岁/美国、日本人群	<1 个/天至≥2 个/天	未发现鸡蛋摄入与脑卒中存在线性关系（0～25 个/周）	无

续表

作者，年度	研究类型	调查方法	例数	研究对象及年龄	摄入情况	结果	对认知功能的影响
Goldberg, 2014[10]	前瞻性队列研究	食物频率法	1429 例	>40岁/18%为白人，20%为黑人，60%为西班牙裔	从不或<1个/月，≥2个/周	1周内每多吃1个鸡蛋，形成斑块的风险降低11%；调整鸡蛋摄入量后未发现在内的血管转归风险之间有关联	改善或无
Al-Ramady, 2022[11]	前瞻性队列研究	食物频率法	233 792 例（包括缺血性脑卒中5740 例，出血性脑卒中423 例）	>53岁/美国退伍军人（91.6%男性）	<1个/月；1~3个/月；1个/周；2~4个/周；5~6个/周；1个/天；≥2个/天	增加鸡蛋的摄入可降低缺血性脑卒中的发生风险，但与出血性脑卒中无关	损害或无

表 11-3-3 蛋类与老年人认知功能关系的研究

作者，年度	研究类型	调查方法	例数	研究对象及年龄	摄入情况	结果	对认知功能的影响
Lee, 2021[15]	前瞻性队列研究	食物频率法	470 例*	≥50岁/美国、加拿大大人群	低（每周<23 g），中（每周 24~63 g），高（每周≥63 g）	即使是有限的鸡蛋摄入（约1个/周），也会使记忆下降的速度减慢	改善
Bishop, 2019[12]	前瞻性队列研究	食物频率法	3835 例	≥65岁/美国人群	无，每周1份（低），每周2~6份（中），≥每周7份（高）	高鸡蛋量摄入的老年人的认知结果比中度鸡蛋量摄入的老年人更差，但经协变量分析后关联不具有统计学意义	无
Zhao, 2015[13]	病例对照研究	食物频率法	404 例	≥60岁/中国北京体检中心老年人	对照组摄入量 44.48±1.72 g，轻度认知障碍组摄入量 35.46±1.99 g	每天摄入蛋类较多的老年人患轻度认知障碍的风险降低	改善
张慧芳, 2012[14]	巢式病例对照研究	食物频率法	15 424 例	≥60岁/中国22省人群	很少吃，经常吃	经常吃鸡蛋是认知受损患病率的危险因素，但不是认知受损发病率的危险因素	损害或无

注: * 队列是 536 名受试者，排除极端膳食摄入个体、记忆数据缺失个体和记忆测试得分极端值个体，最终样本量是 470 例。

表 11-3-4 蛋类与老年人阿尔茨海默病关系的研究

作者，年度	研究类型	调查方法	例数	研究对象及年龄	摄入情况	结果	对认知功能的影响
Yliauri, 2019[16]	前瞻性队列研究	4天膳食调查（3个工作日和1个节假日）	2497 例	42~60岁/芬兰无痴呆男性	总胆碱摄入量为 431±88 mg/d，其中磷脂酰胆碱为 188±63 mg/d	较高的磷脂酰胆碱摄入量与更低的痴呆风险和更好的认知表现相关	改善
Yliauri, 2017[17]	前瞻性队列研究	4天膳食调查（3个工作日和1个节假日）	2497 例（337 例痴呆，266 例阿尔茨海默病）	42~60岁/芬兰无痴呆男性	鸡蛋 32±25 g/d，胆固醇 407±107 mg/d	摄入胆固醇和鸡蛋与患痴呆或阿尔茨海默病的风险无关。适量的鸡蛋摄入可能对认知能力的某些领域有益	无

执行功能测试、语言流利测试等更好的表现相关。

四、研究证据评价

综合研究结果显示，1 周内摄入较多蛋类对老年人群认知功能及其相关疾病无明显影响或可能减少其发生风险，综合评价为 C 级。具体研究证据评价结果见表 11-3-5。

表 11-3-5　蛋类与老年人认知功能及其相关疾病关联证据分析

内容	评级	备注
脑卒中		
证据等级	良	1 项基于 5 项 meta 分析的伞形评价和 2 项前瞻性队列研究
一致性	良	结论一致性较好：伞形评价和 1 项队列研究结果均显示，增加蛋类摄入对老年人脑卒中风险无影响或减少其风险；1 项队列研究显示，增加鸡蛋摄入缺血性脑卒中风险降低，但与出血性脑卒中无关
健康影响	不明	增加蛋类摄入量对老年人脑卒中无影响或减少脑卒中发生风险
研究人群	中	研究人群有中国、美国、澳大利亚、芬兰、日本等国家成年人或老年人
适用性	中	针对老年人的直接证据较多，存在亚洲老年人的研究证据，存在中国人群队列研究，但大部分研究人群为欧美等国家人群，适用于中国人群时有个别注意事项
认知功能		
证据等级	良	2 项前瞻性队列研究、1 项病例对照研究、1 项巢式病例对照研究
一致性	中	结论一致性中等：1 项前瞻性队列研究和 1 项巢式病例对照研究显示，高鸡蛋摄入或经常吃鸡蛋不是发生认知受损的危险因素；1 项前瞻性队列研究和 1 项病例对照研究显示，每天摄入蛋类较多的老年人患轻度认知障碍的风险降低
健康影响	不明	增加蛋类摄入量对老年人认知功能无影响或减少认知功能障碍发生风险
研究人群	优	研究人群有美国、中国老年人，以中国人群为主
适用性	优	主要为中国老年人的研究证据，适用性好
阿尔茨海默病		
证据等级	良	2 项前瞻性队列研究
一致性	中	结论一致性中等：1 项前瞻性队列研究结果显示，鸡蛋摄入与患阿尔茨海默病的风险无关；另一项前瞻性队列研究结果显示，较高的磷脂酰胆碱摄入量与更低的痴呆风险和更好的认知表现相关，但未见剂量-反应关系
健康影响	不明	增加蛋类摄入量对老年人阿尔茨海默病无影响或减少其发生阿尔茨海默病的发生风险
研究人群	中	研究人群均为芬兰中年人群（42～60 岁），但随访期长达 21.9 年
适用性	中	全部为芬兰人群，适用于中国人群时有个别注意事项

五、结语

1. 推荐意见

综合评价显示，1 周内摄入较多蛋类对老年人群认知功能及其相关疾病无明显影响或可能减少其发生风险，推荐强度为 C 级。建议老年人参照《中国居民膳食指南（2022）》

推荐，每周摄入 300 ～ 350 g 蛋类（每日 1 个全蛋）。

2. 局限性

证据一致性有待提高，建议今后开展大型队列研究或干预性研究，进一步探讨蛋类与认知功能及其相关疾病的关系。

（胡雯　石磊　龚杰）

参考文献

［1］黄承钰 . 医学营养学［M］. 北京：人民卫生出版社，2003.

［2］尹明雨，张彩霞，松冈亮辅，等 . 卵磷脂的生物活性及其应用研究进展［J］. 包装工程，2020，41（13）：31-39.

［3］赵丽云，丁钢强，赵文华 . 2015—2017 年中国居民营养与健康状况监测报告［M］. 北京：人民卫生出版社，2022：65-68.

［4］Mah E，Chen C，Liska D. The effect of egg consumption on cardiometabolic health outcomes：an umbrella review［J］. Public Health Nutr，2020，23（5）：935-955.

［5］Rong Y，Chen L，Zhu T，et al. Egg consumption and risk of coronary heart disease and stroke：dose-response meta-analysis of prospective cohort studies［J］. BMJ，2013，346（jan09 2）：e8539.

［6］Xu L，Lam T，Jiang C，et al. Egg consumption and the risk of cardiovascular disease and all-cause mortality：Guangzhou Biobank Cohort Study and meta-analyses.［J］. Eur J Nutr，2019，58（2）：785-796.

［7］Shin J，Xun P，Nakamura Y，et al. Egg consumption in relation to risk of cardiovascular disease and diabetes：a systematic review and meta-analysis.［J］. Am J Clin Nutr，2013，98（1）：146-159.

［8］Bechthold A，Boeing H，Schwedhelm C，et al. Food groups and risk of coronary heart disease，stroke and heart failure：A systematic review and dose-response meta-analysis of prospective studies［J］. Crit Rev Food Sci Nutr，2017，7（59）：1-20.

［9］Alexander D，Miller P，Vargas A，et al. Meta-analysis of egg consumption and risk of coronary heart disease and stroke.［J］. J Am Coll Nutr，2016，35（8）：704-716.

［10］Goldberg S，Gardener H，Tiozzo E，et al. Egg consumption and carotid atherosclerosis in the Northern Manhattan study［J］. Atherosclerosis，2014，235（2）：273-280.

［11］Al-Ramady O，Latifi AN，Treu T，et al. Egg consumption and risk of acute stroke in the million veteran program［J］. Clin Nutr ESPEN，2022，50：178-182.

［12］Bishop N，Zuniga K. Egg consumption，multi-domain cognitive performance，and short-term cognitive change in a representative sample of older U.S. adults［J］. J Am Coll Nutr，2019，38（6）：537-546.

［13］Zhao X，Yuan L，Feng L，et al. Association of dietary intake and lifestyle pattern with mild cognitive impairment in the elderly［J］. J Nutr Health Aging，2015，19（2）：164-168.

［14］张慧芳 . 我国老年人群认知功能及其影响因素研究［D］. 北京：中国疾病预防控制中心，2012.

［15］Lee GJ，Oda K，Morton KR，et al. Egg intake moderates the rate of memory decline in healthy older adults［J］. J Nutr Sci，2021，10：e79.

［16］Ylilauri M，Voutilainen S，Lönnroos E，et al. Associations of dietary choline intake with risk of incident dementia and with cognitive performance：the kuopio ischaemic heart disease risk factor study［J］. Am J Clin Nutr，2019，110（6）：1416-1423.

［17］Ylilauri M，Voutilainen S，Lönnroos E，et al. Association of dietary cholesterol and egg intakes with the risk of incident dementia or Alzheimer disease：the kuopio ischaemic heart disease risk factor study［J］. Am J Clin Nutr，2017，105（2）：476-484.

第十二章　水和饮料

水是生命之源，构成身体的主要成分，是人体必需的营养素。"足量饮水，推荐喝白水或茶水，少喝或不喝含糖饮料"是《中国居民膳食指南（2022）》的重要准则。本章将通过充分检索目前最新的国内外相关文献，综合评价分析饮用水（drinking water）和茶、咖啡、酒精等饮料（beverages）对认知功能及其相关疾病（认知障碍、痴呆、阿尔茨海默病、帕金森病等）的影响，旨在为维护老年人认知功能提供科学依据和实用措施。

第一节　水

一、引言

水是人体最主要的组成部分。对于健康成年人来说，水占人体总重量的 60% ～ 70%，机体水含量随增龄减少，一般 50 岁以上男性含水量为体重的 56%，女性为 47%[1]。身体内所有细胞结构、代谢反应、功能呈现均与水密切相关。充足的水合作用是人体有效消化、排除毒素、联合润滑、能量产生、生物化学反应和最佳认知等所有生理功能的基本要求。

中国营养学会推荐成年人每日饮水量为 1500 ～ 1700 ml，而数据显示[2]，老年人（66 ～ 85 岁）的饮水量仅为 736 ml，此量不到推荐量的一半。老年人口渴中枢不敏感，喝水少，体内含水量少，尤其容易出现脱水（dehydration），同时也伴有认知障碍、机体身体活动能力降低[3]。研究表明，饮水不足还会增加泌尿系统等的风险[4]。

脱水会对人体各组织器官造成危害，影响各器官正常生理功能，特别是对认知功能和神经传导[5]影响很大。严重脱水对认知功能的影响一般是由低血容量和随之出现的脑灌注不足引起的[6]。

马冠生团队[7-8]在水合状态与认知功能领域的研究人群多为青少年或成年人，他们发现脱水会损害情景记忆和情绪，而补充水分则可以提高工作速度、工作记忆，减轻愤怒、疲劳和颞下颌关节紊乱病。国外的研究也发现，饮水量与青少年或成年人的认知功能存在相关关系，脱水会影响其注意力、记忆力[9-11]，特别对短时记忆的影响尤为明显[12-14]。足量饮水对维护老年人健康和认知功能比年轻人更重要，然而有关老年人这方面研究证据不多，这正是本节研究的重点所在。

二、证据收集方法

围绕水与老年人轻度认知障碍、痴呆、帕金森病、脑卒中等认知功能相关疾病的关系进行系统性文献检索，共查阅 2384 篇有关文献，其中纳入 3 篇文献作为本研究的主要证据，均为英文文献。对水与认知障碍、痴呆、阿尔茨海默病、帕金森病等疾病的中英文检索词、文献数量等进行了整理分析，见表 12-1-1。

表 12-1-1 水与认知功能及其相关疾病检索情况

检索词		文献篇数（纳入／总）		
中文检索词	英文检索词	中文	英文	合计
水，饮水，脱水，水合作用；认知功能，脑功能，认知功能下降，认知障碍，记忆；阿尔茨海默病，痴呆，帕金森病，脑卒中，脑出血，缺血性血管病所致痴呆，脑梗死性痴呆	water，drinking water，water consumption，dehydration，hydration；cognition，cognitive function，brain function，cognitive decline，cognitive disorder，memory；Alzheimer's disease，dementia，Parkinson's disease，stroke，cerebral apoplexy，dementia due to ischemic vascular disease，cerebral infarct dementia	0/2072	3/312	3/2384

三、研究证据

有关水与老年人认知功能及其相关疾病的关系研究，共有 3 篇文献，均为横断面研究，研究结果见表 12-1-2。

Białecka-Dębek 等[15]通过 3 天 24 小时膳食调查 60 名 60 岁以上波兰居民的每日饮水量，通过测量尿液比重来测试水合状态，利用简易精神状态检查（Mini-mental State Examination，MMSE）量表调查居民认知情况，研究了饮水与认知功能的关系，研究结果提示饮水可能和认知功能无关，不过文章中也指出，未来的研究应考虑评估长时间的饮水量和水合作用状态，以确定水合作用增强是否会改善认知功能。

Lauriola 等[16]分析了认知障碍患者的血清渗透压，探讨了老年患者的神经认知障碍和脱水的关系。研究对象通过临床、认知、情感和功能评估分为 2 组，分别为认知功能下降和（或）抑郁情绪（cognitive decline and/or depression mood，CD-DM）组和非认知障碍组，测量两组患者血清渗透压，结果提示，与非认知障碍组相比，CD-DM 组患者脱水发生率较高，水合状态（hydration status）异常可能是神经功能障碍、脑萎缩、慢性脑血管病和神经退行性疾病的早期表达。

Ueki 等[17]通过现况调查研究比较老年帕金森病（Parkinson's disease，PD）患者与健康老年人的每日饮水量，结果显示 PD 患者的饮水量明显低于健康老年人，提示饮水量可能和 PD 有关。

四、研究证据评价

上述分析结果显示，足量饮水对老年人的认知功能具有一定的保护作用，脱水与老年人认知障碍相关，综合评价等级为 D 级。具体研究证据的质量及价值评价结果见表 12-1-3。

五、结语

1. 推荐意见

足量饮水对老年人的认知功能具有保护作用，脱水与老年人发生认知障碍相关，证据评价等级为 D 级。尽管目前有关证据不多，鉴于饮水的重要性，作者仍然强烈推荐老年人每天饮水 1500 ～ 1700 ml，以防止老年人因缺水或脱水导致认知障碍等多种疾病的发生。

表 12-1-2 水与认知功能及其相关疾病的研究

作者、年度	研究类型	调查方法	例数	调查对象及年龄	结果	对认知功能的影响
Bialecka-Debek, 2019[15]	横断面研究	3天24小时膳食调查	60例	波兰居民，≥60岁	每日饮水量与MMSE相关性分析结果显示 $r = 0.15777$, $P = 0.246$，水合状态与MMSE相关分析结果显示 $r = 0.17034$, $P = 0.209$，提示饮水可能和认知功能无关	无
Lauriola, 2018[16]	横断面研究	利用葡萄糖、尿素和电解质浓度（Na^+, K^+, Cl^-）计算血清渗透压的间接估计值	CD-DM 患者 571 例 对照组 520 例	白种人，65岁	CD-DM 患者的电解质浓度较高（Na^+：141.00 mmol/L vs. 140.28 mmol/L, $P < 0.001$；K^+：4.52 mmol/L vs. 4.27 mmol/L, $P < 0.001$；Cl^-：105.04 mmol/L vs. 103.73 mmol/L, $P < 0.001$）、脱水（渗透压：298.44 mmol/kg vs. 296.53 mmol/kg, $P < 0.001$）和肾损伤 [eGFR：69.64 ml/（min·1.73 m²）vs. 72.21 ml/（min·1.73 m²）, $P = 0.021$] 的发生风险更高；脱水与阿尔茨海默病或血管性痴呆的发生相关，$OR = 2.016$, $P < 0.001$	脱水：损害
Ueki, 2004[17]	横断面研究	自我管理饮食史调查问卷	PD 患者 94 例 对照组 69 例	日本居民，68.1±8.6岁	PD 患者的饮水量低于健康老人（604.0±377.2 ml/d vs. 909.5±531.6 ml/d, $P < 0.0001$）	脱水：损害

表 12-1-3　水与认知功能及其相关疾病关系推荐强度证据分析

内容	评级	备注
证据等级	中	3项横断面研究
一致性	中	各研究的侧重点不同，主要研究脱水与老年人认知功能的关系
健康影响	差	水的合理足量摄入对老年人的认知功能具有一定的保护作用，脱水与老年人发生认知障碍相关，但各研究对于认知障碍的定义并不统一，且相关研究较少
研究人群	中	研究人群包括波兰、美国、日本等国家居民
适用性	中	适用于中国人群时有个别注意事项
推荐强度	D	水的合理足量摄入对老年人的认知功能具有一定的保护作用，脱水与老年人发生认知障碍相关

2. 局限性

本文有关证据评价等级不高，这与目前研究对象多为儿童或成年人，而对老年人研究证据不多有关。今后应大力加强该领域的系统评价，以及大样本的前瞻性试验和随机对照试验研究。

参考文献

［1］中国营养学会. 中国居民膳食指南（2022）［M］. 北京：人民卫生出版社，2022：117.

［2］中国疾病预防控制中心营养与健康所. 营养数据年鉴［EB/OL］.（2015-12-30）［2022-10-12］. http：//www.chinanutri.cn/sjnj.

［3］中国营养学会. 中国居民膳食营养素参考摄入量（2013版）［M］. 北京：科学出版社，2014：445.

［4］Martin CR，Preedy VR. Diet and nutrition in dementia and cognitive decline［M］. London：Elsevier Academic Press，2015：307.

［5］Kleiner SM. Water：an essential but overlooked nutrient［J］. J Am Diet Assoc，1999，99（2）：200-206.

［6］Wilson MM，Morley JE. Impaired cognitive function and mental performance in mild dehydration［J］. Eur J Clin Nutr，2003，57 Suppl 2：S24-29.

［7］Zhang J，Ma G，Du S，et al. Effects of water restriction and supplementation on cognitive performances and mood among young adults in Baoding，China：A Randomized Controlled Trial（RCT）［J］. Nutrients，2021，13（10）：3465.

［8］Zhang J，Zhang N，He H，et al. Different amounts of water supplementation improved cognitive performance and mood among young adults after 12 h water restriction in Baoding，China：A Randomized Controlled Trial（RCT）［J］. Int J Environ Res Public Health，2020，17（21）：7792.

［9］Staehenfeld NS，Leone CA，Mitchell ES，et al. Water intake reverses dehydration associated impaired executive function in healthy youngwomen［J］. Physioi Behav，2018，185：103-111.

［10］Ganio MS，Armstrong LE，Casa DJ，et al. Mild dehydration impairs cognitive performance and mood of men［J］. Br J Nutr，2011，106（10）：1535-1543.

［11］Fuchs T，Lfihrmann P，Simpson F，et al. Fluid intake and cognitive performance：should schoolchildren drink during lessons?［J］. J Sch Health，2016，86（6）：407-413.

［12］Cian C，Barraud PA，Melin B，et al. Effects of fluid ingestion oncognitive function after heat stress or exercise-induced dehydration［J］. Int J Psychophysiol，2011，42（3）：243-51.

［13］Masento NA，Golightly M，Field DT，et al. Effects of hydration status on cognitive performance and mood［J］. Br J Nutr，2014，111（10）：1841-1852.

［14］张娜. 成年男性大学生水合状态调查及饮水干预对短期认知能力的影响［D］.北京：中国疾病预防控制中心，2017.

［15］Białecka-Dębek A，Pietruszka B. The association between hydration status and cognitive function among free-living elderly volunteers［J］. Aging clinical and experimental research，2019，31（5）：695-703.

［16］Lauriola M，Mangiacotti A，D'Onofrio G，et al. Neurocognitive disorders and dehydration in older patients：clinical experience supports the hydromolecular hypothesis of dementia［J］. Nutrients，2018，10（5）：562.

［17］Ueki A，Otsuka M. Life style risks of Parkinson's disease：association between decreased water intake and constipation［J］. J Neurol，2004，251 Suppl 7：Ⅶ18-23.

第二节　茶

一、引言

饮茶始于中国，至今已有两千多年历史。茶类的分布具有明显的地域性，亚洲国家（如中国、日本）以及中东、南非地区主要饮用绿茶，美国等西方国家主要饮用红茶[1]。2020年，中国茶叶消费量达到220.16万吨，增幅为8.69%，且呈持续增长态势[2]。

近年来研究发现茶对人体具有许多有益的健康作用，可对心血管疾病、肥胖、糖尿病、脑卒中、认知障碍等疾病患者起到保护作用[3-5]。茶中富含多酚类化合物、咖啡碱、蛋白质、氨基酸、矿物质、维生素等物质，多酚类化合物与茶叶的色、香、味有很大的关系，与茶叶的健康功效也密切相关[6-7]。茶叶中的主要生物活性成分及其健康功效见表12-2-1。

表 12-2-1　茶叶的主要生物活性成分及其健康功效[8]

成分	作用
多酚类化合物（表没食子儿茶素没食子酸酯、表没食子儿茶素、表儿茶素没食子酸酯、表儿茶素、没食子儿茶素没食子酸酯）	抗氧化、抗突变、抑制肿瘤、抑制动脉粥样硬化、降血压、抑制脂肪吸收、改善胰岛素抵抗
咖啡碱	中枢神经兴奋、利尿、强心
氨基酸类	解除疲劳、提高免疫力、预防肝损伤、与儿茶素的协同作用

二、证据收集方法

本部分围绕茶与老年人轻度认知障碍、痴呆、帕金森病、脑卒中等认知功能相关疾病的关系进行系统性文献检索，共查阅957篇文献。根据总体要求和排除标准，排除动物实验、细胞实验、相关营养素摄入（如茶多酚、茶氨酸等）、数据不完整以及质量较低的文献后，共有19篇文献作为本次研究的主要证据，中文文献2篇，英文文献17篇。对茶与认知障碍、痴呆、阿尔茨海默病、帕金森病等疾病的中英文检索词、文献数量等进行了整理分析，见表12-2-2。

表 12-2-2　茶与认知功能及相关疾病研究检索情况

检索词		文献数（纳入 / 总）		
中文检索词	英文检索词	中文	英文	合计
茶，饮茶，红茶，绿茶；认知功能，脑功能，认知功能下降，认知障碍，记忆；阿尔茨海默病，痴呆，帕金森病，脑卒中，脑出血，缺血性血管病所致痴呆，脑梗死性痴呆	tea, drinking tea, black tea, green tea; cognition, cognitive function, brain function, cognitive decline, cognitive disorder, memory; Alzheimer's disease, dementia, Parkinson's disease, stroke, cerebral apoplexy, dementia due to ischemic vascular disease, cerebral infarct dementia	2/477	17/480	19/957

三、研究证据

1. 饮茶降低老年人认知障碍发生风险

纳入茶与老年人认知障碍的关系研究，共有 4 篇文献，均为系统评价，见表 12-2-3。

Shi 等[9] 的系统评价纳入 16 项队列研究、7 项病例对照研究和 13 项横断面研究，研究人群是来自中国、欧洲、北美和日本的 60 岁及以上的居民，研究结果显示，饮茶可降低认知障碍的发生风险，饮茶和认知障碍之间呈负线性关联，且根据研究设计、研究人群、饮茶类型和用于评估结果的方法进行亚组分析，大多数结果与主要结果一致。Ran 等[10] 的系统评价纳入 4 项前瞻性研究，研究人群来自中国、日本和美国，研究结果显示，饮茶与认知障碍呈负线性关联，饮茶可降低认知障碍的发生风险。

Liu 等[11] 的系统评价纳入 6 项队列研究、3 项病例对照研究和 8 项横断面研究，研究人群是来自中国、日本、新加坡、北美、欧洲和澳大利亚 50 岁及以上的居民，研究结果显示饮茶可降低认知障碍的发生风险，按茶叶类型进行亚组分析，仅发现饮绿茶可降低认知障碍的发生风险，还发现了饮茶量与认知障碍的发生风险呈负线性关联。Ma 等[12] 的系统评价纳入 4 项队列研究、10 项病例对照研究和 12 项横断面研究，研究人群是来自中国、日本、欧洲、加拿大和澳大利亚 50 岁及以上的居民，研究结果显示，饮茶可降低认知障碍的发生风险；在人群亚组分析中，饮茶能显著降低中国人群的认知障碍风险；在饮茶频率的亚组分析中，与不饮茶或极少饮茶者相比，所有饮茶者患认知障碍的风险都明显降低；在认知障碍类型的亚组分析中，饮茶可以降低轻度认知障碍（mild cognitive impairment，MCI）、认知功能下降和未分类认知障碍的发生风险。

2. 饮茶降低老年人痴呆的发生风险

纳入茶与老年人痴呆的关系研究，共有 4 篇文献，包括系统评价 2 篇和队列研究 2 篇；纳入茶与老年人阿尔茨海默病（AD）的关系研究，共有 4 篇文献，包括系统评价 2 篇、队列研究 1 篇和前瞻性干预研究 1 篇，见表 12-2-4。

Kakutani 等[13] 的系统评价纳入 3 项队列研究和 5 项横断面研究，研究人群是来自中国、日本和德国 40 岁及以上的居民，研究结果显示，饮用绿茶可降低痴呆、AD、轻度认知障碍或认知障碍的发生风险。Panza 等[14] 的系统评价纳入 2 项纵向研究和 7 项横断面研究，研究人群是来自中国、欧洲、日本和美国 55 岁以上的居民，研究结果显示，饮茶可降低老年认知障碍、痴呆和 AD 的发生风险。

表 12-2-3 茶与认知障碍关系的研究

作者，年度	研究类型	调查方法	例数	调查对象及年龄	摄入情况	结果	对认知功能的影响
Shi, 2022[9]	系统评价（16项队列研究，7项病例对照研究，13项横断面研究）	数据库检索	224 980 例	混合认知障碍风险人群（中国16项，欧洲6项，北美7项，日本7项），≥60岁	以每日饮茶杯数表示，文中未注明每杯计量	研究结果显示饮茶可降低认知障碍的发生风险，OR（95%CI）为0.76（0.70～0.82），在饮茶和认知障碍之间发现了剂量-反应关联，呈负线性关联（P<0.05），每日饮茶1次或每日饮茶1杯均可降低认知障碍的发生风险，OR（95%CI）分别为0.81（0.70～0.95）、0.86（0.78～0.94）	改善
Ran, 2021[10]	系统评价（4项前瞻性研究）	数据库检索	20 411 例	混合认知障碍风险人群（中国1项，日本2项，美国1项），文中未注明年龄	以每日饮茶杯数表示，每杯237 ml	研究结果显示饮茶与认知障碍的发生呈线性负关联（P<0.05），饮茶可降低认知障碍的发生风险，RR（95%CI）为0.94（0.92～0.97），且每日饮茶1杯、2杯分别可使认知障碍发病率降低6%和11%	改善
Liu, 2017[11]	系统评价（6项队列研究，3项病例对照研究，8项横断面研究）	数据库检索	48 435 例	认知障碍患者及混合风险人群（中国7项，日本4项，新加坡1项，美国2项，加拿大1项，芬兰1项，澳大利亚1项），平均年龄≥50岁	以每日饮茶杯数表示，每杯215 ml	饮茶可降低认知障碍的发生风险，OR（95%CI）为0.73（0.65～0.82），此外还发现了饮茶量与认知障碍发生存在剂量-反应关联，饮茶100 ml/d、300 ml/d、500 ml/d分别降低6%、19%、29%认知障碍发生风险，OR（95%CI）分别为0.94（0.92～0.96）、0.81（0.74～0.88）、0.71（0.62～0.82）	改善
Ma, 2016[12]	系统评价（4项队列研究，10项病例对照研究，12项横断面研究）	数据库检索	52 503 例	认知障碍患者及混合风险人群（中国18项，日本3项，欧洲3项，加拿大1项，澳大利亚1项），≥50岁	以是否饮茶、每周饮茶次数或杯数表示，文中未注明每杯计量	饮茶可降低认知障碍的发生风险，OR（95%CI）为0.65（0.58～0.73）；亚组分析中国人群OR（95%CI）为0.61（0.54～0.69）；在饮茶频率的亚组分析中，与不饮茶或极少饮茶者相比，所有饮茶者患认知障碍的风险都明显较低	改善

表 12-2-4　茶与痴呆关系的研究

作者，年度	研究类型	调查方法	例数	调查对象及年龄	摄入情况	结果	对认知功能的影响
Kakutani, 2019[13]	系统评价（3项队列研究，5项横断面研究）	数据库检索	37 578 例	自然人群（中国3项，日本4项，德国1项），≥40岁	以每日饮茶次数或杯数表示，文中未注明每杯计量	饮用绿茶可降低痴呆，AD、轻度认知障碍或认知障碍发生风险	改善
Panza, 2015[14]	系统评价（2项队列纵向研究，7项横断面研究）	数据库检索	31 479 例	自然人群（中国4项，欧洲3项，日本1项，美国1项），>55岁	文中未注明	饮茶可降低老年认知障碍、痴呆和AD的发生风险	改善
Hu, 2022[15]	队列研究	食物频率法问卷调查	377 592 例	英国居民，≥45岁	包括不饮茶，每日饮茶1～2杯，3～4杯，5～6杯，7～8杯和9杯，文中未注明每杯计量	每日饮茶1～2杯，3～4杯可降低AD的发生风险，HR（95%CI）分别为0.837（0.730～0.960），0.835（0.705～0.988），每日饮茶>6杯者与不饮茶者之间的痴呆发生风险没有显著差异	改善
Tomata, 2016[16]	队列研究	食物频率法问卷调查	13 645 例	日本老年人群，≥65岁	包括每日饮茶<1杯，1～2杯，3～4杯，≥5杯，每杯100 ml	与每日饮茶<1杯相比，每日饮绿茶≥5杯能降低痴呆的发生风险，HR（95%CI）为0.73（0.61～0.87）	改善
Noguchi-Shinohara, 2014[17]	队列研究	食物频率法问卷调查	490 例	日本老年人群，>60岁	包括不饮茶，每周1～6日，每日饮茶	与不饮绿茶者相比，每日饮绿茶可降低痴呆或轻度认知障碍的发生风险，OR（95%CI）为0.32（0.16～0.64）	改善
Arab, 2016[18]	前瞻性干预研究	自身前后对照	30 例	伊朗重度AD患者，67～91岁	每日摄入绿茶丸2 g	连续2个月每日服用绿茶丸2 g能够改善AD患者的认知功能	改善

Hu 等[15]对 45 岁及以上的 377 592 名英国生物样本库参与者进行了队列研究，研究结果显示，每日饮茶 1 ～ 4 杯可降低 AD 的发生风险，还发现了饮茶量与 AD 发生的"U"形关联，每日饮茶 3 杯可最大程度降低 AD 的发生风险。Tomata 等[16]的队列研究调查并随访了 13 645 名 65 岁及以上的日本老年人，采用问卷调查方法收集绿茶的摄入量，研究结果显示，与每日饮绿茶＜ 1 杯相比，每日饮绿茶≥ 5 杯能降低痴呆的发生风险。

Noguchi-Shinohara 等[17]的队列研究调查并随访了 490 名 60 岁以上的日本老年人，采用问卷调查方法收集绿茶的摄入量，研究结果显示，与不饮绿茶者相比，每日饮绿茶可降低痴呆或轻度认知障碍的发生风险。Arab 等[18]的前瞻性干预研究给 30 名 67 ～ 91 岁伊朗重度 AD 患者提供 4 粒绿茶丸（每粒 500 mg），每日服用 2 g，分 2 次服用，连续服用 2 个月，研究结果显示，连续 2 个月每日食用绿茶丸 2 g 能够改善 AD 患者的认知功能。

3. 饮茶降低老年人帕金森病发生风险

纳入茶与老年人帕金森病的关系研究，共有 4 篇文献，均为系统评价，见表 12-2-5。

Qi 等[19]的系统评价纳入 4 项前瞻性研究和 4 项病例对照研究，研究人群来自中国、日本、欧洲和美国，研究结果显示，饮茶量与 PD 的发生风险存在剂量–反应关联；与女性相比，饮茶对于预防 PD 发生的作用在男性中更强。

Li 等[20]的系统评价纳入 7 项病例对照研究和 1 项队列研究，研究人群来自中国、欧洲和美国，研究结果显示，饮茶可降低 PD 的发生风险，没有发现饮茶量与 PD 发生风险的剂量–反应关联；与不饮茶者相比，每日饮茶≤ 1 杯可降低 PD 的发生风险，没有发现每日饮茶＞ 1 杯可以降低 PD 的发生风险。

任思思等[21]的系统评价纳入 15 项病例对照研究，研究人群来自中国，研究结果显示，饮茶可以降低 PD 的发生风险。叶芳等[22]的系统评价纳入 11 项病例对照研究，研究人群来自中国，研究结果显示，饮茶可以降低 PD 的发生风险。

4. 饮茶降低老年人脑卒中 / 脑出血发生风险

纳入茶与老年人脑卒中 / 脑出血的关系研究，共有 5 篇文献，包括系统评价 4 篇和队列研究 1 篇，见表 12-2-6。

Pang 等[23]的系统评价纳入 2 项队列研究和 2 项前瞻性研究，研究人群是来自日本 40 岁及以上的居民，研究结果显示，与每日饮绿茶＜ 1 杯相比，每日饮绿茶 1 ～ 3 杯可降低脑卒中的发生风险；不饮绿茶者脑出血和脑梗死的发生风险升高。Zhang 等[24]的系统评价纳入 14 项队列研究和 1 项横断面研究，研究人群来自日本、欧洲和美国，研究结果显示，每日饮茶增加 3 杯可降低脑卒中、脑梗死、脑出血的发生风险。

Shen 等[25]的系统评价纳入 14 项队列研究，研究人群来自日本、欧洲和美国，研究结果显示，饮茶与脑卒中的发生风险存在剂量–反应关联，按脑卒中类型进行亚组分析，发现饮茶可以降低缺血性脑卒中的发生风险，但不能降低脑出血和蛛网膜下腔出血的发生风险。

Arab 等[26]的系统评价纳入 8 项队列研究、1 项病例对照研究和 1 项横断面研究，研究人群来自中国、日本、欧洲和美国，研究结果显示，与每日饮茶＜ 1 杯相比，每日饮茶≥ 3 杯可以降低脑卒中的发生风险。Tian 等[27]的队列研究调查并随访了 487 377 名

表 12-2-5 茶与帕金森病关系的研究

作者，年度	研究类型	调查方法	例数	调查对象及年龄	摄入情况	结果	对认知功能的影响
Qi，2014[19]	系统评价（4 项前瞻性研究，4 项病例对照研究）	数据库检索	344 895 例	PD 患者及混合风险人群（中国 1 项，日本 1 项，欧洲 2 项，美国 4 项，文中未注明年龄	以每日饮茶杯数表示，文中未注明每杯计量	每日饮茶增加 2 杯可以降低 26% PD 的发生风险，RR（95%CI）为 0.74（0.61 ～ 0.89）。与女性相比，饮茶对于预防 PD 发生的作用在男性中更强	改善
Li，2012[20]	系统评价（7 项病例对照研究，1 项队列研究）	数据库检索	5668 例	PD 患者及混合风险人群（中国 2 项，欧洲 3 项，美国 3 项），文中未注明年龄	包括不饮茶，每日 ≤ 1 杯，每日 > 1 杯，文中未注明每杯计量	饮茶可降低 PD 的发生风险，OR（95%CI）为 0.85（0.74 ～ 0.98），但没有发现饮茶量与 PD 发生风险的剂量-反应关联。与不饮茶者相比，每日饮茶 ≤ 1 杯可降低 PD 的发生风险，OR（95%CI）为 0.83（0.69 ～ 0.99）	改善
任思思，2020[21]	系统评价（15 项病例对照研究）	数据库检索	3285 例	中国 PD 患者及混合风险人群，文中未注明年龄	文中未注明	饮茶可以降低 PD 的发生风险，OR（95%CI）为 0.12（0.07 ～ 0.16）	改善
叶芳，2014[22]	系统评价（11 项病例对照研究）	数据库检索	4293 例	中国 PD 患者及混合风险人群，文中未注明年龄	文中未注明	饮茶可以降低 PD 的发生风险，OR（95%CI）为 0.39（0.23 ～ 0.67）	改善

表 12-2-6　茶与脑卒中/脑出血关系的研究

作者,年度	研究类型	调查方法	例数	调查对象及年龄	摄入情况	结果	对认知功能的影响
Pang, 2016[23]	系统评价（1项随机对照试验，3项队列研究，5项前瞻性研究）	数据库检索	259 267 例	日本混合脑卒中风险人群，≥40岁	包括不饮茶，每日饮茶＜1杯，1～3杯，≥4杯，文中未注明每杯计量	与每日饮绿茶＜1杯相比，每日饮绿茶1～3杯可降低脑卒中的发生风险，OR（95%CI）为0.64（0.47～0.86）；不饮绿茶者脑出血和脑梗死的发生风险升高，其OR（95%CI）分别为1.24（1.03～1.49），1.15（1.01～1.30）	改善
Zhang, 2014[24]	系统评价（22项前瞻性研究）	数据库检索	856 206 例	混合脑卒中风险人群（欧洲9项，美国7项，日本6项），文中未注明年龄	以每日饮茶杯数表示，每杯125 ml	每日饮茶增加3杯可降低脑卒中、脑出血的发生风险，RR（95%CI）分别为0.82（0.73～0.92），0.84（0.72～0.98），0.79（0.72～0.87）	改善
Shen, 2012[25]	系统评价（14项队列研究）	数据库检索	513 804 例	混合脑卒中风险人群（美国5项，日本4项，欧洲5项，其中12项研究为无心脏疾病、无癌症人群，2项未明确定义），≥20岁	以每日饮茶杯数表示，文中未注明每杯计量	每日饮茶增加3杯可以降低13%脑卒中的发生风险，RR（95%CI）为0.87（0.81～0.94）。按脑卒中类型进行亚组分析，发现饮茶可以降低24%缺血性脑卒中的发生风险，RR（95%CI）为0.76（0.69～0.84）	改善
Arab, 2009[26]	系统评价（8项队列研究，1项病例对照研究，1项横断面研究）	数据库检索	194 965 例	混合脑卒中风险人群（中国1项，美国3项，欧洲3项），文中未注明年龄	以每日饮茶杯数表示，每杯170 ml	与每日饮茶＜1杯相比，每日饮茶≥3杯可以降低21%脑卒中的发生风险，RR（95%CI）为0.79（0.73～0.85）	改善
Tian, 2019[27]	队列研究	食物频率问卷调查	487 377 例	中国自然人群，30～79岁	包括不饮茶，偶尔饮茶，每周饮茶，每日饮茶	与不饮茶者相比，每周饮茶、每日饮茶可降低脑卒中的发生风险，HR（95%CI）分别为0.94（0.90～0.98），0.92（0.89～0.95）	改善

30 ～ 79 岁的中国自然人群，采用问卷调查方法收集茶的摄入量，研究结果显示，与不饮茶者相比，每周饮茶、每日饮茶均可降低脑卒中的发生风险。

四、研究证据评价

上述分析结果显示，饮茶很可能降低认知障碍、痴呆、帕金森病和脑卒中的发生风险，综合评价等级为 B 级；饮茶可能降低 AD 的发生风险，综合评价等级为 C 级。研究证据评价结果见表 12-2-7。

表 12-2-7　茶与认知功能及其相关疾病关系证据分析

内容	评级		备注
证据等级	认知障碍	优	4 项系统评价
	痴呆	良	2 项系统评价，2 项队列研究
	阿尔茨海默病	中	2 项系统评价，1 项队列研究，1 项前瞻性干预研究
	帕金森病	优	4 项系统评价
	脑卒中 / 脑出血	优	4 项系统评价，1 项队列研究
一致性	认知障碍	优	4 项研究均发现饮茶可以降低认知障碍的发生风险
	痴呆	优	4 项研究均发现饮茶可以降低痴呆的发生风险
	阿尔茨海默病	良	3 项研究发现饮茶可以降低阿尔茨海默病的发生风险，1 项研究发现饮茶可以改善阿尔茨海默病患者的认知功能
	帕金森病	优	4 项研究均发现饮茶可以降低帕金森病的发生风险
	脑卒中 / 脑出血	优	5 项研究均发现饮茶可以降低脑卒中的发生风险
健康影响	认知障碍	良	饮茶（≥ 500 ml/d）与认知障碍的发生风险降低有关
	痴呆	良	饮茶（≥ 500 ml/d）与痴呆的发生风险降低有关
	阿尔茨海默病	良	饮茶（≥ 500 ml/d）可能与阿尔茨海默病的发生风险降低、阿尔茨海默病患者的认知功能改善有关
	帕金森病	良	饮茶（≥ 500 ml/d）与帕金森病的发生风险降低有关
	脑卒中 / 脑出血	良	饮茶（≥ 500 ml/d）与脑卒中的发生风险降低有关
研究人群	认知障碍	优	研究人群包括中国、欧洲、北美、澳大利亚等国家及地区居民
	痴呆	良	研究人群包括中国、日本、欧洲、美国等国家及地区居民
	阿尔茨海默病	良	研究人群包括中国、日本、伊朗、欧洲、美国等国家及地区居民
	帕金森病	优	研究人群包括中国、欧洲、北美等国家及地区居民
	脑卒中 / 脑出血	优	研究人群包括中国、欧洲、北美等国家及地区居民
适用性	认知障碍	优	可以适用于中国人群
	痴呆	良	可以适用于中国人群
	阿尔茨海默病	良	可以适用于中国人群
	帕金森病	优	可以适用于中国人群
	脑卒中 / 脑出血	良	可以适用于中国人群

续表

内容		评级	备注
推荐强度	认知障碍	B	
	痴呆	B	
	阿尔茨海默病	C	
	帕金森病	B	
	脑卒中/脑出血	B	

五、结语

1. 推荐意见

饮茶（≥ 500 ml/d）很可能降低认知障碍、痴呆、帕金森病和脑卒中的发生风险，推荐强度为 B 级；也可能降低阿尔茨海默病的发生风险，推荐强度为 C 级。纳入文献的最佳饮茶量报道不一致，多数建议为 ≥ 500 ml/d。建议老年人喝白开水或餐后 1 小时喝茶水。

2. 局限性

本研究文献多来自队列研究和病例对照研究，今后可进行多中心随机对照试验，以进一步明确饮茶对维护老年人认知功能的效果。

参考文献

［1］中国营养学会. 食物与健康——科学证据共识［M］. 北京：人民卫生出版社，2016：208.

［2］中国营养学会. 中国居民膳食指南（2022）［M］. 北京：人民卫生出版社，2022：133.

［3］Xu XY，Zhao CN，Li BY，et al. Effects and mechanisms of tea on obesity［J］. Crit Rev Food Sci Nutr，2021：1-18.

［4］Roy MK，Koide M，Rao TP，et al. ORAC and DPPH assay comparison to assess antioxidant capacity of tea infusions：relationship between total polyphenol and individual catechin content［J］. Int J Food Sci Nutr，2010，61（2）：109-124.

［5］Pae M，Wu D. Immunomodulating effects of epigallocatechin-3-gallate from green tea：mechanisms and applications［J］. Food Funct，2013，4（9）：1287-1303.

［6］江和源. 茶叶功能成分的开发利用与提取制备［J］. 中国茶叶，2009，（1）：8-10.

［7］Tang GY，Meng X，Gan RY，et al. Health functions and related molecular mechanisms of tea components：an update review［J］. Int J Mol Sci，2019，20（24）：6196.

［8］陈宗懋. 茶与健康专题（二）茶叶内含成分及其保健功效［J］. 中国茶叶，2009，31（5）：4-6.

［9］Shi M，Cao L，Liu H，et al. Association between tea drinking and cognitive disorders in older adults：a meta-analysis of observational studies［J］. Front Aging Neurosci，2022，14：845053.

［10］Ran LS，Liu WH，Fang YY，et al. Alcohol，coffee and tea intake and the risk of cognitive deficits：a dose-response meta-analysis［J］. Epidemiol Psychiatr Sci，2021，30：e13.

［11］Liu X，Du X，Han G，et al. Association between tea consumption and risk of cognitive disorders：A dose-response meta-analysis of observational studies［J］. Oncotarget，2017，8（26）：43306-43321.

［12］Ma QP，Huang C，Cui QY，et al. Meta-analysis of the association between tea Intake and the risk of cognitive disorders［J］. PloS One，2016，11（11）：e0165861.

［13］Kakutani S，Watanabe H，Murayama N. Green tea intake and risks for dementia，Alzheimer's disease，mild cognitive impairment，and cognitive impairment：a systematic review［J］. Nutrients，2019，11（5）：1165.

［14］Panza F，Solfrizzi V，Barulli M R，et al. Coffee，tea，and caffeine consumption and prevention of late-life cognitive decline and dementia：a systematic review［J］. J Nutr Health Aging，2015，19（3）：313-328.

［15］Hu HY，Wu BS，Ou YN，et al. Tea consumption and risk of incident dementia：A prospective cohort study of 377 592 UK Biobank participants［J］. Transl Psychiatry，2022，12（1）：171.

［16］Tomata Y，Sugiyama K，Kaiho Y，et al. Green tea consumption and the risk of incident dementia in elderly Japanese：the Ohsaki Cohort 2006 Study［J］. Am J Geriatr Psychiatry，2016，24（10）：881-889.

［17］Noguchi-Shinohara M，Yuki S，Dohmoto C，et al. Consumption of green tea，but not black tea or coffee，is associated with reduced risk of cognitive decline［J］. PloS One，2014，9（5）：e96013.

［18］Arab H，Mahjoub S，Hajian-Tilaki K，et al. The effect of green tea consumption on oxidative stress markers and cognitive function in patients with Alzheimer's disease：A prospective intervention study［J］. Caspian J Intern Med，2016，7（3）：188-194.

［19］Qi H，Li S. Dose-response meta-analysis on coffee，tea and caffeine consumption with risk of Parkinson's disease［J］. Geriatr Gerontol Int，2014，14（2）：430-439.

［20］Li FJ，Ji HF，Shen L. A meta-analysis of tea drinking and risk of Parkinson's disease［J］. The Scientific World Journal，2012，2012：923464.

［21］任思思. 中国人群帕金森病发病相关因素 Meta 分析［J］. 检验医学与临床，2020，17（18）：2630-2633.

［22］叶芳，易刚，肖军. 中国人群帕金森病危险因素及保护性因素的 Meta 分析［J］. 临床神经病学杂志，2014，27（2）：111-115.

［23］Pang J，Zhang Z，Zheng TZ，et al. Green tea consumption and risk of cardiovascular and ischemic related diseases：A meta-analysis［J］. Int J Cardiol，2016，202：967-974.

［24］Zhang C，Qin YY，Wei X，et al. Tea consumption and risk of cardiovascular outcomes and total mortality：a systematic review and meta-analysis of prospective observational studies［J］. Eur J Epidemiol，2015，30（2）：103-113.

［25］Shen L，Song LG，Ma H，et al. Tea consumption and risk of stroke：a dose-response meta-analysis of prospective studies［J］. J Zhejiang Univ Sci B，2012，13（8）：652-662.

［26］Arab L，Liu W，Elashoff D. Green and black tea consumption and risk of stroke：a meta-analysis［J］. Stroke，2009，40（5）：1786-1792.

［27］Tian T，Lv J，Jin G，et al. Tea consumption and risk of stroke in Chinese adults：a prospective cohort study of 0.5 million men and women［J］. Am J Clin Nutr，2020，111（1）：197-206.

第三节 咖 啡

一、引言

咖啡是世界广泛消费的饮品之一，迄今已有 1000 多年的饮用历史[1-2]。据美国农业部（United States Department of Agriculture，USDA）发布的《全球咖啡行业发展趋势》，2019—2020 年度中国咖啡消费量为 19.50 万吨（人均每年 15 杯），主要消费群体为年轻人群。

咖啡成分众多，包括多糖、单糖、脂质、甾醇、脂肪酸、蛋白质、游离氨基酸、维生素和矿物质等，同时含有绿原酸、咖啡因、二萜类、葫芦巴碱等大量生物活性成分[3]。咖啡中的主要生物活性成分及其健康功效见表 12-3-1。目前研究表明咖啡对人体健康具有积极影响，能够降低总死亡风险及心血管疾病、2 型糖尿病的发生风险，预防神经退行性疾病（如阿尔茨海默病和帕金森病）的发生。此外，饮用咖啡还可能降低癌症（如结直肠癌、肝细胞癌、皮肤黑素瘤、肺癌和胃癌）的发生风险，预防效果因癌症的种类而异[2]。但大量饮用咖啡也会产生不良影响，例如可能造成心率加快，引起心肌剧烈收缩，从而诱发室性心动过速或室性期前收缩等心律失常症状。过量咖啡中的咖啡因能使人兴奋、急躁、焦虑不安，产生血压过高、失眠等症状，还会诱发或加重精神疾病患者的病情[4]。

表 12-3-1　咖啡的主要生物活性成分及其健康功效[2]

成分	作用
咖啡因	神经保护、升血压、改善血管功能、降血脂、降血糖、加速人体新陈代谢
绿原酸	抗氧化、抗抑郁、降血糖、降血脂、抑菌抗炎、抑制肿瘤
葫芦巴碱	降血糖、降血脂、抑制肿瘤、神经保护
二萜类（咖啡醇，咖啡豆醇）	以脂肪酰基酯的形式存在，抑制肿瘤、抗氧化、降血糖

二、证据收集方法

本部分围绕咖啡与认知障碍、痴呆、帕金森病、脑卒中等认知功能相关疾病的关系进行系统性文献检索，共查阅 607 篇文献。根据总体要求和排除标准，排除动物实验、细胞实验及质量较低的文献后，共有 18 篇文献作为本次研究的主要证据，均为英文文献。对咖啡与认知障碍、痴呆、阿尔茨海默病、帕金森病等疾病的中英文检索词、文献数量等进行了整理分析，见表 12-3-2。

表 12-3-2　咖啡与认知功能及相关疾病研究检索情况

检索词		文献数（纳入 / 总）		
中文检索词	英文检索词	中文	英文	合计
咖啡，喝咖啡，速溶咖啡；认知功能，脑功能，认知功能下降，认知障碍，记忆；阿尔茨海默病，痴呆，帕金森病，脑卒中，脑出血，缺血性血管病所致痴呆，脑梗死性痴呆	coffee, drink coffee, instant coffee; cognition, cognitive function, brain function, cognitive decline, cognitive disorder, memory; Alzheimer's disease, dementia, Parkinson's disease, stroke, cerebral apoplexy, dementia due to ischemic vascular disease, cerebral infarct dementia	0/103	18/504	18/607

三、研究证据

1. 饮用咖啡降低老年人认知障碍发生风险

纳入咖啡与老年人认知障碍的关系研究，共有 6 篇文献，均为系统评价，见表 12-3-3。Ran 等[5]的系统评价纳入 12 项前瞻性研究，研究人群来自日本、欧洲和美国，研究

表 12-3-3 咖啡与认知障碍关系的研究

作者，年度	研究类型	例数	调查方法	调查对象及年龄	摄入情况	结果	对认知功能的影响
Ran, 2021[5]	系统评价	333 843 例	数据库检索	混合认知障碍风险人群（美国5项，欧洲5项，日本2项），文中未注明年龄	以每日饮用杯数表示，每杯237 ml	与不饮用咖啡者相比，低咖啡摄入量（每日＜664 ml）可以降低认知障碍的发生风险	改善
Zhou, 2018[6]	系统评价（10项队列研究）	415 530 例	数据库检索	欧洲混合认知障碍风险人群，文中未注明年龄	包括每日＜1杯，1～3杯，≥4杯，文中未注明每杯计量	未发现饮用咖啡对认知或记忆有益或有害的长期影响	无
Wu, 2016[7]	系统评价（9项队列研究）	34 282 例	数据库检索	混合认知障碍风险人群（欧洲4项，日本2项，新加坡1项，美国1项，加拿大1项），≥55岁	包括每日＜1杯，1～2杯，＜3杯，文中未注明每杯计量	每日饮用咖啡＜1杯相比，每日饮用1～2杯咖啡可以降低认知障碍的发生风险，RR（95%CI）为0.82（0.71～0.94）	改善
Santos, 2010[8]	系统评价（9项队列研究，2项病例对照研究）	19 928 例	数据库检索	认知障碍患者及混合风险人群（欧洲7项，加拿大2项，中国1项，澳大利亚1项），≥52岁	将咖啡的饮用量转化为咖啡因的摄入量，但文中未注明计量	饮用咖啡可降低认知障碍发生风险，RR（95%CI）为0.84（0.71～0.99）	改善
Panza, 2015[9]	系统评价（9项纵向研究，5项横断面研究）	41 019 例	数据库检索	混合认知障碍风险人群（欧洲7项，美国3项，中国2项，日本2项），≥46岁	文中未注明	饮用咖啡可降低老年认知障碍、痴呆和AD的发生风险，缺乏剂量-反应关联的研究结果	改善
Arab, 2013[10]	系统评价（6项队列研究）	15 625 例	数据库检索	混合认知障碍风险人群（欧洲4项，中国1项，美国1项），平均年龄≥55岁	文中未注明	饮用咖啡能在一定程度上减缓女性认知功能下降的速度，缺乏剂量-反应关联的研究结果	改善

结果显示，与不饮用咖啡者相比，低咖啡摄入量（每日＜ 664 ml）可以降低认知障碍的发生风险，但随着消费量的增加，咖啡对认知功能的保护作用逐渐变得不再明显。Zhou 等[6]的系统评价纳入 10 项队列研究，研究人群来自欧洲，研究未发现饮用咖啡对认知或记忆的有益或有害的长期影响。

Wu 等[7]的系统评价纳入 9 项队列研究，研究人群是来自日本、新加坡、欧洲和北美55 岁及以上的居民，研究结果显示，与每日饮用咖啡＜ 1 杯相比，每日饮用 1 ～ 2 杯咖啡可以降低认知障碍的发生风险。Santos 等[8]的系统评价纳入 9 项队列研究和 2 项病例对照研究，研究人群是来自中国、欧洲、加拿大和澳大利亚 52 岁及以上的居民，该研究将咖啡饮用量转为咖啡因的摄入量进行分析，研究结果显示，饮用咖啡可降低认知障碍的发生风险。

Panza 等[9]的系统评价纳入 9 项纵向研究和 5 项横断面研究，研究人群是来自中国、日本、欧洲和美国 46 岁及以上的居民，研究结果显示，饮用咖啡可降低老年认知障碍、痴呆和 AD 的发生风险，但缺乏剂量-反应关联的研究结果。Arab 等[10]的系统评价纳入 6 项队列研究，研究人群是来自中国、欧洲和美国 55 岁及以上的居民，研究结果显示，饮用咖啡能在一定程度上减缓女性认知功能下降的速度，缺乏剂量-反应关联的研究结果。

2. 饮用咖啡降低老年人痴呆的发生风险

纳入咖啡与老年人痴呆的关系研究，共有 2 篇文献，均为系统评价；纳入咖啡与老年人 AD 的关系研究，共有 5 篇文献，均为系统评价，见表 12-3-4。

Larsson 等[11]的系统评价纳入 8 项前瞻性研究，研究人群来自日本、欧洲和美国，结果显示咖啡摄入量与痴呆、AD 的发生风险无关。Liu 等[12]的系统评价纳入 4 项前瞻性研究，研究人群是来自欧洲和北美的 65 岁及以上居民，研究结果显示，与不饮用咖啡者相比，每日饮用咖啡＞ 5 杯可降低 AD 的发生风险。

Di Marco 等[13]的系统评价纳入 15 项队列研究，研究结果显示，每日饮用咖啡3 ～ 5 杯可降低痴呆的发生风险，每日饮用咖啡可降低 AD 的发生风险。Santos 等[8]的系统评价纳入 2 项队列研究和 2 项病例对照研究，研究人群是来自欧洲、北美和澳大利亚 52 岁及以上的居民，研究结果显示，饮用咖啡可降低 AD 的发生风险。Barranco Quintana 等[14]的系统评价纳入 2 项队列研究和 2 项病例对照研究，研究人群来自欧洲、北美和澳大利亚，研究结果显示，与不饮用咖啡者相比，饮用咖啡可降低 AD 的发生风险。

3. 饮用咖啡降低老年人帕金森病发生风险

纳入咖啡与老年人 PD 的关系研究，共有 4 篇文献，包括系统评价 2 篇和病例对照研究 2 篇，见表 12-3-5。

Qi 等[15]的系统评价纳入 7 项前瞻性研究和 6 项病例对照研究，研究人群来自中国、欧洲和美国，研究结果显示，每日饮用 3 杯咖啡可降低 PD 的发生风险；与女性相比，饮用咖啡对于预防 PD 发生的作用在男性中更强。Hernán 等[16]的系统评价纳入 5 项队列研究和 8 项病例对照研究，研究人群来自欧洲和美国，研究结果显示，与不饮用咖啡者相比，每日饮用咖啡 3 杯可以降低 PD 的发生风险。

表 12-3-4 咖啡与痴呆关系的研究

作者，年度	研究类型	例数	调查方法	调查对象及年龄	摄入情况	结果	对认知功能的影响
Larsson，2018 [11]	系统评价（8 项前瞻性研究）	328 885 例	数据库检索	痴呆及 AD 风险混合人群（日本 3 项，欧洲 3 项，美国 2 项），≥ 45 岁	以每日饮用杯数或益司表示，文中未注明每杯计量	咖啡摄入量与痴呆、AD 风险无关	无
Liu，2016 [12]	系统评价（4 项前瞻性研究）	10 452 例	数据库检索	AD 风险混合人群（加拿大 2 项，美国 1 项，芬兰 1 项），≥ 65 岁	以每日饮用杯数或益司表示，文中未注明每杯计量	与不饮用咖啡者相比，每日饮用咖啡 > 5 杯可降低 AD 的发生风险，RR（95%CI）为 0.73（0.55 ～ 0.97）	改善
Di Marco，2014 [13]	系统评价（15 项队列研究）	不详	数据库检索	痴呆及 AD 风险混合人群（文中未注明国家），≥ 35 岁	包括每日饮用咖啡 0 ～ 2 杯、3 ～ 5 杯、> 5 杯，文中未注明每杯计量	每日饮用咖啡 3 ～ 5 杯降低痴呆的发生风险，RR（95%CI）为 0.30（0.10 ～ 0.93），每日饮用咖啡可降低 AD 的发生风险，RR（95%CI）为 0.69（0.50 ～ 0.96）	改善
Santos，2010 [8]	系统评价（2 项队列研究，2 项病例对照研究）	5757 例	数据库检索	AD 患者及风险混合人群（加拿大 2 项，欧洲 1 项，澳大利亚 1 项），≥ 52 岁	将咖啡的饮用量转化为咖啡因的摄入量，但文中未注明计量	饮用咖啡可降低 AD 的发生风险，RR（95%CI）为 0.62（0.45 ～ 0.87）	改善
Barranco Quintana，2007 [14]	系统评价（2 项队列研究，2 项病例对照研究）	5951 例	数据库检索	AD 患者及风险混合人群（加拿大 2 项，澳大利亚 1 项，葡萄牙 1 项），文中未注明年龄	文中未注明	与不饮用咖啡者相比，饮用咖啡可降低 AD 的发生风险，RR（95%CI）为 0.73（0.58 ～ 0.92）	改善

表 12-3-5 咖啡与帕金森病关系的研究

作者，年度	研究类型	调查方法	例数	调查对象及年龄	摄入情况	结果	对认知功能的影响
Qi, 2014[15]	系统评价（7项前瞻性研究，6项病例对照研究）	数据库检索	901 764 例	PD患者及风险混合人群（美国7项，中国1项，欧洲5项），文中未注明年龄	以每日饮用杯数表示，文中未注明每杯计量	每日饮用咖啡3杯可降低PD的发生风险，RR（95%CI）为0.72（0.65～0.81）。与女性相比，饮用咖啡对于预防PD发生的作用在男性中更强	改善
Hernán, 2010[16]	系统评价（5项队列研究，8项病例对照研究）	数据库检索	192 737 例	PD患者及风险混合人群（美国8项，欧洲5项），文中未注明年龄	以每日饮用杯数表示，文中未注明每杯计量	与不饮用咖啡者相比，每日饮用咖啡3杯可以降低PD的发生风险，RR（95%CI）为0.69（0.59～0.80）	改善
Wijeyekoon, 2017[17]	病例对照研究	食物频率法问卷调查	病例组：144例 对照组：102例	病例组：斯里兰卡PD患者，61.8±8.2岁 对照组：斯里兰卡无PD神经系统疾病者或PD患者的亲属，61.7±7.9岁	包括不饮咖啡（每月<2杯）和饮用咖啡，文中未注明每杯计量	饮用咖啡可以降低PD的发生风险，OR（95%CI）为0.264（0.14～0.499）	改善
Gatto, 2015[18]	病例对照研究	食物频率法问卷调查	病例组：223例 对照组：406例	病例组：阿根廷PD患者，平均年龄68岁 对照组：阿根廷无神经退行性疾病者，平均年龄66岁	以每日饮用杯数表示，文中未注明每杯计量	根据年龄、性别、吸烟、酒精调整的多重logistic回归分析显示，饮用咖啡与PD的发生呈负相关，OR（95%CI）为0.51（0.35～0.73）	改善

Wijeyekoon 等[17] 的病例对照研究调查了 144 名平均年龄 61.8±8.2 岁的斯里兰卡 PD 患者和 102 名平均年龄 61.7±7.9 岁的斯里兰卡无神经系统疾病者或 PD 患者的亲属，采用问卷调查方法收集咖啡的摄入量，研究结果显示，饮用咖啡可以降低 PD 的发生风险。Gatto 等[18] 的病例对照研究调查了 223 名平均年龄 68 岁的阿根廷 PD 患者和 406 名平均年龄 66 岁的阿根廷无神经退行性疾病者，采用问卷调查方法收集咖啡的摄入量，分析含咖啡因饮料（茶、咖啡和马黛茶）的摄入与 PD 之间的关系，根据年龄、性别、吸烟、酒精调整的多重 logistic 回归分析显示，饮用咖啡与 PD 的发生呈负相关。

4. 饮用咖啡降低老年人脑卒中发生风险

纳入咖啡与老年人脑卒中的关系研究，共有 4 篇文献，包括系统评价 3 篇，队列研究 1 篇，见表 12-3-6。

Shao 等[19] 的系统评价纳入 30 项队列研究，研究人群来自日本、欧洲和美国，研究结果显示，每日饮用咖啡 3～4 杯可降低脑卒中的发生风险。Ding 等[20] 的系统评价纳入 12 项队列研究，研究人群是来自日本、欧洲和美国 20～83 岁的居民，研究结果显示，与不饮用咖啡者相比，每日饮用 1.5 和 3.5 杯咖啡可降低脑卒中的发生风险。

Larsson 等[21] 的系统评价纳入 11 项队列研究，研究人群是来自日本、欧洲和美国 20～83 岁的居民，研究结果显示，与不饮用咖啡者相比，每日饮用咖啡 2 杯、3～4 杯、6 杯可降低脑卒中的发生风险，同时发现虽然年龄亚组差异很大，但是对最终结果几乎没有影响。Zhang 等[22] 对 50 岁及以上的 365 682 名英国生物样本库的参与者进行队列研究，研究结果显示，与不饮用咖啡者相比，每日饮用咖啡 0.5～1 杯、2～3 杯和 ≥4 杯可降低脑卒中的发生风险，按照脑卒中类型进行亚组分析时发现，饮用咖啡与缺血性脑卒中的发生风险降低有关，但与出血性脑卒中无关。

四、研究证据评价

上述分析结果显示，饮用咖啡很可能降低认知障碍、PD、脑卒中的发生风险，综合评价等级为 B 级；饮用咖啡可能降低痴呆、AD 的发生风险，综合评价等级为 C 级。具体研究证据的质量及价值评价结果见表 12-3-7。

五、结语

1. 推荐意见

饮用咖啡（每日 1～2 杯）很可能降低认知障碍、PD、脑卒中的发生风险，综合评价等级为 B 级；可能降低痴呆、AD 的发生风险，综合评价等级为 C 级。纳入的文献中最佳咖啡饮用量不一致，多数人建议老年人咖啡饮用量为每日 1～2 杯。

2. 局限性

咖啡与认知功能的关系缺乏 RCT 研究的系统评价和大样本 RCT 研究，也缺乏中国人群的相关研究。

表 12-3-6 咖啡与脑卒中关系的研究

作者，年度	研究类型	调查方法	例数	调查对象及年龄	摄入情况	结果	对认知功能的影响
Shao, 2021[19]	系统评价（30项）[队列研究]	数据库检索	2 488 086 例	脑卒中风险混合人群（美国12项，欧洲9项，日本9项），>20岁	以每日饮用杯数表示，每杯4盎司（约118 ml）	每日饮用咖啡3～4杯可降低21%脑卒中的发生风险，RR（95%CI）为0.87（0.80～0.94）	改善
Ding, 2014[20]	系统评价（12项）[队列研究]	数据库检索	810 623 例	脑卒中风险混合人群（欧洲6项，美国5项，日本1项），20～83岁	以每日饮用杯数表示，文中未注明每杯计量	与不饮用咖啡者相比，每日饮用咖啡1.5杯和3.5杯可降低脑卒中的发生风险，RR（95%CI）分别为0.89（0.84～0.94），0.80（0.75～0.86）	改善
Larsson, 2011[21]	系统评价（11项）[队列研究]	数据库检索	479 689 例	2项急性心肌梗死患者，1项糖尿病患者及8项自然人群（欧洲7项，日本2项，美国2项），20～83岁	以每日饮用杯数表示，文中未注明每杯计量	与不饮用咖啡者相比，每日饮用咖啡2杯，3～4杯，6杯可降低脑卒中的发生风险，RR（95%CI）分别为0.86（0.78～0.94），0.83（0.74～0.92），0.87（0.77～0.97）	改善
Zhang, 2021[22]	队列研究	食物频率法问卷调查	365 682 例	英国居民，≥50岁	以每日饮用杯数表示，文中未注明每杯计量	与不饮用咖啡者相比，每日饮用咖啡0.5～1杯，2～3杯和≥4杯可降低脑卒中的发生风险，HR（95%CI）分别为0.90（0.85～0.95），0.88（0.84～0.94），0.92（0.86～0.98）	改善

表 12-3-7 咖啡与认知功能及其相关疾病关系推荐强度证据分析

内容	评级		备注
证据等级	认知障碍	优	6 项系统评价
	痴呆	优	2 项系统评价
	阿尔茨海默病	优	5 项系统评价
	帕金森病	优	2 项系统评价，2 项病例对照研究
	脑卒中	优	3 项系统评价，1 项队列研究
一致性	认知障碍	良	5 项研究发现咖啡可以降低认知障碍的发生风险，1 项研究未发现咖啡对认知或记忆的长期影响
	痴呆	中	1 项研究发现咖啡可以降低痴呆的发生风险，1 项研究显示咖啡摄入量与痴呆风险无关
	阿尔茨海默病	良	4 项研究发现咖啡可以降低 AD 的发生风险，1 项研究显示咖啡摄入量与 AD 风险无关
	帕金森病	优	4 项研究均发现咖啡可以降低 PD 的发生风险
	脑卒中	优	4 项研究均发现咖啡可以降低脑卒中的发生风险
健康影响	认知障碍	良	饮用咖啡（每日 1～3 杯，每杯 250 ml）与认知障碍的发生风险降低有关
	痴呆	中	饮用咖啡（每日 1～3 杯，每杯 250 ml）可能与痴呆的发生风险降低有关
	阿尔茨海默病	良	饮用咖啡（每日 1～3 杯，每杯 250 ml）与 AD 的发生风险降低有关
	帕金森病	良	饮用咖啡（每日 1～3 杯，每杯 250 ml）与 PD 的发生风险降低有关
	脑卒中	良	饮用咖啡（每日 1～3 杯，每杯 250 ml）与脑卒中的发生风险降低有关
研究人群	认知障碍	良	研究人群包括中国、日本、欧洲、北美、澳大利亚等国家及地区居民
	痴呆	良	研究人群包括日本、欧洲、北美等国家及地区居民
	阿尔茨海默病	中	研究人群包括日本、欧洲、北美、澳大利亚等国家及地区居民
	帕金森病	中	研究人群包括中国、欧洲、美洲、南亚等国家及地区居民
	脑卒中	良	研究人群包括日本、欧洲、北美等国家及地区居民
适用性	认知障碍	良	可以适用于中国人群
	痴呆	中	可能适用于中国人群
	阿尔茨海默病	中	可能适用于中国人群
	帕金森病	中	可能适用于中国人群
	脑卒中	中	可能适用于中国人群

参考文献

［1］中国营养学会．食物与健康——科学证据共识［M］．北京：人民卫生出版社，2016：210.

［2］朱晓，方海琴，张立实，等．咖啡的健康效应研究进展［J］．中国食品卫生杂志，2019，31（01）：93-98.

［3］全国茶叶标准化技术委员会．茶叶分类：GB/T 30766-2014［S］．北京：中国标准出版社，2014.

［4］沈晓静，字成庭，辉绍良，等．咖啡化学成分及其生物活性研究进展［J］．热带亚热带植物学报，2021，29（1）：112-122.

［5］Ran LS，Liu WH，Fang YY，et al. Alcohol，coffee and tea intake and the risk of cognitive deficits：a dose-response meta-analysis［J］. Epidemiol Psychiatr Sci，2021，30：e13.

［6］Zhou A，Taylor AE，Karhunen V，et al. Habitual coffee consumption and cognitive function：a Mendelian randomization meta-analysis in up to 415，530 participants［J］. Sci Rep，2018，8（1）：7526.

［7］Wu L，Sun D，He Y. Coffee intake and the incident risk of cognitive disorders：A dose-response meta-analysis of nine prospective cohort studies［J］. Clin Nutr，2017，36（3）：730-736.

［8］Santos C，Costa J，Santos J，et al. Caffeine intake and dementia：systematic review and meta-analysis［J］. J Alzheimers Dis，2010，20 Suppl 1：S187-204.

［9］Panza F，Solfrizzi V，Barulli MR，et al. Coffee，tea，and caffeine consumption and prevention of late-life cognitive decline and dementia：a systematic review［J］. J Nutr Health Aging，2015，19（3）：313-328.

［10］Arab L，Khan F，Lam H. Epidemiologic evidence of a relationship between tea，coffee，or caffeine consumption and cognitive decline［J］. Adv Nutr，2013，4（1）：115-122.

［11］Larsson SC，Orsini N. Coffee consumption and risk of dementia and Alzheimer's disease：a dose-response meta-analysis of prospective studies［J］. Nutrients，2018，10（10）：1501.

［12］Liu QP，Wu YF，Cheng HY，et al. Habitual coffee consumption and risk of cognitive decline/dementia：A systematic review and meta-analysis of prospective cohort studies［J］. Nutrition，2016，32（6）：628-636.

［13］Di Marco LY，Marzo A，Muñoz-Ruiz M，et al. Modifiable lifestyle factors in dementia：a systematic review of longitudinal observational cohort studies［J］. J Alzheimers Dis，2014，42（1）：119-135.

［14］Barranco Quintana JL，Allam MF，Serrano Del Castillo A，et al. Alzheimer's disease and coffee：a quantitative review［J］. Neurol Res，2007，29（1）：91-95.

［15］Qi H，Li S. Dose-response meta-analysis on coffee，tea and caffeine consumption with risk of Parkinson's disease［J］. Geriatr Gerontol Int，2014，14（2）：430-439.

［16］Hernán MA，Takkouche B，Caamaño-Isorna F，et al. A meta-analysis of coffee drinking，cigarette smoking，and the risk of Parkinson's disease［J］. Ann Neurol，2002，52（3）：276-284.

［17］Wijeyekoon R，Suriyakumara V，Gamage R，et al. Associations between Lifestyle Factors and Parkinson's Disease in an Urban Sri Lankan Clinic Study［J］. Int Arch Med，2017，10：246.

［18］Gatto E M，Melcon C，Parisi V L，et al. Inverse association between yerba mate consumption and idiopathic Parkinson's disease. A case-control study［J］. J Neurol Sci，2015，356（1-2）：163-167.

［19］Shao C，Tang H，Wang X，et al. Coffee consumption and stroke risk：evidence from a systematic review and meta-analysis of more than 2.4 million men and women［J］. J Stroke Cerebrovasc Dis，2021，30（1）：105452.

［20］Ding M，Bhupathiraju SN，Satija A，et al. Long-term coffee consumption and risk of cardiovascular disease：a systematic review and a dose-response meta-analysis of prospective cohort studies［J］. Circulation，2014，129（6）：643-659.

［21］Larsson SC，Orsini N. Coffee consumption and risk of stroke：a dose-response meta-analysis of prospective studies［J］. Am J Epidemiol，2011，174（9）：993-1001.

［22］Zhang Y，Yang H，Li S，et al. Consumption of coffee and tea and risk of developing stroke，dementia， and poststroke dementia：A cohort study in the UK Biobank［J］. PLoS Med, 2021, 18（11）：e1003830.

第四节　酒精饮料

一、引言

北京大学国家发展研究院发布的 2015 年中国健康与养老追踪调查（China Health and Retirement Longitudinal Study, CHARLS）研究报告显示，我国 60 岁以上老年人中，男女饮酒率分别比 2011 年增加了 3% 和 30%，每日喝酒超过 2 次或最近一次酒精摄入量超过推荐量的男性比 2011 年增加 40%，女性增加 60%。老年人消化功能衰退，肝解酒能力减弱，与年轻人相比，老年人饮用相同的酒量可能更容易醉倒，《中国居民膳食指南（2022）》推荐，成年人一天摄入的酒精量应不超过 15 g。

酒精是许多疾病发病的危险因素，无节制饮酒、过量饮酒、酗酒等会导致急性和慢性酒精中毒、酒精性脂肪肝，甚至是酒精性肝硬化，同时也会增加高血压、脑卒中、认知功能损伤等疾病的患病风险，过量饮酒对认知功能的负面影响主要归因于酒精相关的营养缺乏和乙醇的神经毒性作用，此外，大量研究也表明，酒精成瘾与大脑形态、大脑葡萄糖和氨基酸代谢、单胺能和胆碱能递质系统、微细胞结构和功能、区域脑血流和神经认知障碍相关[1-2]。不过也有研究认为少量、适量饮酒对于认知功能是有益的，适量酒精可通过降低血管危险因素（如减少血栓素 A2 的生成、抑制血小板功能等）预防痴呆；另外，因为葡萄酒中富含多酚类等抗氧化物质，适量饮用也可以预防心血管疾病，进而直接或间接降低痴呆的发生风险[3]。

二、证据收集方法

本部分围绕酒精饮料与老年人轻度认知障碍、痴呆、帕金森病、脑卒中等认知功能相关疾病的关系进行系统性文献检索，共查阅 4438 篇文献。根据总体要求和排除标准，排除动物实验、细胞实验、数据不完整以及质量较低的文献后，共有 16 篇文献作为本次研究的主要证据，中文文献 1 篇，英文文献 15 篇。对酒精饮料与认知障碍、痴呆、阿尔茨海默病、帕金森病等疾病的中英文检索词、文献数量等进行了整理分析，见表 12-4-1。

表 12-4-1　酒精饮料与认知功能及相关疾病研究检索情况

检索词		文献数（纳入 / 总）		
中文检索词	英文检索词	中文	英文	合计
酒精，酒，饮酒，喝酒，白酒，红酒，啤酒；认知功能，脑功能，认知功能下降，认知障碍，记忆；阿尔茨海默病，痴呆，帕金森病，脑卒中，脑出血，缺血性血管病所致痴呆，脑梗死性痴呆	alcohol, liquor, drinking, wine, beer; cognition, cognitive function, brain function, cognitive decline, cognitive disorder, memory；Alzheimer's disease, dementia, Parkinson's disease, stroke, cerebral apoplexy, dementia due to ischemic vascular disease, cerebral infarct dementia	1/1053	15/3385	16/4438

三、研究证据

1. 适量饮酒降低老年人认知障碍发生风险，过量增加风险

纳入酒精饮料与老年人认知障碍的关系研究，共有 5 篇文献，包括系统评价 1 篇和队列研究 4 篇，见表 12-4-2。

Peters 等[4]通过对符合纳入标准的 23 项研究（20 个流行病学队列，3 个回顾性匹配病例对照嵌套队列）进行系统回顾和系统评价，评估老年人认知功能下降与饮酒之间的关系。结果显示，少量酒精摄入可能对认知功能没有保护作用，但不同研究的随访时间和酒精摄入量的测量方法不同，对真正戒酒者的纳入以及潜在混杂因素的评估也不同，且异质性检验结果具有统计学意义，因此，该研究提示少量酒精摄入可能对认知功能没有保护作用，但这些结果应谨慎解释。

Piumatti 等[5]利用英国生物样本库的数据，研究中老年人饮酒与认知功能下降之间的因果关系，对年龄 40 ～ 73 岁的 13 342 名男性和女性进行回归分析，探讨酒精对认知功能的影响，认知功能用平均反应时间（reaction time，RT）和个体内变异（intra-individual variation，IIV）来衡量，结果提示适度饮酒可能会提高老年人认知功能。Ge 等[6]对中国健康与养老追踪调查（CHARLS）16 328 名参与者的资料进行分析，利用饮酒状态（从不饮酒、以前饮酒、适度饮酒和风险饮酒）、每周饮酒量和饮酒年限来衡量酒精摄入情况，用视觉空间能力、情景记忆、方向 / 注意力和整体认知功能来评估认知功能，结果提示风险饮酒者情景记忆更差。

Sabia 等[7]对白厅 II 队列研究（The Whitehall II cohort）5054 名男性和 2099 名女性进行认知状况和饮酒情况评估，认知测试主要包括记忆、执行以及总体认知功能的评估，结果显示，与酒精摄入量为 0.1 ～ 19.9 g/d 的男性相比，≥ 36 g/d 的男性所有认知领域的下降速度更快；与酒精摄入量 0.1 ～ 9.9 g/d 的女性相比，10 年不饮酒的女性的总体认知得分和执行功能下降速度更快。Xu 等[8]调查了 MCI 患者饮酒与认知功能之间的关系，在基线时评估老年患者饮酒量，根据饮酒量将患者分为戒酒者、轻度−中度饮酒者和重度饮酒者，采用 MMSE 定期评估整体认知功能，对入组患者随访 2 年，结果提示饮酒与认知功能损害可能存在"J"形关系。

2. 适量饮酒降低老年人痴呆发生风险

纳入酒精饮料与老年人痴呆的关系研究，共有 5 篇文献，包括系统评价 1 篇和队列研究 4 篇，见表 12-4-3。

Peters 等[4]通过对符合纳入标准的 23 项研究（20 个流行病学队列，3 个回顾性匹配病例对照嵌套队列）进行系统回顾和系统评价，评估老年人认知功能下降与饮酒之间的关系，结果显示，少量酒精摄入可以降低痴呆的发生风险，但异质性检验结果具有统计学意义，且 23 项研究中对于最佳饮用量的研究结果并不统一。该研究提示，少量酒精摄入可以降低痴呆的发生风险，但由于数据存在异质性，这些发现应谨慎解释。Xu 等[8]调查了老年 MCI 患者中饮酒与痴呆风险之间的关系，在基线时评估老年患者的饮酒情况，根据饮酒量将患者分为戒酒者、轻度−中度饮酒者和重度饮酒者，对入组患者随访 2 年，结果提示，在 MCI 患者中，过量饮酒可能会增加痴呆的发生风险，将戒酒者和轻度−中度饮酒者合并为不酗酒者时，酗酒者的痴呆发生率明显高于不酗酒者。Solfrizzi 等[9]评估了

表 12-4-2 酒精饮料与认知障碍关系的研究

作者，年度	研究类型	调查方法	例数	调查对象及年龄	摄入情况	结果	对认知功能的影响
Peters, 2008[4]	系统评价（20个流行病学队列，3个回顾病例匹配病例对照散套对照队列）	数据库检索	不详	主要来自欧洲，特别是北欧，或北美的受试者，≥65岁	以每日/周/月饮酒杯数表示，文中未注明每杯计量	少量酒精摄入可能对认知功能没有保护作用，但 RR（95%CI）为 0.89（0.67～1.17），但不同的研究有不同的随访时间和酒精摄入量的测量方法，对真正戒酒者的纳入以及潜在混杂因素的评估也不同，且异质性检验结果具有统计学意义	无
Piumatti, 2018[5]	队列研究	食物频率法问卷调查	13 342 例	英国居民，40～73岁	以 1～10 g/d 的酒精摄入为递增单位分析数据	当酒精摄入量＜10 g/d 时，每增加 1 g/d，反应时间（RT）就减少 0.102 单位（0.048 ms），个体内变异（IIV）则减少 0.055 个单位；当酒精摄入量＞10 g/d 时认知功能则会下降	适量：改善 过量：损害
Ge, 2018[6]	队列研究	食物频率法问卷调查	16 328 例	中国居民，≥45岁	饮酒状态分类：从不饮酒者（一生中从未饮酒的人）、以前饮酒者（曾经饮酒后在一生中的某一时刻停止饮酒的人）、适度饮酒者（每周饮酒≤14杯的人）和风险饮酒者（每周饮酒＞14杯的人）（1杯=14 g 酒精）	与从不饮酒者相比，风险饮酒者的情景记忆更差（$\beta=-0.11$，$P=0.048$），每周饮酒量与情景记忆呈负相关（$\beta=-0.001$，$P=0.02$）	过量：损害
Sabia, 2014[7]	队列研究	食物频率法问卷调查	7153 例	英国公务员，44～69岁	利用前一年饮酒频率和过去 7 天饮酒量的调查数据计算了每位参与者每周的平均饮酒量，再转换为每 10 年的酒精克数，然后除以 7 得出摄入量以 g/d 为单位的平均每日酒精摄入量	与酒精摄入量 0.1～19.9 g/d 的男性相比，酒精摄入量≥36 g/d 的男性所有认知领域的下降速度更快；在女性中，与酒精摄入量 0.1～9.9 g/d 的女性相比，10 年不饮酒的女性总体认知得分和执行功能的下降速度更快	过量：损害
Xu, 2009[8]	队列研究	问卷调查	176 例	金陵医院两个神经内科门诊诊断的符合 MCI 诊断的患者，>60岁	戒酒者（从不饮酒或偶尔饮酒），轻度－中度饮酒者（连续至少6个月每日饮酒不超过2杯），重度饮酒者（连续6个月每日饮酒超过2杯）（1杯=10 g 酒精）	轻度－中度饮酒者（每日饮酒≤2杯）MMSE 评分降幅最小（2.9±4.0），重度饮酒者（每日饮酒＞2杯）MMSE 评分降幅最大（8.6±6.6）	适量：改善 过量：损害

表 12-4-3　酒精饮料与痴呆关系的研究

作者，年度	研究类型	调查方法	例数	调查对象及年龄	摄入情况	结果	对认知功能的影响
Peters，2005[4]	系统评价（20个流行病学队列[4]，3个回顾性匹配病例对照嵌套队列）	数据库检索	不详	主要来自欧洲，特别是北欧，或北美的受试者，≥65岁	以每日/周/月饮酒杯数表示，文中未注明每杯计量	少量酒精摄入可以降低痴呆的发生风险[随机效应模型，RR（95%CI）为0.63（0.53～0.75）]，但不同的研究有不同的随访时间和酒精摄入量的测量方法，且异质性检验结果具有统计学意义	适量：改善
Xu，2009[8]	队列研究	食物频率法问卷调查	176例	金陵医院神经内科门诊符合MCI诊断的患者，>60岁	戒酒者（从不饮酒或偶尔饮酒），轻度-中度饮酒者（连续至少6个月每日饮酒不超过2杯），重度饮酒者（连续6个月每日饮酒超过2杯），文中未注明每杯计量	重度饮酒者发生痴呆的发生风险高于戒酒者（P<0.05）和轻度-中度饮酒者（P<0.05）。该研究提示在MCI患者中，过量饮酒可能会增加痴呆的发生风险	过量：损害
Solfrizzi，2007[9]	队列研究	食物频率法问卷调查	非认知障碍者1445例，MCI患者121例	意大利居民，包括非认知障碍和MCI患者，≥65岁	不摄入酒精，每日<1杯，每日1～2杯，每日>2杯	与不饮酒相比，轻度饮酒（每日0.1～1杯）降低了痴呆转变率，HR（95%CI）为0.15（0.03～0.78），过量饮酒（包括每日1～2杯、每日>2杯）与痴呆转变率无关，HR（95%CI）分别为0.56（0.09～3.56）和0.37（0.04～3.16）	适量：改善
邓娟，2006[10]	队列研究	食物频率法问卷调查	痴呆患者121例，正常老年人2511例	中国重庆社区老年居民，>60岁	按种类不同分为饮啤酒、饮白酒、饮葡萄酒。按饮酒量不同分为不饮酒（每周<1u）、轻中度饮酒（男性每周1～21u，女性每周1～14u）、重度饮酒（男性每周>21u，女性每周>14u）（1u＝8g酒精）	与不饮酒相比，轻中度饮酒患痴呆的危险度降低，RR（95%CI）为0.52（0.32～0.85）。重度饮酒患痴呆的危险度是不饮酒的1.45倍，RR（95%CI）为1.45（0.43～4.89）	适量：改善

续表

作者， 年度	研究类型	调查 方法	例数	调查对象及年龄	摄入情况	结果	对认知功 能的影响
Ruitenberg， 2002[11]	队列研究	食物频 率法问 卷调查	5365 例	荷兰鹿特丹郊区居民， ＞55 岁	按种类不同分为葡萄酒，啤 酒，强化葡萄酒。按饮酒量 不同分为不饮酒，每周＜1 杯，每周≥1杯但每日≤1 杯，每日1～3杯，每日≥4 杯。文中未注明每杯计量	轻中度饮酒（每日1～3杯）者各种 痴呆和血管性痴呆的发生风险降低， HR（95%CI）分别为0.58（0.38～ 0.90），0.29（0.09～0.93），酒精的来 源并没有改变这种关系（$P=0.40$）	适量：改善

1445 名非认知障碍患者的 MCI 发生率，以及 121 名年龄 65 ～ 84 岁的 MCI 患者的痴呆发生率，这些患者来源于意大利老年纵向研究，结果提示，MCI 患者每日饮酒≤ 1 杯可能会降低 MCI 发展为痴呆的概率。

邓娟等[10]对中国重庆市 2632 名 60 岁以上老年人进行 2 年的队列研究，受试者分为不饮酒、轻中度饮酒和重度饮酒，用 MMSE 和《美国精神障碍诊断与统计手册第 3 版修订本》进行痴呆诊断，随访时间内记录痴呆发生的例数，运用 logistic 回归方法对饮酒和痴呆的关系进行分析。在调整了年龄、性别、教育、血压、吸烟、脑卒中史、MMSE 评分等危险因素后，结果提示，轻中度饮酒与痴呆的发生风险降低有关。Ruitenberg 等[11]调查了参加鹿特丹研究的参与者中饮酒与痴呆风险之间的关系，结果显示，与不饮酒者相比，轻中度饮酒患各种痴呆和血管性痴呆的风险降低，包含特定类型的酒精饮料（葡萄酒、啤酒、烈酒和强化葡萄酒）模型并未优于没有特定类型酒精饮料模型，结果提示，轻中度饮酒与痴呆的发生风险降低有关，且酒精的来源并没有改变这种关系。

3. 适量饮酒降低老年人 AD 发生风险，过量可增加风险

纳入酒精饮料与老年人 AD 的关系研究，共有 4 篇文献，包括系统评价 1 篇和队列研究 3 篇，见表 12-4-4。

Peters 等[4]通过对符合纳入标准的 23 项研究进行系统回顾和系统评价，评估老年人患 AD 与饮酒之间的关系。结果显示，少量酒精摄入可以降低 AD 的发生风险，但异质性检验结果具有统计学意义，且 23 项研究中对于最佳饮用量的研究结果并不统一。该研究提示，少量酒精摄入可以降低 AD 的发生风险，但由于数据存在异质性，这些发现应谨慎解释。Zhou 等[12]对中国重庆市 3170 名男性进行了为期 7 年的随访，建立 Cox 比例风险模型来评估饮酒和 AD 风险之间的关系，结果显示，每日饮酒者 AD 的发病率高于从不饮酒者，提示每日饮酒与 AD 的发生风险增加有关。

Luchsinger 等[13]招募了 980 名 65 岁及以上无痴呆的社区居民，每年进行跟踪调查，研究酒精饮料摄入与 AD 发生风险之间的关系，随访 6 年后，研究结果显示，每日饮用葡萄酒≤ 3 份可降低 AD 的发生风险，白酒、啤酒和总酒精摄入量与 AD 的发生风险无关。分层分析后发现，饮酒与 AD 风险降低之间的关联仅限于没有 ApoEε4 等位基因的个体。邓娟等[10]对中国重庆市 2632 名 60 岁及以上老年人进行 2 年的队列研究，运用 logistic 回归方法对饮酒和 AD 的关系进行分析，结果提示，轻中度饮酒与 AD 的发生风险降低有关。

4. 过量饮酒可能增加老年人脑卒中 / 脑出血发生风险

纳入酒精饮料与老年人脑卒中 / 脑出血的关系研究，共有 3 篇文献，均为队列研究，见表 12-4-5。

Kadlecová 等[14]对随访 43 年的脑卒中发病率数据进行队列分析和双胞胎分析，纳入 1886 年至 1925 年出生、年龄≤ 60 岁的瑞典双胞胎登记处的 11 644 名成员，用 Cox 回归方法评估中年时期酒精消费与脑卒中年龄的相互作用，研究结果显示，与极少量饮酒者相比，重度饮酒者患脑卒中的发生风险更高，年龄增加对于不饮酒者来说是危险因素，对于重度饮酒者来说是保护因素。

表12-4-4　酒精饮料与阿尔茨海默病关系的研究

作者，年度	研究类型	调查方法	例数	调查对象及年龄	摄入情况	结果	对认知功能的影响
Peters, 2005[4]	系统评价（20个流行病学队列，3个回顾性匹配病例对照嵌套队列）	数据库检索	不详	主要来自欧洲，特别是北欧，或北美的受试者，≥65岁	以每日/周/月饮酒杯数表示，文中未注明每杯计量	少量酒精摄入可以降低AD的发生风险，RR（95%CI）为0.57（0.44～0.74），但异质性检验结果具有统计学意义	适量：改善
Zhou, 2014[12]	队列研究	食物频率法问卷调查	3170例	中国重庆市常住男性居民，>60岁	饮酒情况分为从不饮酒，每日饮酒，每周饮酒，每月饮酒和偶尔饮酒	每日饮酒者AD的发病率高于从不饮酒者（$P<0.01$），每日饮酒与AD的发生风险增加有关，HR（95%CI）为2.25（1.43～3.97）	过量：损害
Luchsinger, 2004[13]	队列研究	食物频率法问卷调查	980例	美国纽约市老年居民，≥65岁	饮酒种类：啤酒、白酒和葡萄酒 饮酒情况：不饮酒者，轻度饮酒者（每月1份至每周6份），适度饮酒者（每日1～3份）和重度饮酒者（每日>3份）（1份啤酒=12.8 g酒精，1份白酒=14 g酒精，1份葡萄酒=11 g酒精）	每日饮用葡萄酒≤3份可降低AD风险，HR（95%CI）为0.55（0.34～0.89）。分层分析发现饮酒与AD的发生风险降低之间的关联仅限于没有ApoEε4等位基因的个体	适量：改善
邓娟, 2006[10]	队列研究	食物频率法问卷调查	痴呆患者：121例 正常老年人：2511例	中国重庆市社区老年居民，>60岁	按饮酒量不同分为不饮酒（每周<1 u），轻中度饮酒（男性每周1～21 u，女性每周1～14 u），重度饮酒（男性每周>21 u，女性每周>14 u）（1 u=8 g酒精）	与不饮酒者相比，轻中度饮酒者患AD的RR（95%CI）为0.63（0.55～0.72）	适量：改善

表12-4-5　酒精饮料与脑卒中／脑出血关系的研究

作者，年度	研究类型	调查方法	例数	调查对象及年龄	摄入情况	结果	对认知功能的影响
Kadlecová, 2015[14]	队列研究	食物频率法问卷调查	11 644 例	瑞典双胞胎，≤60岁	酒精摄入量分为：无、极轻（0～5 g/d，即每日<0.5杯）、轻（5～12 g/d，即每日0.5～1杯）、中度（12～24 g/d，每日1～2杯）、重度（>24 g/d，每日>2杯）	与极少量饮酒者相比，重度饮酒者患脑卒中的发生风险更高（HR=1.34，P=0.02），年龄增加了不饮酒者的脑卒中风险（P=0.012），减少了重度饮酒者的脑卒中风险（P=0.040），在同卵双胞胎的分析中，酗酒使脑卒中发生时间缩短了5年（P=0.04）	过量：损害
Mukamal, 2005[15]	队列研究	食物频率法问卷调查	51 529 例	美国男性，40～75岁	酒精摄入量分为无、轻度（0.1～9.9 g/d，或每日<1杯）、中度（10.0～29.9 g/d，或每日1～2杯）和重度（>30.0 g/d，或每日>2杯）	与不饮酒者相比，轻度、中度、重度饮酒者患缺血性脑卒中的RR（95%CI）分别为0.99（0.72～1.37）、1.26（0.90～1.76）、1.42（0.97～2.09），每日饮酒>2杯可能与缺血性脑卒中的发生风险增加相关	过量：损害
Ikehara, 2013[16]	队列研究	食物频率法问卷调查	47 100 例	日本女性，40～69岁	酒精摄入量分为：不饮酒（从未或曾经饮酒），偶尔饮酒（每月饮酒1～3天），每周1～74 g，每周75～149 g，每周150～299 g或每周≥300 g酒精。	重度饮酒与总脑卒中风险增加相关。重度饮酒者与偶尔饮酒者的总脑卒中、出血性脑卒中、脑内出血、蛛网膜下腔出血的OR（95%CI）分别为2.19（1.45～3.30）、2.25（1.29～3.91）、2.24（1.05～4.76）、2.26（1.01～5.09）、2.04（1.09～3.82）。少量饮酒与缺血性脑卒中风险无关	过量：损害

Mukamal 等[15]在一项队列研究中评估了 38 256 名美国男性的饮酒模式和消费的酒精饮料类型与缺血性脑卒中风险的相关性，结果显示，每日饮酒＞2杯可能与缺血性脑卒中的发生风险增加相关。在所有酒精饮料中，只有红酒消费与缺血性脑卒中的发生风险呈负相关。

Ikehara 等[16]调查了年龄 40～69 岁的 47 100 名日本女性饮酒与脑卒中之间的关系，研究饮酒与脑卒中之间的关系，结果显示，重度饮酒与总脑卒中风险增加相关，少量饮酒与缺血性脑卒中风险无关。

5. 总饮酒量可能与老年人 PD 无关

纳入酒精饮料与老年人 PD 的关系研究，共有 3 篇文献，包括队列研究 2 篇和病例对照研究 1 篇，见表 12-4-6。

Palacios 等[17]从 1992 年到 2005 年，对 132 403 名癌症预防研究 II 营养队列的参与者进行了前瞻性随访，在基线时对酒精摄入量进行评估，研究饮酒与 PD 的关系，研究结果提示，饮酒与 PD 发生风险无显著相关性，这项大型前瞻性研究的结果并不支持酒精摄入与 PD 发生风险之间有联系。Hernán 等[18]在护士健康研究和卫生专业人员随访研究两大前瞻性队列中，调查了饮用酒精饮料与 PD 发生风险之间的关系，结果显示，饮用葡萄酒或白酒与 PD 的发病无关，适量饮酒者和不饮酒者患 PD 的风险相似，但适量饮用啤酒的人患 PD 的风险更低。

Fukushima 等[19]利用一项病例对照研究的数据，研究了日本受试者酒精摄入与 PD 之间的关系，结果显示，饮酒高峰期间（受试者饮酒量最高的时期）的酒精摄入量，无论频率或数量，都与 PD 无关，分别评估每种酒精饮料的每日酒精摄入量时，只有日本清酒与 PD 相关，提示除了日本清酒外，没有发现酒精摄入量与 PD 之间的显著关联。

四、研究证据评价

上述分析结果显示，适量饮酒很可能会降低认知障碍、痴呆、阿尔茨海默病的发生风险，综合评价等级为 B 级；过量饮酒很可能会增加认知障碍、阿尔茨海默病的发生风险，综合评价等级为 B 级；过量饮酒可能会增加脑卒中/脑出血的发生风险，综合评价等级为 C 级；总饮酒量与帕金森病可能无关，综合评价等级为 C 级。具体研究证据的质量及价值评价结果见表 12-4-7。

五、结语

1. 推荐意见

适量饮酒（酒精摄入量≤10 g/d）很可能会降低认知障碍、痴呆、阿尔茨海默病发生风险。过量饮酒（酒精摄入量＞30 g/d）很可能会增加认知障碍、阿尔茨海默病发生风险，综合评价等级为 B 级；还可能会增加脑卒中/脑出血发生风险，综合评价等级为 C 级。根据世界卫生组织（WHO）与《中国居民膳食指南》推荐意见，综合考虑饮酒与总体健康的关系，并不推荐为了保护认知功能而选择饮酒，推荐老年人如饮酒，酒精量不超过 15 g/d。

表 12-4-6 酒精饮料与帕金森病关系的研究

作者，年度	研究类型	调查方法	例数	调查对象及年龄	摄入情况	结果	对认知功能的影响
Palacios, 2012[17]	队列研究	食物频率法问卷调查	132 403 例	美国居民，平均年龄 61.8 岁	饮酒状况分为：每月 <1 次、每周 1～3、每周 2～4 次、每周 5～6 次、每日 1 次、每日 2～3 次、每日 4～5 次、每日 ≥6 次。每日酒精饮料估计从全国调查数据中求得	饮酒与 PD 风险无显著相关性。每日酒精摄入量 ≥30 g 的男性与不饮酒的男性的 RR（95%CI）为 1.29（0.90～1.86），与不饮酒的女性相比，每日饮酒 15 g 或以上的 RR（95%CI）为 0.77（0.41～1.45）	无
Hernán, 2003[18]	队列研究	食物频率法问卷调查	173 229 例	美国女性，30～55 岁；美国男性，40～75 岁	饮酒状况分为 9 种，从每月从不或少于一次到每日 6 次或更多。1 杯啤酒（335 ml）=12.8 g 酒精；1 杯葡萄酒（120 ml）=11.0 g 酒精；1 杯白酒=14.0 g 酒精	饮用葡萄酒或白酒与 PD 的发病率无关。与每月饮用啤酒少于一次的人相比，每月饮用 1～3 杯啤酒的 RR（95%CI）为 0.7（0.5～0.9），每周饮用啤酒 ≥1 杯的 RR（95%CI）为 0.7（0.5～0.9）	适量：改善或 无
Fukushima, 2010[19]	队列研究	食物频率法问卷调查	PD 214 例，对照组 327 例	日本居民，平均年龄 66.4 岁	饮酒高峰期间的酒精摄入量，评估饮酒频率，根据饮料类型的酒精含量计算。啤酒 4.5%，日本清酒 15.5%，烧酒 25%，葡萄酒 12%，威士忌 43%	饮酒高峰期间的酒精摄入量，无论频率或数量，都与 PD 无关。分别评估每种酒精饮料的每日酒精摄入量时，只有日本清酒与 PD 显著相关。每日酒精摄入量 ≥66.0 g 的校正 RR（95%CI）为 3.39（1.10～11.0）	过量：损害或 无

表 12-4-7 酒精饮料与认知功能及其相关疾病关系证据分析

内容	评级		备注
证据等级	认知障碍	良	1 项系统评价，4 项队列研究
	痴呆	良	1 项系统评价，4 项队列研究
	阿尔茨海默病	良	1 项系统评价，3 项队列研究
	脑卒中 / 脑出血	良	3 项队列研究
	帕金森病	中	2 项队列研究，1 项病例对照研究
一致性	认知障碍	良	1 项研究没有发现适量饮酒对认知功能有保护作用，2 项研究发现适量饮酒对认知功能有保护作用，3 项研究发现过量饮酒可能会降低认知功能，各研究对于最佳饮酒量的确定不尽相同
	痴呆	良	5 项研究均发现适量饮酒可降低痴呆风险，各研究对于最佳饮酒量的确定不尽相同
	阿尔茨海默病	良	3 项研究发现适量饮酒可降低 AD 风险，1 项研究发现过量饮酒可增加 AD 风险，各研究对于最佳饮酒量的确定不尽相同
	脑卒中 / 脑出血	良	3 项研究均发现过量饮酒可增加脑卒中 / 脑出血的发生风险，但各研究对于最佳饮酒量的确定不尽相同
	帕金森病	优	3 项研究均发现饮酒量与 PD 无关
健康影响	认知功能	良	适量饮酒（酒精摄入量 ≤ 10 g/d）很可能对认知功能有保护作用，过量饮酒（酒精摄入量 > 30 g/d）很可能会降低认知功能
	痴呆	良	适量饮酒（酒精摄入量 ≤ 10 g/d）很可能会降低痴呆风险
	阿尔茨海默病	良	适量饮酒（酒精摄入量 ≤ 10 g/d）很可能会降低 AD 风险，过量饮酒（酒精摄入量 > 30 g/d）很可能会增加 AD 风险
	脑卒中 / 脑出血	良	过量饮酒（酒精摄入量 > 30 g/d）可能会增加脑卒中 / 脑出血的发生风险
	帕金森病	良	饮酒量可能与帕金森病无关
研究人群	认知功能	良	研究人群包括中国、英国、美国等国家居民
	痴呆	良	研究人群包括中国、美国、意大利、荷兰等国家居民
	阿尔茨海默病	良	研究人群包括中国、美国等国家居民
	脑卒中 / 脑出血		研究人群包括美国、瑞典、日本等国家居民
	帕金森病		研究人群包括美国、日本等国家居民
推荐强度	认知功能	B	
	痴呆	B	
	阿尔茨海默病	B	
	脑卒中 / 脑出血	C	
	帕金森病	C	

2. 局限性

在这一领域进行随机对照试验的可能性很小，也缺乏系统评价，如何明确饮酒与老年人认知功能的关系有待进一步研究。

参考文献

［1］Frisardi V，Solfrizzi V，Imbimbo PB，et al. Towards disease-modifying treatment of Alzheimer's disease：drugs targeting beta-amyloid［J］. Curr Alzheimer Res，2010，7（1）：40-55.

［2］Panza F，Capurso C，D'Introno A，et al. Alcohol drinking，cognitive functions in older age，predementia，and dementia syndromes［J］. J Alzheimer's Dis，2009，17（1）：7-31.

［3］Panza F，Frisardi V，Seripa D，et al. Alcohol consumption in mild cognitive impairment and dementia：harmful or neuroprotective?［J］. Int J Geriatr Psychiatry，2012，27（12）：1218-1238.

［4］Peters R，Peters J，Warner J，et al. Alcohol，dementia and cognitive decline in the elderly：a systematic review［J］. Age ageing，2008，37（5）：505-512.

［5］Piumatti G，Moore S，Berridge D，et al. The relationship between alcohol use and long-term cognitive decline in middle and late life：a longitudinal analysis using UK Biobank［J］. J Public Health（Oxf）（Oxford，England），2018，40（2）：313-314.

［6］Ge S，Wei Z，Liu T，et al. Alcohol use and cognitive functioning among middle-aged and older adults in China：findings of the China Health and Retirement Longitudinal Study Baseline Survey［J］. Alcohol Clin Exp Res，2018，42（10）：2054-2060.

［7］Sabia S，Elbaz A，Britton A，et al. Alcohol consumption and cognitive decline in early old age［J］. Neurology，2014，82（4）：332-339.

［8］Xu G，Liu X，Yin Q，et al. Alcohol consumption and transition of mild cognitive impairment to dementia［J］. Psychiatry Clin Neurosci，2009，63（1）：43-49.

［9］Solfrizzi V，D'Introno A，Colacicco AM，et al. Alcohol consumption，mild cognitive impairment，and progression to dementia［J］. Neurology，2007，68（21）：1790-1799.

［10］邓娟，周华东，李敬诚，等. 饮酒与老年性痴呆关系的前瞻性队列研究［J］. 中国现代医学杂志，2006，（17）：2578-2580＋2585.

［11］Ruitenberg A，van Swieten J C，Witteman J C，et al. Alcohol consumption and risk of dementia：the Rotterdam Study［J］. Lancet，2002，359（9303）：281-286.

［12］Zhou S，Zhou R，Zhong T，et al. Association of smoking and alcohol drinking with dementia risk among elderly men in China［J］. Curr Alzheimer Res，2014，11（9）：899-907.

［13］Luchsinger J A，Tang M X，Siddiqui M，et al. Alcohol intake and risk of dementia［J］. J Am Geriatr Soc，2004，52（4）：540-546.

［14］Kadlecová P，Andel R，Mikulík R，et al. Alcohol consumption at midlife and risk of stroke during 43 years of follow-up：cohort and twin analyses［J］. Stroke，2015，46（3）：627-633.

［15］Mukamal K J，Ascherio A，Mittleman M A，et al. Alcohol and risk for ischemic stroke in men：the role of drinking patterns and usual beverage［J］. Ann Intern Med，2005，142（1）：11-19.

［16］Ikehara S，Iso H，Yamagishi K，et al. Alcohol consumption and risk of stroke and coronary heart disease among Japanese women：the Japan Public Health Center-based prospective study［J］. Prev Med，2013，57（5）：505-510.

［17］Palacios N，Gao X，O'Reilly E，et al. Alcohol and risk of Parkinson's disease in a large，prospective cohort of men and women［J］. Mov Disord，2012，27（8）：980-987.

［18］Hernán M A，Chen H，Schwarzschild M A，et al. Alcohol consumption and the incidence of Parkinson's disease［J］. Ann Neurol，2003，54（2）：170-175.

［19］Fukushima W，Miyake Y，Tanaka K，et al. Alcohol drinking and risk of Parkinson's disease：a case-control study in Japan［J］. BMC Neurol，2010，10：111.

（李　鸣　陆秋娴　肖冠坤）

第十三章　食药物质

食药物质（medicine and food homology materials）是按照传统既是食品又是中药材物质的简称[1]。2022年食药物质目录共93种（包括当归等6种），同年对党参等9种物质开展食药物质生产经营试点工作，总共有102种。

食药物质曾称为药食同源物质，早在2000多年前我国就有"食药同源"的思想。食药同源是指食物与中药材物质同出一源，均来自自然界的动植物，它们皆由同一理论指导，因而二者在性能上有相通之处。食物也具有类似药物的四气五味、升降浮沉、归经、功效等属性[2]。

药膳（medicated diet）是含有食药物质的一种特殊饮食。唐代药王孙思邈在《备急千金要方》[3]中写道，"是故食能排邪而安脏腑，悦神爽志，以资气血"，特别强调饮食与脏腑、神志及气血的关系。药膳在我国传统医学中具有独特优势，它可以"一箭双雕"，膳可以保留食的营养和美味，膳也可以缓和药的偏性。长期食用，可以起到养生保健，治疗"未病"和"已病"的效果，而且比较安全。

阿尔茨海默病、血管性痴呆等认知损害疾病具有症状持续时间长、治疗时间长、合并用药多等临床特点。部分西药副作用大，而食药物质在治疗安全性上有一定优势。研究表明，食药物质在用法与用量得当的情况下，可长期用于老年人的日常保健支持。

根据老年人健脑的需要以及有关药食法规的规定[4]，本章主要介绍补益类、化痰类、活血类等食药物质与认知功能及其相关疾病的关系。

第一节　补益类

一、引言

补益类物质包括黄精、人参、枸杞子、桑椹、蜂蜜、丁香、小茴香、刀豆、山药、芡实、益智仁、莲子、黑芝麻、覆盆子、玉竹、甘草、百合、龙眼肉、阿胶、枣（大枣、酸枣、黑枣）、酸枣仁等。

包括补益类在内的所有食药物质既有营养成分，又有药用价值，可对大脑同时发挥营养支持和防控疾病的作用。此类食物中所含有的营养素、抗氧化成分、抗炎物质等植物化学物协调互补，增强健脑功效，减轻对脑的损伤作用。研究显示，"补肾"等补益类食药物质能起到提高机体免疫力，促进小胶质细胞吞噬脑内沉积的β淀粉样蛋白作用，进而改善阿尔茨海默病症状[5]。

传统医学认为，痴呆初期常由肝肾阴亏、脾肾不足、气血失养、髓海失充所致。在脑营养不足或受损初期使用补益类食药物质可阻止病情恶化。尚无任何症状或出现痴呆早期症状时即用上安全、有效的健脑养脑食物是维护大脑认知功能并预防或延缓向痴呆发展的明智之举。

本节在检索我国传统医学和现代国内外相关文献后，综合评价分析补益类食药物质对老年人的健脑及痴呆等疾病食疗的效果，为维护老年人大脑认知功能、防控老年人认知相关疾病提供科学依据和新的思路。

二、证据收集方法

1. 传统医学证据收集方法

围绕补益类食药物质的古代文献记载进行系统检索，以"补（益）气、补血、滋阴、补阳、补（益）肾、填髓、益智、增智、健脑、安神、延年、益寿、永生、长寿、痴呆、善忘（病）、恍惚、呆病、郁症、愚痴病、问痴病"为检索词，在《中华医典》中进行检索。经过筛选，最终纳入 20 条古代记录作为本研究证据。

2. 现代医学证据收集方法

将以上有传统医学证据的补益类食药物质、认知功能及其相关疾病作为检索词，从中文数据库（中国知网、万方数据库等）和外文数据库（PubMed、MEDLINE、Cochrane Library、Web of science 等）里共查到自 2000 年以来公开发表的相关文献 43 536 篇。根据本书总体要求和纳入排除标准，纳入 5 篇文献作为本研究主要证据，均为随机对照试验，检索结果见表 13-1-1。

表 13-1-1 补益类食药物质与认知功能检索情况

检索词		文献数（纳入/总）		合计
中文检索词	英文检索词	中文	英文	
黄精，人参，等；认知，脑功能，痴呆，阿尔茨海默病，阿尔茨海默氏症，等	rhizoma polygonati，ginseng，etc；cognition，brain function，dementia，cognition，Alzheimer's disease，AD，etc.	1/27 690	4/15 846	5/43 536

三、研究证据

1. 传统医学证据

从古代文献中最终纳入 20 种补益类食药物质（详见附表 13-1-1），包括刀豆、山药、芡实、枸杞子、桑椹、益智仁、莲子、黄精、黑芝麻、覆盆子、玉竹、甘草、蜂蜜、百合、龙眼肉、阿胶、大枣、酸枣、酸枣仁、人参等补肾益精类食药物质。它们具有益肾补元、健骨强筋、填脑髓、令耳目聪明、久服轻身延年的作用，尤其适用于髓海不足证、肝肾阴虚证或脾肾阳虚证者。

2. 现代医学证据

从以上具有传统医学证据的补益类食药物质的文献中筛选出 5 篇有关研究，研究证据详见表 13-1-2，主要结果如下。

杨晶莹等[6] 观察研究了黄精丸治疗轻中度 AD 患者的临床疗效。选取江西中医药大学附属医院门诊轻中度 AD 患者 97 例，随机分为治疗组和对照组。治疗组每天口服黄精丸（黄精和当归 1∶1 比例，蜜制成丸）18 g，对照组每天口服盐酸多奈哌齐片 5 mg。两组均服用 3 个月，每个月间停药 1 周。结果显示，治疗组简易精神状态检查量表（MMSE）、改良长谷川痴呆量表（HDS-R）和日常生活活动能力量表（ADL）评分均明显高于对照组（$P < 0.05$），且治疗组治疗结束后血清超氧化物歧化酶（SOD）、谷胱甘肽过氧化物（GSH-Px）活性均高于对照组（$P < 0.05$），血清丙二醛（MDA）和白细胞介素 -1β（IL-1β）水平均低于对照组（$P < 0.05$）。该研究显示，黄精丸可改善轻中度 AD 患者痴呆症状，提高其认知功能及生活能力。

Lee 等[7]采用开放标签研究人参对 AD 患者认知表现的临床疗效，研究者在韩国首尔招募了 97 名 47 ~ 83 岁的 AD 患者，随机分为人参组和对照组，均提供同样的常规治疗，人参组每天另外给予人参粉 4.5 g，共持续 12 周。采用简易精神状态检查量表（MMSE）和阿尔茨海默病评估量表（ADAS）评估两组患者在治疗 12 周后和停药 12 周后的认知能力。结果显示，人参组受试者的 MMSE 和 ADAS 评分均明显改善，且显著高于对照组。停服人参 12 周后，两组受试者各项指标无差异。该研究提示，人参作为补充剂，对 AD 患者认知功能改善具有一定效果。

2008 年，韩国学者 Heo[8]开展随机对照试验，探索高丽红参（Korean red ginseng，KRG）对 AD 患者认知功能的作用效果。研究组共招募了 61 名 AD 患者（24 名男性和 37 名女性），按 1∶1∶2 比例随机分配到低剂量 KRG 组（每天给予 4.5 g KRG 胶囊，$n = 15$）、高剂量 KRG 组（每天给予 9 g KRG 胶囊，$n = 15$）或对照组（$n = 31$），研究共持续 12 周。采用 ADAS、MMSE 和临床痴呆评定量表（CDR）对 3 组受试者进行结局评价。在随机分组之前，所有参与者均接受至少 6 个月的药物治疗，治疗药物为多奈哌齐（5 ~ 10 mg/d）、加兰他敏（16 ~ 24 mg/d）、美金刚（20 mg/d）或卡巴拉汀（6 ~ 12 mg/d），该治疗持续到研究结束。12 周后，与对照组相比，低剂量和高剂量 KRG 组受试者的阿尔茨海默病评估量表认知分量表（ADAS-cog）和 CDR 均呈改善趋势，其中高剂量 KRG 组受试者改善程度显著（$P < 0.01$）。然而，低剂量和高剂量 KRG 组的 MMSE 均未发生明显改善。本研究表明，KRG 对 AD 患者的认知功能具有一定的改善作用。

2012 年，Heo 等[9]再次开展随机对照试验，以评价人参制剂（SG-135）对 AD 患者的作用效果。SG-135 是一种人参皂苷复合物，将人参暴露在 120℃高温下热处理 3 小时后制成，主要成分包括 Rb1（4.5%）、Rb2（4.8%）、Rc（4.9%）、Rg3（23.8%）、Rk1（12.3%）和 Rg5（13.1%）。该研究共招募 40 例 50 ~ 90 岁的 AD 患者，按照 1∶1∶1∶1 的比例随机分配到 SG-135 低剂量组（1.5 g/d）、中剂量组（3 g/d）、高剂量组（4.5 g/d）、空白对照组，干预周期共 24 周。同样采用 ADAS 和 MMSE 评价患者在接受干预后 12 周和 24 周的认知功能。24 周后，接受 SG-135 干预的所有受试者 MMSE、ADAS 得分均明显提高。高剂量组（4.5 g/d）受试者在 12 周时 ADAS-cog（$P = 0.028$）、ADAS-non-cog（$P = 0.027$）和 MMSE（$P = 0.027$）评分就已出现明显改善，并持续到第 24 周。该研究结果表明，人参制剂 SG-135 可显著改善 AD 患者的认知功能。

Namgung 等[10]开展随机对照试验，探索高丽红参（KRG）对成年人脑灰质和认知功能的作用效果。该团队共招募了 51 名 18 ~ 65 岁的健康成年人，随机分配到 KRG 组（$n = 26$）和安慰剂组（$n = 25$）。KRG 组对象每日摄入 1000 mg（500 mg×2 粒）KRG 胶囊。在 8 周后与安慰剂组相比，KRG 组对象大脑左侧海马旁回灰质体积显著增加（$P < 0.001$），且认知功能综合评分也显著提高（$P = 0.03$）。

表 13-1-2　补益类药食物质与认知功能关系的研究

作者，年度	研究类型	调查方法	例数	研究对象及年龄	摄入情况	结果	对认知功能的影响
杨晶莹，2020[6]	RCT	试验干预	试验组48例，对照组49例	60~80岁轻中度AD患者	每天18 g黄精丸，持续3个月（每个月间停药1周）	黄精丸可提高轻中度阿尔茨海默病患者的认知功能及生活能力	改善
Lee，2008[7]	RCT	试验干预	干预组58例，对照组39例	47~83岁AD患者	每日摄入4.5 g人参粉，持续12周	干预组MMSE和ADAS评分的改善程度显著高于对照组。但停服人参粉12周后，两组间的认知功能指标无差异	改善
Heo，2008[8]	RCT	试验干预	低剂量组15例，高剂量组15例，对照组31例	50~80岁AD患者	高丽红参（KRG）胶囊，持续12周。低剂量组：4.5 g/d；高剂量组：9 g/d	12周后，低剂量和高剂量KRG组受试者的ADAS-cog和CDR均呈改善趋势，其中高剂量KRG组受试者改善程度显著	改善
Heo，2012[9]	RCT	试验干预	低剂量组，中剂量组，高剂量组，对照组各10例	50~90岁AD患者	人参制剂（SG-135）胶囊，持续24周。低剂量组：1.5 g/d；中剂量组：3 g/d；高剂量组：4.5 g/d	所有试验组各项指标均改善。高剂量组受试者从12周起，ADAS-cog、ADAS-non-cog和MMSE评分出现明显改善，并持续到第24周	改善
Namgung，2021[10]	RCT	试验干预	干预组26例，安慰剂组25例	18~65岁健康成年人	高丽红参（KRG）胶囊1000 mg/d（500 mg×2粒），持续8周	8周后，KRG组左侧海马旁回灰质体积显著增加，且认知功能综合评分显著提高	改善

四、研究证据评价

本研究结果显示，补益类黄精丸可改善轻中度 AD 患者痴呆症状，提高其认知功能及生活自理能力；补益类人参（含高丽红参）可改善中老年 AD 患者的精神状态和认知功能。证据等级为中，具体研究证据的质量及评价结果见表 13-1-3。

表 13-1-3 补益类食药物质与认知功能推荐证据分析

内容	评级	备注
证据等级	中	5 项 RCT（其中 1 个试验组 > 50 人）
一致性	良	5 项研究均显示补益类黄精丸、人参（含高丽红参）可减少认知相关疾病的发生风险
健康影响	中	黄精丸、人参（含高丽红参）有改善 AD 患者认知功能的作用
研究人群	中	研究人群与指南目标人群相似，包括中国、韩国等人群，但样本较少
适用性	中	适用于中国老年人时有注意事项

五、结语

1. 推荐意见

补益类黄精丸（黄精加当归）可改善轻中度 AD 患者痴呆症状，提高其认知功能及生活自理能力；补益类人参（含高丽红参）可改善中老年 AD 患者的精神状态和认知功能；推荐强度为 C 级。建议老年人在医生指导下选用。

2. 局限性

多数食药物质对认知功能的影响研究仅停留在体外试验、动物实验研究阶段或人体小样本的临床试验，需要更多的大样本 RCT 研究以及高质量的 meta 分析，以提供更有力的证据，更需要在传统医学中有记载的补益类物质中扩大品种进行深入研究。

参考文献

［1］中华人民共和国国家卫生健康委员会 . 关于印发《按照传统既是食品又是中药材的物质目录管理规定》的通知［EB/OL］.（2021-11-15）［2022-11-10］. http：//www.nhc.gov.cn/sps/s7892/202111/1b3e18ba75f142f99a4a15ce0 d1660f3.shtml.

［2］周俭 . 中医营养学［M］.北京：中国中医药出版社，2012.

［3］孙思邈.备急千金要方·第 26 卷［M］.北京：人民卫生出版社，1955：464.

［4］中华人民共和国国家卫生健康委员会 . 卫生部关于进一步规范保健食品原料管理的通知［EB/OL］.（2002-03-11）［2022-11-10］. http：//www.nhc.gov.cn/zwgk/wtwj/201304/e33435ce0 d894051b15490aa3219cdc4.shtml.

［5］宁富楠，兰洲，王平，等.补肾、化痰类中药治疗阿尔茨海默病的研究进展［J］.江苏大学学报（医学版），2021，31（2）：114-119.

［6］杨晶莹，肖移生，姜劼琳，等.黄精丸治疗轻中度阿尔茨海默病临床研究［J］.中国中医药信息杂志，2020，27（11）：40-44.

［7］Lee ST，Chu K，Sim JY，et al. Panax ginseng enhances cognitive performance in Alzheimer's disease［J］. Alzheimer disease & associated disorders，2008，22（3）：222-226.

［8］Heo JH，Lee ST，Chu K，et al. An open-label trial of Korean red ginseng as an adjuvant treatment for cognitive impairment in patients with Alzheimer's disease［J］. European Journal of Neurology，2008，15（8）：865-868.

［9］Heo JH，Lee ST，Chu K，et al. Heat-processed ginseng enhances the cognitive function in patients with moderately severe Alzheimer's disease［J］. Nutritional neuroscience，2012，15（6）：278-282.

［10］Namgung E，Kim J，Jeong H，et al. Effects of Korean red ginseng on human gray matter volume and cognitive function：A voxel-based morphometry study［J］. Human Psychopharmacology：Clinical and Experimental，2021，36（2）：e2767.

第二节 化痰类

一、引言

化痰类物质包括杏仁（甜、苦）、紫苏籽、薏苡仁、木瓜、代代花、白果、白扁豆、白扁豆花、佛手、沙棘、牡蛎、昆布、罗汉果、郁李仁、砂仁、胖大海、茯苓、香橼、香薷、桔红、桔梗、莱菔子、黄芥子、黑胡椒、槐米、橘皮、藿香、草果、姜（生姜、干姜）、高良姜、肉豆蔻、花椒、荜茇等。

中医认为，痴呆的病机为本虚标实，本虚在于肾精不足，肾精亏虚为痴呆的发病基础，继而发生痰瘀凝滞，阻于清窍，引起神智昏蒙，最终发展为痴呆。现代医学认为，阿尔茨海默病的主要病理基础是 β 淀粉样蛋白（amyloid β-protein，Aβ）的异常沉积和 tau 蛋白的过度磷酸化，最终形成老年斑和神经元纤维缠结，发生氧化应激反应[1]。化痰类的食药物质一般具有挥发油类、皂甙类等化学成分，能够抑制外周过度的炎症反应，特别是脑内过度的炎性小体活化[2]。因此，在体内出现痰浊时即使用化痰类物质，可以发挥抗炎、清除自由基等作用，维护大脑认知功能并预防或延缓向痴呆的发展。

本节在检索我国传统医学和现代国内外相关文献后，综合评价分析化痰类食药物质对老年人的健脑及痴呆食疗的效果，为维护老年人大脑认知功能、防控老年认知相关疾病提供科学依据和新的思路。

二、证据收集方法

1. 传统医学证据收集方法

围绕化痰类食药物质与认知功能及其相关疾病关系的古代文献记载进行系统检索，最终纳入 13 种化痰类食药物质作为本研究证据。检索方法同第一节"传统医学证据收集方法"。

2. 现代医学证据收集方法

将以上化痰类食药物质、认知功能及其相关疾病作为检索词，共查到相关文献 15 281 篇。根据本书总体要求和纳入排除标准，纳入本研究的 5 篇文献作为主要证据，检索结果见表13-2-1。检索方法同第一节"现代医学证据收集方法"。

表 13-2-1　　化痰类食药物质与认知功能检索情况

检索词		文献数（纳入 / 总）		合计
中文检索词	英文检索词	中文	英文	
紫苏籽，苏子，黑苏子，铁苏子，任子，等；认知，脑，AD，阿尔茨海默病，阿尔茨海默氏病，阿尔茨海默氏症，痴呆	perilla seed, perilla frutescens seed, basil seed, Fructus Perillae, etc; cognition, cognitive, brain, Alzheimer's disease, Alzheimer disease, AD, dementia	0/11 936	5/3345	5/15 281

注：食药物质的检索词采用对应的食药物质名称及其别名。

三、研究证据

1. 传统医学证据

有关紫苏籽、杏仁、薏苡仁等 13 种化痰类食药物质的研究证据见附表 13-2-1，除化痰祛湿的功效外，还具有健脾胃、轻身益气、安魂养神等作用，尤其适用于痰浊阻窍证者。

2. 现代医学证据

从以上具有传统医学证据的化痰类食药物质的文献中筛选出 5 篇有关研究，研究证据详见表 13-2-2，主要结果如下。

在泰国法公大学医院（Thammasat University Hospital），Chuntida 团队[3] 招募了 239 名轻中度痴呆患者，平均年龄为 76.2 岁，随机分为试验组和对照组。除了痴呆的常规标准治疗，试验组每天给予 6 粒紫苏籽油胶囊（每粒 500 mg，每日 3 次，餐前服），对照组则为同样规格的橄榄油胶囊，持续 6 个月。其中有 57 名患者（23.8%）由于难以坚持遵守每天 3 次的服用频率，未能完成研究，因此，最终纳入 182 例。比较两组的临床反应和实验室检查，研究期间主要不良反应为恶心和呕吐（3%）。该结果提示，紫苏籽油作为轻中度痴呆患者的辅助治疗是安全可行的。此外，一项临床前研究显示，紫苏籽油对豚鼠具有神经保护作用，然而目前的轻中度痴呆患者常规治疗方案缺乏神经保护治疗，需要临床研究来证明其确切益处。1 年后，Chuntida[4] 做了进一步研究，随机将受试者分为试验组（94 例）和对照组（88 例）。两组同样给予痴呆的标准治疗［包括乙酰胆碱酯酶抑制剂和（或）NMDA 受体拮抗剂］，试验组每日 6 粒紫苏籽油胶囊（每粒 500 mg，每日 3 次，餐前服），对照组给予同样规格的橄榄油胶囊，每 3 个月采用泰国精神状态评估量表（TMSE）和泰国蒙特利尔认知评估量表（MoCA-Thai）测试认知分数，持续 9 个月。结果显示，两组治疗后 9 个月，TMSE 和 MoCA-Thai 评分明显提高。由于 80% 的受试者同时使用了乙酰胆碱酯酶抑制剂和 NMDA 受体拮抗剂（美金刚），认知功能的改善主要基于上述疗法的使用。因此，该研究无法支持紫苏籽油对轻中度痴呆患者的神经保护和认知改善效果。

Hashimoto[5] 在日本招募了 75 名年龄 64 ～ 84 岁的健康人，随机分为试验组（$n = 42$）和对照组（$n = 33$），试验组每天摄入 7.0 ml 紫苏籽油，对照组每天摄入 7.0 ml 菜籽油，持续 12 个月。该研究通过收集受试者认知功能，包括改良版长谷川痴呆量表（HDS-R）、简易精神状态评估量表（MMSE）、额叶功能评定量表（FAB）、精神状态和血清生化等指标，旨在评价紫苏籽油对健康老年人认知功能和精神状态的影响。12 个月后，紫苏籽油组受试者的血清抗氧化能力和 α 亚麻酸水平均显著高于对照组。此外，紫苏籽油组的

表 13-2-2 化痰类食药物质与认知功能关系的研究

作者, 年度	研究类型	调查方法	例数	研究对象及年龄	摄入情况	结果	对认知功能的影响
Chuntida, 2018[3]	RCT	试验干预	试验组 94 例, 对照组 88 例	平均年龄为 76.2 岁的老年人	每天摄入 3 g 紫苏籽油, 持续 6 个月	紫苏籽油作为轻中度痴呆患者的辅助治疗是安全可行的	无
Chuntida, 2019[4]	RCT	试验干预	试验组 94 例, 对照组 88 例	50～90 岁的符合轻度至中度痴呆伴精神障碍得诊断的老年人	每天摄入 3 g 紫苏籽油, 持续 9 个月	无法支持紫苏籽油对轻中度痴呆患者的神经保护和认知改善效果	无
Hashimoto, 2021[5]	RCT	试验干预	试验组 42 例, 对照组 33 例	64～84 岁的健康日本老年人	每天摄入 7.0 ml 紫苏籽油, 持续 12 个月	试验组受试者的血清抗氧化能力和 α 亚麻酸水平均显著高于对照组。试验组 FAB 得分和冷漠指数较对照组有所改善	改善
Alison, 2020[6]	RCT	试验干预	试验组 63 例, 对照组 65 例	50～80 岁超重老年人	每天摄入杏仁 (占每日总能量 15%, 约 50～100 mg), 持续 12 周	12 周后 AED 可有效降低甘油三酯和收缩压的水平, 但对认知功能、情绪状态均无明显改善	无
Rakic, 2021[7]	RCT	试验干预	试验组 1: 19 例, 试验组 2: 24 例, 对照组: 17 例	50～75 岁健康中老年人	每天摄入 42 g 或 84 g 杏仁, 持续 6 个月	每天食用 84 g 杏仁, 持续 6 个月, 可显著提升健康中老年人的血清生育酚水平, 并改善记忆、学习等方面能力	改善

FAB 得分和冷漠指数（apathy scores）较对照组均有所改善。研究结果表明，摄入紫苏籽油可提高健康老年人的血清 α 亚麻酸水平，增强抗氧化能力，并预防老年人随年龄增加而出现的认知功能的下降和精神状态的恶化。

Alison[6] 在澳大利亚招募了 128 名 BMI 25 ～ 39.9 kg/m² 的老年受试者（年龄 50 ～ 80 岁），随机分为试验组（63 例）和对照组（65 例），试验组给予富含杏仁（占每日总能量 15%，约 50 ～ 100 mg）的正常饮食（almond enriched diet，AED），对照组为高碳水无坚果的正常饮食（nut-free diet，NFD），均持续 12 周，采用记忆任务测试、视觉模拟评分量表作为认知功能评价指标，采用心境状态量表（POMS）作为情绪状态评价指标。结果显示，12 周后 AED 可有效降低甘油三酯和收缩压的水平，但对认知功能、情绪状态均无明显改善。

Rakic 等[7] 通过随机对照试验，评价杏仁对 50 ～ 75 岁中老年人认知功能的影响。研究人员招募了 60 名健康中老年人，随机分为试验组 1、试验组 2 和对照组。试验组 1（n = 19）每天口服 42 g 杏仁，试验组 2（n = 24）每天口服 84 g 杏仁。对照组（n = 17）每天口服 100 g 混合零食（与 84 g 杏仁中的常量营养素相匹配），持续干预 6 个月。在基线、第 3 个月和第 6 个月测定所有受试者血清生育酚水平、氧化应激状态和炎症情况，并测评认知功能。结果显示，在第 6 个月时，试验组 2 的血清 α 生育酚浓度比基线增加 8%（P < 0.05），另两组无类似变化。同时，试验组 2 受试者在空间工作记忆（P = 0.023）、视觉记忆和学习能力（P = 0.017）及空间规划和工作记忆（P < 0.001）等认知功能方面均较基线有显著改善，混合零食对照组的受试者无相应变化。该研究提示，每天食用 84 g 杏仁，持续 6 个月，可显著提升健康中老年人的血清生育酚（维生素 E）水平，并改善记忆、学习等方面能力。

四、研究证据评价

综合研究结果显示，化痰类中紫苏籽油对轻中度痴呆患者症状和认知有改善作用，杏仁有改善中老年人记忆、学习等能力的作用，证据等级为良。具体研究证据的质量及评价结果见表 13-2-3。

表 13-2-3　化痰类食药物质与认知功能关系证据分析

内容	评级	备注
证据等级	良	5 项 RCT（其中 3 个试验组 > 50 人）
一致性	差	其中仅 1 项支持紫苏籽油可预防认知功能下降，1 项支持杏仁可改善认知功能
健康影响	差	紫苏籽油辅助改善轻中度痴呆患者的认知功能，杏仁可显著提升健康中老年人抗氧化能力，并改善记忆、学习等方面能力
研究人群	中	研究人群主要为日本、澳大利亚等国家中老年人
适用性	中	研究对象包括亚洲等地区人群，研究结果仍可适用于中国目标人群，但在中国使用时有注意事项

五、结语

1. 推荐意见

化痰类中紫苏籽油对轻中度痴呆患者症状和认知有改善作用，杏仁有改善中老年人记忆、学习等能力的作用，推荐强度为 D 级。建议老年人在医生指导下酌情选用。

2. 局限性

多数食药物质对认知功能的影响研究仅停留在体外试验、动物实验研究阶段或人体小样本的 RCT，需要更多的大样本 RCT 研究以及高质量的 meta 分析，以提供更有力的证据，更需要在传统医学中有记载的化痰类物质中扩大品种进行深入研究。

参考文献

[1] 刘莉，王雪梅，韩宇博，等 . 抗阿尔茨海默病的中药治疗及其作用机制研究概况 [J] . 时珍国医国药，2022，33（10）：2477-2480.

[2] 宁富楠，兰洲，王平，等 . 补肾、化痰类中药治疗阿尔茨海默病的研究进展 [J] . 江苏大学学报（医学版），2021，31（02）：114-119.

[3] Kamalashiran C，Pattaraarchachachai J，Muengtaweepongsa S. Feasibility and safety of perilla seed oil as an additional antioxidative therapy in patients with mild to moderate dementia [J] . J Aging Res，2018，2018：1-5.

[4] Kamalashiran C，Sriyakul K，Pattaraarchachai J，et al. Outcomes of perilla seed oil as an additional neuroprotective therapy in patients with mild to moderate dementia：a randomized control trial [J] . Curr Alzheimer Res，2019，16（2）：146-155.

[5] Hashimoto M，Matsuzaki K，Hossain S，et al. Perilla seed oil enhances cognitive function and mental health in healthy elderly Japanese individuals by enhancing the biological antioxidant potential [J] . Foods，2021，10（5）：1130.

[6] Coates A M，Morgillo S，Yandell C，et al. Effect of a 12-week almond-enriched diet on biomarkers of cognitive performance，mood，and cardiometabolic health in older overweight adults [J] . Nutrients，2020，12（4）：1180.

[7] Mustra Rakic J，Tanprasertsuk J，Scott TM，et al. Effects of daily almond consumption for six months on cognitive measures in healthy middle-aged to older adults：a randomized control trial [J] . Nutr Neurosci，2022，25（7）：1466-1476.

第三节 活血类及其他类

一、引言

活血类物质包括当归、白芷、桃仁、西红花、姜黄、山楂、小蓟、槐花、赤小豆、鸡内金、玫瑰花等。

瘀血是导致神志异常的重要因素。《外台秘要》记载，"凡有瘀血者，其人喜忘"。《古今医案按》记录一则患者体内蓄血，引起胁痛伴神气如痴的医案，该患者服桃仁承气汤加干漆、生大黄后，下血块十余枚，痛止。研究发现，活血类的食药物质，一般具有抑制血小板聚集、调节血管紧张素、抗氧化等功能[1]。研究发现，血管紧张素抑制剂可以减缓部分阿尔茨海默患者的病情进展[2]。因此，适当使用活血类食药物质，对维护大脑认知功能并预防或延缓向痴呆发展有一定益处。

国家卫生健康委公告药食同源名单上的 102 种物质中，除了补益类、化痰类、活血类外，其他类物质包括火麻仁、决明子、桑叶、荷叶、鲜芦根、栀子、马齿苋、乌梅、余甘子、金银花、青果、鱼腥草、枳椇子、淡竹叶、淡豆豉、菊花、菊苣、紫苏、葛根、蒲公英、榧子、鲜白茅根、薄荷、八角茴香、肉桂、麦芽、山奈、乌梢蛇、蝮蛇、薤白、山银花、松花粉、油松、夏枯草、芫荽、粉葛、布渣叶。

其他类物质具有润肠功效，如火麻仁、决明子、桑叶；清热功效，如荷叶、栀子、马齿苋、金银花、青果、鱼腥草、淡竹叶、菊花、蒲公英、薄荷；行气功效，如紫苏、夏枯草、八角茴香。涉及功效范围较广，均归在本节进行叙述。

本节在检索我国传统医学和现代国内外相关文献后，综合评价分析活血类及其他类食药物质对老年人的健脑及痴呆食疗的效果，为维护老年人大脑认知功能、防控老年认知相关疾病提供科学依据和新的思路。

二、证据收集方法

（一）传统医学证据收集方法

1.活血类食药物质

围绕活血类食药物质与认知功能及其相关疾病关系的古代文献记载进行系统检索，最终纳入6条古代记录作为本次研究的传统医学证据。检索方法同第一节"传统医学证据收集方法"。

2.其他类食药物质

围绕其他类食药物质与认知功能及其相关疾病关系的古代文献记载进行系统检索，最终纳入22条古代记录作为本次研究的传统医学证据。检索方法同第一节"传统医学证据收集方法"。

（二）现代医学证据收集方法

1.活血类食药物质

将以上活血类食药物质、认知功能及其相关疾病作为检索词，共查阅到5556篇文献。根据本书总体要求和纳入排除标准，共有1篇文献作为本研究的主要证据，检索结果见表13-3-1。检索方法同第一节"现代医学证据收集方法"。

2.其他类食药物质

本研究围绕其他类食药物质认知功能及其相关疾病作为检索词，共查阅到26 956篇文献。根据本书总体要求和纳入排除标准，共有3篇文献作为本研究的主要证据，检索结果见表13-3-1。检索方法同第一节"现代医学证据收集方法"。

三、研究证据

（一）传统医学证据

1.活血类食药物质

从古代文献中最终纳入6种活血类食药物质，包括当归、桃仁、山楂、小蓟、槐米、赤小豆，除了活血化瘀、通经脉的功效外，还具有养精保血、补五脏、生肌肉等作用，尤其适用于瘀血阻窍证者。详见附表13-3-1。

表 13-3-1　活血类和其他类食药物质与认知功能检索情况

食药物质	检索词		文献数（纳入 / 总）		合计
	中文检索词	英文检索词	中文	英文	
活血类	当归，文无，秦哪，涵归尾，山蕲，等；认知，脑，AD，阿尔茨海默病，阿尔茨海默氏病，阿尔茨海默氏症，痴呆	Radix Angelicae Sinensis, Chinese Angelica, Chinese Angelica Root, etc；cognition, cognitive, brain, Alzheimer's disease, Alzheimer disease, AD, dementia	0/4628	1/928	1/5556
其他类	火麻仁，大麻仁，线麻子，麻于仁，麻仁，大麻子，冬麻子，黄麻仁，等；认知，脑，AD，阿尔茨海默病，阿尔茨海默氏病，阿尔茨海默氏症，痴呆	Fructus Cannabis, hemp fimble seed, hemp fruit, etc；cognition, cognitive, brain, Alzheimer's disease, Alzheimer disease, AD, dementia	3/17 073	0/9883	3/26 956

注：食药物质的检索词采用对应的食药物质名称及其别名。

2. 其他类食药物质

火麻仁、薄荷、肉桂、决明子、桑叶、荷叶、栀子、马齿苋、乌梅、金银花、青果、枳椇子、淡竹叶、淡豆豉、菊花、紫苏叶、葛根、蒲公英、鲜白茅根、薤白、八角茴香、麦芽等其他类食药物质具有润肠、补虚、解毒、生津液、益阴泄热、轻身延年、乌须发、壮筋骨等作用。详见附表 13-3-2。

（二）现代医学证据

1. 活血类食药物质

Werner[3] 在 2009 年即对 Korodin® 的效果进行过研究，采用随机对照双盲试验，研究对象为 50 ~ 80 岁女性，试验组 40 例，对照组 40 例，试验组每天口服 25 滴 Korodin® 滴剂（一种天然樟脑–山楂鲜果提取复合物，每滴 Korodin® 含有 1 mg 樟脑和 38.62 mg 山楂鲜果提取物），对照组给予安慰滴剂。结果显示，服用 Korodin® 滴剂后受试者在数字连接和数字符号两项测试中的表现均优于服用前，且与口服安慰剂后的受试者有显著差异。该研究提示，Korodin® 滴剂可显著提升老年女性的认知能力水平。详见表 13-3-2。

2. 其他类食药物质

从以上具有传统医学证据的其他类食药物质的文献中筛选出 3 篇有关研究，研究证据详见表 13-3-2，主要结果如下。

秦川[4] 选取了 80 例桂林市中医医院门诊及住院的 AD 患者，探究火麻仁颗粒剂对 AD 患者认知能力的改善和安全性观察。按随机原则分为试验组和对照组，每组 40 例。对照组进行常规治疗，并口服银杏叶片 2 片，每天 3 次；试验组在常规治疗基础上每天口服 1 次火麻仁颗粒剂 20 g（溶入 200 ml 温开水中，饭后服）。持续 8 周后，采用简易精神状态检查量表（MMSE）、AD 评估量表认知分量表（ADAS-cog）评分作为主要

表 13-3-2 活血类和其他类食药物质与认知功能关系的研究

作者，年度	研究类型	调查方法	例数	研究对象及年龄	摄入情况	结果	对认知功能的影响
活血类							
Werner, 2009[3]	RCT	试验干预	试验组 40 例，对照组 40 例	50～80 岁健康女性	口服 25 滴 Korodin®，服用 5 分钟后进行各指标测定	口服 Korodin® 可即刻提升认知能力水平	改善
其他类							
秦川, 2016[4]	RCT	试验干预	试验组 40 例，对照组 40 例	年龄为 70～90 岁的 AD 患者	每天口服火麻仁颗粒剂 20 g，持续 8 周	服用火麻仁颗粒剂 8 周后，能够显著提高 AD 患者的认知能力	改善
秦川, 2016[5]	RCT	试验干预	试验组 42 例，对照组 41 例	年龄为 70～90 岁的 AD 患者	每天服用火麻仁煎液 200 ml（火麻仁 50 g），持续 8 周	火麻仁煎液对于改善痴呆患者的记忆功能作用显著	改善
徐洛邦, 2013[6]	RCT	试验干预	试验组 52 例，对照组 42 例	31～79 岁的脾肾阳虚证卒中患者	每天摄入 5 g 肉桂粉，持续 28 天	肉桂粉能有效改善患者神经功能损伤和提升患者认知能力	改善

评价指标，结果显示，治疗后试验组 MMSE、ADAS-cog 评分均明显优于对照组（$P <$ 0.05），试验组 40 例患者均未见发生不良反应，对照组出现 1 例消化道反应、1 例药物性皮疹和 1 例头痛。该研究提示，火麻仁能够显著改善 AD 患者的认知能力且治疗 AD 安全有效。

为了探讨不同剂型的火麻仁对痴呆的临床价值，秦川[5]同年招募 83 例痴呆患者，随机分为试验组和对照组，试验组 42 例，给予每天口服 1 次火麻仁煎液（火麻仁 50 g，加水煎取药汁 200 ml，滤去药渣），对照组 41 例，给予每天口服 30 mg 尼莫地平片 3 次，持续 8 周后采用中国科学院心理研究所研制的《临床记忆量表》（甲、乙套），治疗前采用甲套量表测试，治疗后采用乙套量表进行复试。根据治疗前后患者记忆改善情况对记忆商提高率作出评定。结果显示，试验组 42 例中，记忆改善总有效率为 73.81%。对照组 41 例中，记忆改善总有效率为 56.1%。试验组总有效率优于对照组。该研究提示，口服火麻仁煎液对于改善痴呆患者的记忆功能作用显著。

徐洛邦等[6]选取了广州东升医院内科门诊卒中患者 94 例，探讨观察了肉桂粉联合常规治疗对于脾肾阳虚证卒中患者的认知功能障碍疗效。采用随机平行对照方法，试验组每天给予 5 g 肉桂粉，对照组每天给予 1 次 10 mg 阿司匹林口服及胞二磷胆碱 0.25 g ＋ 5% 葡萄糖注射液 250 ml 1 次 / 天静滴。持续 28 天后，观测患者临床症状、CSS 评分、MMSE 评分及相关不良反应。结果显示，采用肉桂粉联合常规治疗对脾肾阳虚证缺血性卒中患者治疗有效率显著高于常规西药治疗（$P < 0.05$），且能有效改善患者神经功能损伤情况和提升患者认知能力。

四、研究证据评价

1. 活血类食药物质

综合研究结果显示，活血类中 Korodin®（天然樟脑−山楂鲜果提取复合物）可提升老年健康女性的认知能力水平，证据等级为良，推荐强度 D。具体研究证据的质量及评价结果见表 13-3-3。

2. 其他类食药物质

本研究结果显示，其他类中火麻仁可能提高 AD 和痴呆老年人的认知和记忆能力，证据等级良，推荐强度 C。肉桂粉可能改善部分卒中患者的神经功能损伤和认知能力，证据等级良，推荐强度 D。具体研究证据的质量及评价结果见表 13-3-3。

表 13-3-3 活血类及其他类食药物质与认知功能证据分析

内容	评级	备注
活血类		
证据等级	中	1 项 RCT（试验组均 < 50 人）
一致性	—	—
健康影响	中度	Korodin®（一种天然樟脑−山楂鲜果提取物的复合物）能提高认知能力
研究人群	差	研究人群为德国人
适用性	差	研究对象为欧洲国家人群

续表

内容	评级	备注
其他类		
证据等级	良	3项RCT（1个试验组＞50人）
一致性	中	2项研究支持火麻仁改善认知或记忆能力，1项研究支持肉桂粉改善认知能力
健康影响	中	火麻仁颗粒剂能够显著提高AD患者的认知能力，肉桂粉能改善神经功能损伤患者认知能力
研究人群	良	研究人群主要为中国的成年人及老年人，证据体的人群与指南目标人群大部分一致
适用性	中	研究对象主要为中国人群，研究结果可适用于中国目标人群

五、结语

1.推荐意见

其他类中火麻仁可能提高AD和痴呆老年人的认知和记忆能力，证据等级良，推荐强度C；肉桂粉可能改善部分卒中患者的神经功能损伤和认知能力，证据等级良，推荐强度D。活血类中Korodin®（天然樟脑−山楂鲜果提取复合物）可提升老年健康女性的认知能力水平，证据等级为良，推荐强度D。建议老年患者在医生指导下酌情选用。

2.局限性

多数食药物质对认知功能的影响研究仅停留在体外试验、动物实验研究阶段或人体小样本的RCT，需要更多的大样本RCT研究以及高质量的meta分析，以提供更有力的证据，更需要在传统医学中有记载的其他类物质中扩大品种进行深入研究。

（周 俭 吴夏秋）

参考文献

［1］雷蕾，李小阳，刘骏，等.化学功效组学：中药现代研究的新方向——以止血药和活血化瘀药核心成分群研究为例［J］.中国中药杂志，2022，47（24）：6803-6809.

［2］孙金霞，王静，吴芹.肾素−血管紧张素系统与阿尔茨海默病［J］.医学综述，2014，20（11）：1926-1928.

［3］Werner NS，Duscherk S，Schandry R. D-camphor-crataegus berry extract combination increases blood pressure and cognitive functioning in the elderly-a randomized，placebo controlled double blind study［J］. Phytomedicine，2009，16（12）：1077-1082.

［4］秦川，陈纪东.火麻仁颗粒剂对阿尔茨海默病患者认知能力的改善和安全性观察［J］.中国妇幼健康研究，2016（S1）：221-222.

［5］秦川，陈纪东.火麻仁煎液对老年性痴呆患者的记忆改善作用［J］.中华临床医师杂志（电子版），2016，10（4）：166-167.

［6］徐洛邦，王宜健，彭秀芳.肉桂粉联合常规治疗脾肾阳虚证中风后认知功能障碍随机平行对照研究［J］.实用中医内科杂志，2013（24）：34-36.

附表:

附表 13-1-1 古代本草检索记录表(补益类)

序号	类别	中药	应用	来源
1	补益类	刀豆	"主温中下气,利肠胃,止呃逆,益肾补元。"	《本草纲目》
2	补益类	山药	"久服耳目聪明,轻身,不饥,延年。"	《证类本草》
3	补益类	芡实	"益精气,强志,令耳目聪明。久服轻身,不饥,耐老神仙。"	《本草乘雅半偈》
4	补益类	枸杞子	"明耳目安神,耐寒暑延寿,添精固髓,健骨强筋。"	《本草蒙筌》
5	补益类	桑椹	"安魂镇神。聪耳明目,生津止渴。"	《本草从新》
6	补益类	益智仁	"益气安神,补不足,安三焦,调诸气。"	《证类本草》
7	补益类	莲子	"蒸食能养神。搀粳米煮粥,渐开耳目聪明;磨作饭,顿令肢体强健。蜡蜜丸服,耐老而饥。"	《本草蒙筌》
8	补益类	黄精	"久服轻身,延年,不饥。"	《本草经集注》
9	补益类	黑芝麻	"主伤中虚羸、补五内,益气力,长肌肉,填脑髓。"	《神农本草经》
10	补益类	覆盆子	"益肾脏而固精,补肝虚而明目。"	《本草备要》
11	补益类	玉竹	"久服,去面黑皯,好颜色、润泽,轻身、不老。"	《神农本草经》
12	补益类	甘草	"久服,轻身、延年。"	《神农本草经》
13	补益类	蜂蜜	"安五脏诸不足,益气补中,止痛解毒,和百药。"	《神农本草经》
14	补益类	百合	"能补益气血,润肺除嗽,定魄安心。"	《明代本草》
15	补益类	龙眼肉	"久服强魂,聪明,轻身不老,通神明。"	《神农本草经疏》
16	补益类	阿胶	"久服轻身,益气。"	《神农本草经》
17	补益类	大枣	"久服,轻身、长年。"	《神农本草经》
18	补益类	酸枣	"久服,安五脏,轻身、延年。"	《神农本草经》
19	补益类	酸枣仁	"久服,安五脏,轻身、延年。"	《神农本草经》
20	补益类	人参	"主补五脏,安精神,止惊悸,除邪气,明目,开心益智。"	《神农本草经》

附表 13-2-1 古代本草检索记录表(化痰类)

序号	类别	中药	应用	来源
1	化痰类	杏仁	"止咳嗽,消痰润肺,润肠胃,消面粉积,下气。"	《滇南本草》
2	化痰类	薏苡仁	"久服,轻身益气。"	《神农本草经》
3	化痰类	白扁豆	"可补五脏。"	《神农本草经》
4	化痰类	砂仁	"性温能益气。"	《本草经解》
5	化痰类	茯苓	"久服,安魂、养神,不饥、延年。"	《神农本草经》
6	化痰类	黄芥子	"利九窍,明耳目,安中,久服温中。"	《新修本草》

续表

序号	类别	中药	应用	来源
7	化痰类	紫苏籽	"散气甚捷，最能清利上下诸气，定喘痰有功，并能通二便，除风寒湿痹。"	《本草汇》
8	化痰类	橘皮	"久服，下气通神，轻身长年。"	《神农本草经疏》
9	化痰类	干姜	"久服辛温益阳，所以通神明也。"	《本草经解》
10	化痰类	生姜	"久服去臭气，通神明。"	《神农本草经》
11	化痰类	高良姜	"健脾消食，下气温中。"	《本草蒙筌》
12	化痰类	肉豆蔻	"温气能和中通畅。"	《神农本草经疏》
13	化痰类	花椒	"主通三焦，补命门。"	《本草详节》

附表 13-3-1 古代本草检索记录表（活血类）

序号	类别	中药	应用	来源
1	活血类	桃仁	"令人能食，通经脉，黑鬓发。"	《食疗本草》
2	活血类	当归	"补五脏，生肌肉。"	《名医别录》
3	活血类	山楂	"可化饮食，消肉积，癥瘕等。"	《本草纲目》
4	活血类	小蓟	"主治养精保血。"	《本草乘雅半偈》
5	活血类	槐米	"治大、小便血，舌衄。"	《本草求真》
6	活血类	赤小豆	"主下水，排痈肿脓血。"	《神农本草经》

附表 13-3-2 古代本草检索记录表（其他类）

序号	类别	中药	应用	来源
1	其他类	决明子	"久服益精光，益阴泄热轻身者，大补肝肾之气所致也。"	《神农本草经》
2	其他类	桑叶	"补虚益气。"	《本草纲目》
3	其他类	荷叶	"烧饭合药，裨助脾，胃而升发阳气。"	《本草备要》
4	其他类	栀子	"懊恼不眠，头痛目赤肿痛等症，得此以除。"	《本草求真》
5	其他类	马齿苋	"久服益气力，不饥，轻身。"	《本草经集注》
6	其他类	乌梅	"生津止渴，消痰益精。"	《药鉴》
7	其他类	金银花	"此既长年益寿，甚可常采服。"	《新修本草》
8	其他类	青果	"生津液，止烦渴，治咽喉痛。"	《本草纲目》
9	其他类	枳椇子	"生津液。"	《本草便读》
10	其他类	淡竹叶	"主吐血，热毒风，止消渴。"	《证类本草》
11	其他类	淡豆豉	"主春夏头痛寒热。"	《本草述钩元》
12	其他类	菊花	"益血脉，久服轻身耐老延年。"	《神农本草经疏》
13	其他类	紫苏叶	"久服通神明，轻身耐老。"	《本草崇原》

序号	类别	中药	应用	来源
14	其他类	葛根	"主消渴，身太热，呕吐，诸痹，起阴气，解诸毒。"	《神农本草经》
15	其他类	蒲公英	"可乌须发，壮筋骨。"	《本草纲目》
16	其他类	鲜白茅根	"主劳伤虚羸，补中益气，除瘀血。"	《神农本草经》
17	其他类	薄荷	"治中风，癫痫，伤燥热郁。"	《本草述》
18	其他类	薤白	"补虚，解毒。"	《本草图经》
19	其他类	八角茴香	"可补命门不足。"	《本草纲目》
20	其他类	火麻仁	"主补中益气，久服肥健，不老神仙。"	《神农本草经》
21	其他类	肉桂	"久服神仙不老。"	《本草经解》
22	其他类	麦芽	"能助胃气上行，健脾宽肠下气。"	《本草分经》

第十四章　膳食模式

膳食模式不仅考虑到单一食物或者营养素的营养特点，还考虑到组成膳食的各种食物之间的相互作用和总体健康效应，近年来已经成为营养与健康研究的重要领域。一种膳食模式的不同组成部分可能具有协同作用，它比单个食物或营养素能更全面地影响人体健康状况，能更好地预测疾病风险[1]。很多国家已经将膳食模式应用于膳食指南制定，例如2016年美国发布的传统上根据地理位置、气候特点、经济状况、宗教信仰等将膳食模式归类为东方膳食模式、西方膳食模式、地中海饮食等[2]。

膳食模式随不同地区食物资源、饮食习惯和经济水平不同而异，即使处于相同地区，不同时期不同人群的膳食结构也有很大差别，故膳食模式呈现多样性和动态变化的特点。一般而言，将各国膳食指南建议的平衡膳食、地中海膳食、DASH膳食或具有明显特征的推荐或限制食物类别的膳食称为健康膳食模式或合理膳食模式。1989年以来我国已发布的5版《中国居民膳食指南》中都推荐平衡膳食模式，在《中国居民膳食指南（2022）》里"强调东方健康膳食模式"，这些就是适合中国居民当时合理营养要求的健康膳食模式[1,3]。《2015—2020美国居民膳食指南》中也提出"健康膳食模式"的理念[2]。

研究显示，全世界多达一半的痴呆可归因于不良生活习惯，包括不合理运动、不健康饮食等可改变的风险因素[4]。近年来，痴呆的非药物预防策略受到人们的重视[5-6]。许多研究已经发现人类正常饮食中包含的多种食物及营养素在预防认知功能减退方面具有重要作用[7]。食物及营养素不仅发挥其单独作用，且互相之间能够产生复杂的交互影响。因此，针对整体膳食模式的研究更贴近人类饮食的自然状态，将膳食作为一个整体研究其与老年认知功能及认知相关疾病之间的关联也更能反映饮食与认知相关疾病的真实关系[8]。

本章将重点介绍地中海饮食（mediterranean diet，MD）、防控高血压饮食（dietary approaches to stop hypertension，DASH）、延缓神经退变饮食（mediterranean-DASH diet intervention for neurological delay，MIND）、东方健康膳食模式（eastern health diet pattern）与老年人认知关系的研究进展，为构建合理膳食模式、维持老年人认知功能提供科学依据。

第一节　地中海饮食

一、引言

近年来流行病学研究显示，膳食模式很可能对预防老年认知功能障碍和阿尔茨海默病（AD）起重要作用[5]。目前，对于膳食研究的重点正在从单一营养素和食物的影响转向膳食模式研究，人们假设不同的食物或营养组合之间可以产生协同作用或拮抗作用，而不同于单一成分产生的影响。其中，地中海饮食（MD）基于植物性食物，含有少量动物性食物，具有季节性，受到当地食物消费和生产的影响，构成了一种兼顾健康且适应环境的膳食模式[9]。研究发现MD能降低心血管疾病、糖尿病等发病风险，长期坚持MD可能比补充单一营养素能更好地预防老年认知功能障碍等疾病[10]。

本节拟通过充分检索国内外相关文献，重点阐述 MD 与老年人认知关系的研究进展，为构建合理膳食模式、维护老年人认知功能提供科学依据。

二、证据收集方法

本研究围绕 MD 与老年认知功能及认知相关疾病的关系对 2000 年以来国内外公开发表的相关文献进行系统文献检索，共查阅 61 786 篇文献，根据本书总体要求和纳入排除标准，共有 40 篇文献作为本次研究的主要证据，均为英文文献，检索情况见表 14-1-1。

三、研究证据

MD 与认知功能及其相关疾病的关系的研究共有 40 篇文献，包括 5 篇随机对照研究、21 篇队列研究、2 篇病例对照研究和 8 篇横断面研究。其中有 30 项研究探讨了 MD 与认知功能的关系，10 项研究探索了 MD 与 AD 之间的关系。其研究证据见表 14-1-2 和表 14-1-3，主要结果如后。

1. MD 有利于维护老年人认知功能

共有 30 篇研究探讨了 MD 与认知功能的关系，其中 23 项分析发现 MD 是老年人认知功能的保护因素[11-33]；5 项分析发现二者没有关联[34-38]；1 项分析发现 MD 是黑人认知功能的保护因素，对白人来说二者没有关联[39]；1 项分析发现 MD 与较好的认知功能有横向联系，二者没有纵向关联[40]，见表 14-1-2。

表 14-1-1　MD 与老年人认知功能研究检索情况

检索词		文献篇数（纳入/总）		合计
中文检索词	英文检索词	中文	英文	
膳食/饮食模式，膳食/饮食习惯，地中海饮食，阿尔茨海默症，阿尔茨海默病，痴呆，痴呆，认知障碍，轻度认知障碍，认知损害，轻度认知损害，认知下降	dietary patterns, eating patterns, food patterns, dietary habit, eating habit, Mediterranean dietary patterns, Alzheimer's disease, dementia, cognitive impairment, mild cognitive impairment, MCI, mild neurocognitive disorder, AD	0/350	40/61 436	40/61 786

Martínez-Lapiscina 等[11] 探讨了添加特级初榨橄榄油或混合坚果的 MD 与老年人认知功能的关系，该研究对 522 名参与者进行了为期 6.5 年的干预。研究发现，补充特级初榨橄榄油的 MD 组对象的简易精神状态检查（MMSE）和画钟测试（CDT）评分显著高于对照组，MMSE 调整差值（95%CI）为 + 0.62（0.18 ~ 1.05），$P = 0.005$；CDT 调整差值（95%CI）为 + 0.5（0.2 ~ 0.82），$P = 0.001$。每天添加 30 g 未加工的混合坚果（包括 15 g 核桃、7.5 g 果酱和 7.5 g 榛子）的 MD 组对象的 MMSE 和 CDT 调整后评分也显著高于对照组，MMSE 调整差值（95%CI）为 + 0.57（0.11 ~ 1.03），$P = 0.015$；CDT 调整差值（95%CI）为 + 0.33（0.003 ~ 0.67），$P = 0.048$。研究结果提示，与低脂饮食相比，

表 14-1-2 MD 与老年人认知功能关系的研究

作者，年度	研究类型	调查方法	例数	研究对象及年龄	结果	对认知功能的影响
Martinez-LaPiscina, 2013[11]	随机对照试验	补充特级初榨橄榄油或混合坚果的 MD，简易精神状态检查（MMSE）和画钟测试（CDT）评分	522 例	血管疾病高风险人群，平均年龄 74.6±5.7 岁	被分配到 MD 并补充特级初榨橄榄油组的参与者 MMSE 和 CDT 平均得分更高，与对照组相比有显著差异，MMSE 调整差值（95%CI）为 0.62（0.18~1.05）；CDT 调整差值（95%CI）为 0.5（0.2~0.82）。被分配到 MD 并补充坚果组的参与者 MMSE 和 CDT 的平均得分也高于对照组，平均差异（95%CI）分别为 0.57（0.11~1.03）和 0.33（0.003~0.67）	改善
Tangney, 2014[12]	队列研究	食物频率问卷，一组 19 项认知测试	826 例	社区人群，平均年龄 81.5±7.1 岁	MD 评分升高 1 个单位，整体认知下降速度减慢 0.002 个标准化单位（估计标准误：0.001，$P = 0.01$）	改善
Hoscheidt, 2021[13]	随机对照试验	MD 干预，修订版简易精神状态检查（3MS）	87 例	一般人群，年龄范围 45~65 岁	认知正常参与者在 MD 干预后认知能力有改善的趋势	改善
Soldevila-Domenech, 2021[14]	随机对照试验	限制能量的 MD 饮食（er-MD），雷伊听觉语言学习测试（RAVLT）；图形测试（RCFT）；符号数字模式测试（SDMT）；简易精神状态检查（MMSE）	487 例	老年人群，平均年龄 65.2±4.7 岁	更高的 er-MD 依从性与更大的记忆力改善相关。短期和长期语言记忆与 1 年后高 er-MD 依从性的概率增加，OR（95%CI）分别为 1.6（1.1~2.4）和 2.1（1.4~3.1）	改善
Sanchez-Flack, 2021[15]	随机对照试验	半定量伴佛膳食物频率问卷，韦克斯勒成人智力量表 IV（WAIS-IV）；加州语言学习测试 II（CVLT-II）	185 例	老年人群，平均年龄 66.3±6.1 岁	MD 得分越高，认知能力越强。MD 依从性分与个体认知领域之间的皮尔逊逆偏相关分析（能量调整后）得出以下结果：注意力/信息处理的 $r = 0.19$（$P = 0.01$），执行功能的 $r = 0.21$（$P = 0.006$），学习/记忆/识别处理的 $r = 0.13$（$P = 0.08$）	改善

续表

作者，年度	研究类型	例数	研究对象及年龄	调查方法	结果	对认知功能的影响
Gardener，2015[16]	队列研究	527 例	老年人群，平均年龄69.3±6.4岁	食物频率问卷，综合神经心理学测量方法	36个月后，在载脂蛋白E（ApoE）ε4等位基因携带者中，对膳食MD的基线依从性越高，执行功能认知领域的表现越好（P=0.01）。但在非载脂蛋白E ε4等位基因携带者中没有观察到此效应	改善
Trichopoulou，2015[17]	队列研究	401 例	一般人群，初次认知评估平均年龄77岁	半定量食物频率问卷，简易精神状态检查（MMSE）	MMSE得分的下降与MD的依从性呈负相关，OR（95%CI）为0.34（0.13～0.89）	改善
Olsson，2015[18]	队列研究	1138 例	老年男性，70岁	7日膳食记录，简易精神状态检查（MMSE）	MD与整体认知功能障碍的发展存在潜在的有益关联	改善
Wengreen，2013[19]	队列研究	3580 例	老年人群，65岁以上人群	食物频率问卷，修订版简易精神状态检查（3MS）	MD得分越高，改良3MS平均分越高	改善
Tangney，2011[20]	队列研究	3790 例	一般人群，初次认知评估老年人群（75.4±6.2）岁	食物频率问卷，简易精神状态检查（MMSE）即时和延迟回忆测试、数字模式测试和符号数字模式测试	MD得分越高，认知下降的速度越慢（每增加1分，β=0.00144，P=0.0004）	改善
Roberts，2010[21]	队列研究	1233 例	老年人群，70～89岁	食物频率问卷，临床痴呆评定（CDR）量表	MD评分高的受试者发生轻度认知障碍或痴呆的风险降低	改善
Scarmeas，2009[22]	队列研究	1875 例	社区人群和轻度认知障碍人群，平均年龄分别为76.7±6.5岁和77.5±6.6岁	食物频率问卷，简易精神状态检查（MMSE）	与MD依从性三分位得分最低的受试者相比，依从性最高的受试者发生轻度认知障碍得病的风险降低28%［调整风险比（AHR）（95%CI）为0.72（0.52～1.00）］	改善

续表

作者，年度	研究类型	例数	调查方法	研究对象及年龄	结果	对认知功能的影响
Feárt，2009[23]	队列研究	1410例	食物频率问卷及24小时膳食回顾，自由和线索选择性提醒测试（FCSRT）；评估即时视觉记忆的本顿视觉保持测试（BVRT）；艾萨克斯集合测试（IST）；简易精神状态检查（MMSE）	社区人群，年龄≥65岁	MD与认知能力下降有关。每增加1分MD评分，MMSE得分越少，β（95%CI）为−0.006（−0.01～−0.004）	改善
Agarwal，2021[24]	队列研究	5001例	食物频率问卷、东波士顿T测验；符号数字模式测试；简易精神状态检查（MMSE）	年龄≥65人群，平均年龄74±6岁	在总体人群中，MD评分最高三分位数的参与者比最低三分位数的参与者认知能力下降慢（β = 0.0014，SE = 0.0004，P = 0.0005）	改善
Charisis，2021[25]	队列研究	1046例	食物频率问卷、临床痴呆评分（CDR）量表	年龄>64人群，平均年龄73.1±5岁	MD与认知能力下降的风险有关联。调整后的广义估计方程模型显示，MD分数每年下降1个单位，整体认知分数每增加1个单位，MD分数的标准差就减少0.3%，执行功能领域下降0.3%，语言领域下降0.2%，注意速度领域下降0.6%。每2年增加10个单位的MD评分可以抵消与1年认知相关的老化的认知下降	改善
Ballarini，2021[26]	横断面研究	512例	食物频率问卷、简易精神状态检查（MMSE）	169名认知正常参与者和AD风险较高的受试者，平均年龄69.5±5.9岁	更好的MD依从性与更好的记忆有关联（β = 0.03，SE = 0.02，P = 0.038）	改善
D'Amico，2020[27]	横断面研究	192例	食物频率问卷、简易精神状态检查（MMSE）和加州语言学习测试II（CVLT-II）	社区人群，平均年龄68.45±0.49岁	坚持MD可以减弱高水平感知压力和较差的执行功能之间的联系。但在感知压力和情景记忆之间没有此关联	改善

续表

作者,年度	研究类型	调查方法	例数	研究对象及年龄	结果	对认知功能的影响
Chen, 2021[28]	横断面研究	食物频率问卷，注意力/处理速度-数字符号替换测试(TMT)；追踪测试(TMT)；逻辑记忆故事延迟回忆测试；听觉词语学习测验(RAVLT)；本顿视觉保持测试(BVRT)；语义流畅性测验；积木设计测验等	819例	社区人群，平均年龄78.6±4.8岁	MD评分越高，视觉空间认知越好，β(95%CI)为0.045(0.017~0.072)，$P=0.002$	改善
Karstens, 2019[29]	横断面研究	食物频率问卷，汉密尔顿抑郁评定量表	82例	社区人群，平均年龄68.8±6.88岁	与MD得分较低者相比，MD得分较高者具有更好的学习表现。坚持MD与信息处理、执行功能无关	改善
Tanaka, 2018[30]	横断面研究	食物频率问卷，简易精神状态检查(MMSE)	832例	65岁以上人群，平均年龄75.4±7.6岁	MD得分较高组更少出现认知功能减退，OR(95%CI)为0.48(0.29~0.79)	改善
Bajerska, 2014[31]	横断面研究	食物频率问卷，简易精神状态检查(MMSE)	87例	农村地区高代谢综合征风险老年人，平均年龄70.0±6.5岁	MD评分较低与认知损伤功能有关。MD得分与整体认知呈负相关	改善
Katsiardanis, 2013[32]	横断面研究	食物频率问卷，简易精神状态检查(MMSE)	557例	老年人群，65岁以上	男性坚持MD与MMSE评分呈正相关($P=0.02$)，而女性与MMSE评分呈负相关($P=0.04$)	改善
Gardener, 2012[33]	横断面研究	半定量食物频率问卷，简易精神状态检查(MMSE)；逻辑记忆II(WMS)；加州语言学习测试II(CVLT-II)(长延迟)；Delis-Kaplan执行功能系统词语流畅性(D-KEFS)	970例	老年人群，平均年龄71.72±7.86岁	在健康参与者中，MD评分与18个月内MMSE分数的改善有关($P<0.05$)	改善

续表

作者，年度	研究类型	调查方法	例数	研究对象及年龄	结果	对认知功能的影响
Knight，2016[34]	随机对照试验	MD干预，采用一组由11项认知测试组成的综合测试作为认知功能的总体指标	137例	65岁以上人群，平均年龄72.1±5岁	MD组与惯对照组相比，以下方面均无明显差异：执行功能平均差异（95%CI）为2.53（-2.59～7.65），处理速度平均差异（95%CI）为3.24（-1.21～7.70），记忆平均差异（95%CI）为2.00（-3.88～7.88），视觉空间能力平均差异（95%CI）为0.21（-0.38～0.81）	无
Hosking，2019[35]	队列研究	半定量食物频率问卷，简易精神状态检查（MMSE）	1220例	社区人群，60～64岁	认知损害的风险降低与MD无关	无
Haring，2016[36]	队列研究	妇女健康倡议食物频率问卷，修订版简易精神状态检查（3MS）	6245例	绝经后妇女，65～79岁	没有发现代替MD与轻度认知障碍或可能性痴呆之间存在任何统计学意义上的相关性（$P_{趋势}$ = 0.30，0.23）	无
Titova，2013[37]	队列研究	7日膳食记录，7分钟筛查（7MS）测试	194例	社区人群，平均年龄70.1±0.01岁	MD评分与认知能力下降无关	无
Vercambre，2012[38]	队列研究	半定量食物频率问卷，认知状态电话访谈（TICS）（范围0～41分）	2504例	有心血管疾病或危险因素的女性，首次认知检查时年龄65岁	MD评分与认知能力下降无关	无
Koyama，2015[39]	队列研究	半定量食物频率问卷，修订版简易精神状态检查（3MS）	2326例	老年人群，70～79岁	在黑人参与者中，MD得分最高三分位数与最低三分位数的参与者相比，改良MMSE得分上的平均下降率降低。在白人参与者中，MD分数和改良MMSE分数变化无关（P = 0.14）	无
Corley，2021[40]	队列研究	半定量食物频率问卷，韦氏成人智力量表英国第3版（WAIS-III[UK]）韦氏成人记忆量表英国第3版（WMS-III[UK]）	863例	社区人群，70岁	横向联系：在完全调整后的模型中，70岁时，对MD的坚持程度越高，语言能力越好（β = 0.056，SE = 0.021，P = 0.009）；纵向联系：几乎未观察到	无

表 14-1-3 MD 与老年人阿尔茨海默关系的研究证据

作者，年度	研究类型	调查方法	例数	研究对象及年龄	结果	对认知功能的影响
Scarmeas, 2015 [41]	队列研究	食物频率问卷，临床痴呆评定量表 (CDR)	1880 例	社区人群，平均年龄 76.7 岁	与低 MD 膳食评分相比，坚持高评分人群发生痴呆的风险降低，HR (95%CI) 为 0.60 (0.42 ~ 0.87)，$P_{趋势} = 0.008$	改善
Scarmeas, 2009 [22]	队列研究	食物频率问卷，采用 4 个认知领域的神经心理量表	1875 例	社区人群（认知正常人群），平均年龄 76.7±6.5 岁，轻度认知障碍人群，平均年龄 77.5±6.6 岁	坚持 MD 膳食模式与 AD 发病风险有关，HR (95%CI) 为 0.52 (0.30 ~ 0.91)	改善
Gu, 2010 [42]	队列研究	半定量食物频率问卷，15 个神经心理测试综合得分	1219 例	一般人群，年龄 ≥ 65 岁	与 MD 膳食模式中最低三分位数的受试者相比，最高三分位数的受试者患 AD 的风险低 34% ($P = 0.04$)	改善
Scarmeas, 2006 [43]	队列研究	半定量食物频率问卷（CDR）	2258 例	社区人群，平均年龄 77 岁	对 MD 膳食模式的依从性越高，患 AD 的风险越低，HR (95%CI) 为 0.91 (0.83 ~ 0.98)。与处于 MD 膳食模式评分最低三分位数的受试者相比，最高三分位数患 AD 的 HR (95%CI) 为 0.6 (0.42 ~ 0.87)	改善
Filippini, 2020 [44]	病例对照研究	食物频率问卷	108 例	病例：早发 AD 患者，平均年龄 66.2±4.6 岁；对照：看护者，平均年龄 63.8±9.6 岁	只有在非常高的依从性下，希腊 -MD 膳食模式与早发 AD 的风险呈负相关	改善
Scarmeas, 2006 [45]	巢式病例对照研究	半定量食物频率问卷定量表（CDR）	1984 例	社区人群，平均年龄 76.3±6.6 岁	对 MD 膳食模式的依从性越高，患 AD 的风险越低，OR (95%CI) 为 0.76 (0.67 ~ 0.87)。与处于 MD 膳食模式最低三分位数的人相比，最高三分位数的人患 AD 的 OR (95%CI) 为 0.32 (0.17 ~ 0.59)	改善

续表

作者，年度	研究类型	例数	研究对象及年龄	调查方法	结果	对认知功能的影响
Olsson，2015[18]	队列研究	1138 例	老年男性，70 岁	7 日膳食记录，简易精神状态检查量表（MMSE）	调整 MD 膳食模式评分与 AD 诊断无关联	无
Roberts，2010[21]	队列研究	1233 例	老年人群，70～89 岁	食物频率问卷，修订版简易精神状态检查（3MS）	高 MD 膳食模式评分与发生轻度认知障碍或 AD 的风险无关，HR（95%CI）为 0.75（0.46～1.21）	无
Feárt，2009[23]	队列研究	1410 例	社区人群，年龄≥65 岁	食物频率问卷及 24 小时膳食回顾，自由选择性选择提醒测验（FCRST）；简易精神状态检查，Isaacs 集合检测（IST）；本顿视觉保持测试（BVRT）	坚持 MD 膳食模式与 AD 发病风险无关，HR（95%CI）为 1.04（0.91～1.20）	无
Larsson，2018[46]	队列研究	2877 例	一般人群，平均年龄 71.6±4.5 岁	问卷调查	MD 膳食模式评分与 AD 发病风险之间没有关联，最高四分位与最低四分位相比 HR（95%CI）为 1.08（0.84～1.41）	无

加入特级初榨橄榄油或坚果的 MD 干预措施能改善老年人认知能力。

Tangney 等[20] 对 3790 名参与者进行了 7.6 年的随访，探讨了 MD 与老年人认知功能的关系。研究发现 MD 得分越高，认知下降的速度越慢（每增加 1 分，$\beta = 0.00144$, $P = 0.0004$）。结果提示，MD 可降低老年认知功能衰退的速率。

2. MD 降低老年人 AD 发病风险

共有 10 篇研究探讨了 MD 与 AD 的关系，其中 6 项分析发现 MD 可减少患 AD 的风险[22, 41-45]，4 项分析发现二者没有关联[18, 21, 23, 46]，见表 14-1-3。

Scarmeas 等[41] 对 1880 名社区老年人进行了 15 年的随访，研究发现，与低 MD 评分相比，MD 高评分对象患 AD 的风险降低 40%，HR（95%CI）为 0.60（0.42 ~ 0.87），$P_{趋势} = 0.008$。研究结果提示，较高的 MD 依从性与较低的 AD 发病风险独立相关联。

四、研究证据评价

综合研究结果显示，MD 很可能有利于维护老年人认知功能，很可能降低老年人 AD 发病风险，综合评价等级均为 B 级。研究证据评价结果见表 14-1-4。

表 14-1-4　MD 与认知功能、AD 关系的证据评价

内容	评级	备注
认知功能		
证据等级	良	5 篇随机对照研究，17 篇队列研究和 8 篇横断面研究
一致性	良	23 项分析发现 MD 是认知功能的保护因素；5 项分析发现 MD 与认知功能无关；1 项分析显示在黑人中保护，在白人中无关；1 项分析显示横向保护，纵向无关
健康影响	良	大多研究显示 MD 对认知存在有利影响
研究人群	差	不包括中国人群研究，包括较多欧美、日本、韩国、印度人群的研究
适用性	中	适用于中国时有许多注意事项
AD		
证据等级	良	8 篇队列研究和 2 篇病例对照研究
一致性	良	6 项分析发现 MD 是 AD 患者的保护因素，4 项分析发现二者没有关联
健康影响	良	大多研究显示 MD 对 AD 患者存在有利影响
研究人群	差	不包括中国人群研究，包括较多欧美、日本、韩国、印度人群的研究
适用性	中	适用于中国时有许多注意事项

五、结语

1. 推荐意见

综合评价显示，添加特级初榨橄榄油或混合坚果的地中海饮食可维持老年人认知功能，降低老年人阿尔茨海默病发病风险，推荐强度为 B 级。建议老年人坚持食物多样、合理搭配、以植物性食物为主的平衡膳食模式。

2. 局限性

多数研究的对象是国外老年人群，地中海饮食对中国居民的适用性和有效性有待证实，建议加强针对我国老年人群认知功能改善的健康膳食模式的研究。

参考文献

[1] 中国营养学会. 中国居民膳食指南科学研究报告（2021）[M]. 北京：人民卫生出版社，2021.

[2] 邓宇虹.《2015—2020 美国居民膳食指南》新观点介绍[J]. 中国全科医学，2017，20（23）：2811-2815.

[3] 中国营养学会. 中国居民膳食指南（2022）[M]. 北京：人民卫生出版社，2022.

[4] Barnes DE, Yaffe K. The projected effect of risk factor reduction on Alzheimer's disease prevalence [J]. Lancet Neurol, 2011, 10（9）：819-828.

[5] Hill E, Clifton P, Goodwill AM, et al. Dietary patterns and β-amyloid deposition in aging Australian women [J]. Alzheimers Dement（NY），2018，4：535-541.

[6] Gill SS, Seitz DP. Lifestyles and cognitive health：what older individuals can do to optimize cognitive outcomes [J]. JAMA, 2015, 314（8）：774-775.

[7] Scarmeas N, Anastasiou CA, Yannakoulia M. Nutrition and prevention of cognitive impairment [J]. Lancet Neurol, 2018, 17（11）：1006-1015.

[8] Hu FB. Dietary pattern analysis：a new direction in nutritional epidemiology [J]. Curr Opin Lipidol, 2002, 13（1）：3-9.

[9] Dominguez LJ, Di Bella G, Veronese N, et al. Impact of Mediterranean diet on chronic non-communicable diseases and longevity [J]. Nutrients, 2021, 13（6）：2028.

[10] Tsaban G, Yaskolka Meir A, Rinott E, et al. The effect of green Mediterranean diet on cardiometabolic risk：a randomised controlled trial [J]. Heart, 2021, 107（13）：1054-1061.

[11] Martínez-Lapiscina EH, Clavero P, Toledo E, et al. Mediterranean diet improves cognition：the PREDIMED-NAVARRA randomised trial [J]. J Neurol Neurosurg Psychiatry, 2013, 84（12）：1318-1325.

[12] Tangney CC, Li H, Wang Y, et al. Relation of DASH- and Mediterranean-like dietary patterns to cognitive decline in older persons [J]. Neurology, 2014, 83（16）：1410-1416.

[13] Hoscheidt S, Sanderlin AH, Baker LD, et al. Mediterranean and Western diet effects on Alzheimer's disease biomarkers, cerebral perfusion, and cognition in mid-life：a randomized trial [J]. Alzheimers Dement, 2022, 18（3）：457-468.

[14] Soldevila-Domenech N, Forcano L, Vintró-Alcaraz C, et al. Interplay between cognition and weight reduction in individuals following a Mediterranean Diet：three-year follow-up of the PREDIMED-Plus trial [J]. Clin Nutr, 2021, 40（9）：5221-5237.

[15] Sanchez-Flack JC, Tussing-Humphreys L, Lamar M, et al. Building research in diet and cognition（BRIDGE）：baseline characteristics of older obese African American adults in a randomized controlled trial to examine the effect of the Mediterranean diet with and without weight loss on cognitive functioning [J]. Prev Med Rep, 2021, 22：101302.

[16] Gardener SL, Rainey-Smith SR, Barnes MB, et al. Dietary patterns and cognitive decline in an Australian study of ageing [J]. Mol Psychiatry, 2015, 20（7）：860-866.

[17] Trichopoulou A, Kyrozis A, Rossi M, et al. Mediterranean diet and cognitive decline over time in an elderly Mediterranean population [J]. Eur J Nutr, 2015, 54（8）：1311-1321.

[18] Olsson E, Karlström B, Kilander L, et al. Dietary patterns and cognitive dysfunction in a 12-year follow-up study of 70 year old men [J]. J Alzheimers Dis, 2015, 43（1）：109-119.

[19] Wengreen H, Munger RG, Cutler A, et al. Prospective study of Dietary Approaches to Stop Hypertension- and Mediterranean-style dietary patterns and age-related cognitive change：the

Cache County Study on Memory, Health and Aging [J]. Am J Clin Nutr, 2013, 98 (5): 1263-1271.

[20] Tangney CC, Kwasny MJ, Li H, et al. Adherence to a Mediterranean-type dietary pattern and cognitive decline in a community population [J]. Am J Clin Nutr, 2011, 93 (3): 601-607.

[21] Roberts RO, Geda YE, Cerhan JR, et al. Vegetables, unsaturated fats, moderate alcohol intake, and mild cognitive impairment [J]. Dement Geriatr Cogn Disord, 2010, 29 (5): 413-423.

[22] Scarmeas N, Stern Y, Mayeux R, et al. Mediterranean diet and mild cognitive impairment [J]. Arch Neurol, 2009, 66 (2): 216-225.

[23] Féart C, Samieri C, Rondeau V, et al. Adherence to a Mediterranean diet, cognitive decline, and risk of dementia [J]. JAMA, 2009, 302 (6): 638-648.

[24] Agarwal P, Dhana K, Barnes LL, et al. Unhealthy foods may attenuate the beneficial relation of a Mediterranean diet to cognitive decline [J]. Alzheimers Dement, 2021, 17 (7): 1157-1165.

[25] Charisis S, Ntanasi E, Yannakoulia M, et al. Mediterranean diet and risk for dementia and cognitive decline in a Mediterranean population [J]. J Am Geriatr Soc, 2021, 69 (6): 1548-1559.

[26] Ballarini T, Melo van Lent D, Brunner J, et al. Mediterranean Diet, Alzheimer Disease Biomarkers and Brain Atrophy in Old Age [J]. Neurology, 2021, 96 (24): e2920-e2932.

[27] D'amico D, Huang V, Fiocco AJ. Examining the moderating role of a mediterranean diet in the relationship between perceived stress and cognitive function in older adults [J]. J Gerontol B Psychol Sci Soc Sci, 2021, 76 (3): 435-443.

[28] Chen X, Liu Z, Sachdev PS, et al. Dietary patterns and cognitive health in older adults: findings from the Sydney Memory and Ageing Study [J]. J Nutr Health Aging, 2021, 25 (2): 255-262.

[29] Karstens AJ, Tussing-Humphreys L, Zhan L, et al. Associations of the Mediterranean diet with cognitive and neuroimaging phenotypes of dementia in healthy older adults [J]. Am J Clin Nutr, 2019, 109 (2): 361-368.

[30] Tanaka T, Talegawkar SA, Jin Y, et al. Adherence to a Mediterranean diet protects from cognitive decline in the Invecchiare in Chianti Study of Aging [J]. Nutrients, 2018, 10 (12): 2007.

[31] Bajerska J, Woźniewicz M, Suwalska A, et al. Eating patterns are associated with cognitive function in the elderly at risk of metabolic syndrome from rural areas [J]. Eur Rev Med Pharmacol Sci, 2014, 18 (21): 3234-3245.

[32] Katsiardanis K, Diamantaras AA, Dessypris N, et al. Cognitive impairment and dietary habits among elders: the Velestino Study [J]. J Med Food, 2013, 16 (4): 343-350.

[33] Gardener S, Gu Y, Rainey-Smith SR, et al. Adherence to a Mediterranean diet and Alzheimer's disease risk in an Australian population [J]. Transl Psychiatry, 2012, 2 (10): e164.

[34] Knight A, Bryan J, Wilson C, et al. The Mediterranean diet and cognitive function among healthy older adults in a 6-month randomised controlled trial: the MedLey Study [J]. Nutrients, 2016, 8 (9): 579.

[35] Hosking DE, Eramudugolla R, Cherbuin N, et al. MIND not Mediterranean diet related to 12-year incidence of cognitive impairment in an Australian longitudinal cohort study [J]. Alzheimers Dement, 2019, 15 (4): 581-589.

[36] Haring B, Wu C, Mossavar-Rahmani Y, et al. No association between dietary patterns and risk for cognitive decline in older women with 9-year follow-up: data from the Women's Health Initiative Memory Study [J]. J Acad Nutr Diet, 2016, 116 (6): 921-930 (e1).

[37] Titova OE, Ax E, Brooks SJ, et al. Mediterranean diet habits in older individuals: associations with cognitive functioning and brain volumes [J]. Exp Gerontol, 2013, 48 (12): 1443-1448.

[38] Vercambre MN, Grodstein F, Berr C, et al. Mediterranean diet and cognitive decline in women with cardiovascular disease or risk factors [J]. J Acad Nutr Diet, 2012, 112 (6): 816-823.

[39] Koyama A, Houston DK, Simonsick EM, et al. Association between the Mediterranean diet and cognitive decline in a biracial population [J]. J Gerontol A Biol Sci Med Sci, 2015, 70 (3): 354-

359.

[40] Corley J, Deary IJ. Dietary patterns and trajectories of global- and domain-specific cognitive decline in the Lothian Birth Cohort 1936 [J]. Br J Nutr, 2021, 126 (8): 1237-1246.

[41] Scarmeas N, Luchsinger JA, Schupf N, et al. Physical activity, diet, and risk of Alzheimer disease [J]. JAMA, 2009, 302 (6): 627-637.

[42] Gu Y, Luchsinger JA, Stern Y, et al. Mediterranean diet, inflammatory and metabolic biomarkers, and risk of Alzheimer's disease [J]. J Alzheimers Dis, 2010, 22 (2): 483-492.

[43] Scarmeas N, Stern Y, Tang MX, et al. Mediterranean diet and risk for Alzheimer's disease [J]. Ann Neurol, 2006, 59 (6): 912-921.

[44] Filippini T, Adani G, Malavolti M, et al. Dietary habits and risk of early-onset dementia in an Italian case-control study [J]. Nutrients, 2020, 12: 3682.

[45] Scarmeas N, Stern Y, Mayeux R, et al. Mediterranean diet, Alzheimer disease, and vascular mediation [J]. Arch Neurol, 2006, 63 (12): 1709-1717.

[46] Larsson SC, Wolk A. The role of lifestyle factors and sleep duration for late-onset dementia: a cohort study [J]. J Alzheimers Dis, 2018, 66 (2): 579-586.

第二节 防控高血压饮食

一、引言

防控高血压饮食（DASH）又称为得舒膳食，强调高摄入水果、蔬菜、全谷物、低脂乳制品、豆类和坚果，低摄入钠、加糖饮料、红肉和加工肉。该膳食模式的核心原则为低盐、低脂肪、低胆固醇，配合高镁、高钾、高钙和高膳食纤维的食物，将全谷物、蔬菜和水果作为饮食的主要成分。

迄今为止，许多研究已经表明营养素和食物成分在预防认知能力下降、痴呆和 AD 方面的作用。近几十年来，考虑到营养素或食物成分之间的相互作用（包括协同作用和拮抗作用），针对整体膳食模式研究其与疾病的关系更贴近于真实状态，研究结果会更可靠。已有研究发现高血压是认知功能受损和痴呆发生最重要的危险因素[1-2]，DASH 作为一种公认的治疗高血压的非药物疗法，可以显著降低血压。

与地中海饮食相比，DASH 更强调低脂乳制品，低钠饮食，不推荐饮酒。DASH 也规定了植物性食物的高摄入量，并额外限制了饱和脂肪酸、总脂肪、胆固醇和钠的摄入[3]。DASH 已被证明对高血压、心血管疾病和糖尿病患者有保护作用，而这些疾病会增加 AD、执行能力和注意力的下降。日本和美国的研究报告称，在年龄 ≥ 65 岁的人群中，高血压是血管性痴呆的一个独立危险因素[4]。在美国一项纵向人群研究中[5]，较高的 DASH 依从性与较低的 AD 风险相关，高血压是老年人轻度认知障碍的风险因素。

DASH 通常是饱和脂肪、糖含量低，抗氧化剂、纤维和多酚含量高，这些物质对大脑健康有潜在的独立影响。营养物质和食物之间的协同效应可能对衰老过程中的炎症和神经退行性疾病产生更大的影响。DASH 已经显示出与较慢的认知衰退率和 AD 风险降低的良好关联，但由于进行的饮食干预研究很少，因果关系的证据有限，结果并不一致。

本节在检索现代国内外相关文献后，综合评价分析 DASH 对老年人的健脑及痴呆食疗的效果，为维护老年人大脑认知功能、防控老年认知相关疾病提供科学依据和新的思路。

二、证据收集方法

本研究围绕 DASH 与老年认知功能及认知相关疾病的关系进行系统性文献检索，共查阅到 63 230 篇文献，符合本研究要求的文献有 7 篇，均为英文文献，检索情况见表 14-2-1。

表 14-2-1　DASH 与老年人认知功能研究检索情况

检索词		文献篇数（纳入 / 总）		合计
中文检索词	英文检索词	中文	英文	
膳食 / 饮食模式，膳食 / 饮食习惯，防控高血压饮食；阿尔茨海默症，阿尔茨海默病，痴呆，痴呆，认知障碍，轻度认知障碍，认知损害，轻度认知损害，认知下降	dietary patterns, eating patterns, food patterns, dietary habit, eating habit, DASH, Dietary Approaches to Stop Hypertension；Alzheimer's disease, dementia, cognitive impairment, mild cognitive impairment, MCI, mild neurocognitive disorder, AD	0/350	7/62 880	7/63 230

三、研究证据

DASH 与认知功能及其相关疾病的关系的研究，共有 7 篇，包括 5 篇队列研究和 2 篇横断面研究。其中有 6 篇文章研究探讨了 DASH 与认知功能的关系，1 篇文章探索了 DASH 与 AD 之间的关系。关于 DASH 与老年认知功能的研究证据见表 14-2-2，主要结果如下。

1. DASH 有利于维护老年人认知功能

共有 6 篇研究探讨了 DASH 与认知功能的关系，其中 4 项分析发现 DASH 有利于维护老年人认知功能[6-9]，1 项分析发现二者没有关联[10]，1 项分析发现 DASH 对平均认知功能（将重复测量后的认知功能得分取平均值，以创建一个代表老年平均认知功能的结果）有保护作用，但在 6 年后与认知功能无关联[11]。

综合研究结果显示，DASH 有利于维持老年人的认知功能。Berendsen 等[11]依托护士健康队列，共纳入 16 144 名年龄大于 70 岁的女性。研究发现，无论载脂蛋白 Eε4 等位基因状态如何，对 DASH 依从性越高，平均认知功能越好。DASH 评分最高五分位数与最低五分位数之间的 Z 评分差异（95%CI）分别为，整体认知：Z 得分（95%CI）为 0.04（0.01 ～ 0.07），$P_{趋势}$ = 0.01；语言记忆：Z 得分（95%CI）为 0.04（0.01 ～ 0.07），$P_{趋势}$ = 0.01；认知状态电话访谈：Z 得分（95%CI）为 0.16（0.03 ～ 0.29），$P_{趋势}$ = 0.02，对 DASH 依从性越高，各项认知功能得分越高。然而与坚持 DASH 6 年后的认知功能的改变无关。

表14-2-2　DASH与老年人认知功能关系的研究

作者，年度	研究类型	调查方法	例数	研究对象及年龄	结果	对认知功能的影响
Tangney, 2014[6]	队列研究	食物频率问卷，一组19项认知测试	826例	社区人群，81.5±7.1岁	DASH评分升高1个单位，整体认知下降速度减慢0.007个标准化单位（估计标准误：0.003，$P=0.03$）	改善
Wengreen, 2013[7]	队列研究	食物频率问卷，修订版简易精神状态检查（3MS）	3580例	老年人群，65岁以上人群	DASH得分越高，改良MMSE平均得分越高	改善
Blumenthal, 2017[8]	横断面研究	食物频率问卷，4天膳食记录，蒙特利尔认知评估（MoCA）作为一种认知衰退的筛查指标	160例	认知障碍但无AD的老年人，65.4±6.8岁	坚持DASH与更好的语言记忆相关（$\beta=0.046$）	改善
Chen, 2021[9]	横断面研究	食物频率问卷，使用所有领域的复合Z分数计算整体认知得分	819例	社区人群，78.6±4.8岁	DASH评分与更好的视觉空间认知相关，β（95%CI）为0.053（0.023～0.083）；$P=0.001$	改善
Haring, 2016[10]	队列研究	妇女健康倡议食物频率问卷，修订版简易精神状态检查（3MS）	6245例	绝经后妇女，年龄65～79岁	没有发现DASH得分与轻度认知障碍或痴呆（PD）之间存在任何统计学意义上的相关性（$P_{趋势}=0.23$）。在高血压女性中，DASH与认知功能同样没有显著的关联（$P_{趋势}=0.07$）	无
Berendsen, 2017[11]	队列研究	食物频率问卷，认知状态电话访谈（TICS）、东波士顿记忆测试（EBMT）	16 144例	女性护士，年龄74.3±2.3岁	DASH坚持程度得分越高，平均认知功能越好。坚持DASH与6年后认知功能的改变无关	改善（平均认知功能）；无关（6年后认知功能改变）

2. DASH 与老年人 AD 发病风险

仅有 1 篇队列研究探讨了 DASH 与 AD 的关系，但未发现两者相关[12]。

Larsson 等[12]使用了 28 775 名来自瑞典的 65 岁及以上老年人的队列数据，平均随访时间为 12.6 年。该研究发现，DASH 评分与 AD 发病风险之间没有关联，最高四分位与最低四分位相比，最高四分位 HR（95%CI）为 0.97（0.81～1.11）。

四、研究证据评价

综合研究结果显示，DASH 可能有利于维护老年人认知功能，综合评价等级为 C 级；未发现 DASH 与老年 AD 发病风险有关联，综合评价等级为 D 级。研究证据的评价结果见表 14-2-3。

表 14-2-3　DASH 与认知功能关联证据评价

内容	评级	备注
证据等级	良	4 项队列研究，2 项横断面研究
一致性	中	4 项分析发现 DASH 是认知功能的保护因素，1 项分析发现 DASH 对平均认知功能有保护作用，但在 6 年后与认知功能无关联，1 项分析发现 DASH 与认知功能无关
健康影响	良	大多研究都有显示 DASH 对认知存在影响
研究人群	差	不包括中国人群研究，包括较多欧美、日本、韩国、印度人群的研究
适用性	中	适用于中国时有许多注意事项

五、结语

1. 推荐意见

防控高血压饮食（DASH）可能维持老年人认知功能，综合评价等级为 C 级。尽管本研究有关老年人 DASH 与认知功能的研究证据不多，但是鉴于目前已经发现高血压是认知功能受损和痴呆发生最重要的危险因素，作者仍然推荐患有高血压的老年人采用 DASH，一般老年人采用"少盐少油、控糖限酒"、以植物性食物为主的均衡膳食。

2. 局限性

老年人 DASH 与认知功能的研究证据不多，尤其缺乏对患有高血压的老年人如何保护脑血管健康、预防痴呆发生的调查研究，今后亟待加强。

参考文献

[1] Saczynski JS, Jónsdóttir MK, Garcia ME, et al. Cognitive impairment: an increasingly important complication of type 2 diabetes: the age, gene/environment susceptibility—Reykjavik study [J]. Am J Epidemiol, 2008, 168（10）: 1132-1139.

[2] Qiu C, Kivipelto M, von Strauss E. Epidemiology of Alzheimer's disease: occurrence, determinants, and strategies toward intervention [J]. Dialogues Clin Neurosci, 2009, 11（2）: 111-128.

[3] Appel LJ, Moore TJ, Obarzanek E, et al. A clinical trial of the effects of dietary patterns on blood

pressure. DASH Collaborative Research Group [J]. N Engl J Med, 1997, 336 (16): 1117-1124.

[4] Qin B, Adair LS, Plassman BL, et al. Dietary patterns and cognitive decline among Chinese older adults [J]. Epidemiology, 2015, 26 (5): 758-768.

[5] van den Brink AC, Brouwer-Brolsma EM, Berendsen AAM, et al. The Mediterranean, Dietary Approaches to Stop Hypertension (DASH), and Mediterranean-DASH Intervention for Neurodegenerative Delay (MIND) Diets are associated with less cognitive decline and a lower risk of Alzheimer's Disease-a review [J]. Adv Nutr, 2019, 10 (6): 1040-1065.

[6] Tangney CC, Li H, Wang Y, et al. Relation of DASH- and Mediterranean-like dietary patterns to cognitive decline in older persons [J]. Neurology, 2014, 83 (16): 1410-1416.

[7] Wengreen H, Munger RG, Cutler A, et al. Prospective study of Dietary Approaches to Stop Hypertension-and Mediterranean-style dietary patterns and age-related cognitive change: the Cache County Study on Memory, Health and Aging [J]. Am J Clin Nutr, 2013, 98 (5): 1263-1271.

[8] Blumenthal JA, Smith PJ, Mabe S, et al. Lifestyle and neurocognition in older adults with cardiovascular risk factors and cognitive impairment [J]. Psychosom Med, 2017, 79 (6): 719-727.

[9] Chen X, Liu Z, Sachdev PS, et al. Dietary patterns and cognitive health in older adults: findings from the Sydney Memory and Ageing Study [J]. J Nutr Health Aging, 2021, 25 (2): 255-262.

[10] Haring B, Wu C, Mossavar-Rahmani Y, et al. No association between dietary patterns and risk for cognitive decline in older women with 9-year follow-up: data from the Women's Health Initiative Memory Study [J]. J Acad Nutr Diet, 2016, 116 (6): 921-930 (e1).

[11] Berendsen AAM, Kang JH, van de Rest O, et al. The Dietary Approaches to Stop Hypertension Diet, cognitive function, and cognitive decline in American older women [J]. J Am Med Dir Assoc, 2017, 18 (5): 427-432.

[12] Larsson SC, Wolk A. The role of lifestyle factors and sleep duration for late-onset dementia: a cohort study [J]. J Alzheimers Dis, 2018, 66 (2): 579-586.

第三节 延缓神经退变饮食

一、引言

延缓神经退变饮食（MIND）又称"敏得膳食"，是地中海饮食（MD）和防控高血压饮食（DASH）中最具神经保护作用成分的组合膳食模式。这两种饮食模式提供了各种抗氧化剂、B族维生素、多酚、多不饱和脂肪酸、单不饱和脂肪酸和二十二碳六烯酸，这些神经保护营养素可以更好地促进认知健康[1]。与MD和DASH相比，MIND更侧重于植物性食物和有限的饱和脂肪摄入[2]。总体来说，MIND强调增加植物性食物的摄入，特别是浆果和绿叶蔬菜，用橄榄油烹饪食品，并减少动物性和高饱和脂肪食物的摄入。

此前研究表明，中国55～64岁老年人痴呆患病率为2.7%，65岁以上患病率为5.6%[3]。其中，全世界多达一半的AD病例可归因于可改变的危险因素，包括运动、饮食等[4]。饮食可能通过多种机制途径影响痴呆风险。膳食模式代表了更广泛的食物和营养素消费情况，因此可能比单独的食物或营养素更能预测疾病风险。

本节主要讨论MIND与老年人认知功能及其相关疾病（如认知障碍、阿尔茨海默病等）的关系。MIND作为一种保护神经的膳食模式，为预防老年人认知相关疾病方面提供科学依据和新的思路。

二、证据收集方法

本研究围绕 MIND 与老年认知功能及认知相关阿尔茨海默病（Alzheimer's Disease，AD）的关系进行系统性文献检索，共查阅到 61 532 篇文献，符合本研究要求的文献共有 8 篇，均为英文文献，检索情况见表 14-3-1。

表 14-3-1　MIND 与老年人认知功能研究检索情况

检索词		文献篇数（纳入 / 总）		合计
中文检索词	英文检索词	中文	英文	
膳食/饮食模式，膳食/饮食习惯，地中海饮食，防控高血压饮食；阿尔茨海默症，阿尔茨海默病，痴呆，痴呆，认知障碍，轻度认知障碍，认知损害，轻度认知损害，认知下降	dietary patterns, eating patterns, food patterns, dietary habit, eating habit, Mediterranean dietary patterns, DASH, Dietary Approaches to Stop Hypertension, Mediterranean-DASH Intervention for Neurodegenerative Delay；Alzheimer's disease, dementia, cognitive impairment, mild cognitive impairment, MCI, mild neurocognitive disorder, AD	0/350	8/61 182	8/61 532

三、研究证据

MIND 与认知功能及其相关疾病的关系的研究共有 8 篇，包括 4 篇队列研究，1 篇随机对照研究，1 篇病例对照研究和 2 篇横断面研究。其中有 6 篇文章研究探讨了 MIND 与认知功能的关系，2 篇文章探索了 MIND 与 AD 之间的关系。关于 MIND 与老年认知功能和 AD 的研究证据见表 14-3-2 和表 14-3-3，主要结果如下。

1. MIND 有利于维护老年人认知功能

共有 6 项研究探讨了 MIND 与认知功能的关系，研究显示，MIND 有利于维护老年人认知功能[5-10]。Berendsen 等[5]对 16 058 名年龄大于 70 岁的女性进行研究，研究发现，MIND 依从性得分最高五分位组与最低五分位组差异具有显著性，调整后平均差异与更好的语言记忆得分有关，RR（95%CI）为 0.04（0.01 ～ 0.07），$P_{趋势}$ = 0.006。

2. MIND 降低老年人 AD 发病风险

2 项研究探讨了 MIND 与 AD 的关系，研究发现，MIND 可降低老年人 AD 发病风险[11-12]。Filippini 等[11]在摩德纳（意大利北部）招募了 54 名新诊断的早发性 AD 患者和 54 名非 AD 护理人员作为对照，以探究 MIND 与早发性 AD 的关系，研究发现早发性 AD 的风险随着对 MIND 依从性的增加而呈线性降低。

四、研究证据评价

综合研究结果显示，MIND 可维护老年人认知功能，降低老年人 AD 发病风险，综合评价均为 B 级，其研究证据评价结果见表 14-3-4。

表14-3-2　MIND与老年人认知功能关系的研究

作者，年度	研究类型	调查方法	例数	研究对象及年龄	结果	对认知功能的影响
Berendsen, 2018[5]	队列研究	食物频率问卷，认知状态电话访谈（TICS）	16 058 例	女性护士，平均年龄 74.3±2.3 岁	MIND 与更好的语言记忆得分相关，其依从性得分最高五分位与最低五分位差异有显著性，调整后差异：RR（95%CI）为 0.04（0.01～0.07），$P_{趋势}$ = 0.006	改善
Elsayed, 2022[6]	随机对照试验	感知饮食依从量表，Rowland 通用痴呆评估量表（RUDAS）	68 例	绝经后妇女，年龄范围 60～75 岁	坚持 MIND 模式组与习惯对照组相比，坚持 MIND 与更好的认知功能相关（β = 0.17）	改善
Hosking, 2019[7]	队列研究	半定量食物频率问卷，神经心理学测试和简易精神状态检查（MMSE）	1220 例	社区人群，60～64 岁	12 年认知损害者的风险降低与 MIND 有关，OR（95%CI）为 0.47（0.24～0.91）	改善
Morris, 2015[8]	队列研究	食物频率问卷，21 项认知测试	960 例	社区人群，平均年龄 81.4±7.2 岁	MIND 得分与整体认知得分下降缓慢呈正相关（β = 0.0092，P < 0.0001）。MIND 得分处于最高三分位数的人与最低三分位数的人相比，其下降速度的差异相当于年龄年轻了 7.5 岁	改善
Wesselman, 2020[9]	横断面研究	食物频率问卷，五个标准化认知领域的得分（记忆，语言，执行功能，工作记忆，视觉空间功能）	389 例	伴 AD 风险增加的老年人，平均年龄 69±6 岁	坚持 MIND 与更好的记忆力有关。排除轻度认知障碍受试者后，MIND 也与语言功能有关	改善
Ahn, 2022[10]	横断面研究	半定量哈佛食物频率问卷，结合情景记忆（即时和延迟回忆）、工作记忆和注意力 / 处理速度	3463 例	老年人群，平均年龄 68.5±10 岁	坚持 MIND 有更好的整体认知能力和较低的认知下降的概率 OR（95%CI）分别为 0.81（0.50～1.11），0.68（0.54～0.86）	改善

表 14-3-3 MIND 与老年人阿尔茨海默病关系的研究

作者、年度	研究类型	调查方法	例数	研究对象及年龄	结果	对认知功能的影响
Filippini, 2020[11]	病例对照研究	食物频率问卷	108 例	病例：早发 AD 患者，平均年龄 66.2±4.6 岁；对照：63.8±9.6 岁	早发 AD 的风险随着对 MIND 依从性的增加而呈线性降低	改善
De Crom, 2022[12]	队列研究	食物频率问卷，简易精神状态检查（MMSE）和老年精神量表（GMS）	第一次调查：5375 例 第二次调查：2861 例	第一次调查：平均年龄 67.7±7.8 岁	在第一次调查随访期间（平均随访时间 15.6 年）基线调查时具有较高 MIND 评分的参与者，前 7 年患 AD 风险较低，HR（95%CI）为 0.85（0.74～0.98），但在长期随访后该相关性性消失 在第二次调查随访期间（平均随访时间 5.9 年）较高的 MIND 评分的参与与每个随访时间间隔内痴呆风险较低相关，HR（95%CI）为 0.76（0.66～0.87），但随着时间的推移，相关性略有减弱	改善

表 14-3-4　MIND 与认知功能、AD 关联证据评价

内容	评级	备注
认知功能		
证据等级	良	3 篇队列研究，1 篇随机对照研究和 2 篇横断面研究
一致性	好	6 项分析均发现 MIND 是认知功能的保护因素
健康影响	良	大多研究都显示 MIND 有利于维持老年人认知功能
研究人群	差	不包括中国人群的研究，包括较多欧美、日本、韩国、印度人群的研究
适用性	中	适用于中国时有许多注意事项
AD		
证据等级	良	1 篇队列研究，1 篇病例对照研究
一致性	好	2 项分析均显示 MIND 可降低老年人 AD 发病风险
健康影响	良	大多研究都显示 MIND 可降低老年人 AD 发病风险
研究人群	差	研究人群为意大利、荷兰中老年人
适用性	中	适用于中国时有许多注意事项

五、结语

1. 推荐意见

延缓神经退变饮食（MIND）可维护老年人认知功能，降低老年人 AD 发病风险，推荐强度为 B 级。建议老年人坚持植物性食物为主的平衡膳食，特别强调经常摄入深色浆果和绿叶蔬菜。

2. 局限性

老年人 MIND 饮食与认知功能的研究证据不多，需要更多的大样本 RCT 研究以及高质量的 meta 分析，以提供更有力的证据。建议加强研究适合中国老年人维护脑功能的膳食模式及其实际应用。

参考文献

［1］Dominguez LJ，Veronese N，Vernuccio L，et al. Nutrition，physical activity，and other lifestyle factors in the prevention of cognitive decline and dementia［J］. Nutrients，2021，13：4080.

［2］Morris MC，Tangney CC，Wang Y，et al. MIND diet associated with reduced incidence of Alzheimer's disease［J］. Alzheimers Dement，2015，11（9）：1007-1014.

［3］Huang Y，Wang Y，Wang H，et al. Prevalence of mental disorders in China：a cross-sectional epidemiological study［J］. Lancet Psychiatry，2019，6（3）：211-224.

［4］Barnes DE，Yaffe K. The projected effect of risk factor reduction on Alzheimer's disease prevalence［J］. Lancet Neurol，2011，10（9）：819-828.

［5］Berendsen AM，Kang JH，Feskens EJM，et al. Association of long-term adherence to the MIND diet with cognitive function and cognitive decline in American women［J］. J Nutr Health Aging，2018，22（2）：222-229.

［6］Elsayed MM，Rabiee A，El Refaye GE，et al. Aerobic exercise with Mediterranean-DASH intervention for neurodegenerative delay diet promotes brain cells' longevity despite sex hormone deficiency in postmenopausal women：a randomized controlled trial［J］. Oxid Med Cell Longev，2022，2022：4146742.

［7］Hosking DE，Eramudugolla R，Cherbuin N，et al. MIND not Mediterranean diet related to 12-year incidence of cognitive impairment in an Australian longitudinal cohort study［J］. Alzheimers Dement，

2019, 15（4）: 581-589.

［8］Morris MC, Tangney CC, Wang Y, et al. MIND diet slows cognitive decline with aging［J］. Alzheimers Dement, 2015, 11（9）: 1015-1022.

［9］Wesselman LMP, van Lent DM, Schröder A, et al. Dietary patterns are related to cognitive functioning in elderly enriched with individuals at increased risk for Alzheimer's disease［J］. Eur J Nutr, 2021, 60（2）: 849-860.

［10］Ahn S, Lingerfelt CN, Lee CE, et al. Association of adherence to high-intensity physical activity and the Mediterranean-dietary approaches to stop hypertension intervention for neurodegenerative delay diet with cognition: a cross-sectional study［J］. Int J Nurs Stud, 2022, 131: 104243.

［11］Filippini T, Adani G, Malavolti M, et al. Dietary habits and risk of early-onset dementia in an Italian case-control study［J］. Nutrients, 2020, 12: 3682.

［12］de Crom TOE, Mooldijk SS, Ikram MK, et al. MIND diet and the risk of dementia: a population-based study［J］. Alzheimers Res Ther, 2022, 14（1）: 8.

第四节 东方健康膳食模式

一、引言

《中国居民膳食指南（2022）》[1] 首次提出了"东方健康膳食模式（eastern health diet pattern）"的概念。以浙江、上海、江苏等为主的江南地区膳食可以作为东方健康膳食模式的代表，又称江浙膳食模式。该区域膳食以米类为主食，新鲜蔬菜水果摄入量充足；动物性食物以猪肉和鱼虾类为主，鱼虾类摄入量相对较高，猪肉摄入量低；烹饪清淡，少油少盐，比较接近理想膳食模式。流行病学和慢性病监测发现，具有这一膳食模式特点的人群，不仅预期寿命比较高，而且发生超重肥胖、2型糖尿病、代谢综合征和脑卒中等疾病的风险均较低。

本节主要讨论东方健康膳食模式与老年人认知功能及其相关疾病（如认知障碍、阿尔茨海默病等）的关系。考虑到日本传统膳食模式也是东方健康膳食模式的一种，我们将其一起进行讨论。客观评估和总结东方健康膳食模式与认知障碍类疾病发生风险之间的关系，以便为认知障碍类疾病的防控提供科学依据和更有效的膳食建议。

二、证据收集方法

本研究围绕东方健康膳食模式与老年认知功能及认知相关的阿尔茨海默病（Alzheimer's Disease, AD）的关系进行系统性文献检索，共查阅 61 810 篇文献。符合本研究要求的文献共有 7 篇，其中中文文献 3 篇、英文文献 4 篇，检索结果见表 14-4-1。

表 14-4-1　东方健康膳食模式与老年人认知功能研究检索情况

检索词		文献篇数（纳入／总）		合计
中文检索词	英文检索词	中文	英文	
膳食／饮食模式，膳食／饮食习惯，中国平衡膳食模式，东方健康膳食模式，植物性膳食模式；阿尔茨海默症，阿尔茨海默病，痴呆，痴呆，认知障碍，轻度认知障碍，认知损害，轻度认知损害，认知下降	dietary patterns, eating patterns, food patterns, dietary habit, eating habit, eastern health diet pattern; Alzheimer's disease, dementia, cognitive impairment, mild cognitive impairment, MCI, mild neurocognitive disorder, AD	3/350	4/61 460	7/61 810

三、研究证据

秦永发等[2]在中国上海市 4132 名 50 岁以上人群中采用多重线性回归模型分析了膳食模式与认知功能的关系，发现植物性模式［β（95%CI）为 0.26（0.17～0.36）］、高动物食物模式［β（95%CI）为 0.18（0.06～0.29）］与认知功能测试总分呈正相关，而高油盐模式与语言流畅度测试得分呈负相关［β（95%CI）为 -0.28（-0.85～-0.07）］。竺舒维等[3]在中国浙江省 640 名 40 岁以上人群中开展了一项观察性研究，从膳食平衡角度证明了合理膳食模式对认知功能具有保护作用，还发现认知受损者的精加工大米及其制品和根茎类摄入量显著高于认知正常者（$P = 0.001$），多因素 logistic 回归显示，中度以上摄入过量者认知受损风险增高，OR（95%CI）为 2.486（1.130～5.470），$P = 0.024$。

Yin 等[4]依托"中国全国营养与健康调查"数据开展了一项横断面研究，共纳入 1504 人，研究对象年龄为 60 岁以上。结果显示，"蘑菇、蔬菜和水果"膳食模式与认知功能呈正相关［OR（95%CI）为 0.60（0.38～0.94），β（95%CI）为 0.15（0.02～0.29）］，"肉类和豆制品"膳食模式也与更好的认知功能相关［OR（95%CI）为 0.47（0.30～0.74），β（95%CI）为 0.34（0.21～0.47）］。

中国天津市一项横断面研究[5]共纳入 2281 人，研究对象平均年龄为 67.81（95%CI 67.60～68.02）岁，探讨了新理想膳食模式（New Model of Desirable Dietary Pattern，N-DDP）评分与认知功能障碍的关系，文中基于中国居民平衡膳食宝塔构建的 N-DDP 得分[6]是反映对《中国居民膳食指南》的依从程度。结果表明，在调整潜在混杂因素后，男性 N-DDP 评分最高四分位组对象患认知障碍的风险比最低四分位组降低 40%［OR（95%CI）为 0.60（0.38～0.95）］，女性人群中未发现显著统计学关联。说明认真践行《中国居民膳食指南》有利于改善老年男性认知功能。

日本是亚洲国家，其饮食文化与我国比较接近，日本的传统膳食模式是国际上比较推荐的健康膳食模式之一，以鱼虾等海产品、大米、蔬菜、豆类、绿茶摄入较多为特点，能量摄入也较为适中。Ozawa 等[7]对 1006 名年龄 60～79 岁无痴呆的日本社区居民随访 15 年（中位数），提取出 7 种膳食模式后发现，饮食模式 1（高摄入量大豆和豆制品、蔬菜、藻类、牛奶和乳制品、低摄入量大米）得分最高四分位数的受试者与最低四分位数的受试者相比，患全因痴呆、AD 和血管性痴呆的相对风险（RR）（95%CI）分别为 0.66（0.46～0.95）、0.65（0.40～1.06）和 0.45（0.22～0.91）。

Saji 等[8]开展了一项横断面研究，共纳入 85 人，研究对象年龄为 74.6±7.4 岁。研究发现，坚持传统的日本饮食方式与认知能力下降呈负相关。患有痴呆疾病的参与者的日本饮食指数（Japanese diet index，JDI）得分低于没有痴呆疾病的人。痴呆患者与非痴呆参与者相比，9 个组分组成的 JDI 得分中位数分别为：5 分与 7 分，$P = 0.049$；12 个组分组成的 JDI 得分中位数分别为：7 分与 8 分，$P = 0.017$；修订版 12 个组分组成的 JDI 得分中位数分别为：2 分与 9 分，$P = 0.006$。Ninomiya 等[9]流行病学证据表明，坚持日本传统饮食，除了大量摄入牛奶和乳制品以及均衡摄入大米外，高摄入大豆产品、蔬菜、藻类、水果、鱼、绿茶，以及低摄入酒精饮料与降低痴呆的风险有关。

四、结语

遵循《中国居民膳食指南》准则，采用以植物性食物为主的健康膳食模式有利于维护老年人认知功能和降低其认知障碍风险，也是保障人体营养和健康的核心理念。然而目前对东方健康膳食模式的界定不很明确，研究证据十分有限，建议今后大大加强该领域的研究。

参考文献

［1］中国营养学会.中国居民膳食指南（2022）［M］.北京：人民卫生出版社，2022..

［2］秦永发，郭雁飞，阮晔，等.上海市50岁及以上居民膳食模式与认知功能的横断面研究［J］.中华流行病学杂志，2022，43（5）：674-680.

［3］竺舒维，何梦洁，苏丹婷，等.浙江省40岁及以上人群膳食质量及其与认知功能受损的相关性［J］.卫生研究，2022，51（3）：374-380.

［4］Yin，Z，Chen，J，Zhang，J，et al. Dietary patterns associated with cognitive function among the older people in underdeveloped regions：finding from the NCDFaC study［J］. Nutrients，2018，10（4）：464.

［5］刘慧媛，周政华，蒋与刚，等.天津市老年人平衡膳食模式与认知功能障碍关系研究［J］.营养学报，2022，44（3）：252-257.

［6］Zhou Z，Hu W，Li M，et al. Development and validation of a new model of desirable dietary pattern（N-DDP）score for Chinese diets［J］. Public Health Nutr，2014，17（3）：519-528.

［7］Ozawa M，Ninomiya T，Ohara T，et al. Dietary patterns and risk of dementia in an elderly Japanese population：the Hisayama Study［J］. Am J Clin Nutr，2013，97（5）：1076-1082.

［8］Saji N，Tsuduki T，Murotani K，et al. Relationship between the Japanese-style diet，gut microbiota，and dementia：a cross-sectional study［J］. Nutrition，2022，94：111524.

［9］Ninomiya T，Ozawa M. Japanese perspectives on dietary patterns and risk of dementia［M］. Diet and Nutrition in Dementia and Cognitive Decline，2015：285-294.

（夏　阳　刘雅姝）

第十五章　饮食习惯

随着年龄增加，老年人生理功能和认知功能下降，认知障碍相关疾病增多，这种情况在过去几十年里有不良饮食和生活习惯的老年人群中更为严重和突出。我国老年人认知障碍及痴呆等相关疾病处于较高发病水平，这与日益增加的心脑血管疾病、心脑代谢性疾病密不可分。

大量研究表明，纠正不良饮食习惯，减少每日食用油、盐、糖摄入量，用高钾低钠盐代替普通盐[1]，这些措施有助于降低慢性病的患病风险，是可供个人、家庭和社会选择的，比较容易且能比较精准地预防和控制心脑血管疾病发生发展的基本措施。

处于轻度认知障碍（MCI）时期的中老年人对纠正不良饮食习惯更要有紧迫感，紧紧抓住这个黄金窗口期，尽量减少或避免疾病危险因素，做到合理营养、坚持健康生活方式，将《中国居民膳食指南（2022）》八条准则融入到日常生活中，将会对延缓认知功能障碍和痴呆等疾病的发生发展起到"四两拨千斤"的作用。

《国民营养计划（2017—2030）》和《健康中国行动（2019—2030）》指出，"广泛开展以'三减三健'（减盐、减油、减糖，健康口腔、健康体重、健康骨骼）为重点的专项行动"，并明确指出我国未来 10 年将达到的目标[2-3]：人均每日食盐摄入量不高于 5 g，食用油摄入 25 ～ 30 g，然而 2015 年中国成人食用盐的摄入量为 9.3 g/d，食用油摄入量为 43.2 g/d[4]，这与 2030 年目标值有较大差距。

本章将重点讨论高盐（钠）、高脂、高糖饮食和素食等我国居民常见的四种饮食习惯和老年人认知功能及认知障碍相关疾病的关系，为维护老年人体力和智力、防控认知障碍相关疾病提供营养技术支撑。

第一节　高盐（钠）饮食

一、引言

高盐（钠）饮食多具有香、脆、辣等诱人美味，然而从健康角度考虑，它却是膳食相关慢性疾病的重要危险因素。研究发现，高盐（钠）饮食能增加高血压的发病风险，很可能增加脑卒中的发病风险[5]。这类饮食含钠离子过多，可引起水钠潴留，导致血容量增加；抑制钠-钙交换，使细胞钙排出减少，血管平滑肌内钙离子浓度上升，导致血管平滑肌收缩，总结果是血压上升、心脑血管受损，从而增加认知功能障碍及相关疾病［如动脉粥样硬化、高血压、冠心病、阿尔茨海默病（AD）、脑卒中、帕金森病等］发病风险。高盐（钠）饮食常与高脂、高糖饮食共同存在，相互影响，它们对认知功能的影响常享有共同的作用机制（图 15-1-1）。

本节主要讨论高盐（钠）饮食与老年人认知功能及其相关疾病（如脑卒中、认知功能等）的关系，旨在为维护老年人（尤其是有"重口味"饮食习惯的老年人）的心、脑血管健康提供科学依据和实用措施。

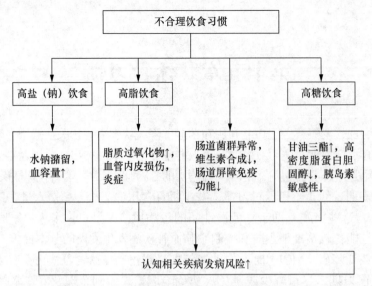

图 15-1-1 不合理饮食习惯对认知功能影响及其主要机制[5-6]

二、证据收集方法

本研究围绕高盐（钠）饮食与老年人脑卒中、认知功能等相关疾病的关系，对 2000 年以来国内外公开发表的相关文献进行系统文献检索，共查阅 526 篇文献。参照世界卫生组织（WHO）推荐的证据评价方法和标准，根据 GRADE 分级，结合本书总体要求和纳入、排除标准，共有 9 篇文献作为本次研究的主要证据，其中中文文献 3 篇，英文文献 6 篇，见表 15-1-1。本章后三节证据收集时间和方法与此相同，后面不再重复。

表 15-1-1 高盐（钠）饮食与大脑认知功能及其相关疾病检索情况

检索词		文献篇数（纳入/总）		合计
中文检索词	英文检索词	中文	英文	
高盐（钠）饮食，高钠饮食；认知功能，脑功能，认知功能下降，认知障碍，记忆；阿尔茨海默病，痴呆，帕金森病，脑卒中，脑出血，缺血性血管病所致痴呆，脑梗死性痴呆	diet high in salt, diet high in sodium; cognition, cognitive function, brain function, cognitive decline, cognitive disorder, memory; Alzheimer's disease, dementia, Parkinson's Disease, stroke, cerebral apoplexy, dementia due to ischemic vascular disease, cerebral infarct dementia	3/213	6/313	9/526

三、研究证据

纳入本研究的 9 篇文献中，有系统评价 4 篇、队列研究 1 篇、随访研究 1 篇、病例对照研究 2 篇、横断面研究 1 篇，研究证据见表 15-1-2 和 15-1-3，主要结果如下。

1. 高盐（钠）饮食增加脑卒中发病风险

WHO[7] 对 10 项队列研究的系统评价结果显示，与对照组比，高钠摄入者患脑卒

表 15-1-2　高盐（钠）饮食与脑卒中关系的研究

作者，年度	研究类型	调查方法	例数	研究对象及年龄	摄入情况	结果	对认知功能的影响
WHO, 2012[7]	系统评价（10项队列研究）	24 h 尿钠水平检测	72 878 例	成人，年龄 16～79 岁	钠 1150～8000 mg/d*	与对照组相比，高钠摄入者患脑卒中风险增加 24%，RR（95%CI）为 1.24（1.08～1.43）；脑卒中死亡风险增加 63%，RR（95%CI）为 1.63（1.27～2.10）	
Li, 2012[8]	系统评价（6项前瞻性队列研究，3项前瞻性研究，3项病例对照研究）	问卷调查，24 h 尿钠水平检测，24 h 膳食回顾法，自我监控设备	225 693 例	日本（4项研究），芬兰，美国，中国（各2项研究），荷兰，挪威（各1项研究），年龄 25～79 岁	—	高钠摄入者脑卒中事件、脑卒中发作、缺血性脑卒中死亡的发生风险分别增加 34%，40%，11%，115%，OR（95%CI）分别为 1.34（1.19～1.51）、1.40（1.21～1.63）、1.11（1.00～1.24）、2.15（1.57～2.95），但是与缺血性脑卒中发作风险无关，OR（95%CI）为 1.07（0.95～1.2）	损害
Strazzullo, 2009[9]	系统评价（来源于10项研究，共计14个队列）	24h 膳食回顾法，食物频率问卷，24 h 尿钠水平检测	154 282 例	美国（5项研究），芬兰（1项研究），日本（1项研究），荷兰（1项研究），中国台湾（1项研究），年龄≥25岁	—	高盐摄入者患脑卒中的合并风险增加 23%，RR（95%CI）为 1.23（1.06～1.43）	损害
Takachi, 2010[10]	前瞻性队列研究	食物频率问卷	77 500 例	日本人群，45～74 岁	钠最低五分位 3084 mg/d，最高五分位 6844 mg/d	与钠平均摄入最低五分位组相比，最高五分位组患脑卒中的风险增加 21%，HR（95%CI）为 1.21（1.01～1.43），P = 0.03；与咸菜平均摄入最低五分位组相比，最高五分位组患脑卒中的风险没有增加，HR（95%CI）为 0.96（0.81～1.13），P = 0.80	损害（钠），无（咸菜）

续表

作者，年度	研究类型	调查方法	例数	研究对象及年龄	摄入情况	结果	对认知功能的影响
周亮，2014[11]	系统评价（7项病例对照研究）	问卷调查（具体不详）	5594例	中国人群，年龄不详	—	高盐（钠）饮食者脑卒中发病合并风险增加95%，合并 OR（95%CI）为1.95（1.388～2.728）	
薛文，2016[12]	病例对照研究	问卷调查（具体不详）	病例组、对照组各200例	病例组为上海市浦东新区祝桥镇施湾社区脑卒中患者，对照组为未患脑卒中者，年龄不详	—	高盐（钠）饮食者脑卒中的发病风险增加52.6%，OR（95%CI）为1.526（1.177～1.943）	损害
陈晓莉，2016[13]	病例对照研究	问卷调查（具体不详）	病例组、对照组各248例	病例组为初发缺血性脑卒中的中老年患者，68.8±11.67岁；对照组为健康人，69.12±11.23岁	—	高盐（钠）饮食者缺血性脑卒中的发病风险增加86.7%，OR（95%CI）为1.867（1.363～13.019）	损害
Li，2019[14]	横断面研究	2016年综合脑心血管危险因素社区和乡镇人口干预调查表	5539例	中国北方城市和农村居民（≥40岁），其中城市居民66.19±9.09岁，农村居民65.47±8.95岁	—	高盐（钠）饮食者脑卒中发病风险增加22.5%，OR（95%CI）为1.225（1.085～1.383）	损害

注：* 1 mg 钠 = 2.5 mg 食盐。

表 15-1-3　高盐（钠）饮食与认知功能关系的研究证据

作者，年度	研究类型	调查方法	例数	研究对象及年龄	摄入情况	结果	对认知功能的影响
Nowak，2018[15]	随访研究	食物频率问卷，修订版简易精神状态检查［Modified Mini-Mental State Examination（3MS）］	1194例	74±3岁	钠 2677±1060 mg/d	较高的钠/钾摄入比值，而不是单纯的钠或钾摄入量，与认知功能下降有关	损害

中的风险增加 24%，RR（95%CI）为 1.24（1.08 ～ 1.43）；其中脑卒中死亡的风险增加 63%，RR（95%CI）为 1.63（1.27 ～ 2.10）。Li 等[8]关于高盐摄入与脑卒中的系统评价，研究对象包括日本、芬兰、美国、中国、荷兰、挪威人群，结果显示，高钠摄入者脑卒中事件、脑卒中死亡、脑卒中发作、缺血性脑卒中死亡的发生风险分别增加 34%、40%、11%、115%，OR（95%CI）分别为 1.34（1.19 ～ 1.51）、1.40（1.21 ～ 1.63）、1.11（1.00 ～ 1.24）、2.15（1.57 ～ 2.95）。

Strazzullo 等[9]对 14 项队列的系统评价显示，高盐摄入者患脑卒中的合并风险增加 23%，合并 RR（95%CI）为 1.23（1.06 ～ 1.43），并且每增加钠摄入 50 mmol/d（即 1.15 g/d）脑卒中发病风险增加 6%。Takachi 等[10]对 45 ～ 74 岁日本人群进行的前瞻性队列研究显示，与钠平均摄入最低五分位组相比，最高五分位组患脑卒中的风险增加 21%，HR（95%CI）为 1.21（1.01 ～ 1.43，$P = 0.03$）；与咸菜平均摄入最低五分位组相比，最高五分位组患脑卒中的风险没有显著差异，HR（95%CI）为 0.96（0.81 ～ 1.13，$P = 0.80$）。

周亮等[11]根据人群脑卒中发病危险因素的队列研究和病例对照研究资料，利用 meta 分析方法对其发病危险因素进行合并分析。在高盐（钠）饮食研究中，纳入 7 个病例对照研究，结果显示，高盐（钠）饮食者脑卒中发病合并风险增加 95%，合并 OR（95%CI）为 1.95（1.388 ～ 2.728）。薛文[12]以病例对照研究分析中国上海市浦东新区某乡镇脑卒中危险因素，发现高盐（钠）饮食者脑卒中的发病风险增加 52.6%，OR（95%CI）为 1.526（1.177 ～ 1.943）。陈晓莉[13]以病例对照研究分析老年人缺血性脑卒中危险因素，结果显示，高盐（钠）饮食者缺血性脑卒中的发病风险增加 86.7%，OR（95%CI）为 1.867（1.363 ～ 13.019）。Li 等[14]抽样调查中国北方城市和农村居民，结果显示，高盐（钠）饮食者脑卒中发病风险增加 22.5%，OR（95%CI）为 1.225（1.085 ～ 1.383）。

2. 高钠 / 钾摄入比值与认知功能下降有关

参与 Nowak[15]研究的社区居住老人 1194 例，年龄为 74±3 岁，平均饮食钠摄入量为 2677±1060 mg/d。研究结果显示，较高的钠 / 钾摄入比值，而不是单纯的钠或钾摄入量，与认知功能下降有关，未观察到它们与微观和宏观结构的大脑磁共振（MRI）指数有关联。

四、研究证据评价

综合研究结果显示，高盐（钠）饮食很可能增加脑卒中的发病风险，综合评价等级为 B 级；目前尚不能认为高盐（钠）饮食与老年人认知能力下降有关，综合评价等级为 D 级。具体研究证据评价结果见表 15-1-4。

表 15-1-4 高盐（钠）饮食与脑卒中、认知功能关系推荐强度证据分析

内容	评级	备注
脑卒中		
证据等级	良	4 项系统评价、1 项队列研究、2 项病例对照研究、1 项横断面研究
一致性	优	7 项研究都显示高盐（钠）饮食是引发脑卒中的危险因素

续表

内容	评级	备注
健康影响	优	7 项研究都显示高盐（钠）饮食会增加脑卒中患病风险
研究人群	中	研究人群为美国、日本、中国等多个国家人群
适用性	中	适用于中国有许多注意事项
认知功能		
证据等级	差	1 项随访研究
一致性	差	只有 1 项研究
健康影响	差	尚不能认为高盐（钠）饮食是认知功能下降的危险因素
研究人群	中	研究人群为美国老年人
适用性	中	适用于中国时有许多注意事项

五、结语

1. 推荐意见

高盐（钠）饮食很可能增加脑卒中发病风险，推荐强度为 B 级。建议老年人，尤其是饮食"重口味"老年人要纠正不良饮食习惯，选择低钠高钾饮食，每天食盐摄入量不超过 5 g。

2. 局限性

多数研究的对象是国外老年人群，或是病例对照研究结果，缺乏中国老年人群的大型队列研究结果，以及高质量的系统评价和 meta 分析结果。

参考文献

［1］Ajenikoko A，Ide N，Shivashankar R，et al. Core strategies to increase the uptake and use of potassium-enriched low-sodium salt［J］. Nutrients，2021，13（9）：3203.

［2］国务院办公厅 . 国务院办公厅关于印发国民营养计划（2017—2030 年）的通知［EB/OL］.（2017-07-13）［2021-10-06］. http：//www.gov.cn/zhengce/content/2017-07/13/content_5210134.htm.

［3］健康中国行动推进委员会 . 健康中国行动（2019—2030 年）［EB/OL］.（2019-07-15）［2021-10-06］. http：//www.gov.cn/xinwen/2019-07/15/content_5409694.htm?utm_source＝UfqiNews.

［4］中国营养学会 . 中国居民膳食指南科学研究报告（2021）［M］. 北京：人民卫生出版社，2021.

［5］中国营养学会 . 食物与健康——科学证据共识［M］. 北京：人民卫生出版社，2015.

［6］中国营养学会 . 中国居民膳食营养素参考摄入量（2013 版）［M］. 北京：科学出版社，2014.

［7］WHO. Effects of reduced sodium intake on cardiovascular disease，coronary heart disease and stroke［EB/OL］.（2013-04-12）［2021-10-06］. http：//apps.who.int/iris/handle/10665/79322.

［8］Li XY，Cai XL，Bian PD，et al. High salt intake and stroke：meta-analysis of the epidemiologic evidence［J］. CNS Neuroscience & Therapeutics，2012，18（8）：691-701.

［9］Strazzullo P，D'Elia L，Kandala NB，et al. Salt intake，stroke，and cardiovascular disease：meta-analysis of prospective studies［J］. BMJ，2009，339：b4567.

［10］Takachi R，Inoue M，Shimazu T，et al. Consumption of sodium and salted foods in relation to cancer and cardiovascular disease：the Japan Public Health Center-based Prospective Study［J］. Am J Clin Nutr，2010，91（2）：456-464.

［11］周亮，程迪祥，张彦琦，等 . 脑卒中发病风险 logistic 回归综合评估模型研究——基于亚洲人群研

究数据 [J].重庆医科大学学报,2014,39(4):446-450.

[12] 薛文.上海市浦东新区某乡镇脑卒中危险因素分析 [J].社区医学志,2016,14(4):4-5.

[13] 陈晓莉.老年缺血性脑卒中危险因素分析 [J].中西医结合心脑血管病杂志,2016,14(19):2308-2310.

[14] Li Y,Zhang X,Sang H,et al. Urban-rural differences in risk factors for ischemic stroke in northern China [J]. Medicine(Baltimore),2019,98:21.

[15] Nowak KL,Fried L,Jovanovich A,et al. Dietary sodium/potassium intake does not affect cognitive function or brain imaging indices [J]. American Journal of Nephrology,2018,47:57-65.

第二节　高脂饮食

一、引言

随着经济发展和人民生活改善,我国居民膳食总脂肪供能比增加,人群超重/肥胖率、2 型糖尿病患病率、血脂异常率随之增加;BMI 每增加 5 kg/m^2,脑卒中的发病风险可增加 18%,肥胖人群的脑卒中发病风险是体重正常人群的 1.47 倍。膳食中脂类成分(尤其是饱和脂肪酸、反式脂肪酸)导致体内代谢紊乱(氧化的低密度脂蛋白升高),增加动脉粥样硬化斑块形成。从而会导致认知功能障碍及相关疾病发病风险增加,见图 15-1-1。

本节主要讨论高脂饮食 [高饱和脂肪酸(saturated fatty acid,SFA)饮食、高反式脂肪酸(trans fatty acid,TFA)饮食]、富含多不饱和脂肪酸(polyunsaturated fatty acid,PUFA)饮食与老年人认知功能相关疾病的关系,为保护有高脂饮食习惯的老年人的认知能力、维护其大脑功能提供新思路。

二、证据收集方法

本研究围绕高脂饮食与老年人 MCI、痴呆、帕金森病、脑卒中等认知功能相关疾病的关系进行系统性文献检索,共查阅 3472 篇文献。符合本研究要求的文献共有 13 篇,均为英文文献,见表 15-2-1。

表 15-2-1　高脂饮食与大脑认知功能及其相关疾病检索情况

检索词		文献篇数(纳入/总)		合计
中文检索词	英文检索词	中文	英文	
高脂饮食,反式脂肪酸;认知功能,脑功能,认知功能下降,认知障碍,记忆;阿尔茨海默病,痴呆,帕金森病,脑卒中,脑出血,缺血性血管病所致痴呆,脑梗死性痴呆	diet high in fat, trans-fatty acid, trans fat; cognition, cognitive function, brain function, cognitive decline, cognitive disorder, memory; Alzheimer's disease, dementia, Parkinson's disease, stroke, cerebral apoplexy, dementia due to ischemic vascular disease, cerebral infarct dementia	0/1156	13/2316	13/3472

三、研究证据

纳入高脂饮食相关研究的 13 篇文献中,有系统评价 4 篇、队列研究 8 篇和病例对照研究 1 篇，研究证据见表 15-2-2 ～表 15-2-4，主要结果如下。

1. 高脂饮食增加认知功能衰退风险

Cao 等[1]在高脂饮食与认知功能的关系研究中对老年人膳食脂肪摄入与认知功能做了系统评价和 meta 分析，共纳入 9 项前瞻性研究，参与者 23 402 名。与 SFA 最低组相比，最高组对象认知障碍风险增加 40%，RR（95%CI）为 1.40（1.02 ～ 1.91），未观察到出版偏倚（$P = 0.12$），但各研究之间有异质性（$I^2 = 55.3\%$，$P = 0.02$）。

Barnard 等[2]将 12 项队列研究纳入系统评价，其中 4 项关于 MCI，4 项关于认知降低，结果显示，高 SFA 摄入增加 MCI（4 项研究中有 1 项）和认知降低（4 项研究中有 2 项）发生风险。Zhou 等[3]将 3 项队列研究纳入系统评价，结果显示富含 n-3 PUFA 摄入量者 MCI 发生风险降低 14%，RR（95%CI）为 0.86（0.75 ～ 0.98）。

Morris 等[4]探讨了在一个双种族社区中老年人饮食脂肪摄入量与认知变化的关系，本研究为芝加哥健康与老龄化项目（Chicago Health and Aging Project），2560 名参与者年龄在 65 岁及以上。参与者通过食物频率问卷测量脂肪摄入量，随访 6 年认知功能的变化，结果显示，较高摄入 SFA、TFA 与认知功能明显降低有关（$P_{\text{linear trend}} = 0.04$、$P_{\text{linear trend}} = 0.07$），表明高饱和脂肪酸或反式脂肪酸饮食可能与老年人认知功能降低有关。

Wang 等[5]探讨了高脂饮食对 MCI 的影响。从老年体检中心招募 330 名 MCI 患者和 295 名认知正常者。研究结果表明，高脂饮食增加 MCI 发生风险。高脂饮食进入决策树模型，预测变量的重要性为 27.74%。

2. 高脂饮食增加痴呆发生风险，富含 PUFA 饮食减少其风险

高脂饮食与痴呆（包括 AD）的关系研究共有 6 篇文献，包括系统评价 1 篇和队列研究 5 篇。Barnard 等[2]将 12 项队列研究纳入系统评价，其中 1 项研究显示高 SFA 摄入可增加总痴呆发生风险；有 3 项研究报道高反式脂肪摄入可增加痴呆发生风险。

Morris 等[6]研究膳食脂肪摄入量与 AD 发生的关系。对 815 名 65 岁及以上的社区居民进行分层随机抽样临床评估，这些居民在基线时未患 AD，并在临床评估前完成了平均 2.3 年的食物频率问卷。结果显示，经过 3.9 年的平均随访，131 人发展为 AD。高饱和脂肪和反式脂肪的摄入者患 AD 的风险分别增加 1.2 倍、1.4 倍，RR（95%CI）分别为 2.2（1.1 ～ 4.7）、2.4（1.1 ～ 5.3）；而高 n-6 多不饱和脂肪和单不饱和脂肪摄入者患 AD 的风险降低 70%，RR（95%CI）为 0.3（0.1 ～ 0.8）；摄入总脂肪、动物脂肪和膳食胆固醇与 AD 无关。

Morris 等[7]研究了 n-3 PUFA 摄入量与 AD 发生风险的关系，较多摄入 n-3PUFA、二十二碳六烯酸（docosahexaenoic acid，DHA）的老人患 AD 的风险分别降低 60%、70%，RR（95%CI）分别为 0.4（0.1 ～ 0.9）、0.3（0.1 ～ 0.9），而二十碳五烯酸（eicosapentaenoic acid，EPA）则未显示有关。

Laitinen 等[8]研究了中年人脂肪摄入量与 AD 的关系，PUFA 中等摄入者患 AD 的风险降低 64%，OR（95%CI）为 0.36（0.16 ～ 0.82）；饱和脂肪的中等摄入者患 AD 的风险增加 2.82 倍，OR（95%CI）为 3.82（1.48 ～ 9.87）。Kalmijn[9]研究了膳食脂肪摄入与痴呆发生风险的关系，研究对象为 5386 名荷兰鹿特丹市郊区 55 岁及以上居民，高摄入总脂肪者患痴呆的风险增加 1.4 倍，RR（95%CI）为 2.4（1.1 ～ 5.2）；高摄入 n-3 PUFA 者患痴呆的风险降低 60%，RR（95%CI）为 0.4（0.2 ～ 0.9）。

表 15-2-2　高脂饮食与认知功能关系的研究

作者，年度	研究类型	调查方法	例数	研究对象及年龄	摄入情况	结果	对认知功能的影响
Cao，2019[1]	系统评价（9 项队列研究）	食物频率法（FFQ）	23 402 例	美国、荷兰、法国、芬兰和意大利等国居民，65 岁及以上	—	与 SFA 最低组相比，最高组对象认知障碍风险增加 40%，RR（95%CI）为 1.40（1.02～1.91）	损害
Barnard，2014[2]	系统评价（纳入 12 项队列研究，其中 4 项关于 MCI，4 项关于认知降低）	—	13 587	美国、意大利、荷兰、芬兰、澳大利亚等国中老年人，平均年龄 50.2 岁	SFA 摄入量中位数 19.24 g/d	SFA 摄入量与增加 MCI（4 项研究中有 1 项）、认知降低（4 项研究中有 2 项）发生风险有关	损害
Zhu，2021[3]	系统评价（3 项队列研究）	—	21 167 例	法国、新加坡、荷兰等国居民，45 岁及以上	n-3PUFA 参考值 0.67 g/d，最高值 1.17 g/d	高 n-3 PUFA 摄入量者 MCI 发生风险降低 14%，RR（95%CI）为 0.86（0.75～0.98）	改善
Morris，2004[4]	队列研究	食物频率法（FFQ）	2560 例	非认知障碍者，65 岁及以上	饱和脂肪最低五分位 12.2 g/d，最高五分位 243 g/d；反式脂肪最低五分位 2.1 g/d，最高五分位 4.9 g/d	较高摄入饱和脂肪、反式脂肪与认知功能明显降低有关（$P_{线性趋势} = 0.04$，$P_{线性趋势} = 0.07$）	损害
Wang，2020[5]	病例对照研究	食物频率法（FFQ）	病例组 330 例，对照组 295 例	MCI 患者和正常认知者，60 岁及以上	—	高脂饮食是 MCI 的危险因素。高脂饮食的重要性为进入决策树模型，预测变量的重要性 27.74%	损害

注："—"指原文中未描述。

表 15-2-3 高脂饮食与痴呆关系的研究

作者、年度	研究类型	调查方法	例数	研究对象及年龄	摄入情况	结果	对认知功能的影响
Barnard, 2014[2]	系统评价（纳入12项队列研究，其中4项关于AD）	—	8639例	美国、意大利、荷兰、芬兰、澳大利亚等国中老年人，平均年龄50.2岁	饱和脂肪酸 Q₁: 13 g/d，Q₅: 26 g/d；反式脂肪 Q₁: 1.8 g/d，Q₅: 4.8 g/d	高饱和脂肪酸摄入增加总痴呆（12项研究中有1项）发病风险，有3项研究报道高反式脂肪摄入与增加痴呆风险有关	损害
Morris, 2003[6]	前瞻性队列研究	食物频率法（FFQ）	815例	美国无AD者，65岁及以上	n-6PUFA Q₁: 7.4 g/d，Q₅: 14.5 g/d	高饱和脂肪和反式脂肪的摄入者患AD的风险分别增加1.2倍、1.4倍，RR（95%CI）分别为2.2（1.1～4.7）、2.4（1.1～5.3）；而高高多不饱和脂肪和单不饱和脂肪摄入者患AD的风险降低70%，RR（95%CI）为0.3（0.1～0.8）	不饱和脂肪、非氢化脂肪：改善；饱和或反式不饱和或（氢化）脂肪：损害
Morris, 2003[7]	前瞻性队列研究	食物频率法（FFQ）	815例	美国无AD者，65岁及以上	n-6PUFA Q₁: 7.4 g/d，Q₅: 14.5 g/d	较多摄入n-3PUFA、DHA的老人患AD的风险分别降低60%、70%，RR（95%CI）分别为0.4（0.1～0.9）、0.3（0.1～0.9）	PUFA：改善
Laitinen, 2006[8]	前瞻性队列研究	食物频率法（FFQ）	2000例	芬兰居民，65～80岁	—	PUFA中等摄入者患AD的风险降低64%，OR（95%CI）为0.36（0.16～0.82）；饱和脂肪的中等摄入者患AD的风险增加2.82倍，OR（95%CI）为3.82（1.48～9.87）	PUFA：改善；SFA：损害
Kalmijn, 1997[9]	前瞻性队列研究（随访间间平均2.1年）	半定量食物频率法（FFQ）	5386例	荷兰鹿特丹市郊区居民，55岁及以上	—	高摄入总脂肪者患痴呆的风险增加1.4倍，RR（95%CI）为2.4（1.1～5.2）；高摄入n-3 PUFA者患痴呆风险降低60%，RR（95%CI）为0.4（0.2～0.9）	n-3PUFA：改善；饱和脂肪：损害

续表

作者，年度	研究类型	调查方法	例数	研究对象及年龄	摄入情况	结果	对认知功能的影响
Nozaki, 2021[10]	前瞻性队列研究（随访10年）	食物频率法（FFQ）	1127例	日本居民，40~59岁（基线调查时）；45~64岁（随访时）	EPA Q_1: 194.8 mg/d, Q_4: 569.1 mg/d; DHA Q_1: 351.4 mg/d, Q_4: 956.2 mg/d; DPA Q_1: 64.4 mg/d, Q_4: 167.2 mg/L	中老年时期多摄入鱼肉，n-3 PUFA有助于预防20年后发生痴呆	n-3 PUFA: 改善

注："—"原文中未描述。

表 15-2-4 反式脂肪酸与脑卒中关系的研究证据

作者，年度	研究类型	调查方法	例数	研究对象及年龄	摄入情况	结果	对认知功能的影响
Yaemsiri, 2012[11]	前瞻性队列研究（随访时间3年）	食物频率法（FFQ）	87 025例	美国绝经后女性，50~79岁	—	调整BMI、吸烟、体力活动等潜在混杂因素后，与摄入反式脂肪酸最低五分位者相比，高五分位者缺血性脑卒中发病的风险增加39%，HR(95%CI)为1.39(1.08~1.79)，$P_{趋势}=0.048$	损害
Kiage, 2014[12]	前瞻性队列研究（随访时间7年）	食物频率法（FFQ）	17 107例	美国黑人和白人，≥45岁	Q_1: 2.8±0.6 g/d, Q_5: 8.6±1.6 g/d	反式脂肪酸摄入量增加与男性脑卒中风险增加相关，HR（95%CI）为1.14（1.02~1.28），男性缺血性脑卒中的风险增加13%，HR（95%CI）为1.13（1.00~1.28）；女性脑卒中和缺血性脑卒中风险未见显著变化	损害

注："—"指原文中未描述。

Nozaki 等[10]评估了 1127 名日本对象（1995 年时年龄为 45～64 岁）富含 n-3 PUFA 食物频率（1995 年和 2000 年的平均摄入量）与痴呆和 MCI 发生风险（2014—2015 年时年龄为 65～83 岁）的关系。研究结果显示，与非痴呆（MCI ＋认知正常）相比，摄入 DHA 较多的第 2～4 组对象患痴呆症的风险显著降低，其中第 4 组 OR 值（95%CI）最低，为 0.28（0.12～0.66）；在第 3～4 组中，摄入 EPA、二十二碳五烯酸（docosapentaenoic acid，DPA）较多者患痴呆症的风险显著降低，第 3 组 OR 值（95%CI）最低，分别为 0.39（0.16～0.92）、0.36（0.16～0.85）。研究结论是中老年时期多摄入鱼肉、富含 n-3 PUFA 饮食有助于预防 20 年后发生痴呆。

3. 高 TFA 摄入增加脑卒中发生风险

Yaemsiri[11]对美国 87 025 例绝经后女性随访 3 年，结果显示，调整 BMI、吸烟、体力活动、冠心病、心房颤动、糖尿病、蔬果摄入量和维生素 E 服用情况等潜在混杂因素后，与摄入 TFA 最低五分位对象相比，摄入量最高五分位者缺血性脑卒中发病的风险增加 39%，HR（95%CI）为 1.39（1.08～1.79），$P_{趋势}$ ＝ 0.048。

Kiage[12]对美国 17 107 例黑人和白人随访 7 年，结果显示，TFA 摄入量增加与男性脑卒中风险增加相关，HR（95%CI）为 1.14（1.02～1.28），男性缺血性脑卒中的风险增加 13%，HR（95%CI）为 1.13（1.00～1.28）；女性脑卒中和缺血性脑卒中风险未见显著变化。

四、研究证据评价

综合研究结果显示，高脂（尤其是饱和脂肪）饮食很可能增加痴呆（包括 AD）发生风险，高 TFA 很可能增加脑卒中发生风险；而富含 PUFA 饮食很可能降低痴呆（包括 AD）风险，综合评价等级均为 B 级。

具体研究证据评价结果见表 15-2-5。

表 15-2-5　高脂饮食与认知功能、痴呆和脑卒中关系证据分析

内容	评级	备注
高脂饮食与认知功能		
证据等级	良	3 项系统综述、1 项队列研究、1 项病例对照研究
一致性	差	系统评价和 meta 分析中的各研究之间有异质性（I^2 ＝ 55.3%，P ＝ 0.02；I^2 ＝ 0%，P ＝ 0.66）
健康影响	中	高饱和脂肪饮食是认知障碍患者的危险因素
研究人群	中	研究人群为美国、中国等老年人
适用性	中	适用于中国时有许多注意事项
富含 PUFA 饮食与痴呆		
证据等级	良	1 项系统评价、5 项队列研究
一致性	良	5 项研究显示多不饱和脂肪饮食降低 AD 发生风险
健康影响	良	富含多不饱和脂肪饮食对 AD 患者有保护作用

续表

内容	评级	备注
研究人群	中	研究人群为美国、荷兰、日本中老年人
适用性	中	适用于中国时有许多注意事项
高 TFA 与脑卒中		
证据等级	良	2 项队列研究
一致性	优	2 项研究均显示高反式脂肪增加脑卒中的风险
健康影响	良	反式脂肪增加脑卒中风险
研究人群	中	研究人群为美国中老年人
适用性	中	适用于中国时有许多注意事项

五、结语

1. 推荐意见

高脂饮食（尤其是 SFA/TFA）很可能增加痴呆（包括 AD）/脑卒中发病风险，而富含 PUFA 饮食很可能降低痴呆（包括 AD）风险，推荐强度均为 B 级；较年轻时期多摄入鱼类、富含 n-3 PUFA 饮食有利于痴呆预防。建议老年人纠正高脂饮食习惯，少吃高脂食品，每天摄入烹调油不超过 25 ～ 30 g，脂肪供能比占总能量的 30% 以下，反式脂肪酸不超过 2 g。

2. 局限性

多数研究的对象是国外老年人群，或是病例对照研究结果，缺乏中国老年人群的大型队列研究，以及高质量的系统评价和 meta 分析结果。

参考文献

［1］ Cao GY，Li M，Han L，et al. Dietary fat intake and cognitive function among older populations：a systematic review and meta-analysis［J］. The Journal of Prevention of Alzheimer's Disease，2019，6（3）：204-211.

［2］ Barnard ND，Bunner AE，Agarwal U. Saturated and trans fats and dementia：a systematic review［J］. Neurobiology of Aging，2014，35：S65-S73.

［3］ Zhu RZ，Chen MQ，Zhang ZW，et al. Dietary fatty acids and risk for Alzheimer's disease，dementia，and mild cognitive impairment：a prospective cohort meta-analysis［J］. Nutrition，2021，90：111355.

［4］ Morris MC，Evans DA，Bienias JL，et al. Dietary fat intake and 6-year cognitive change in an older biracial community population［J］. Neurology，2004，62（9）：1573-1579.

［5］ Wang Z，Hou J，Shi Y，et al. Influence of lifestyles on mild cognitive impairment：a decision tree model study［J］. Clinical Interventions In Aging，2020，15：2009-2017.

［6］ Morris MC，Evans DA，Bienias JL，et al. Dietary fats and the risk of incident Alzheimer disease［J］. Archives of Neurology，2003，60（2）：194-200.

［7］ Morris MC，Evans DA，Bienias JL，et al. Consumption of fish and n-3 fatty acids and risk of incident Alzheimer disease［J］. Archives of Neurology，2003，60：940-946.

［8］ Laitinen MH，Ngandu T，Rovio S，et al. Fat intake at midlife and risk of dementia and Alzheimer's disease：a population-based study［J］. Dementia and Geriatric Cognitive Disorders，2006，22：99-107.

［9］Kalmijn S，Launer LJ，Ott A，et al. Dietary fat intake and the risk of incident dementia in the rotterdam study［J］. Annals of Neurology，1997，42：776-782.

［10］Nozaki S，Sawada N，Matsuoka YJ，et al. Association between dietary fish and PUFA intake in midlife and dementia in later life：the JPHC Saku Mental Health Study［J］. JAD，2021，79（3）：1091-1104.

［11］Yaemsiri S，Sen S，Tinker L，et al. Trans fat，aspirin，and ischemic stroke in postmenopausal women［J］. Annals of Neurology，2012，72（5）：704-715.

［12］Kiage JN，Merrill PD，Judd SE，et al. Intake of trans fat and incidence of stroke in the Reasons for Geographic And Racial Differences in Stroke（REGARDS）cohort［J］. Am J Clin Nutr，2014，99：1071-1076.

第三节　高糖饮食

一、引言

高糖饮食指高添加糖饮食和高碳水化合物饮食。常用的添加糖有白砂糖、绵白糖、冰糖、红糖，主要来自添加蔗糖、葡萄糖、果糖、葡糖浆等小分子糖的食品，比如含糖饮料、糕点、饼干、糖果、汤圆、甜品、冷饮等，当成人每日添加糖供能比＞10% 时即为高添加糖饮食。高碳水化合物饮食，主要来自高血糖指数（glycemic index，GI）食物和高血糖负荷（glucose lood，GL）食物，如白米粥、白面包、精加工谷物、膨化食品等，成人每日碳水化合物供能比＞65% 的饮食称为高碳水化合物饮食。

过多摄入添加糖和高 GL 食物，相应会减少膳食纤维、B 族维生素和植物化学物等有益成分的摄入，会提高血脂、血糖水平，引起糖、脂代谢紊乱，增加患肥胖、糖尿病、心脑血管疾病的风险，从而会导致认知功能障碍及相关疾病发病风险增加，见图 15-1-1。

本节主要讨论高糖饮食（diet high in carbohydrate/sugar）与老年人认知功能及其相关疾病（如认知障碍、痴呆、脑卒中等）的关系，为延缓老年人认知功能衰退、维护大脑健康提供科学依据和实用措施。

二、证据收集方法

本研究围绕高糖饮食与老年人认知功能及其相关疾病的关系进行系统性文献检索，共查阅 1027 篇文献，其中有 6 篇文献作为本次研究的主要证据，均为英文文献，结果见表 15-3-1。

表 15-3-1　高糖饮食与大脑认知功能及其相关疾病检索情况

检索词		文献篇数（纳入／总）		合计
中文检索词	英文检索词	中文	英文	
高糖饮食，添加糖；认知功能，脑功能，认知功能下降，认知障碍，记忆；阿尔茨海默病，痴呆，帕金森病，脑卒中，脑出血，缺血性血管病所致痴呆，脑梗死性痴呆	diet high in carbohydrate，diet high in added sugar；cognition，cognitive function，brain function，cognitive decline，cognitive disorder，memory；Alzheimer's disease，dementia，Parkinson's disease，stroke，cerebral apoplexy，dementia due to ischemic vascular disease，cerebral infarct dementia	1/277	5/750	6/1027

三、研究证据

在1027篇有关研究文献中，按照纳入、排除标准，符合要求的有6篇，包括Meta分析1篇、队列研究3篇、横断面研究2篇，主要结果如下。

1. 高糖饮食增加认知障碍发生风险

研究证据见表15-3-2。Chong等[1]的横断面研究结果显示，在调整混杂因素后，摄入总糖、游离糖、蔗糖、乳糖、含糖饮料、含糖蛋糕和甜点的摄入量较高与MMSE评分较低显著相关。与最低摄入百分位（P_{25}）比较，最高百分位（P_{100}）摄入量与较低认知功能（MMSE＜24）风险相关联，调整OR（95%CI）值为：总糖3.30（2.15～5.08）、游离糖3.58（2.32～5.52）。结果表明，老年人过量摄入添加糖可增加认知障碍发生风险。

Ye等[2]的横断面研究结果显示，调整混杂因素后，摄入更多的总糖、添加糖和含糖饮料与MMSE评分较低有关。与最低摄入百分位（P_{20}）比较，最高百分位（P_{100}）摄入量与较低认知功能（MMSE＜24）风险相关联，调整OR（95%CI）值为：总糖2.23（1.24～3.99）、添加糖2.28（1.26～4.14）。结果表明，中老年人高糖摄入量可能与较低的认知功能有关。

Liu等[3]在一项meta分析（含10项队列研究共239 262名，3项横断面研究共2752名）中森林图显示，含糖饮料（sugar-sweetened beverage，SSB）摄入与认知障碍的患病风险呈正向关联（OR＝1.17，95%CI 1.05～1.29，I^2＝90.1%）；在亚组分析中发现，中老年人群和饮用含糖软饮料者SSB摄入与认知障碍较高的患病风险相关。作者提出，应注意减少SSB摄入量，并将其作为认知障碍的早期干预措施。

张雨格等[4]对16 948名来自新加坡华人健康研究的参与者随访16～20年，其中2443人采用教育特异性临界值诊断为认知障碍。结果显示，性别、年龄、祖籍、文化程度、体力活动水平、总膳食纤维摄入量、BMI、饮酒与认知功能障碍有显著相关（P＜0.05）。在调整上述变量、潜在饮食变量和疾病状态后，与从不或很少喝软饮料/果汁者相比，每周喝2次或2次以上软饮料/果汁者（OR＝0.91/1.03）、每周喝1次软饮料/果汁者（OR＝1.00/0.96）和每月喝1～3次软饮料/果汁者（OR＝0.94/0.94）的认知障碍风险无显著差异（$P_{趋势}$＝0.306/0.930）。结论是在消费水平相对较低的新加坡华裔成年人中，中年饮用含糖饮料（包括果汁和软饮料）与晚年认知障碍风险无显著相关，此结果需要进一步研究验证。

Schaefer等[5]在一项英国生物银行前瞻性队列中研究了糖摄入与痴呆的关系。186 622名参与者随访10.6年后发生1498例痴呆病例，还发现游离糖（free sugars，FS）供能比为9%总能量时与痴呆风险呈"J"形显著相关，含糖饮料中的FS与痴呆风险呈近似线性显著相关，而固体食物中的FS没有显著关联，在苏打水/水果/牛奶饮料中的FS与痴呆风险呈线性正相关。根据世界卫生组织（WHO）[6]定义，游离糖包括由制造商、厨师或消费者添加到食品和饮料中的单糖和双糖，以及天然存在于蜂蜜、糖浆、果汁和浓缩果汁中的糖。

2. 高糖饮食增加脑卒中发生风险

Yu等[7]在中国城市队列研究中，以64 328例、40～70岁女性为研究对象，分析

表 15-3-2　高糖饮食与老年人认知功能关系的研究

作者，年度	研究类型	调查方法	例数	研究对象及年龄	摄入情况	结果	对认知功能的影响
Chong, 2019[1]	横断面研究	7 天膳食史问卷调查和定量食物频率问卷调查、简易精神状态检查（MMSE）	1209 例	≥60 岁马来西亚老年人	总糖 44.60（26.21～68.81）g/d	老年人过量摄入糖与认知功能降低有关	损害
Ye, 2011[2]	横断面研究，MMSE	食物频率问卷调查，MMSE	737 例	45～75 岁波多黎各各中老年人	总糖 115±62 g/d，添加糖 64.0±45.4 g/d	中老年人高糖摄入量可能与较低的认知功能有关	损害
Liu, 2022[3]	meta 分析	用 PubMed 和 Web of Science 数据库进行系统检索，食物频率问卷（FFQ）、饮食史问卷（DHQ）、半定量食物频率问卷，MMSE	242 014 名	13 项研究中有 12 项为≥45 岁的中老年人	≥1 次/月，>7 份/周，≥1 次/天，或未分组	含糖饮料（SSB）摄入与认知障碍患病风险呈正向关联	损害
张雨格, 2020[4]	前瞻性队列研究，随访 16～20 年	含糖饮料摄入频率，MMSE	16 948 例	新加坡华人健康研究项目中老年参加者	每周喝 0～2 次以上软饮料/果汁	在消费水平相对较低的新加坡华裔成年人中，中年饮用含糖饮料（包括果汁和软饮料）与晚年认知障碍风险无显著相关	无影响
Schaefer, 2023[5]	前瞻性队列研究，随访 10.6 年	基于网络的饮食问卷（Oxford WebQ）24 小时回顾调查 206 种食物、37 种饮料摄入量，全国痴呆报告日期	186 622 例	37～73 岁英国生物银行参与者	游离糖摄入量为 0～77.5%	游离糖和内在糖与痴呆风险呈"J"形显著相关	损害

了 GI、GL 和精制碳水化合物与脑卒中的关系。用食物频率法调查食物摄入频次及摄入量，用随访和死亡登记确认卒中病例和死亡情况，并通过审查医疗记录和死亡证明书进行确认。结果显示，高 GI 食物摄入者脑卒中发生风险增加 19%，HR（95%CI）为1.19（1.04～1.36）。高 GL 食物摄入者脑卒中发生风险增加 27%，HR（95%CI）为 1.27（1.04～1.54）；精制碳水化合物高摄入者脑卒中发生风险增加 20%，HR（95%CI）为 1.20（1.01～1.42）；总碳水化合物高摄入者脑卒中发生风险增加 35%，HR（95%CI）为 1.35（1.22～1.50）。高 GI 食物、高 GL 食物和精制碳水化合物、总碳水化合物摄入过多会增加缺血性、出血性脑卒中发生的风险。提示高 GI 和 GL 饮食（主要是由于精制谷物的摄入量高）以及总碳水化合物摄入量与中国城市中老年女性总脑卒中、缺血性脑卒中和出血性脑卒中的风险增加有关。

四、研究证据评价

综合研究结果显示，摄入含糖饮料等高添加糖饮食可能增加脑卒中等认知障碍的发生风险，综合评价等级为 C 级。具体研究证据评价结果见表 15-3-3。

表 15-3-3 高糖饮食与老年人认知功能证据分析

内容	评级	备注
认知功能		
证据等级	良	1 项 meta 分析、2 项前瞻性队列研究、2 项横断面研究
一致性	良	4 项研究显示有损害作用，1 项研究显示无影响
健康影响	良	4 项研究认为高糖饮食对老年人认知功能有影响
研究人群	中	研究人群为新加坡华人、英国人、马来西亚老年人等
适用性	中	适用于中国人群时有许多注意事项

五、结语

1. 推荐意见

摄入含糖饮料等高添加糖饮食可能增加脑卒中等认知障碍的发生风险，推荐强度为C 级。我国已有大型前瞻性队列研究结果[7]，作者建议老年人遵循《中国居民膳食指南（2022）》原则，主食中有一半是全谷和杂豆，少用精制谷物和含糖饮料，每天摄入添加糖不超过 50 g，最好控制在 25 g 以下。

2. 局限性

缺乏中国老年人群的大型队列研究以及高质量的系统评价和 meta 分析结果，建议今后加强老年人高糖饮食与认知相关疾病的关系研究。

参考文献

[1] Chong CP，Shahar S，Haron H，et al. Habitual sugar intake and cognitive impairment among multi-ethnic Malaysian older adults［J］. Clinical Interventions in Aging，2019，14：1331-1342.

［2］Ye X，Gao X，Scott T，et al. Habitual sugar intake and cognitive function among middle-aged and older Puerto Ricans without diabetes［J］. British Journal of Nutrition，2011，106（9）：1423-1432.

［3］Liu HY，Liu YS，Shi MY，et al. Meta-analysis of sugar-sweetened beverage intake and the risk of cognitive disorders［J］. J Affect Disord，2022，15：313：177-185.

［4］张雨格，吴晶，封磊，等. 中年含糖饮料摄入频率与老年认知障碍的关系［J］. 中华流行病学杂志，2020，41（1）：55-61.

［5］Schaefer SM，Kaiser A，Eichner G，et al. Association of sugar intake from different sources with incident dementia in the prospective cohort of UK Biobank participants［J］. Nutrition Journal，2023，4，22（1）：42.

［6］World Health Organization. Guideline：Sugars intake for adults and children. 2015［EB/OL］.（2015-03-04）［2024-06-24］. http：//www.who.int/publications/i/item/9789241549028.

［7］Yu D，Zhang X，Shu XO，et al. Dietary glycemic index，glycemic load，and refined carbohydrates are associated with risk of stroke：a prospective cohort study in urban Chinese women［J］. The American Journal of Clinical Nutrition，2016，104（5）：1345-1351.

第四节 素 食

一、引言

素食（vegetarian diet）可分为纯素食（vegan，不含任何动物性食物）、乳蛋素食（lacto-ovo vegetarian，含乳、蛋）、鱼素食（pesco-vegetarian，含水产品、乳、蛋）等[1-2]，这三类素食和杂食的动物性食物组成[2]见图 15-4-1。素食有利有弊，关键在于是否搭配合理。素食在我国有几千年的发展历史，与我国佛教、道教发展息息相关[3]。目前我国素食人群约有 5000 万人，在老年人中比较多见。

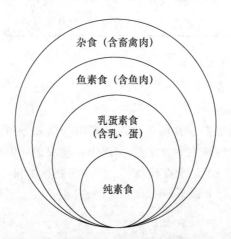

图 15-4-1 三类素食和杂食的动物性食物组成
注：外圆的一类食物包含内圆的一类或几类食物

与含较多动物性食物的杂食相比，素食含有更多的膳食纤维、维生素 C 和 E、叶酸、n-6 PUFA、植物化学物、抗氧化成分、镁、三价铁离子等，而含有较少的胆固醇、总脂肪、饱和脂肪酸、n-3 PUFA、脂溶性维生素、维生素 B_{12} 以及钠、锌和二价铁离子等[4-5]，这些特点与维持大脑认知功能及预防认知相关疾病有密切关系。

纯素食者不吃动物性食物，很容易多吃碳水化合物，面临铁、锌、钙、叶酸、维生素 B_{12}、n-3 PUFA 等营养素缺乏的风险，还面临免疫功能降低、血小板的聚集活性及其体积升高、血液黏度增加、同型半胱氨酸水平升高的风险。

本节主要讨论素食与老年人认知功能及其相关疾病（如认知障碍、痴呆、脑卒中）的关系，旨在为长期吃素食的老年人提供保护认知功能的措施。

二、证据收集方法

本研究围绕素食与老年人脑卒中、认知功能等相关疾病的关系进行系统性文献检索，共查阅 104 篇文献，其中有 5 篇文献作为本次研究的主要证据，均为英文文献。对饮食习惯与认知功能及其相关疾病的检索结果见表 15-4-1。

表 15-4-1　素食与大脑认知功能及其相关疾病检索情况

检索词		文献篇数（纳入/总）		合计
中文检索词	英文检索词	中文	英文	
素食；认知功能，脑功能，认知功能下降，认知障碍，记忆；阿尔茨海默病，痴呆，帕金森病，脑卒中，脑出血，缺血性血管病所致痴呆，脑梗死性痴呆	vegetarian diet, vegetarianism, vegan; cognition, cognitive function, brain function, cognitive decline, cognitive disorder, memory; Alzheimer's disease, dementia, Parkinson's disease, stroke, cerebral apoplexy, dementia due to ischemic vascular disease, cerebral infarct dementia	0/20	5/84	5/104

三、研究证据

在 104 篇有关研究文献中，按照纳入、排除标准，符合要求的有 5 篇，包括系统评价与 meta 分析 2 篇、队列研究 3 篇，主要结果如下。

1. 素食与脑卒中

研究证据见表 15-4-2。Dybvik 等[6] 收集 12 项前瞻性队列研究的文献，用系统评价和 meta 分析素食与脑卒中的关系，参与对象年龄为 16～90 岁，共 770 867 例，来自美国、德国、英国和中国台湾的研究，素食者主要为乳蛋素食。分析结果显示，与非素食者比较，素食与脑卒中 [RR（95%CI）为 0.90（0.77～1.05），$I^2 = 61\%$，$n = 12$]、缺血性脑卒中 [RR（95%CI）为 0.56（0.22～1.42），$I^2 = 82\%$，$n = 3$]、出血性脑卒中 [RR（95%CI）为 0.77（0.19～3.09），$I^2 = 85\%$，$n = 2$] 的发生风险没有关联，纯素食与脑卒中发生风险也没有关联（RR（95%CI）为 1.17（0.69～1.99），$I^2 = 28\%$，$n = 2$）。

另一篇系统评价和 Meta 分析[7] 纳入 7 项前瞻性队列研究（该 7 项队列研究也在 Dybvik 等[6] 的 12 项队列研究中），结果显示，素食与脑卒中发病风险无关联 [HR（95%CI）为 0.86（0.67～1.11），$I^2 = 68\%$，$n = 7$][7]。分地区看，亚洲素食者发生脑卒中风险降低 48% [HR（95%CI）为 0.52（0.35～0.76），$I^2 = 0$，$n = 2$]，它们为中国台湾的两个队列[8]。

表 15-4-2 素食与脑卒中关系的研究

作者、年度	研究类型	调查方法	例数	研究对象及年龄	摄入情况	结果	对认知功能的影响
Dybvik, 2022[6]	系统评价与 meta 分析（12 项前瞻性队列研究）	食物频率法（FFQ）	770 867 例	年龄 16～90 岁，来自美国、德国、英国、中国台湾的 10 余项研究	乳蛋素食、纯素食	与非素食者比较，素食与脑卒中 [RR（95%CI）为 0.90（0.77～1.05），$I^2=61\%$，$n=12$]，缺血性脑卒中 [RR（95%CI）为 0.56（0.22～1.42），$I^2=82\%$，$n=3$]，出血性脑卒中 [RR（95%CI）为 0.77（0.19～3.09），$I^2=85\%$，$n=2$] 的发生风险没有关联，纯素食与脑卒中发生风险也没有关联 [RR（95%CI）为 1.17（0.69～1.99），$I^2=28\%$，$n=2$]	无
Lu, 2021[7]	系统评价与 meta 分析（7 项前瞻性队列研究）	食物频率法（FFQ）	素食者 29 705 例，非素食者 627 728 例	美国、英国、中国台湾人，平均年龄 39.4 岁以上 [NHS 1（美国）69±7 岁，NHS 2（美国）48±5 岁，HPFS（美国）68±9 岁，TCHS（中国台湾）53.8±9.0 岁，TCVS（中国台湾）50.1±9.3 岁，UK Biobank（英国）53.1±7.9 岁，EPIC Oxford（英国）39.4±13.1 岁]	美国：乳蛋素食者，每月消费肉或鱼≤1 份。英国：乳蛋素食者，排除纯素食者，消费奶酪和/或牛奶，不消费鱼、禽和红肉。中国台湾：乳蛋素食者，不消费肉和鱼	亚洲素食者发生脑卒中风险降低 48%（HR（95%CI）为 0.52（0.35～0.76），$I^2=0$，$n=2$）	亚洲人：改善

续表

作者，年度	研究类型	调查方法	例数	研究对象及年龄	摄入情况	结果	对认知功能的影响
Chiu，2020[8]	队列研究	食物频率法（FFQ）	队列 1：素食者 1424 例，非素食者 3626 例；队列 2：素食者 2719 例，非素食者 5583 例	中国台湾医院健康体检人群的志愿者，大多数是佛教慈济基金会志工，佛教徒，平均年龄约 50 岁（队列 1：素食者 53.8±9.03 岁，非素食者 51.7±10.5 岁；队列 2：素食者 50.1 岁±9.3 岁、非素食者 49.2±9.6 岁）	乳蛋素食	队列 1：与非素食者比，素食者发生缺血性脑卒中风险降低 74%，HR（95%CI）为 0.26（0.08～0.88）。队列 2：与非素食者比，素食者脑卒中的风险更低，HR（95%CI）为 0.52（0.33～0.82），缺血性脑卒中 HR（95%CI）为 0.41（0.19～0.88），出血性脑卒中 HR（95%CI）为 0.34（0.12～1.00）	改善
Tong，2019[9]	队列研究（EPIC-Oxford 研究）	食物频率法（FFQ）	素食组 16 254 例（包含乳蛋素食 14 422 例，纯素食 1832 例），肉食组（无论他们是否食用鱼，乳制品或鸡蛋）24 428 例	英国人，素食者年龄 39.4±13.1 岁，肉食者年龄 49.0±13.1 岁	素食者为乳蛋素食（不吃肉或鱼，以吃奶制品或蛋），纯素食者不吃肉、鱼、奶制品和蛋	与肉食组比较，素食组脑卒中、出血性脑卒中发生风险分别增加 20%、43%，HR（95%CI）为 1.20（1.02～1.40），1.43（1.08～1.90）	损害

Chiu 等[8]研究了中国台湾两个队列的素食与脑卒中的关系。研究对象为慈济健康研究（队列 1，$n = 5050$，2007—2009 年加入）和慈济素食研究（队列 2，$n = 8302$，2005年加入）未患脑卒中的参与者，随访至 2014 年底，素食者均为乳蛋素食。队列 1 中，在30 797 人年随访中，54 人发生脑卒中；与非素食者比，素食者发生缺血性脑卒中的风险降低 74%，HR（95%CI）为 0.26（0.08～0.88）。队列 2 中，在 76 797 人年随访中，121人发生脑卒中；与非素食者比，素食者发生脑卒中的风险降低 48%，HR（95%CI）为 0.52（0.33～0.82）；素食者发生缺血性脑卒中的风险降低 49%，HR（95%CI）为 0.41（0.19～0.88）；素食者发生出血性脑卒中的风险降低 66%，HR（95%CI）为 0.34（0.12～1.00）。这些结果表明，中国台湾人乳蛋素食与缺血性和出血性脑卒中的低风险有关。

但是，Tong 等[9]的一项队列研究（EPIC-Oxford 研究）的结果显示，与肉食组比较，素食组脑卒中、出血性脑卒中发生风险分别增加 20%、43%，HR（95%CI）分别为 1.20（1.02～1.40）、1.43（1.08～1.90），表明素食会增加脑卒中的风险。需要说明的是，素食组包含乳蛋素食者 14 422 例（88.7%）、纯素食者 1832 例（11.3%）。

2. 素食与痴呆

Tsai 等[10]在一项队列研究中，研究对象为中国台湾 50 岁以上佛教慈济基金会志工，素食者为乳蛋素食。经逐步回归校正性别、年龄、吸烟、饮酒、教育程度、婚姻、定期锻炼和共病后，素食者与非素食者相比，临床显性痴呆发病风险降低 32.9%，HR（95%CI）为 0.671（0.452～0.996），$P < 0.05$。

四、研究证据评价

综合研究结果显示，素食与脑卒中的关系尚不明确，研究结果很不一致；乳蛋素食可能改善老年人痴呆症状，但目前仅有 1 项队列研究，故暂不对素食与老年人认知功能关系证据进行评价。

五、结语

由于现有证据不足，本文暂不对素食提出推荐意见。建议今后对老年人不同类型素食与认知相关疾病的关系做更多研究。

参考文献

[1] Li D. Chemistry behind vegetarianism [J]. Journal of Agricultural and Food Chemistry，2011，59（3）：777-784.

[2] Medawar E，Huhn S，Villringer A，et al. The effects of plant-based diets on the body and the brain：a systematic review [J]. Translational Psychiatry，2019，9：17.

[3] 王青青，张玉苹，王晓，等. 素食在我国的发展及对素食者的合理建议 [J]. 中华中医药杂志，2020，35（2）：684-686.

[4] 中国营养学会. 食物与健康——科学证据共识 [M]. 北京：人民卫生出版社，2015.

[5] Li D. Effect of the vegetarian diet on non-communicable diseases [J]. Journal of the Science of Food and Agriculture，2014，94（2）：169-173.

[6] Dybvik JS，Svendsen M，Aune D. Vegetarian and vegan diets and the risk of cardiovascular disease，ischemic heart disease and stroke：a systematic review and meta-analysis of prospective cohort studies[J].

European Journal of Nutrition，2023，62（1）：51-69.

［7］Lu JW，Yu LH，Tu YK，et al. Risk of Incident Stroke among Vegetarians Compared to Nonvegetarians：A Systematic Review and Meta-Analysis of Prospective Cohort Studies［J］. Nutrients，2021，13：3019.

［8］Chiu THT，Chang HR，Wang LY，et al. Vegetarian diet and incidence of total，ischemic，and hemorrhagic stroke in 2 cohorts in Taiwan［J］. Neurology，2020，94（11）：1112-1121.

［9］Tong TYN，Appleby PN，Bradbury KE，et al. Risks of ischaemic heart disease and stroke in meat eaters，fish eaters，and vegetarians over 18 years of follow-up：results from the prospective EPIC- Oxford study［J］. BMJ，2019，366：l4897.

［10］Tsai JH，Huang CF，Lin MN，et al. Taiwanese Vegetarians Are Associated with Lower Dementia Risk：A Prospective Cohort Study［J］. Nutrients，2022，14（3）：588.

（周政华　黄承钰）

第四篇　黄酮类化合物、肠道菌群与老年认知功能

黄酮类化合物（flavonoid）广泛存在于蔬菜、水果、谷薯类食物中，除了赋予其诱人的色泽、口感能刺激食欲以外，现已证明它们还具有抗氧化、抗炎、降低心、脑血管疾病风险等作用。其与认知的关系及其相关机制已成为近年来营养学研究的新热点。

肠道是人体重要的消化器官，也是人体最大的免疫器官。栖息在肠道中的微生物和微生物菌落群组成一个复杂而庞大的微生态体系，这些微生物之间互相依赖，相互制约，它们还与宿主之间互相依赖、互惠共生，与外环境和内环境互相适应。人体肠道菌群可直接或间接地参与食物消化吸收、新陈代谢、免疫反应、神经系统的发育以及认知行为等功能。肠道微生态平衡则肠道健康，肠-脑-轴通畅；肠道微生态异常或失衡，则肠道功能紊乱，脑功能和全身相关功能均可能发生紊乱，导致疾病或死亡。

本书第二篇和第三篇分别从营养素、食物和膳食层面比较系统地分析了它们与老年认知功能的关系，本篇基于循证医学，结合近期认知功能热点研究领域，介绍了黄酮类化合物、肠道菌群与老年人认知功能及其相关疾病的科学证据，并提出相关推荐意见。本篇检索了 2000 年以来相关文献，有关术语概念见附录一、证据收集评价方法见第一篇，本章不再赘述。

第十六章　黄酮类化合物

黄酮类化合物泛指两个具有酚羟基的苯环通过中央三碳原子相互连接的一系列化合物。花色苷（anthocyanin）是黄酮类化合物中的一类，鉴于其与老年认知功能的研究资料较丰富，本章分别介绍花色苷及其他黄酮类化合物与老年认知功能的研究证据并进行评价。

第一节　花色苷

一、引言

1. 花色苷的来源

花色苷（anthocyanin）是 1835 年 Marguart 用于命名矢车菊花朵中的蓝色成分而给出的名称，属于黄酮类化合物，赋予蔬菜和水果红色、紫色和蓝色等鲜艳的色彩[1-2]。花青素（花色素，anthocyanidin）是花色苷水解后的苷元，而原花青素（proanthocyanidin）是

一类在高等植物中广泛分布的多酚类化合物，由亲电子黄烷酰基单元组成，与花色苷结构不同[3-4]。草莓、蓝莓、黑莓、黑醋栗、红醋栗和覆盆子等浆果都是花色苷的丰富来源，其含量在每 100 g 新鲜产品中约为 100～700 mg，但含量最高的是接骨木果和山楸梅（北美沙果），每 100 g 果实含有 1.4～1.8 g 花色苷。花色苷的其他来源包括紫玉米、樱桃、李子、石榴、茄子、葡萄酒、葡萄和红/紫色蔬菜，如黑胡萝卜、红卷心菜和紫色花椰菜等，每 100 g 中含有几毫克至 200～300 mg 花色苷[5]。

2. 花色苷的结构特点

在化学结构上，花青素是 2- 苯基苯并吡喃阳离子的多羟基或多甲氧基衍生物，含有两个被含氧杂环（C）环分开的苯甲酰环（A 和 B，图 16-1-1），而花色苷是在花青素母核上结合糖类分子形成的一类成分。它们可吸收可见光而呈色。根据羟基、甲氧基的数目和位置以及链接糖种类和数量的不同，目前已发现 700 多种花色苷和 27 种花青素分子[2]。其中，在植物中最常见的 6 种花色苷的苷元花

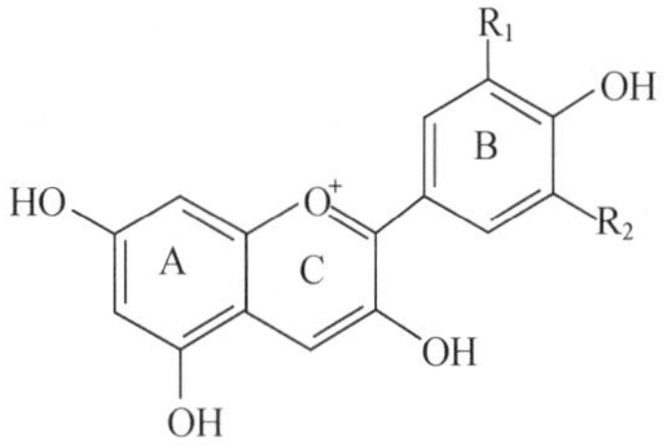

图 16-1-1 花青素/花色苷的母核

青素包括天竺葵素、矢车菊素、芍药色素、飞燕草素、矮牵牛花素和锦葵色素[1-2]。花青素 3，5，7 位上的羟基常通过糖苷键与糖结合形成花色苷，由于糖的种类（葡萄糖、半乳糖、鼠李糖、木糖和阿拉伯糖等）、数量（单糖、二糖、三糖等）、位置（3- 单糖苷、5- 双糖苷、3,5- 二糖苷等）以及结合于糖残基上芳香酸或脂肪酸的数目和性质等不同，衍生出多种花色苷类化合物[1]，糖基化位于 C-3 位置的糖元部分与其他碳位置相比最常见。

3. 花色苷的稳定性

花色苷的稳定性较差，温度、氧气、金属离子和酶等因素可影响其结构转变，pH 值是其中非常重要的一个因素。在溶液中，花色苷以多种不同的分子形式处于动态平衡状态，其存在蓝色的醌式碱、红色的黄烊正离子、无色的甲醇假碱和查耳酮 4 种互变异构体，其中红色的黄烊正离子较为稳定，非酰化和单酰化的花色苷的结构转换是 pH 值的函数。pH 值、温度和时间影响着花色苷不同分子结构的相对组成，这决定着产品保质期以及通过胃肠道期间的稳定性。

由于花色苷暴露于不同的 pH 值和温度环境，其化学形式随之改变，相应的生物活性也将随之改变。文献报道，花色苷羟基数目增多可降低其稳定性，而甲基化、糖苷化和酰基化程度加大以及其自身产生的"自聚""吸附""晶化"等作用则有利于增加花色苷的稳定性。生理 pH 值下花色苷因其高度不稳定性，可迅速分解为开环形式和（或）降解产物，这可能是在生理状态下花色苷半衰期相对较短的原因，也是它易于与体内自由基结合的原因[1]。

花色素苷对高温敏感，当贮藏温度高于 40℃时，其降解速率迅速增加。不同光质条件下花色素苷所表现的稳定性有所不同，其中，在红光条件下花色素苷最稳定，其次是黄光和绿光，白光条件下稳定性最差。花色苷在 pH1.0～6.0 能保持稳定。添加 5% 的单糖或有机酸对草莓果实花色苷的稳定性无显著影响，添加 10% 的单糖或有机酸在一定程度上降低花色苷的稳定性[6]。

4. 花色苷的吸收与代谢

Rohrig 等[7] 研究了食用黑醋栗提取物后血浆和尿液中主要花色苷 Dp3rut（delphinidin-3-

rutinoside，飞燕草 -3-O- 芸香糖苷或花翠素 -3-O- 芸香糖苷）和 Cy3rut（cyanidin-3-rutinoside，矢车菊 -3-O- 云香糖苷）的动力学。两种花色苷的血浆浓度均在食用后 2 小时内达到峰值。Dp3rut 最大浓度为 8.6%±5.8 nmol/L，Cy3rut 为 9.8±3.1 nmol/L，随后浓度逐渐降低。同样，两种花色苷的尿排泄率在摄食 2 小时后，达到 20.0±2.6 nmol/h（Dp3rut）和 21.2±3.8 nmol/h（Cy3rut）。两种花色苷的总排泄量分别是摄入剂量的 0.040%（Dp3rut）和 0.048%（Cy3rut）。此外，食用富含花色苷的提取物后，主要代谢物原儿茶酸的浓度显著增加。

在主要的花色苷中，矢车菊素 -3-O- 葡萄糖苷和锦葵色素 -3-O- 葡萄糖苷的生物利用度是报道最多的[8]。红酒中花色苷的相对生物利用度之前已有报道，其中芍药苷的相对生物利用度最高，其次是矢车菊苷、锦葵苷、飞燕草苷和牵牛花苷[9]。一项研究已经确定了摄入红酒和红葡萄汁 3 小时和 6 小时内，血浆和尿液中发现了锦葵 -3-O- 葡萄糖苷[10]，与红酒相比，食用红葡萄汁后，矢车菊苷的生物利用度高出锦葵 -3-O- 葡萄糖苷 2 倍左右。另一项研究还发现，饮用 300 ml 红酒（218 mg 花色苷）的 6 名健康志愿者的尿液中花色苷水平在饮酒后 6 小时内达到峰值[11]。文献表明，矢车菊 -3-O- 葡萄糖苷的相对生物利用度为 12.38%±1.38%，尿排泄率为 5.37%±0.67%[12]。据报道，经人体消化后，矢车菊 -3-O- 葡萄糖苷的代谢物为酚酸、酚结合物、马尿酸、苯乙酸和苯丙烯酸。另一方面，已发现黑加仑中的飞燕草 -3-O- 芸香苷、矢车菊 -3-O- 芸香苷、飞燕草 -3-O- 葡萄糖苷和矢车菊 -3-O- 葡萄糖苷直接被人体血液循环系统吸收，其糖基化形式被排泄到尿液中[13]。Miyazawa 等发现食用红果中的花色苷混合物 30 分钟后，吸收的花色苷没有在人体内代谢成苷元或任何其他代谢物形式[14]。

5. 花色苷影响老年认知功能的可能机制

（1）神经元功能调节机制：神经元是脑组织神经生理活动的主要承担者，突触信息传递和神经电生理活动功能紊乱是引起老年认知功能下降的主要原因。在 D- 半乳糖诱导的小鼠衰老模型中，研究人员发现，从花楸果中分离的花色苷干预 8 周能明显升高小鼠脑组织中去甲肾上腺素、多巴胺和 5- 羟色胺的水平，减少神经元 DNA 损伤，改善小鼠认知水平[15]。矢车菊 -3-O- 半乳糖苷可使老龄小鼠脑组织中的胆碱、γ 氨基丁酸含量显著升高，谷氨酸、磷酸胆碱含量下降[16]。花色苷能通过抑制磷酸化氨基末端蛋白激酶（p-JNK）途径减少神经元凋亡，促进环磷腺苷效应元件结合蛋白（CREB）磷酸化，上调突触素、突触相关膜蛋白（synaptosomal-associated protein，SNAP）SNAP-23、SNAP-25 的表达[17]。电生理学检测结果也显示，富含花色苷的蓝莓提取物可以显著增强 AD 双转基因（APP/PS1）小鼠海马 CA1 区长时程增强（long-term potentiation，LTP），能通过调节脑源性神经营养因子（brain-derived neurotrophic factor，BDNF）的表达来改善海马突触可塑性，减少神经元丢失[18]。

（2）抗氧化和抗炎机制：神经元衰老过程中，线粒体呼吸链功能紊乱，大量活性氧（reactive oxygen species，ROS）堆积导致线粒体蛋白质、脂质和线粒体 DNA 破坏，从而促进细胞因子的产生，诱发细胞程序性死亡。花色苷可减少 ROS 导致的细胞氧化损伤，通过丝裂原活化蛋白激酶 MAPK/ERK 信号通路增强脑组织及血清的抗氧化酶 SOD、谷胱甘肽过氧化物酶（glutathione peroxidase，GSH-Px）活性，提高还原型 GSH 水平，降低丙二醛（molondialdehyde，MDA）水平，提高机体抗氧化防御能力[18]。花色苷还能通过抑制核因子 kB（nuclear factor-kB，NF-kB）的核易位，减少细胞因子［如环氧化酶 2（cyclooxygenase 2，COX2）、诱导型一氧化氮合酶（inducible nitric oxide synthase，iNOS）、白细胞介素 1b（Interleukin-1b，IL-1b）、肿瘤坏死因子 α（tumor necrosis factor-α，TNF-α）]的激活，减少神经元凋亡[19]。

（3）自噬调节机制：细胞自噬功能的降低能导致细胞内毒性蛋白累积，从而影响神经元功能。研究人员在体外实验中发现，花色苷能促进人神经母细胞瘤细胞（SH-SY5Y）中自噬相关蛋白 LC3B 和 Beclin-1 的表达，从而促进细胞自噬[20]。在原代培养的大鼠海马神经元中，花色苷在体内的代谢产物同样能通过促进细胞溶酶体和自噬体融合而促进自噬体降解[21]。

（4）能量代谢调控机制：星形胶质细胞过度活化导致老年人脑组织糖酵解水平降低、能量代谢模式发生改变是诱发认知功能损伤的重要因素。矢车菊 -3-O- 葡萄糖苷（Cy3G）干预能增加 APP/PS1 小鼠脑组织葡萄糖摄取能力，上调脑组织乳酸代谢相关蛋白表达，促进糖脂代谢水平，进而改善 APP/PS1 小鼠学习记忆；体外实验中发现，Cy3G 能抑制 Aβ 诱导的星形胶质细胞活化，通过雷帕霉素靶蛋白（mammalian target of rapamycin，mTOR）- 低氧诱导因子 1α（hypoxia-inducible factor-1alpha，HIF-1α）途径上调乳酸代谢相关蛋白的表达，从而促进细胞糖酵解水平，改善星形胶质细胞–神经元能量代谢耦合[22]。

（5）肠道菌群调节机制：近年来研究发现，花色苷对老龄动物认知的改善与肠道菌群密切相关。花色苷能重塑肠道微生物生态、改善结肠环境、增加益生菌（双歧杆菌和乳酸杆菌等）、促进短链脂肪酸的产生、增加肠道紧密连接蛋白如闭合蛋白（occludin）和闭锁小带蛋白 1（zonula occluden-1，ZO-1）水平、恢复肠黏膜屏障功能以及减轻肠道炎症，从而改善认知水平[23-24]。此外，研究人员发现，黑莓中提取的花色苷能改变宿主色氨酸代谢水平，增加犬尿酸的产生，从而发挥神经保护作用[25]。

本节主要分析花色苷对老年人认知功能的干预研究，包括治疗潜力、使用剂量以及它们的临床意义，旨在为有效提高老年人认知能力、维护大脑功能提供一定的科学依据和预防措施。

二、证据收集方法

本研究围绕花色苷与老年认知功能的关系，对 2000 年以来的国内外公开发表文献进行了系统检索。最终纳入 13 篇文献作为本次研究的主要证据。其中中文文献 1 篇，英文文献 12 篇，相关的中英文检索词、文献数量整理分析见表 16-1-1。

表 16-1-1 花色苷补充与认知改善关系证据分析

检索词		文献数（纳入 / 总）		合计
中文检索词	英文检索词	中文	英文	
花色苷，认知，认知功能，脑功能，痴呆	anthocyanin，cognition，cognitive function，brain function，man，dementia	1/72	12/193	13/265

三、研究证据

参照世界卫生组织（WHO）推荐的证据评价方法和标准[26]，对花色苷补充与认知改善关联的文献进行综合评价，共有 13 篇文献纳入本研究，包括 12 项 RCT 研究（结果见表 16-1-2），1 项流行病学调查研究。

表16-1-2 花色苷补充与改善认知功能的研究

作者,年度	研究类型	例数	研究对象及年龄	摄入情况	结果	对认知功能的影响
Miller[28] 2018	RCT 双盲	干预组:18例;对照组:19例	健康老年人,对照组平均年龄:67.3±4.8岁;干预组平均年龄:67.8±4.6岁	蓝莓粉24 g/d,花色苷含量19.2 mg/g,相当于干花色苷摄入量460.8 mg/d;干预90天	与对照组相比,干预组在加州语言学习测试中的重复错误次数明显减少	改善
Bowtell[29] 2017	RCT 双盲	干预组:12例;对照组:14例	健康老年人,对照组平均年龄:69.0±3.3岁;干预组平均年龄:67.5±3.0岁	蓝莓浓缩液30 ml/d(含花苷387 mg),相当于干花色苷摄入量387 mg/d;干预12周	与安慰剂组相比,补充蓝莓花色苷后部分脑区大脑活动显著增加,顶叶和枕叶灰质灌注显著改善;学习记忆成绩得到较大程度的改善	改善
Whyte[30] 2018	RCT	对照组:30例;三个剂量干预组分别为30例,31例和31例	健康自愿者,平均年龄:70.8±3.88岁	野生蓝莓粉三个剂量干预组分别为:500 mg/d(含总花色苷1.35 mg);野生蓝莓粉1000 mg/d(含总花色苷2.7 mg);野生蓝莓提取物100 mg/d(含总花色苷7 mg);干预24周	与对照组和其他干预组相比,野生蓝莓提取物干预可以促进老年人更好的情景记忆表现;与对照组相比,野生蓝莓提取物干预3个月后的单词识别性能表现明显更好,但6个月时没有显著差别	改善
Garcia-Cordero[31] 2021	RCT	花色苷混合物干预组:20例;可可粉干预组:20例,可可粉+花色苷混合物干预组:19例	健康老年人,花色苷混合物干预组平均年龄:56.4±4.14岁;可可粉干预组平均年龄:59.15±9.08岁,可可粉+花色苷混合物干预组平均年龄:57.84±6.76岁	摄入花色苷的两个干预组花色苷摄入量:100 mg/d,干预12周	与干预前比较,干预组伦敦塔的神经认知测试开始时间和测试总持续时间显著减少,可可粉+花色苷混合物的变化更为显著。可可粉+花色苷混合物干预组中语言学习测试中,需要识别的单词数量减少,标点符号处理的感知速度、准确性和速度总体上增加	改善
Flanagan[32] 2022	RCT	干预组:29例;对照组:31例	健康老年人,平均年龄:65.86±5.51岁	干预组花色苷摄入量:59 mg/d,干预12周	与安慰剂组相比,干预组在情景记忆测试中表现更好	改善

续表

作者，年度	研究类型	例数	研究对象及年龄	摄入情况	结果	对认知功能的影响
Krikorian[33] 2010	RCT	干预组：9例；对照组：7例	早期记忆减退的受试者，干预组平均年龄：76.2±5.2岁；安慰剂对照组平均年龄：80.2±6.3岁	蓝莓汁6 ml/（kg·d）和9 ml/（kg·d），花色苷含量877mg/L，干预12周	12周时，与干预组基线成绩比较，干预组配对联想学习和单词列表回忆显著改善；与对照组比较，富含花色苷的蓝莓汁的配对联想学习测试得分明显提高（$P=0.03$）	改善
Krikorian[34] 2010	RCT	干预组：5例；对照组：7例	获得性记忆下降受试者，平均年龄：78.2±5.0岁	富含花色苷的康科德葡萄汁6 ml/（kg·d）和9 ml/（kg·d），干预12周	干预组老年人加州语言学习测试中语言学习的习惯表现显著改善	改善
McNamara[35] 2018	RCT	对照组：20名；三个干预组分别为鱼油干预组17例，蓝莓干预组19例，蓝莓粉+鱼油干预组20例	受试者有轻微的自我认知能力下降，尤其是主观认知能力下降，对照组平均年龄：67±4.9岁；干预组平均年龄：鱼油干预组69±5.2岁，蓝莓粉干预组68±3.92岁和蓝莓粉+鱼油干预组68±4.7岁	鱼油每粒含有400 mgEPA和200 mgDHA，蓝莓每日总剂量为1.6 g EPA和0.8 g DHA；蓝莓粉25 g/d，花色苷含量14.5±0.04 mg/g，相当于花色苷摄入量：362.5 mg/d。干预24周	与对照组和自身干预前后比较，蓝莓粉干预组的认知障碍相关症状较少，与对照组和自身干预前基线相比，在霍普金斯语言学习测试中，蓝莓粉干预组显示出更高的准确性	改善
Boespflug[36] 2018	RCT	干预组：8例；对照组：8例	MCI患者，安慰剂组平均年龄：80.4±7.3岁；干预组平均年龄：75.5±4.8岁	蓝莓粉25 g/d，花色苷含量14.53±0.04 mg/g，相当于干花色苷摄入量269 mg/d，干预16周	与对照组相比，干预组受试者在工作记忆负荷状态下，左侧中央回和左侧额叶中回和左侧额顶叶的血氧水平依赖性信号显著增加；学习成绩略有提高	改善
Kent[37] 2017	RCT	干预组：24例；对照组：25例	轻度至中度AD患者，对照组平均年龄：80.6±6.6岁；干预组平均年龄：78.9±5.2岁	花色苷摄入量，对照组：13.1±29.7 mg/d；干预组：34.2±55.6 mg/d；干预12周	与对照组和干预组自身干预前相比，干预组口语流利度、短时记忆和长时记忆均得到显著改善	改善

续表

作者，年度	研究类型	例数	研究对象及年龄	摄入情况	结果	对认知功能能的影响
Bergland[38] 2019	RCT	干预组：27例；对照组20例	干预组：MCI 或稳定型非阻塞性冠状动脉疾病患者，平均年龄61岁；对照组：健康老年人，平均年龄58岁	花色苷摄入量：320 mg/d，干预16周	与基线成绩比较，干预组的记忆力和执行功能行测试得分明显提高（$P < 0.005$）	改善
孙寿丹[39] 2013	RCT	干预组：23例；对照组：23例	MCI患者，干预组平均年龄：71.04±7.92岁；对照组平均年龄：72.82±9.73岁	花色苷摄入量：500 mg/d；干预12周	与对照组比较，干预组老年人 BCAT测试总分及空间表象记忆，工作记忆效率，记忆再认分测试得分明显提高（$P < 0.05$）	改善

1. 花色苷与老年认知关系的流行病学研究

Devore 等[27]从 1980 年开始，每 4 年对护士健康研究参与者进行一次半定量食物频率问卷调查。1995—2001 年，开始测量 16 010 名参与者的认知功能，年龄 ≥ 70 岁；每 2 年进行 2 次随访评估。结果发现，蓝莓和草莓的摄入量越大，认知能力下降的速度越慢，调整多个混杂因素后，发现摄入浆果可以延缓认知老化 2.5 年；而且花色苷和总黄酮的摄入量越大，认知能力下降的速度越慢。

2. 花色苷补充对健康老人认知功能的影响

Miller 等[28]在 60 ~ 75 岁的健康老年人中进行随机、双盲、安慰剂对照试验 90 天，干预组（蓝莓冻干粉，24 g/d）的受试者与对照组相比，在加州语言学习测试中的重复错误次数明显减少（$P = 0.031$），表明富含花色苷的蓝莓冻干粉可以改善老年人的认知功能。

Bowtell[29]开展了补充 12 周富含花色苷的蓝莓浓缩物干预健康老年人认知功能的双盲随机对照试验。参与者被随机分为两组，一组服用 30 ml 蓝莓浓缩液，相当于摄入 387 mg 花色苷（5 名女性，7 名男性；年龄 67.5±3.0 岁）；另一组服用安慰剂（8 名女性，6 名男性；年龄 69.0±3.3 岁）。补充前和补充后，参与者进行一组认知功能测试和数字 Stroop 测试，同时连续采集功能磁共振图像。采用动脉自旋标记技术测定定量静息脑灌注情况。干预期结束时发现，与安慰剂组相比，富含花色苷的蓝莓浓缩液干预组部分脑区大脑活动显著增加（$P < 0.001$），顶叶和枕叶灰质灌注显著改善；认知功能测试评分得到较大程度的提高（$P = 0.094$）。

Whyte 等[30]采用随机、双盲、安慰剂对照的干预方法，研究了三种干预措施对老年人认知能力的影响。干预物质分别为 500 mg/d（WBP500，总花色苷含量 1.35 mg）、1000 mg/d（WBP1000，总花色苷含量 2.7 mg）的野生蓝莓粉和 100 mg/d（WBE111，总花色苷含量 7 mg）的蓝莓提取物。122 名老年人（65 ~ 80 岁）被随机分组，每天服用安慰剂或三种干预措施中的一种。参与者在基线、3 个月和 6 个月时接受一系列认知任务的测试，分别反映受试者的情景记忆、工作记忆和执行功能。线性混合模型分析发现，与对照组和其他干预组相比，WBE111 干预 3 个月时雷氏听觉语言学习任务测试的表现明显更好（$P < 0.05$）。在 Corsi Block 任务测试中，WBE111 干预组 3 个月后出现更好的行为表现（$P < 0.05$）。与安慰剂相比，WBE111 干预后收缩压降低。结果表明，3 个月的 WBE111 干预可以促进老年人更好的情景记忆表现（$P < 0.05$）。

García-Cordero 等[31]对 59 名 50 ~ 75 岁的健康志愿者进行了随机、双盲、平行干预研究，研究对象分别给予可可粉、花色苷混合物或可可粉＋花色苷混合物，连续干预 12 周。结果显示，与干预前比较，干预组伦敦塔的神经认知测试开始时间（vTOLstart，$P = 0.031$）和测试总持续时间（vTOLtot，$P = 0.007$）显著减少，可可粉＋花色苷混合物干预组中上述指标的变化更为显著（$P = 0.008$）。还观察到，可可粉＋花色苷混合物干预组在西班牙语言学习测试（vRECOT）中，需要识别的单词数量减少（$P = 0.041$），标点符号处理的感知速度、准确性和速度总体上增加（$P = 0.012$）。干预组摄入的花色苷为 100 mg/d。

Flanagan 等[32]对 60 名年龄在 50 ~ 80 岁的老年人进行为期 12 周的一项单中心、随机、双盲、安慰剂对照的蔓越莓冻干粉干预研究。发现蔓越莓冻干粉可以显著改善老年人的情景记忆能力和神经功能（$P = 0.028$）。干预组每日蔓越莓冻干粉的摄入相当于每日额外补充 20 mg 黄酮醇和 59 mg 花色苷。

3. 花色苷对认知功能障碍老人的干预效应

Krikorian 等[33]观察了每天食用富含花色苷的野生蓝莓汁对 9 名平均年龄为 76.2 岁的老年人认知功能的影响；安慰剂对照组包括 7 名早期记忆减退的受试者，平均年龄 80.2 岁。结果显示，与基线成绩比较，干预组 12 周时配对联想学习（$P = 0.009$）和单词列表回忆（$P = 0.04$）测试得分明显提高；与对照组比较，蓝莓汁干预组的配对联想学习（V-PAL）表现显著改善（$P = 0.03$），但单词列表回忆（CVLT 记忆）的差异没有统计学意义（$P = 0.12$）。Krikorian 等[34]在一项随机、安慰剂对照试验中纳入了 12 名记忆力下降的老年人（8 名男性，4 名女性，平均年龄 78.2 岁），干预组补充了富含花色苷的康科德葡萄汁，为期 12 周。试验观察到干预组老年人加州语言学习测试中的表现优于对照组（$P = 0.04$）。此外，干预组受试者在延迟言语回忆和空间记忆方面的表现也有改善的趋势。

在一项为期 24 周的随机、双盲、安慰剂对照试验[35]中，76 名认知能力轻度下降老年人每天服用鱼油或富含花色苷的蓝莓粉（25 g/d，花色苷含量 14.5±0.04 mg/g）或蓝莓粉＋鱼油。结果显示，与对照组和自身干预前后比较，蓝莓粉干预组（$P = 0.05$）认知障碍相关症状较少；与对照组和自身干预前基线相比，在霍普金斯语言学习测试（HVLT）的识别记忆辨别性能测试中，蓝莓粉干预组显示出更高的准确性（$P = 0.04$），表明补充剂改善了认知能力。蓝莓粉干预组的认知益处与尿中花色苷的存在有关，但与花色苷的代谢物无关。值得注意的是，与轻度认知障碍参与者的改善程度相比，认知功能未受损的老年人认知测试成绩更好。

Boespflug[36]在工作记忆任务中进行了蓝莓干预前后的功能磁共振成像检查，以评估补充蓝莓对轻度认知障碍老年人血氧水平依赖性信号的影响。结果表明，补充富含花色苷的蓝莓 16 周后（补充的花色苷相当于 269 mg/d 的矢车菊 -3-O- 葡萄糖苷），受试者在工作记忆任务负荷状态下，左侧中央前回、左侧额叶中回和左侧顶叶的血氧水平依赖性信号激活增加（校正 $P < 0.01$）；学习成绩有提高趋势但无统计学意义（$P = 0.08$）。

Kent 等[37]开展了一项 12 周的随机对照试验，49 名患有轻度至中度痴呆的老年人每天补充 200 ml 富含花色苷的樱桃汁或对照果汁，其中对照组 25 人，年龄 80.6±6.6 岁，干预组 24 人，年龄 78.9±5.2 岁，花色苷摄入量 34.2±55.6 mg/d。在第 6 周和第 12 周测定血压和炎症标志物（CRP 和 IL-6）。结果发现，与对照组和干预组自身干预前相比，樱桃汁干预组口语流利度（$P = 0.014$）、短时记忆（$P = 0.014$）和长时记忆（$P \leqslant 0.001$）均显著改善；干预组的收缩压（$P = 0.038$）和舒张压（$P = 0.160$）显著降低；而炎症标志物（CRP 和 IL-6）没有改变。

Bergland[38]用 Medox® 胶囊对 27 名 MCI（$n = 8$）或稳定型非阻塞性冠状动脉疾病（$n = 19$）患者进行干预，每粒胶囊含有 80 mg 天然纯化花色苷，每天 2 次，持续 16 周，花色苷摄入量为 320 mg/d。结果显示，与基线成绩比较，干预组的记忆力和执行力测试成绩明显提高（$P < 0.05$）。虽然在花色苷干预组观察到认知能力的改善，但是一些痴呆相关危险因素，如空腹血糖、糖化血红蛋白（HbA1c）或促炎细胞因子的水平没有发生显著变化。

孙寿丹等[39]以筛查出的 46 名 MCI 老年人为研究对象，分为干预组和对照组，每组各 23 人，分别给予蓝莓花色苷冲剂（花色苷 500 mg/d）和饮用水，连续干预 12 周。采用 BCAT 测试软件、视觉反应测试及数字记忆广度测试检测认知功能，采用酶联免疫法（ELISA）检测血清白细胞介素 -6（IL-6）、肿瘤坏死因子 α（TNF-α）浓度。结果表明，与对照组比较，蓝莓花色苷干预组老人 BCAT 测试总分及空间表象效率、工作记忆分测试得分均明显提高（$P < 0.05$）；而血清 IL-6、TNF-α 浓度无明显变化。

综合研究结果显示，花色苷（7 ～ 500 mg/d，试验干预剂量）补充可改善健康老年人、MCI 老年人的认知能力。一项研究发现，高达 640 mg/d 的剂量未显示任何不良事件[40]，花色苷的剂量范围比较宽。研究的局限性：缺乏高质量分析和花色苷单体干预的对比研究。综合评价等级为 C 级。具体研究证据的质量及价值评价结果见表 16-1-3。

表 16-1-3　花色苷补充与认知改善关系证据分析

内容	评级	备注
证据等级	优	12 项 RCT 研究
一致性	优	各研究的侧重点不同，主要针对老年认知学习记忆能力的改善
健康影响	良	补充花色苷可改善健康老年人、轻度认知障碍老年人的认知衰退
研究人群	中	中国、美国、英国、澳大利亚、挪威等国家老年人
适用性	中	适用于中国人群

四、推荐意见

综合分析的结果显示，花色苷（7 ～ 500 mg/d）补充可改善健康老年人、轻度认知障碍老年人的认知能力；补充富含花色苷的蓝莓提取物可改善轻度认知障碍患者的认知功能，综合评价等级为 C 级。

（杨红澎　李辉　蒋与刚）

参考文献

［1］迪娜·吐尔洪，刘新莲，李建光. 花色苷抗阿尔兹海默症的研究进展［J］. 中华中医药杂志，2019，34（4）：1614-1617.

［2］Salehi B，Sharifi-Rad J，Cappellini F，et al. The therapeutic potential of anthocyanins：current approaches based on their molecular mechanism of action［J］. Front Pharmacol，2020，11：1300.

［3］Zhao L，Jiang XL，Qian YM，et al. Metabolic characterization of the anthocyanidin reductase pathway involved in the biosynthesis of flavan-3-ols in elite Shuchazao tea（Camellia sinensis）cultivar in the field［J］. Molecules，2017，22（12）：2241.

［4］Orejola J，Matsuo Y，Saito Y，et al. Characterization of proanthocyanidin oligomers of ephedra sinica［J］. Molecules，2017，22（8）：1308.

［5］Mattioli R，Francioso A，Mosca L，et al. Anthocyanins：a comprehensive review of their chemical properties and health effects on cardiovascular and neurodegenerative diseases［J］. Molecules，2020，25（17）：3809.

［6］刘雨佳，彭丽桃，叶俊丽，等. "法兰地"草莓果实中花色素苷的组成及稳定性［J］. 华中农业大学学报，2016，35（1）：30-36.

［7］Rohrig T，Kirsch V，Schipp D，et al. Absorption of anthocyanin rutinosides after consumption of a blackcurrant（Ribes nigrum L.）extract［J］. J Agric Food Chem，2019，67：6792-6797.

［8］ Khoo H E，Azlan A，Tang S T，et al. Anthocyanidins and anthocyanins：colored pigments as food，pharmaceutical ingredients，and the potential health benefits［J］. Food Nutr Res，2017，61：1361779.

［9］ Bub A，Watzl B，Heeb D，et al. Malvidin-3-glucoside bioavailability in humans after ingestion of red wine，dealcoholized red wine and red grape juice［J］. Eur J Nutr，2001，40（3）：113-120.

［10］ Frank T，Netzel M，Strass G，et al. Bioavailability of anthocyanidin-3-glucosides following consumption of red wine and red grape juice［J］. Can J Physiol Pharmacol，2003，81（5）：423-435.

［11］ Lapidot T，Harel S，Granit R，et al. Bioavailability of red wine anthocyanins as detected in human urine ［J］. J Agric Food Chem，1998，46（10）：4297-4302.

［12］ Czank C，Cassidy A，Zhang Q，et al. Human metabolism and elimination of the anthocyanin，cyanidin-3-glucoside：a 13C-tracerstudy［J］. Am J Clin Nutr，2013，97（5）：995-1003.

［13］ Matsumoto H，Inaba H，Kishi M，et al. Orally administered delphinidin 3-rutinoside and cyanidin3-rutinoside are directly absorbed in rats and humans and appear in the blood as the intactforms［J］. J Agric Food Chem，2001，49（3）：1546-1551.

［14］ Miyazawa T，Nakagawa K，Kudo M，et al. Direct intestinal absorption of red fruit anthocyanins，cyanidin-3-glucoside and cyanidin-3，5-diglucoside，into rats and humans［J］. J Agric Food Chem，1999，47（3）：1083-1091.

［15］ Wei J，Zhang G，Zhang X，et al. Anthocyanins from Black Chokeberry（Aroniamelanocarpa Elliot）Delayed Aging-Related Degenerative Changes of Brain［J］. J Agric Food Chem，2017，65（29）：5973-5984.

［16］ Yang H，Pang W，Lu H，et al. Comparison of metabolic profiling of cyanidin-3-O-galactoside and extracts from blueberry in aged mice［J］. J Agric Food Chem，2011，59（5）：2069-2076.

［17］ Rehman SU，Shah SA，Ali T，et al. Anthocyanins Reversed D-Galactose-Induced Oxidative Stress and Neuroinflammation Mediated Cognitive Impairment in Adult Rats［J］. Mol Neurobiol，2017，54（1）：255-271.

［18］ Tan L，Yang H，Pang W，Li H，Liu W，Sun S，Song N，Zhang W，Jiang Y. Investigation on the role of BDNF in the benefits of blueberry extracts for the improvement of learning and memory in Alzheimer's disease mouse model［J］. J Alzheimers Dis，2017，56（2）：629-640.

［19］ Khan MS，Ali T，Kim MW，et al. Anthocyanins Improve Hippocampus-Dependent Memory Function and Prevent Neurodegeneration via JNK/Akt/GSK3β Signaling in LPS-Treated Adult Mice［J］. Mol Neurobiol，2019，56（1）：671-687.

［20］ 刘伟，花色苷改善阿尔茨海默病认知障碍的自噬与表观遗传调控机制［D］. 中国人民解放军军事医学科学院，2017.

［21］ Li H，Zheng T，Lian F，et al. Anthocyanin-rich blueberry extracts and anthocyanin metabolite protocatechuic acid promote autophagy-lysosomal pathway and alleviate neurons damage in in vivo and in vitro models of Alzheimer's disease［J］. Nutrition，2022，93：111473.

［22］ 李辉，蓝莓花色苷改善 APP/PS1 小鼠学习记忆障碍的乳酸代谢调控机制研究［D］，军事科学院，2022.

［23］ Si X，Bi J，Chen Q，et al. Effect of blueberry anthocyanin-rich extracts on peripheral and hippocampal antioxidant defensiveness：the analysis of the serum fatty acid species and gut microbiota profile［J］. J Agric Food Chem，2021，69（12）：3658-3666.

［24］ Li J，Wu T，Li N，et al. Bilberry anthocyanin extract promotes intestinal barrier function and inhibits digestive enzyme activity by regulating the gut microbiota in aging rats［J］. Food Funct，2019，10（1）：333-343.

［25］ Marques C，Fernandes I，Meireles M，et al. Gut microbiota modulation accounts for the neuroprotective properties of anthocyanins［J］. Sci Rep，2018，8（1）：11341.

［26］ WHO. WHO Hand Book for Guideline Development［M］. 2012.

［27］ Devore EE，Kang JH，Breteler MM，et al. Dietary intakes of berries and flavonoids in relation to cognitive decline [J]. Ann. Neurol, 2012, 72: 135-143.

[28] Miller MG, Hamilton DA, Joseph JA, et al. Dietary blueberry improves cognition among older adults in a randomized, double-blind, placebo-controlled trial [J]. Eur J Nutr, 2018, 57: 1169-1180.

[29] Bowtell JL, Aboo-Bakkar Z, Conway ME, et al. Enhanced task-related brain activation and resting perfusion in healthy older adults after chronic blueberry supplementation [J]. Appl Physiol Nutr Metab, 2017, 42: 773-779.

[30] Whyte AR, Cheng N, Fromentin E, et al. A randomized, double-blinded, placebo-controlled study to compare the safety and efficacy of low dose enhanced wild blueberry powder and wild blueberry extract (ThinkBlue™) in maintenance of episodic and working memory in older adults [J]. Nutrients, 2018, 10: 660.

[31] García-Cordero J, Pino A, Cuevas C, et al. Neurocognitive Effects of Cocoa and Red-Berries Consumption in Healthy Adults [J]. Nutrients, 2021, 14 (1): 1.

[32] Flanagan E, Cameron D, Sobhan R, et al. Chronic Consumption of Cranberries (Vaccinium macrocarpon) for 12 Weeks Improves Episodic Memory and Regional Brain Perfusion in Healthy Older Adults: A Randomised, Placebo-Controlled, Parallel-Groups Feasibility Study [J]. Front Nutr, 2022, 9: 849902.

[33] Krikorian R, Shidler MD, Nash TA, et al. Blueberry supplementation improves memory in older adults [J]. J Agric Food Chem, 2010, 58: 3996-4000.

[34] Krikorian R, Nash TA, Shidler MD, et al. Concord grape juice supplementation improves memory function in older adults with mild cognitive impairment [J]. Br J Nutr, 2010, 103: 730-734.

[35] Mcnamara RK, Kalt W, Shidler MD, et al. Cognitive response to fish oil, blueberry, and combined supplementation in older adults with subjective cognitive impairment [J]. Neurobiol Aging, 2018, 64: 147-156.

[36] Boespflug EL, Eliassen JC, Dudley JA, et al. Enhanced neural activation with blueberry supplementation in mild cognitive impairment [J]. Nutr Neurosci, 2018, 21: 297-305.

[37] Kent K, Charlton K, Roodenrys S, et al. Consumption of anthocyanin-rich cherry juice for 12 weeks improves memory and cognition in older adults with mild-to-moderate dementia [J]. Eur J Nutr, 2017, 56 (1): 333-341.

[38] Bergland AK, Soennesyn H, Dalen I, et al. Effects of Anthocyanin Supplementation on Serum Lipids, Glucose, Markers of Inflammation and Cognition in Adults With Increased Risk of Dementia-A Pilot Study [J]. Front Genet, 2019, 10: 536.

[39] 孙寿丹. 老年认知功能障碍的影响因素及蓝莓花色苷干预研究 [D]. 广西医科大学, 2013.

[40] Wallace TC, Slavin M, Frankenfeld CL. Systematic review of anthocyanins and markers of cardiovascular disease [J]. Nutrients, 2016, 8: 32.

第二节　其他黄酮类化合物

一、引言

黄酮类化合物是一种具有多酚结构的植物次生代谢产物，多以苷类形式存在于植物界中（图16-2-1）[1]。根据三碳键结构的氧化程度和B环的连接位置等特点，其主要分为黄酮醇（芦丁、槲皮素）、黄烷醇（儿茶素、表儿茶素和表没食子儿茶素）、异黄酮（染料木黄酮、大豆苷元、甘油素和毛罗曼丁）、花青素（矢车菊素、麦芽素和飞芬定）、黄烷酮类（橙

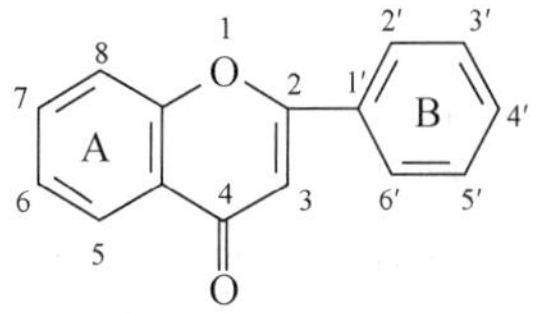

图 16-2-1　黄酮的基本母核

皮素、柚皮素）和黄酮（芹菜素、木犀草素）六个亚类。

人体无法自身合成黄酮类化合物，必须从膳食中获取。其食物来源广泛，主要存在于植物性食物中，包括蓝莓、草莓、樱桃、橙子、葡萄柚、香蕉、芹菜、辣椒、大豆、绿茶等。不同国家地区的人群每日黄酮类化合物的膳食摄入量不同。美国农业部数据显示，黄酮类化合物成人平均摄入量为 190 mg/d；对于欧洲人群，黄酮类化合物平均摄入量为 140 mg/d[2-3]。由于黄酮类化合物种类繁多，目前无法明确黄酮类化合物的推荐摄入量。《中国居民膳食营养素参考摄入量》设立了部分黄酮类化合物的特定建议值（specific proposed levels，SPL）和可耐受最高摄入量（tolerable upper intake levels，UL），如大豆异黄酮的 SPL 为 55 mg/d，UL 为 120 mg/d；花色苷的 SPL 为 50 mg/d，原花青素的 UL 为 800 mg/d。

黄酮类化合物的膳食摄入情况可通过称重法、24 小时回顾法和食物频率法评价，也可通过测量血液或尿液中黄酮类化合物的水平（如雌马酚、大灯盏花乙素和黄芩素等），从生物标志物的水平评价黄酮类化合物的摄入情况[4]。

已有研究发现，黄酮类化合物与人体中枢神经系统健康相关。黄酮类化合物具有很强的抗氧化和抗炎功能，可减缓甚至逆转神经性退行性病理过程和年龄相关性认知减退[5-6]。黄酮类化合物可通过清除自由基，调节一氧化氮合酶，增加谷胱甘肽合成，减少钙离子内流，发挥抗氧化作用，可有效改善微循环，减少神经细胞凋亡，调节神经功能，维持正常的认知能力[7-8]。此外，黄酮类化合物还可调节脑中重要的信号通路，抑制小胶质细胞活化，抑制 β 分泌酶或活化 α 分泌酶、减少 Aβ 聚集，增强内源性磷酸脂酶的活性，抑制 tau 蛋白磷酸化，从而发挥神经保护作用[9]。目前探讨黄酮类化合物与认知功能关系的研究结果不尽一致。本节通过充分检索国内外相关文献，综合分析并评价除花色苷之外的其他黄酮类化合物与老年认知功能的关系。

二、证据收集方法

本节围绕其他黄酮类化合物与认知功能、痴呆和帕金森病等的关系，系统检索 2000 年以来国内外公开发表的相关文献，最终纳入 12 篇文献作为本研究的主要证据。具体中英文检索词、文献数量见表 16-2-1。

表 16-2-1 其他黄酮类化合物补充与相关疾病检索情况

研究主体因素		研究结局 / 疾病		文献数（纳入 / 总）		
中文检索词	英文检索词	中文检索词	英文检索词	中文	英文	合计
黄酮，黄烷醇，黄酮醇，苯黄酮，双黄酮，儿茶素，黄烷酮，异黄酮，花青素，根皮素，原花青素	flavonoid, flavanol, benzoflavones, biflavonoids, catechin, flavanone, isoflavone, anthocyanidin, phloretin, proanthocyanidins	认知功能，脑功能，认知功能障碍，认知障碍，认知功能下降，认知功能损害，轻度认知障碍，轻度认知功能障碍，阿尔茨海默病，痴呆，帕金森病	cognition, cognitive function, brain function, cognitive dysfunction, cognition disorder, cognitive decline, cognitive impairment, MCI, mild cognitive impairment, Alzheime's disease, dementia, Parkinson disease, PD, paralysis agitans	0/1329	16/1535	16/2864

三、研究证据

1. 其他黄酮类化合物补充与老年认知功能

其他黄酮类化合物与认知功能的关系研究共纳入 9 篇文献，全部为 RCT 研究。综合研究结果显示，膳食摄入黄酮类化合物可改善老年人的认知功能。纳入研究的详细信息见表 16-2-2。

荷兰 1 项对 202 名绝经后妇女开展的为期 1 年的随机对照试验[10]发现，与对照组相比，每天给予 25.6 g 大豆蛋白（含 99 mg 异黄酮）的妇女 1 年后认知功能未得到显著改善（$P > 0.05$）。一项针对 78 名平均年龄 ≥ 49 岁的意大利绝经后妇女为期 6 个月的饮食干预研究[11]发现，接受 60 mg/d 异黄酮干预的妇女认知功能测试得分，包括数字符号测试得分和数字跨度测试得分均显著高于安慰剂组（$P < 0.05$）。对 191 名中国绝经后妇女干预 6 个月后发现[12]，80 mg/d 的异黄酮组和对照组的记忆、执行功能、注意力、运动控制、语言和视觉感知未表现出显著差异（$P > 0.05$），异黄酮补充剂不能改善绝经后妇女的认知功能。一项美国随机对照试验研究评估了补充 6 周富含原花青素的食物对老年人记忆能力的影响[13]，结果显示，补充原花青素不能显著改善老年人的整体记忆能力（$P = 0.148$）。美国的一项女性大豆异黄酮健康试验共纳入 350 名 45 ～ 92 岁绝经后妇女[14]，结果显示，在整体认知方面，接受 91 mg/d 异黄酮干预的妇女的综合认知评分改善了 0.42，安慰剂组改善了 0.31，两组未表现出显著差异（$P > 0.05$）；而二次分析结果表明，异黄酮组的视觉情景记忆得分显著高于安慰剂组（平均标准化差异 0.33，95%CI 0.06 ～ 0.60）。意大利对 90 名患有轻度认知障碍的老年人进行了随机对照试验研究[15]，分别给予老年患者 990 mg/d 黄烷醇、520 mg/d 黄烷醇、45 mg/d 黄烷醇干预 8 周，研究发现，高黄烷醇摄入组老年患者的认知功能显著高于中低剂量组（$P < 0.05$）。同时，意大利对 90 名认知完整的老年人进行的随机对照试验[16]也表明，高黄烷醇食物干预对认知功能有积极影响，定期摄入黄烷醇可以减少与年龄相关的认知功能障碍。一项针对 211 名美国中老年人为期 3 个月的黄烷醇干预研究[17]表明，增加可可黄烷醇摄入量（770 mg/d）可显著改善中老年人的学习能力，且膳食黄烷醇摄入与衰老海马体的记忆功能和正常认知功能显著相关。一项对 70 名日本健康老年人进行的为期 24 周的干预研究[18]结果显示，每天摄入富含 50 mg 槲皮素的洋葱可以显著提高试验组老年人的认知功能得分（$P = 0.024$），富含黄酮类的食物可以减少与年龄相关的认知减退。

2. 其他黄酮类化合物补充与痴呆

其他黄酮类化合物补充与痴呆的关系研究共有 1 篇 RCT 研究，详细信息见表 16-2-3。

一项针对 65 名美国阿尔茨海默病（Alzheime's disease，AD）患者的干预研究[4]旨在探讨大豆异黄酮对 AD 患者认知功能的影响，干预 6 个月后，大豆异黄酮干预组（100 mg/d）患者的血浆异黄酮水平显著增加，但是未观察到大豆异黄酮对患者认知功能的改善作用。

3. 其他黄酮类化合物补充与帕金森病

其他黄酮类化合物补充与帕金森病（Parkinson disease，PD）的关系研究共有 2 篇前瞻性队列研究，详细信息见表 16-2-4。

对 80 336 名护士健康研究（Nurse's Health Study，NHS）队列中的女性护士和 49 281

表 16-2-2　其他黄酮类化合物与老年认知功能关系的研究

作者, 年度	研究类型	例数	研究对象及年龄	干预情况	结果	对认知功能的影响
Kreijkamp-Kaspers, 2004[10]	RCT	202 例 试验组 100 例, 安慰剂对照组 102 例	荷兰健康绝经后妇女, 60~75 岁	1. 随机分为两组, 试验组和对照组每天分别接受 25.6 g 富含异黄酮的大豆蛋白和安慰剂 (25.6 g 牛奶蛋白质), 持续 1 年 2. 在基线和第 12 个月时进行认知功能测试及骨密度和血脂水平检测	两组的认知功能、骨密度和血脂水平没有显著差异	无影响
Casini, 2006[11]	随机, 双盲, 安慰剂对照, 交叉试验	78 例	意大利绝经后妇女, 平均年龄≥49 岁	1. 随机分为两组, 分别服用 60 mg/d 的异黄酮和安慰剂, 交替干预 6 个月 2. 于 0 月和 6 个月, 测试并比较两组认知表现	与安慰剂组受试者相比, 接受植物雌激素的受试者认知表现测试更好, 且与干预顺序无关 ($P < 0.05$)	改善
Ho, 2007[12]	RCT	191 例	中国健康绝经后妇女, 年龄 55~76 岁	1. 随机分为两组: 分别摄入 80 mg/d 异黄酮和安慰剂, 干预 6 个月 2. 在基线和干预 6 个月后分别对两组进行记忆、执行功能、注意力、运动控制、语言和视觉感知的标准化神经心理学测试以及整体认知功能评估	在基线及随访时的任何客观测试中, 两组间神经心理学测试结果均没有显著差异 ($P > 0.05$)	无影响
Crews, 2008[13]	RCT	101 例	美国弗吉尼亚州健康老年人, ≥60 岁	1. 随机分为两组: 干预组: 口服每兑含有 397.30 mg 总原花青素的黑巧克力棒 (37.0 g) 和每兑含有 357.41 mg 总原花青素的可可饮料 (干重 12 g), 每天 1 次, 干预 6 周 对照组: 安慰剂 2. 于 0 周和 6 周采用自报问卷评估测定和比较两组记忆改变情况 (同题分 5 个等级: 更糟、稍微更糟、没有变化、有所改善或大大改善)	试验组和对照组记忆能力在干预预期间无显著差异 ($P = 0.148$)	无影响

续表

作者，年度	研究类型	例数	研究对象及年龄	干预情况	结果	对认知功能的影响
Henderson, 2012[14]	RCT	350例 对照组和干预组各175例	健康绝经后妇女，45~92岁	试验组：25 g异酮大豆蛋白（91 mg 总异黄酮）；对照组：牛奶蛋白（不含异黄酮）干预2.5年	与安慰剂对照组相比，试验组在视觉情景记忆方面有显著改善，但在其余认知因子方面组间差异不显著（$P>0.05$）	改善视觉情景记忆，但不能改善认知功能
Desideri, 2012[15]	RCT	90例	意大利患有轻度认知障碍的老年人	1. 随机分为三组：干预组1：含有高水平黄烷醇990 mg 的饮料，每天1次，干预8周 干预组2：含有中等水平黄烷醇520 mg 的饮料，每天1次，干预8周 对照组：含有低水平黄烷醇45 mg 的饮料，每天1次，干预8周 2. 于0周和8周对两组认知功能进行比较	服用高水平黄烷醇和中等水平黄烷醇的受试者和TMT A和B所需的时间显著短于服用低水平黄烷醇的受试者（$P<0.05$），服用高水平黄烷醇的受试者语言流利度测试得分显著高于服用低水平黄烷醇的受试者（$P<0.05$）	改善
Mastrojacovo, 2015[16]	RCT	90例	意大利中部无认知功能障碍的老年人，61~85岁	1. 随机分为三组：高剂量（HF）组：可可黄烷醇993 mg/d 中剂量（IF）组：可可黄烷醇520 mg/d 低剂量（LF）组：可可黄烷醇48 mg/d 均每日服用，干预8周 2. 在基线和8周后，评估认知功能变化情况	三个治疗组的简易精神状态检查量表（MMSE）评分变化无显著性差异（$P=0.52$）。HF组和IF组完成TMT A和B所需时间的平均变化与LF组存在显著差异（$P<0.001$）。所有治疗组的VFT评分均有显著改善，与IF和LF组相比，HF组的改善最大（$P<0.001$）	改善

续表

作者，年度	研究类型	例数	研究对象及年龄	干预情况	结果	对认知功能的影响
Sloan, 2021[17]	RCT	211例（120例女性，91例男性）	美国健康老年人，平均年龄61.99±6.44岁	1.随机分为四组：分别服用安慰剂和260 mg/d、510 mg/d、770 mg/d黄烷醇，干预12周，洗脱期8周 2.基线、2周、4周、12周、20周分别进行物体识别和列表分类的神经心理学测试	1.对象识别、列表排序能力与基线饮食质量无关，并且在摄入黄烷醇后没有改善 2.海马体依赖的列表学习能力与基线饮食质量（r = 0.141，P = 0.043）直接相关，且在摄入黄烷酮后，与对照组相比，存在显著的摄入水平依赖性治疗效果（P < 0.05）。特别是在基线饮食质量的下三分位数的参与者中，黄烷醇摄入效应更为显著（P = 0.012）	改善
Nishihira, 2021[18]	RCT（一项随机、双盲、安慰剂对照、平行组比较临床试验）	70例（40例女性，30例男性），其中退出和排除分析共9例，最终干预组28例（男性12例，女性16例），安慰剂对照组33例（男性15例，女性18例）	日本健康老年人，60～80岁	1.随机分为两组 干预组：富含槲皮素的洋葱11 g/d，持续24周 对照组：不含槲皮素的洋葱11 g/d，持续24周 2.在第0周（基线）、第12周、第24周对两组进行了多项认知功能测试，以及体格、血液和生物学检查	MMSE：与对照组相比，试验组在24周后的MMSE总得分（主要结果指标）显著改善 痴呆症认知评估（iPad版）：两组在24周后的认知总分和总反应时间差异不大。在情绪功能评价方面，试验组在24周后的情绪调查（SDS）和动机调查得分均有显著改善	改善

表 16-2-3　其他黄酮类化合物补充与阿尔茨海默病关系的研究

作者，年度	研究类型	例数	研究对象及年龄	干预情况	结果	对认知功能的影响
Gleason, 2015[4]	RCT	65 例（34 例女性，31 例男性）	美国 AD 患者 对照组（33 例）：76.8±6.8 岁 试验组（32 例）：75.7±7.7 岁	随机分为两组，对照组服用安慰剂，试验组给予 100 mg/d 大豆异黄酮，干预 6 个月	与基线和对照组相比较，试验组血浆异黄酮水平显著升高，但在两组患者以及女性患者间的认识水平未观察到显著差异。探索性分析结果显示，大豆异黄酮的代谢物雌马酚可能与口语流利度有关	无影响

表 16-2-4　其他黄酮类化合物补充与帕金森病关系的研究

作者，年度	研究类型	例数	研究对象及年龄	调查方法	结果	对疾病影响
Gao, 2012[19]	前瞻性队列研究	NHS 队列：80 336 例 HPFS 队列：49 281 例	美国 NHS 队列：30~55 岁的女性护士 美国 HPFS 队列：40~75 岁的男性卫生从业人员	半定量食物频率问卷，在基线及此后每 4 年对膳食摄入量进行重复评估	经过 20~22 年的随访，有 805 名参与者罹患 PD（438 例男性和 367 例女性）1. 在男性群体中，总黄酮摄入量最高与最低男性相比，PD 发生风险降低 40%；在女性群体中未观察到显著差异。2. 亚组分析结果显示，摄入花青素或含花青素丰富的浆果较低的 PD 发生风险显著相关	黄酮类化合物摄入与 PD 的发生风险降低有关
Zhang, 2022[20]	前瞻性队列研究	NHS 队列：599 例 HPFS 队列：652 例	美国 NHS 队列：女性 PD 患者 72.8±8.3 岁 美国 HPFS 队列：男性 PD 患者 71.9±7.6 岁	半定量食物频率问卷，在基线及此后每 4 年对膳食摄入量进行重复评估	经过 32~34 年的随访，有 944 名 PD 患者死亡（528 例男性和 416 例女性）1. 在男性 PD 患者中，诊断前总黄酮摄入量最高与最低相比，死亡风险降低 47%；在女性 PD 患者和诊断后的总黄酮摄入及亚类均未观察到显著差异。2. 黄酮类亚类及富含黄酮类的食物（如浆果和红酒）的摄入量也与全因死亡的发生风险呈负相关	黄酮类化合物摄入与 PD 患者的死亡风险降低有关

名卫生从业人员随访研究（Health Professional Followup Study，HPFS）中的男性卫生从业人员随访 20 年后发现[19]，膳食类黄酮摄入量较高的人群 PD 的发生风险显著降低。在男性群体中，总类黄酮摄入量最高组与最低组相比，PD 发生风险降低 40%（HR = 0.60，95%CI 0.43 ~ 0.83），但是在女性群体中未观察到显著差异。亚组分析结果进一步显示，花青素或浆果（花青素的丰富来源）的膳食摄入量与 PD 的发生风险呈显著负相关，PD 发病风险分别下降 24% 和 23%。Zhang 等对 599 名来自 NHS 队列中的女性 PD 患者和 652 名来自 HPFS 队列中的男性 PD 患者随访 32 ~ 34 年[20]，结果显示，校正年龄、吸烟、能量摄入等因素后，与 PD 诊断前总黄酮类摄入最低分位者相比，男性 PD 患者摄入量最高分位者发生全因死亡的风险降低 47%（HR = 0.53，95%CI 0.39 ~ 0.71），$P_{趋势} < 0.001$。女性 PD 患者死亡风险未见显著下降（HR = 0.93，95%CI 0.68 ~ 1.28）。此外，黄酮类亚类（包括花青素、黄酮和黄烷 -3- 醇）及富含黄酮类的食物（如浆果和红酒）的摄入量也与全因死亡的发生风险呈负相关。

4. 其他黄酮类化合物与认知功能关联证据分析

对其他黄酮类化合物补充与认知功能、痴呆、PD 关联的文献进行综合评价，结果显示，其他黄酮类化合物可改善认知功能。综合评价等级为 C 级。研究证据质量及评价结果见表 16-2-5。

表 16-2-5 其他黄酮类化合物与认知功能关系证据分析

内容	评级	备注
证据等级	良	10 项 RCT 研究、2 项前瞻性队列研究
一致性	良	5 项 RCT 研究均认为膳食黄酮类化合物的摄入与改善老年人、绝经后妇女认知功能有关，4 项研究表明未见明显改善效果；1 项 RCT 研究认为黄酮类化合物对 AD 患者认知功能无改善作用；2 项前瞻性队列研究表明黄酮类化合物与 PD 患病风险及其相关死亡风险降低有关
健康影响	良	黄酮类化合物摄入可改善老年人认知功能
研究人群	中	研究人群主要来源于美国、日本、意大利、澳大利亚
适用性	中	适用于中国时有许多注意事项

四、结语

综合评价显示，除花色苷之外的其他黄酮类化合物补充可改善老年人认知功能。针对轻度 AD 患者，大豆异黄酮的衍生物雌马酚对其认知功能具有改善作用；增加其他黄酮类化合物摄入可能降低 PD 的发病风险。已有研究尚未发现黄酮类化合物对认知功能存在不利作用。因此，增加樱桃、葡萄、蓝莓、可可、大豆等富含黄酮类化合物食物的摄入可作为中老年人群或轻度认知功能障碍老年人群延缓认知衰退及相关疾病发生发展的重要措施。

（马 乐 马 梅 范亚慧）

参考文献

［1］陈曦，刘遵峰.黄酮类天然化合物对年龄相关性黄斑变性的防治作用研究进展［J］.中国药房，2021.32（9）：1131-1137.

［2］马瑛娜.膳食类黄酮摄入与年龄相关性白内障相关性研究［D］.哈尔滨医科大学，2016.

［3］Kent K，Charlton K，Roodenrys S，et al. Consumption of anthocyanin-rich cherry juice for 12 weeks improves memory and cognition in older adults with mild-to-moderate dementia［J］. Eur J Nutr，2017，56（1）：333-341.

［4］Gleason CE，Fischer BL，Dowling NM，et al. Cognitive effects of soy isoflavones in patients with Alzheimer's disease［J］. J Alzheimers Dis，2015，47（4）：1009-1019.

［5］谭仁祥.植物成分分析［M］.北京：科学出版社，2004.

［6］刘莉华，宛晓春，李大祥.黄酮类化合物抗氧化活性构效关系的研究进展（综述）［J］.安徽农业大学学报，2002，29（3）：265-270.

［7］文开新，王成章，严学兵，等.黄酮类化合物生物学活性研究进展［J］.草业科学，2010，6：115-122.

［8］Di Domenico F，Barone E，Perluigi M，et al. Strategy to reduce free radical species in Alzheimer's disease：an update of selected antioxidants［J］. Expert Rev Neurother，2015，15（1）：19-40.

［9］Bombardi Duarte AC，Santana MG，di Camilo Orfali G，et al. Literature evidence and ARRIVE assessment on neuroprotective effects of flavonols in neurodegenerative diseases' Models［J］. CNS Neurol Disord Drug Targets，2018，17（1）：34-42.

［10］Kreijkamp-Kaspers S，Kok L，Grobbee DE，et al. Effect of soy protein containing isoflavones on cognitive function，bone mineral density，and plasma lipids in postmenopausal women：a randomized controlled trial［J］. JAMA，2004，292（1）：65-74.

［11］Casini ML，Marelli G，Papaleo E，et al. Psychological assessment of the effects of treatment with phytoestrogens on postmenopausal women：a randomized，double-blind，crossover，placebo-controlled study［J］. Fertil Steril，2006，85（4）：972-978.

［12］Ho SC，Chan ASY，Ho YP，et al. Effects of soy isoflavone supplementation on cognitive function in Chinese postmenopausal women：a double-blind，randomized，controlled trial［J］. Menopause，2007，14（3）：489-499.

［13］Crews Jr WD，Harrison DW，Wright JW. A double-blind，placebo-controlled，randomized trial of the effects of dark chocolate and cocoa on variables associated with neuropsychological functioning and cardiovascular health：clinical findings from a sample of healthy，cognitively intact older adults［J］. Am J Clin Nutr，2008，87（4）：872-880.

［14］Henderson VW，John JAS，Hodis HN，et al. Long-term soy isoflavone supplementation and cognition in women：a randomized，controlled trial［J］. Neurology，2012，78（23）：1841-1848.

［15］Desideri G，Kwik-Uribe C，Grassi D，et al. Benefits in cognitive function，blood pressure，and insulin resistance through cocoa flavanol consumption in elderly subjects with mild cognitive impairment：the Cocoa，Cognition，and Aging（CoCoA）study［J］. Hypertension，2012，60（3）：794-801.

［16］Mastroiacovo D，Kwik-Uribe C，Grassi D，et al. Cocoa flavanol consumption improves cognitive function，blood pressure control，and metabolic profile in elderly subjects：the Cocoa，Cognition，and Aging（CoCoA）Study-a randomized controlled trial［J］. Am J Clin Nutr，2015，101（3）：538-548.

［17］Sloan RP，Wall M，Yeung LK，et al. Insights into the role of diet and dietary flavanols in cognitive aging：results of a randomized controlled trial［J］. Sci Rep，2021，11（1）：1-12.

［18］Nishihira J，Nishimura M，Kurimoto M，et al. The effect of 24-week continuous intake of quercetin-rich onion on age-related cognitive decline in healthy elderly people：a randomized，double-blind，placebo-controlled，parallel-group comparative clinical trial［J］. J Clin Biochem

Nutr，2021，69（2）：203-215.

［19］Gao X，Cassidy A，Schwarzschild MA，et al. Habitual intake of dietary flavonoids and risk of Parkinson disease［J］. Neurology，2012，78（15）：1138-1145.

［20］Zhang X，Molsberry SA，Yeh TS，et al. Intake of Flavonoids and Flavonoid-Rich Foods and Mortality Risk Among Individuals With Parkinson Disease：A Prospective Cohort Study. Neurology［J］. 2022，98（10）：e1064-e1076.

第十七章　肠道菌群

人体肠道内栖息着大约 100 万亿个细菌，其种类达 1000 余种，这些细菌与宿主处于互惠共生的状态。肠道菌群及其代谢产物可以通过调节宿主神经递质分泌、合成具有神经活性的代谢产物、调控酶活性及局部或全身免疫系统等方式影响中枢神经系统。肠道菌群构成和数量改变在诊断和防控老年认知功能相关疾病方面可能具有重要作用。本章基于循证医学方法列举肠道菌群与老年糖尿病认知功能障碍、轻度认知障碍 / 阿尔茨海默病、脑血管疾病的科学证据，并提出维护老年认知功能的推荐意见。

第一节　肠道菌群与老年糖尿病认知障碍

一、引言

糖尿病认知障碍是糖尿病最常见的慢性并发症之一。meta 分析结果显示，2 型糖尿病（type 2 diabetes mellitus，T2DM）患者的轻度认知障碍患病率为 45.0%[1]。60 岁及以上 T2DM 患者在 20 年随访期间的痴呆发病率可达到 17.3%[2]。

糖尿病患者发生认知障碍的风险显著升高。糖尿病患者心血管风险行动-记忆亚组研究表明，糖化血红蛋白每增加 1%，简易精神状态量表得分降低 0.20 分[3]。糖尿病患者发生阿尔茨海默病的风险约为同年龄、同性别非糖尿病患者的 1.5 ～ 2.5 倍[4]。糖尿病或糖尿病前期使轻度认知障碍向痴呆的进展平均加快 3.18 年[5]。此外，糖尿病发病年龄越早的患者，发生痴呆的风险越高。与 70 岁时无糖尿病的受试者相比，60 岁以前患糖尿病的受试者发生痴呆的风险增加 2.12 倍[6]。

糖尿病特征因素（如慢性高血糖、反复发作的低血糖和微血管并发症）以及糖尿病伴发因素（如肥胖、高血压和血脂紊乱）参与认知障碍的发生发展[7]。近年来，越来越多的研究显示肠道菌群与糖尿病认知障碍密切相关。在糖尿病状态下，代谢紊乱和皮质醇增多会加重高血糖，促进晚期糖基化终末产物和炎性细胞因子的生成。另一方面，肠道菌群失调会影响其代谢产物和脑肠肽，增加内毒素产生，降低短链脂肪酸水平。这些都会导致肠道屏障和血脑屏障受损，促进认知功能障碍（图 17-1-1）。

目前，靶向肠道菌群-肠-脑轴探索脑部疾病的防治策略成为国际上的研究热点。益生菌和益生元是调节肠道菌群的主要方式，其影响认知的主要途径包括免疫途径、内分泌途径和代谢途径。现有的研究主要从糖尿病动物模型探索肠道菌群影响认知功能的机制。万古霉素减少 1 型糖尿病小鼠的产乙酸细菌数量，导致海马突触素水平降低，加剧学习和记忆障碍，而补充乙酸盐或粪菌移植可恢复海马突触素水平，改善认知障碍[8]。间歇性禁食引起 T2DM 小鼠肠道菌群结构和代谢产物的改变，可增强海马的线粒体生成和能量代谢，保护神经突触结构，缓解认知障碍[9]。

本节通过检索国内外相关文献，综合评价分析肠道菌群对糖尿病认知障碍的影响。

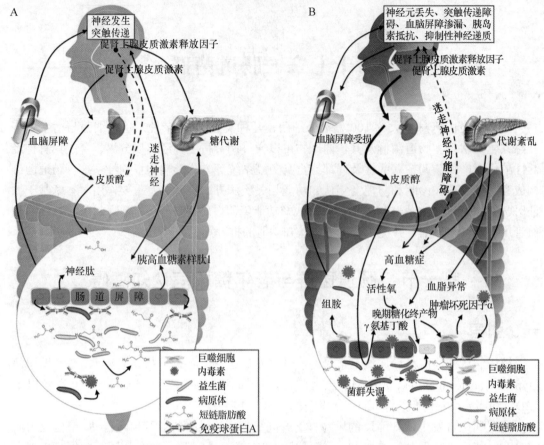

图 17-1-1　肠道菌群-肠-脑轴在糖尿病认知功能障碍中的作用[10]

注：图 A，生理状态；图 B，糖尿病状态

二、证据收集方法

　　围绕肠道菌群与糖尿病认知障碍的关系进行系统性文献检索，共检索相关英文文献199 篇，中文文献 66 篇，最后共有 10 篇文献纳入本研究，检索情况见表 17-1-1。

表 17-1-1　肠道菌群与糖尿病认知障碍文献检索情况

检索词		文献数（纳入／总）		合计
中文检索词	英文检索词	中文	英文	
肠道菌群，代谢产物，脑肠肽，益生菌，益生元，抗生素，糖尿病，认知	gut microbiota, metabolite, gehrelin, probiotics, prebiotics, antibiotics, diabetes, cognition	0/68	10/287	10/355

三、研究证据

　　共 10 篇文献纳入本研究，包括 meta 分析 1 篇、随机对照研究 5 篇、队列研究 2 篇、巢式病例对照研究 1 篇和横断面研究 1 篇，研究证据见表 17-1-2，主要结果如下。

表 17-1-2 肠道菌群与糖尿病认知功能障碍关系的研究

作者，年度	研究类型	例数	调查方法	研究对象及年龄	摄入情况	结果	对认知影响
Zhang, 2021[11]	横断面研究	154 例	问卷调查、16S rRNA 测序	T2DM 认知障碍患者，69.41±4.16 岁；T2DM 认知正常患者，68.16±4.51 岁	—	T2DM 认知障碍患者的双歧杆菌属，未分类 RF39 属，韦荣球菌属和片球菌属丰度降低，消化球菌属和明串珠菌科丰度升高	有影响
Qi, 2021[12]	队列研究	9180 例	问卷调查、16S rRNA 测序、代谢组学	基线时无 T2DM 者，18～74 岁	—	血清色氨酸、大尿氨酸、黄嘌呤酸盐和喹啉酸含量升高预示 T2DM 认知障碍风险增加	有影响
Vangipurapu, 2020[13]	队列研究	4851 例	问卷调查、代谢组学	基线时无 T2DM 者，62.2±6.9 岁	—	血浆大尿氨酸含量上升预示 T2DM 认知障碍风险增加	有影响
Jin, 2020[14]	meta 分析（二肽基肽酶 -4 抑制剂有 6 项队列研究，1 项 RCT 研究和 1 项自身对照研究）	133 481 例	二次研究	T2DM 患者，平均年龄＞60 岁	—，6 个月至 5.3 年	二肽基肽酶 -4 抑制剂降低痴呆风险，对简易精神状态量表得分无影响	改善
Cukierman-Yaffe, 2020[15]	随机对照研究	8828 例	度拉糖肽干预	T2DM 患者度拉糖肽组，65.5（61.6～70.2）岁；T2DM 患者安慰剂组，65.5（61.4～70.0）岁	每周 1.5 mg，中位随访期 5.4 年	降低认知衰退风险	改善
Vadini, 2020[16]	随机对照研究	32 例	利拉糖肽干预	糖尿病前期或 T2DM 患者利拉糖肽组，57（49～64）岁；糖尿病前期或 T2DM 患者饮食干预与运动训练组，53（52～58）岁	1.8 mg/d，中位随访期 4（3～6）个月	增加短期记忆	改善

续表

作者、年度	研究类型	调查方法	例数	研究对象及年龄	摄入情况	结果	对认知影响
Perna, 2018[17]	随机对照研究	肠促胰岛素干预	39 例	T2DM 患者肠促胰岛素组, 77.00± 8.73 岁; T2DM 患者钠–葡萄糖协同转运蛋白组, 77.36±7.98 岁	利拉糖肽 1.8 mg/d, 维格列汀 100 mg/d, 西格列汀 100 mg/d, 利格列汀 5 mg/d; 1 年	认知状况无变化	无影响
Wium-Andersen, 2019[18]	巢式病例对照研究	问卷调查	58 095 例	T2DM 合并痴呆患者, 70.8 (51~ 67) 岁; T2DM 未合并痴呆患者, 59.0 (64~78) 岁	—	二肽基肽酶-4 抑制剂和胰高血糖素样肽-1 类似物降低痴呆风险	改善
Ren, 2020[19]	随机对照研究	含杏仁低碳水化合物饮食干预	45 例	T2DM 患者含杏仁低碳水化合物饮食干预组, 73.55±4.99 岁; T2DM 患者低脂饮食教育组, 70.48± 5.91 岁	56 g/d, 3 个月	增加产短链脂肪酸的罗氏菌属丰度, 改善抑郁	改善
Farhangi, 2018[20]	随机对照研究	抗性糊精干预	55 例	T2DM 患者抗性糊精干预组, 49.6± 8.4 岁; T2DM 患者安慰剂组, 49.2± 9.6 岁	10 g/d, 8 周	血清皮质醇含量、犬尿氨酸/色氨酸比值以及抑郁、焦虑和压力量表得分降低	改善

注："—"表示原文中未描述。

1. 2 型糖尿病认知障碍患者肠道菌群改变

Zhang 等[11]对中国 154 例 T2DM 患者开展的横断面研究显示，81 例患者存在认知障碍，73 例认知正常，T2DM 认知障碍患者的双歧杆菌属、未分类 RF39 属、韦荣球菌属和片球菌属丰度（bacterial abundance）显著降低（$P < 0.05$），消化球菌属和明串珠菌科丰度显著升高（$P < 0.05$）。Qi 等[12]纳入 5 个队列的 9180 人多组学分析发现，随访后共 2032 例 T2DM 患者，他们的神经递质 5- 羟色胺的前体——色氨酸代谢产物（血清色氨酸、犬尿氨酸、黄嘌呤酸盐和喹啉酸盐）含量与 T2DM 发生风险呈正向关联（$P < 0.05$），与色氨酸最密切相关的饮食因素是高纤维食物。Vangipurapu 等[13]在芬兰对 4851 人开展 7.4 年随访，发现 522 例 T2DM 患者血浆犬尿胺酸水平与其发病风险呈正向关联（$P < 0.05$）。

2. 调节肠道菌群可能降低老年 2 型糖尿病患者认知障碍风险

Jin 等[14]的 meta 分析结果显示，降糖药物二肽基肽酶 -4 抑制剂可以降低 T2DM 患者痴呆风险（HR 为 0.52，95%CI 0.29 ~ 0.93），但是对简易精神状态量表得分无影响。Cukierman-Yaffe 等[15]将全球 24 个国家的 8828 名 T2DM 患者随机分为度拉糖肽（1.5 mg/w）干预组和安慰剂组，中位随访期为 5.4 年，发现干预组患者的认知衰退风险降低 14%（HR 为 0.86，95%CI 0.79 ~ 0.95）。Vadini 等[16]在意大利对 32 例糖尿病前期或 T2DM 患者进行的随机对照研究显示，中位随访期为 4 个月的利拉糖肽（1.8 mg/d）干预增加短期记忆（$P < 0.05$）。Perna 等[17]在意大利对 39 例 T2DM 患者进行的随机对照研究显示，肠促胰岛素（利拉糖肽 1.8 mg/d，维格列汀 100 mg/d，西格列汀 100 mg/d，利格列汀 5 mg/d）干预 1 年未影响认知状况（95%CI - 8.80 ~ 1.66）。Wium-Andersen 等[18]在丹麦开展的巢式病例对照研究显示，二肽基肽酶 -4 抑制剂和胰高血糖素样肽 -1 类似物降低 T2DM 患者痴呆风险（OR 分别为 0.80 和 0.58，95%CI 分别为 0.74 ~ 0.88 和 0.50 ~ 0.67）。Ren 等[19]在中国对 45 例 T2DM 患者进行的随机对照研究显示，含杏仁（56 g/d）低碳水化合物饮食干预 3 个月，增加 T2DM 患者产短链脂肪酸的罗氏菌属丰度（Z 为 - 2.626），改善抑郁（t 为 19.308）。Farhangi 等[20]在伊朗对 55 例 T2DM 妇女进行的随机对照研究显示，抗性糊精（10 g/d）干预 8 周后干预组对象血清皮质醇水平、犬尿氨酸 / 色氨酸比值以及抑郁、焦虑和压力量表得分均显著降低。

二肽基肽酶 -4 抑制剂能够抑制胰高血糖素样肽 -1，胰高血糖素样肽 -1 受体激动剂能够通过激动胰高血糖素样肽 -1 受体，发挥肠促胰岛素的作用而产生降糖效果，它们均是聚焦胰高血糖素样肽 -1 治疗 T2DM 的药物，而胰高血糖素样肽 -1 是一种主要由肠道 L 细胞产生的激素，与肠道菌群有密切关系，这些降糖药物可能是通过调节肠道菌群来降低老年 T2DM 患者认知障碍风险。

四、研究证据评价

综合研究结果显示，二肽基肽酶 -4 抑制剂、胰高血糖素样肽 -1 受体激动剂、含杏仁低碳水化合物饮食和抗性糊精可能通过肠道菌群对老年糖尿病认知障碍发挥辅助调节作用，综合评价等级为 C 级。具体研究证据的评价结果见表 17-1-3。

表 17-1-3　肠道菌群与糖尿病认知障碍关系证据分析

内容	评级	备注
证据等级	良	1 项 meta 分析，5 项随机对照研究，2 项队列研究，1 项巢式病例对照研究，1 项横断面研究
一致性	中	meta 分析认为二肽基肽酶 -4 抑制剂降低 T2DM 患者痴呆风险，对简易精神状态量表得分无影响；随机对照研究认为度拉糖肽、利拉糖肽、含杏仁低碳水化合物饮食和抗性糊精改善 T2DM 患者认知功能，肠促胰岛素对 T2DM 患者认知无影响；队列研究认为犬尿氨酸增加 T2DM 风险；巢式病例对照研究认为二肽基肽酶 -4 抑制剂和胰高血糖素样肽 -1 类似物降低 T2DM 患者痴呆风险；横断面研究认为 T2DM 认知障碍患者肠道菌群出现异常
健康影响	中	肠道菌群可能辅助调节老年糖尿病认知障碍
研究人群	中	意大利、丹麦、中国、伊朗、西班牙、美国、芬兰等
适用性	良	适用于中国，但有个别注意事项

五、结语

1. 推荐意见

降糖药物二肽基肽酶 -4 抑制剂、胰高血糖素样肽 -1 受体激动剂和含杏仁低碳水化合物饮食、抗性糊精可能通过调节肠道菌群对老年 2 型糖尿病患者认知障碍发挥辅助改善作用；血浆犬尿氨酸水平上升可能预示 2 型糖尿病认知障碍风险增加，推荐强度为 C 级。建议足够重视老年糖尿病患者认知障碍的早诊早治问题。

2. 局限性

不同文献在干预方式、干预时间和作用人群等方面存在较大差异，目前尚缺乏菌株水平调节老年糖尿病患者认知功能的随机对照研究。

（王　锋　何　方）

参考文献

［1］You Y, Liu Z, Chen Y, et al. The prevalence of mild cognitive impairment in type 2 diabetes mellitus patients: a systematic review and meta-analysis ［J］. Acta Diabetol, 2021, 58（6）: 671-685.

［2］Exalto LG, Biessels GJ, Karter AJ, et al. Severe diabetic retinal disease and dementia risk in type 2 diabetes ［J］. J Alzheimers Dis, 2014, 42 Suppl 3（3）: S109-117.

［3］Cukierman-Yaffe T, Gerstein HC, Williamson JD, et al. Relationship between baseline glycemic control and cognitive function in individuals with type 2 diabetes and other cardiovascular risk factors: the action to control cardiovascular risk in diabetes-memory in diabetes（ACCORD-MIND）trial ［J］. Diabetes Care, 2009, 32（2）: 221-226.

［4］Zhang J, Chen C, Hua S, et al. An updated meta-analysis of cohort studies: diabetes and risk of Alzheimer's disease ［J］. Diabetes Res Clin Pract, 2017, 124: 41-47.

［5］Xu W, Caracciolo B, Wang HX, et al. Accelerated progression from mild cognitive impairment to dementia in people with diabetes ［J］. Diabetes, 2010, 59（11）: 2928-2935.

［6］Barbiellini Amidei C，Fayosse A，Dumurgier J，et al. Association between age at diabetes onset and subsequent risk of dementia［J］. Jama，2021，325（16）：1640-1649.

［7］中华医学会内分泌学分会. 糖尿病患者认知功能障碍专家共识［J］. 中华糖尿病杂志，2021，13（7）：678-694.

［8］Zheng H，Xu P，Jiang Q，et al. Depletion of acetate-producing bacteria from the gut microbiota facilitates cognitive impairment through the gut-brain neural mechanism in diabetic mice［J］. Microbiome，2021，9（1）：145.

［9］Liu Z，Dai X，Zhang H，et al. Gut microbiota mediates intermittent-fasting alleviation of diabetes-induced cognitive impairment［J］. Nat Commun，2020，11（1）：855.

［10］Xu Y，Zhou H，Zhu Q. The impact of microbiota-gut-brain axis on diabetic cognition impairment［J］. Front Aging Neurosci，2017，9：106.

［11］Zhang Y，Lu S，Yang Y，et al. The diversity of gut microbiota in type 2 diabetes with or without cognitive impairment［J］. Aging Clin Exp Res，2021，33（3）：589-601.

［12］Qi Q，Li J，Yu B，et al. Host and gut microbial tryptophan metabolism and type 2 diabetes：an integrative analysis of host genetics，diet，gut microbiome and circulating metabolites in cohort studies［J］. Gut，2022，71（6）：1095-1105.

［13］Vangipurapu J，Fernandes Silva L，Kuulasmaa T，et al. Microbiota-related metabolites and the risk of type 2 diabetes［J］. Diabetes Care，2020，43（6）：1319-1325.

［14］Jin Y，Zhao H，Hou Y，et al. The effects of dipeptidyl peptidase-4 inhibitors and glucagon-like peptide 1 receptor agonists on cognitive functions in adults with type 2 diabetes mellitus：a systematic review and meta-analysis［J］. Acta Diabetol，2020，57（10）：1129-1144.

［15］Cukierman-Yaffe T，Gerstein HC，Colhoun HM，et al. Effect of dulaglutide on cognitive impairment in type 2 diabetes：an exploratory analysis of the REWIND trial［J］. Lancet Neurol，2020，19（7）：582-590.

［16］Vadini F，Simeone PG，Boccatonda A，et al. Liraglutide improves memory in obese patients with prediabetes or early type 2 diabetes：a randomized，controlled study［J］. Int J Obes，2020，44（6）：1254-1263.

［17］Perna S，Mainardi M，Astrone P，et al. 12-month effects of incretins versus SGLT2-Inhibitors on cognitive performance and metabolic profile. A randomized clinical trial in the elderly with Type-2 diabetes mellitus［J］. Clin Pharmacol，2018，10：141-151.

［18］Wium-Andersen IK，Osler M，Jørgensen MB，et al. Antidiabetic medication and risk of dementia in patients with type 2 diabetes：a nested case-control study［J］. Eur J Endocrinol，2019，181（5）：499-507.

［19］Ren M，Zhang H，Qi J，et al. An almond-based low carbohydrate diet improves depression and glycometabolism in patients with type 2 diabetes through modulating gut microbiota and GLP-1：a randomized controlled trial［J］. Nutrients，2020，12（10）：3036.

［20］Farhangi MA，Javid AZ，Sarmadi B，et al. A randomized controlled trial on the efficacy of resistant dextrin，as functional food，in women with type 2 diabetes：Targeting the hypothalamic-pituitary-adrenal axis and immune system［J］. Clin Nutr，2018，37（4）：1216-1223.

第二节　肠道菌群与轻度认知障碍／阿尔茨海默病

一、引言

阿尔茨海默病（Alzheimer's disease，AD）的发生常见于老年人，是导致痴呆的主要原因。轻度认知障碍（mild cognitive impairment，MCI）是痴呆发生的初始阶段，是防控认知功能障碍和痴呆的黄金窗口期[1]。一项 2015—2018 年全国性的横断面调查结果显示，60 岁及以上人群年龄和性别调整的总痴呆患病率为 6.0%，AD 为 3.9%；MCI 的总患病率为 15.5%，其中 60 ～ 69 岁为 11.9%，70 ～ 79 岁为 19.3%，80 ～ 89 岁为 24.4%，90 岁及以上为 33.1%[2]。

　　近期研究发现，肠道菌群可参与肠道与脑部之间的信号传递，构成"菌-肠-脑轴"。当肠道菌群紊乱时，血液与脑组织中的胰岛素可促进淀粉样蛋白的产生，并通过 TLR2/1、CD14 及 NF-κB 等通路参与神经退行性病变过程，诱导 AD 发生[3]。健康稳定的肠道菌群有利脑部组织细胞发育，使其功能正常发挥，对 AD 预防治疗可能发挥重要作用。随着对菌-肠-脑轴研究的不断深入，人们发现益生菌可通过迷走神经、神经免疫系统、神经递质、微生物代谢产物等途径调节肠道菌群组成，从而缓解神经性疾病[4]。因此，益生菌对防控 AD 可能具备一定潜力。

　　人体肠道细菌数量约为人体细胞的 10 倍，编码的基因数为人类基因的 100 多倍，可产生数千种代谢产物。肠道菌群（gut microbiota）可随机体年龄的增长表现出明显的差异性。与肠道菌群种类丰富的中青年人相比，老年人群肠道菌群多样性（gut bacterial diversity）降低，厚壁菌门和拟杆菌门的比例明显下降。此外，机体处于病理状态时往往也伴随着肠道菌群的改变，老年人群免疫力降低、肠道易感性增加均伴随着肠道菌群构成改变[5]。AD 患者的肠道菌群也与正常人存在显著差异，AD 患者厚壁菌门、拟杆菌门丰度显著降低，而变形菌门丰度明显增高，肠杆菌科丰度增加是 AD 患者肠道菌群的重要变化之一[6]。

二、证据收集方法

　　本研究围绕肠道菌群与阿尔茨海默病的关系对 2000 年以来在国内外学术期刊上公开发表的相关文献系统检索，最终纳入 21 篇文献，检索情况见表 17-2-1。

表 17-2-1　肠道菌群与轻度认知障碍 / 阿尔茨海默病关系文献检索情况

检索词		文献篇数（纳入 / 总）		合计
中文检索词	英文检索词	中文	英文	
肠道菌群，肠道微生物，微生物组，粪便菌群 / 益生菌；阿尔茨海默病，阿尔茨海默症，痴呆，轻度认知障碍，认知减退	microbiome, colonization, gut flora, flora, intestinal/fecal microflora, microflora, microbiota; Alzheimer's disease, dementia, mild cognitive impairement, cognitive decline	4/66	17/212	21/278

三、研究证据

　　参照世界卫生组织（WHO）推荐的证据评价方法和标准[7]，对肠道菌群和 AD 相关的 21 篇文献进行综合评价，包括随机对照试验（8 篇）、自身前后对照试验（1 篇）、队列研究（1 篇）、病例对照研究（11 篇），研究证据见表 17-2-2，主要结果如下。

1. 益生菌可能改善 MCI/AD 老年人认知能力

8 篇随机对照试验[1, 8-14]和 1 篇自身前后对照试验[15]的一致性较高。5 项结果显

表 17-2-2　肠道菌群与轻度认知障碍/阿尔茨海默病关系的研究

作者，年度	研究类型	调查方法	例数	研究对象及年龄	结果	对认知影响
Asaoka, 2022[8]	随机对照研究	短双歧杆菌 MCC1274 干预 24 周, DAS-Jcog 和 MMSE 问卷, 脑磁共振	130 例	疑似 MCI 的患者, 65～88 岁	益生菌使用 24 周延缓 MCI 受试者脑萎缩进展: 与 MMSE 较低亚组相比, MMSE 较高亚组的 VOI Z 评分 ($P = 0.78$), VOI 范围得分 ($P = 24.63$) 和 VOI 比率 ($P = 5.06$) 得分明显较低	改善
Chong-Su Kim, 2021[9]	随机对照研究	双歧杆菌干预 12 周, 问卷调查, 16S rRNA 测序, 血液源性神经营养因子 (BDNF) 测定	53 例	健康老年人, 年龄≥65 岁	益生菌组健康老年人心理灵活性测试评分和压力评分显著下降, 血清 BDNF 上升, 认知功能改善	改善
Sanborn, 2020[1]	随机对照研究	鼠李糖乳杆菌干预 12 周, 问卷调查 (认知评分)	200 例	健康中老年人, 52～75 岁	益生菌补充剂显著提高了认知障碍受试者的 NIH Toolbox 认知评分	改善
Kobayashi, 2019[10]	随机对照研究	短双歧杆菌干预 12 周, RBANS 和 MMSE 量表	121 例	患有主观记忆障碍的老年人, 50～80 岁	B.breve A1 补充剂安全性是有保证的, 试验组 "即时记忆" 子量表存在显著差异 ($P = 0.041$), 提示益生菌在有记忆障碍的老年受试者保持认知功能方面有一定的潜力	改善
Tamtaji, 2019[11]	随机对照研究	混合益生菌干预 12 周, MMSE 量表, 血液检查, 胰岛素测定	79 例	AD 患者, 没有合并症, 76.2～78.5 岁	益生菌的加入使血清超敏 C 反应蛋白, 甘油三酯降低, 谷胱甘肽, 抗氧化剂升高, 同时提高了 MMSE 分数, 改善了认知功能和一些代谢概况	改善
Hwang, 2019[12]	随机对照研究	乳杆菌 C29 发酵大豆干预 12 周, 认知功能综合量表, BDNF 测定	100 例	MCI 患者, 55～85 岁	植物乳杆菌 C29 发酵大豆可以安全地使用, 能提高 MCI 患者的认知功能。服用后血清 BDNF 水平升高可能是认知改善的潜在结局	改善
Agahi, 2018[13]	随机对照研究	混合益生菌干预 12 周, 认知测试记忆 TYM, 血清标志物测定	48 例	AD 患者, 没有合并症, 65～90 岁	严重 AD 患者的认知和生化适应对益生菌补充剂不敏感	有影响
Akbari, 2016[14]	随机对照研究	混合益生菌干预 12 周, MMSE 量表, 血清标志物测定	60 例	男性 AD 患者, 60～90 岁	试验组 MMSE 中评分明显改善, 但益生菌对氧化应激和炎症, 空腹血糖和其他脂质分布的其他生物标志物没有太大影响	改善

续表

作者，年度	研究类型	调查方法	例数	研究对象及年龄	结果	对认知影响
Leblhuber, 2018[15]	自身前后对照试验	4周益生菌干预，测定免疫活性标志物，肠道炎症标志物，16S rRNA测序	20例	AD患者，年龄76.7±9.6岁	与基线相比，治疗后观察到粪便连接蛋白浓度下降，而普氏杆菌增加，同时，血清大尿氨酸含量升高。新蝶呤的增加与大尿氨酸/色氨酸比值（Kyn/Trp）显著相关。这些变化可能和免疫激活有关	改善
Haran, 2019[16]	队列研究	追踪5个月，问卷调查，16S rRNA测序	108例	没有痴呆症者：平均年龄83.0岁；AD患者：平均年龄84.7岁；其他痴呆症患者：平均年龄87.9岁	与没有痴呆症或其他痴呆类型的老年人相比，AD老年人的微生物组成中产丁酸盐物种相对丰度较低，可诱导较低的P糖蛋白表达水平	有影响
Pan, 2022[20]	病例对照研究	16S rRNA测序	48例	MCI组：平均年龄71.45±8.03岁；对照组：平均年龄67.31±5.27岁	正常对照组和MCI病例的肠道微生物群组成不同，MCI组样本中的多个细菌物种显著增加（如葡萄球菌）或减少（如 Bacteroides 的 salyersiae）	有影响
邓爱洋, 2021[21]	病例对照研究	16S rRNA测序，炎症因子测定	98例	AD患者或健康人，60~70岁	AD患者肠道菌群变化主要由乳酸杆菌下降导致，并且与炎症因子相互作用，与患者病情发生相关	有影响
裴杨柳, 2021[22]	病例对照研究	16S rRNA测序	69例	AD患者或健康人，平均年龄69.64±12.109岁	AD组在肠道菌群多样性和丰度方面要高于正常对照组，不同性别下的AD患者的肠道菌群组成也有显著差异	有影响
Guo, 2021[23]	病例对照研究	16S rRNA测序	56例	AD患者，MCI患者或健康人，平均年龄64岁	与健康对照组相比，AD或MCI患者的β多样性有所增加，AD患者在属水平上减少了 Bacteroides，Lachnospira 和 Ruminiclostridium_9，并增加了 Prevotella。MCI患者中这些菌属的变化方向与AD患者相同	有影响
Stadlbauer, 2020[19]	病例对照研究	16S rRNA测序，炎症因子测定	41例	AD患者，平均年龄88岁；健康人群，平均年龄75岁	痴呆症与肠道微生物组成的变化以及肠道通透性和炎症标志物增加有关	有影响

续表

作者，年度	研究类型	调查方法	例数	研究对象及年龄	结果	对认知影响
曾东杰，2020[24]	病例对照研究	16S rRNA测序	47例	AD患者或健康人，55~88岁	AD患者的认知障碍程度与肠道菌群多样性呈负相关，监测肠道菌群特征的动态数据可能成为预测疾病进展、判断治疗有效的靶标	有影响
周达成，2020[25]	病例对照研究	16S rRNA测序，问卷调查	159例	AD患者或健康人，年龄≥76岁	病例组肠道菌群Chao1指数、Shannon指数、MMSE评分均低于对照组，两组间有多种菌群存在差异	有影响
Liu，2019[18]	病例对照研究	16S rRNA测序，问卷调查	97例	AD患者、MCI患者或健康人，平均年龄74.85±11.37岁	与中国的健康老年人相比，MCI和AD患者的粪便微生物群具有特征性。AD患者Firmicutes减少，肠杆菌科富集，促炎菌Proteobacteria增多，它们与AD的严重程度相关	有影响
Zhuang，2018[26]	病例对照研究	16S rRNA测序	86例	AD患者或健康人，年龄≥70岁	病例组拟杆菌门丰度略高于对照组，放线菌门丰度略低于对照组。AD患者的肠道微生物群发生了变化，并可能参与AD的发病机制	有影响
Vogt，2017[27]	病例对照研究	16S rRNA测序	50例	AD患者或健康人，平均年龄70±7岁	AD参与者的肠道微生物多样性降低，厚壁菌门和双歧杆菌减少，拟杆菌门增加。此外，AD属水平丰度与脑脊液生物标志物之间存在一定的相关性	有影响
Cattaneo，2017[17]	病例对照研究	16S rRNA测序、炎症因子测定，问卷调查	83例	淀粉样蛋白阳性或阴性者，平均年龄70±7岁	促炎菌的Escherichia/Shigella丰度增加，抗炎分类群E. rectale丰度减少，可能与认知障碍和脑淀粉样变性患者的周围炎症状态有关	有影响

示[1, 8, 9-12]，通过益生菌干预 12 周，MCI/AD 受试者的心理灵活度评分和压力评分显著下降（$P = 0.03$，$P = 0.04$），表明益生菌对受试者的部分认知功能有改善作用；服用益生菌（双歧杆菌和乳酸杆菌）12 周后，受试者的血清脑源性神经营养因子（brain-derived neurotrophic factor，BDNF）水平比安慰剂组显著上升（$P < 0.05$），认知功能有所改善。Agahi[13] 的试验结果显示，严重 AD 患者在使用益生菌补充剂后效果不明显，而在轻症 AD 患者或 MCI 患者中效果更明显。此外，Asaoka 等[8] 对 115 名疑似 MCI（MMSE < 25）的老年人通过短双歧杆菌 MCC1274（$Bifidobacterium\ breve$ MCC1274，2×10^{10} CFU）干预 24 周后，观察到与安慰剂组比较，益生菌补充组对象的"定位""时间取向（orientation in time）"和"写作"评分显著改善，提示食用短双歧杆菌在一定程度上抑制了受试者脑萎缩的进展。Sanborn 等[1] 发现使用益生菌鼠李糖乳杆菌 LGG 株（$Lactobacillus\ rhamnosus$ GG）干预后，患有 MCI 的受试者认知功能改善效果优于其他受试者（$P < 0.05$），提示此益生菌在一定程度上有利于认知功能改善。

2. MCI/AD 患者可能出现肠道菌群紊乱

队列研究、病例对照研究和横断面研究的结果提示，AD 患者和正常老年人的肠道菌群组成存在差异。Haran[16] 的队列研究认为，肠道微生物群落和 AD 之间可能存在联系，即 AD 患者通过肠道菌群代谢产物和 P 糖蛋白的改变来影响肠道健康。Cattaneo[17] 的病例对照研究显示，与无脑淀粉样变性和对照组相比，脑淀粉样变性认知障碍患者的促炎因子 IL-6、CXCL2、NLRP3 和 IL-1β 水平较高，直肠真杆菌（$E.\ Extraale$）丰度较低，大肠杆菌/志贺杆菌（$Escherichia/Shigella$）丰度较高（$P < 0.001$）。Liu 等[18] 的病例对照研究显示，与 MCI 和健康受试者相比，AD 患者肠道微生物组成存在动态变化，并且这些变化与 AD 的发生发展存在关联。Stadlbauer[19] 的研究证明，AD 与肠道微生物的变化以及肠道渗透率和炎症生物标志物增加有关。其余病例对照研究[20-27] 均通过基因测序的方法比较了不同人群粪便中的肠道微生物组成，在门水平上，AD 患者的肠道菌群呈现拟杆菌门（$Bacteroidetes$）增多（$P = 0.006$），而变形菌门（$Proteobacteria$）减少（$P = 0.005$）的变化特点。从门到属水平，AD 患者的肠道菌群均表现出随认知障碍程度的加重，肠道菌群多样性降低的特点，然而，裴杨柳[22] 和 Guo 等[23] 发现，相比于健康对照组，AD 和 MCI 对象肠道菌群的构成上存在显著差异，比如拟杆菌属减少（$P = 0.037$）和普雷沃菌属增加（$P = 0.0095$）。Vogt 等[27] 发现，与年龄和性别匹配的对照个体相比，AD 患者的肠道菌群中厚壁菌门和双歧杆菌减少，拟杆菌门增加。但是 Zhuang[26] 的研究结果指出，AD 患者的拟杆菌门丰度略低于健康人（$P = 0.039$）。邓爱萍[18] 的研究表明，AD 患者肠道菌群变化主要由乳酸杆菌下降导致，并且与炎症因子相互作用，因此，乳酸杆菌可能也与 AD 的发生有关。曾东杰[24] 等探讨了 AD 认知障碍程度与肠道菌群的相关性。粪便肠道菌群物种丰度分析显示，与健康对照组相比，在门水平，AD 患者呈现拟杆菌门富集（19.43% $vs.$ 8.60%，$P = 0.006$），变形杆菌减少（8.73% $vs.$ 26.75%，$P = 0.005$）；主成分分析显示，AD 组间从门到属水平，随认知障碍程度加重，肠道菌群多样性降低。

四、研究证据评价

综合研究结果显示，MCI/AD 患者肠道微生物组成与健康对照者之间存在差异，益生菌使用对 MCI/AD 患者可能有健康益处。但基于证据一致性不高，研究人群间差异很大，综合评价等级为 C 级，研究证据的评价分析见表 17-2-3。

表 17-2-3　肠道菌群和老年人阿尔茨海默病关系证据分析

内容	评级	备注
证据等级	优	8 篇随机对照试验、1 篇自身前后对照试验、11 篇病例对照研究、1 篇队列研究、1 篇横断面研究
一致性	中	8 项分析显示，益生菌可能改善轻度认知障碍老年人认知能力。13 项分析显示，阿尔茨海默病患者肠道菌群发生紊乱
健康影响	良	研究显示，维持健康肠道菌群可能改善阿尔茨海默病和轻度认知障碍引起的认知功能障碍
研究人群	中	证据体中研究人群主要为欧美人群和日韩人群，但与中国目标人群的年龄差异小，均为老年人
适用性	中	研究对象主要为欧美等国家人群，但研究结果仍可适用于中国目标人群，适用于中国目标人群时有一定的注意事项

五、结语

1. 推荐意见

益生菌可能改善 MCI/AD 老年人认知能力，肠道菌群可能成为 AD 严重程度的标志物，推荐强度为 C 级。建议老年人充足摄入蔬菜、水果、粗粮，以促进肠道有益菌生长。注意维持肠道健康，老年人或患者可在医生或营养师指导下使用益生菌制品。

2. 局限性

肠道菌群和老年人 MCI/AD 研究文献存在一定的局限性。肠道菌群与老年人 MCI/AD 之间的关系还需要更多高质量的研究进一步验证。

（张瑜杰　何　方）

参考文献

[1] Sanborn V，Azcarate-Peril MA，Updegraff J，et al. Randomized Clinical Trial Examining the Impact of Lactobacillus rhamnosus GG Probiotic Supplementation on Cognitive Functioning in Middle-aged and Older Adults［J］. Neuropsychiatr Dis Treat，2020，16：2765-2777.

[2] Du YF，Chu L，Zhang ZJ，et al. Prevalence，risk factors，and management of dementia and mild cognitive impairment in adults aged 60 years or older in China：a cross-sectional study［J］. Lancet Public Health，2020，5（12）：e661-e671.

[3] Margolis Kara G，Cryan John F，Mayer Emeran A. The Microbiota-Gut-Brain Axis：From Motility to Mood［J］. Gastroenterology，2021，160（5）：1486-1501.

[4] Rodríguez JM，Murphy K，Stanton C，et al. The composition of the gut microbiota throughout life，with an emphasis on early life［J］. Microb Ecol Health Dis，2015，26：26050.

[5] 李艳丽. 肠道微生态在脑老化认知功能减退中的作用及机制研究［D］. 太原：山西医科大学，2019.

[6] 邓仪，焦守业，陈芙蓉，陈祥娥. 肠道菌群与阿尔兹海默症关系研究进展［J］. 食品与药品，2022，

24（6）：589-595.

［7］WHO. WHO Hand Book for Guideline Development ［M］. 2012.

［8］Asaoka D，Xiao J，Takeda T，et al. Effect of Probiotic Bifidobacterium breve in Improving Cognitive Function and Preventing Brain Atrophy in Older Patients with Suspected Mild Cognitive Impairment：Results of a 24-Week Randomized，Double-Blind，Placebo-Controlled Trial ［J］. J Alzheimers Dis，2022，88（1）：75-95.

［9］Kim CS，Cha L，Sim M，et al. Probiotic Supplementation Improves Cognitive Function and Mood with Changes in Gut Microbiota in Community-Dwelling Older Adults：A Randomized，Double-Blind，Placebo-Controlled，Multicenter Trial ［J］. J Gerontol A Biol Sci Med Sci，2021，76（1）：32-40.

［10］Kobayashi Y，Kuhara T，Oki M，et al. Effects of Bifidobacterium breve A1 on the cognitive function of older adults with memory complaints：a randomised，double-blind，placebo-controlled trial ［J］. Benef Microbes，2019，10（5）：511-520.

［11］Tamtaji OR，Heidari-Soureshjani R，Mirhosseini N，et al. Probiotic and selenium co-supplementation，and the effects on clinical，metabolic and genetic status in Alzheimer's disease：A randomized，double-blind，controlled trial ［J］. Clin Nutr，2019，38（6）：2569-2575.

［12］Hwang YH，Park S，Paik JW，et al. Efficacy and Safety of Lactobacillus PlantarumC29-Fermented Soybean（DW2009）in Individuals with Mild Cognitive Impairment：A 12-Week，Multi-Center，Randomized，Double-Blind，Placebo-Controlled Clinical Trial ［J］. Nutrients，2019，11（2）：305.

［13］Agahi A，Hamidi GA，Daneshvar R，et al. Does Severity of Alzheimer's Disease Contribute to Its Responsiveness to Modifying Gut Microbiota? A Double Blind Clinical Trial ［J］. Front Neurol，2018 Aug 15，9：662.

［14］Akbari E，Asemi Z，Daneshvar Kakhaki R，et al. Effect of Probiotic Supplementation on Cognitive Function and Metabolic Status in Alzheimer's Disease：A Randomized，Double-Blind and Controlled Trial ［J］. Front Aging Neurosci，2016，8：256.

［15］Leblhuber F，Steiner K，Schuetz B，et al. Probiotic Supplementation in Patients with Alzheimer's Dementia-An Explorative Intervention Study ［J］. Curr Alzheimer Res，2018，15（12）：1106-1113.

［16］Haran JP，Bhattarai SK，Foley SE，et al. Alzheimer's Disease Microbiome Is Associated with Dysregulation of the Anti-Inflammatory P-Glycoprotein Pathway ［J］. mBio，2019，10（3）：e00632-19.

［17］Cattaneo A，Cattane N，Galluzzi S，et al. Association of brain amyloidosis with pro-inflammatory gut bacterial taxa and peripheral inflammation markers in cognitively impaired elderly ［J］. Neurobiol Aging，2017，49：60-68.

［18］Liu P，Wu L，Peng G，et al. Altered microbiomes distinguish Alzheimer's disease from amnestic mild cognitive impairment and health in a Chinese cohort ［J］. Brain Behav Immun，2019，80：633-643.

［19］Stadlbauer V，Engertsberger L，Komarova I，et al. Dysbiosis，gut barrier dysfunction and inflammation in dementia：a pilot study. BMC Geriatr ［J］. 2020，20（1）：248.

［20］Pan Q，Li YQ，Guo K，et al. Elderly Patients with Mild Cognitive Impairment Exhibit Altered Gut Microbiota Profiles ［J］. J Immunol Res，2021：5578958.

［21］邓爱萍，刘焦，杨静，等. 帕金森病与阿尔茨海默病患者肠道菌群及炎症因子分析 ［J］. 胃肠病学和肝病学杂志，2021，30（01）：60-65.

［22］裴杨柳. 基于16SrRNA序列分析的阿尔茨海默病患者肠道菌群的差异性研究 ［D］. 蚌埠：蚌埠医学院，2021.

［23］Guo M，Peng J，Huang X，et al. Gut Microbiome Features of Chinese Patients Newly Diagnosed with Alzheimer's Disease or Mild Cognitive Impairment ［J］. J Alzheimers Dis，2021，80（1）：299-310.

［24］曾东杰，黄晓霞，张亚南. 阿尔茨海默病患者肠道菌群组成的研究 ［J］. 北京医学，2020，42（12）：

1178-1183.

［25］周达成，王明，蒋辉.老年阿尔茨海默病患者肠道微生态改变及其与认知功能的关系探讨［J］.中国微生态学杂志，2020，32（6）：700-704.

［26］Zhuang ZQ，Shen LL，Li WW，et al. Gut Microbiota is Altered in Patients with Alzheimer's Disease［J］. J Alzheimers Dis，2018，63（4）：1337-1346.

［27］Vogt NM，Kerby RL，Dill-McFarland KA，et al. Gut microbiome alterations in Alzheimer's disease［J］. Sci Rep，2017，7（1）：13537.

第三节 肠道菌群与脑血管疾病

一、引言

血管壁病变、血压变化、血液成分的改变，心脏疾病及一些其他的原因均可导致脑血管疾病[1]。随着年龄增长，肠道菌群也会发生明显变化[2]。近年来，已有研究表明中老年人多发的脑血管疾病患者的肠道菌群与正常人存在显著差异，指出脑血管疾病的发生及预后可能和肠道菌群有着密切的联系。例如，Omry Koren 等[3]从颅内及颈部的动脉粥样硬化斑块中提取到了细菌DNA，比对发现，这些DNA同样存在于人体的口腔和粪便中，提示斑块中的细菌很可能来源于口腔或者肠道，而颅内及颈部血管的动脉粥样硬化恰恰是脑卒中的重要危险因素。Zhu 等[4]的研究结果显示，肠道菌群代谢产物氧化三甲胺（trimetlylamineoxide，TMAO）增加了血栓形成的风险，也增加了脑卒中的发病风险。维持肠道菌群平衡对于减少脑血管疾病的发生可能具有重要作用。

脑血管疾病的发生多伴有认知功能下降，关于肠道菌群改善认知功能的研究方兴未艾，有研究发现，伴认知下降的早期卒中患者的肠道菌群结构发生改变，差异菌类与认知功能及相关危险因素存在着一定相关性，调节肠道菌群可为认知障碍早期卒中的防治提供新的切入点[5]。对卒中患者进行干预后发现，患者认知功能改善的同时肠道菌群的组成也发生变化，有益菌属相对丰度增加，致病菌属相对丰度降低，瘤胃球菌属、嗜血菌属、韦荣球菌属富集现象消失；乙酸、丙酸、丁酸及总短链脂肪酸浓度升高[6]。

二、证据收集方法

本研究围绕肠道菌群与老年脑血管疾病及其认知功能三者的关系开展系统性文献检索。最终纳入7篇文献。文献检索情况见表17-3-1。

表17-3-1 肠道菌群与老年脑血管疾病及其认知功能文献检索情况

检索词		文献数（纳入/总）		合计
中文检索词	英文检索词	中文	英文	
肠道菌群/脑血管疾病	gastrointestinal microbiome/cerebrovascular disorders	1/70	6/382	7/452
肠道菌群/老年认知	gastrointestinal microbiome/cognition			
肠道菌群/脑血管疾病/老年认知	gastrointestinal microbiome/cerebrovascular disorders/cognition			

三、研究证据

参照世界卫生组织（WHO）推荐的证据评价方法和标准[7]，对肠道菌群与老年脑血管疾病及其认知功能相关的文献进行综合评价，共查到452篇文献，纳入本研究共有7篇，包括例对照研究（2篇）和横断面研究（5篇），研究证据见表17-3-2，主要结果如下。

1. 脑血管疾病患者可能出现肠道菌群紊乱

Gu等[8]的研究结果显示，不同严重程度的急性缺血性卒中患者具有不同的肠道微生物特征。轻度卒中组患者（入院时NIH卒中量表评分NIHSS ≤ 3）肠道中产生短链脂肪酸的细菌丰度明显比重度卒中组（NIHSS 4 ~ 34）更丰富；轻度卒中组肠道厚壁菌/拟杆菌比值（Firmicutes/Bacteroidetes，F/B）显著低于重度卒中组（$P = 0.001$）；线性混合效应模型分析显示，罗氏菌属相对丰度与NIHSS呈显著负向关联［统计估计值（estimate）= -13.42，$P = 0.015$］，罗氏菌属相对丰度有可能成为卒中严重程度的预测因子。Zeng等[9]的研究结果也显示，高危卒中组的特征是聚集机会致病菌（例如，肠杆菌科和韦氏杆菌科）和产生乳酸的细菌（例如，双歧杆菌和乳杆菌），而产生丁酸的细菌（例如，乳螺科和反刍球菌科）减少。另外，中危卒中组和高危组对象粪便样本的丁酸盐浓度（分别为11.22、13.45 μmol/g）比低危组（17.62 μmol/g）显著降低（P值分别为0.003、0.04）。卒中高风险人群的粪便样本中丁酸盐浓度也低于低风险人群，提示不同患病风险的人群中肠道菌群组成存在差异；同样，Saji等[10]分析了肠道微生物组与脑小血管病（cerebral small vessel disease，SVD）之间的关系。数据显示，较高的SVD评分与认知能力下降、行为和心理症状相关。Ⅰ型肠杆菌（拟杆菌 > 30%）患者更容易出现认知能力下降（精神状态检查，$P = 0.047$；临床痴呆症评级，$P = 0.002$，脑SVD评分，$P = 0.012$），SVD评分较高的患者的粪便代谢物水平显著高于评分较低的患者，推测肠道微生物群和（或）其代谢物可能通过微生物-肠-脑轴影响脑小血管病的发生发展。Li等[11]研究发现，缺血性卒中患者肠道菌群存在明显的菌群失调，属水平上，健康人群中厌氧菌和瘤胃杆菌的丰度较高，而该组患者中气味杆菌、阿克曼菌、嗜酸杆菌丰度较高。卒中评分分析显示，患者发生卒中1个月后，胃瘤球菌（$r = 0.449$，$P < 0.05$）、肠杆菌属（$r = 0.449$，$P < 0.05$）与卒中评分均呈显著正相关。此外，宋少裕等[12]的研究结果提示，高血压脑出血患者肠道菌群基因水平上α多样性与健康人群相似，而Emzyme、Kos、Pathway等多样性指标的差异有统计学意义（$P < 0.05$），试验组患者部分菌群的丰度发生了改变，如放线菌门、疣微菌门、梭菌属、埃希菌属、布劳特菌属、大肠埃希菌、活泼瘤胃球菌丰度升高（$P < 0.05$），艾克曼菌属、优杆菌属、粪杆菌属、艾克曼菌、直肠真杆菌、普拉梭菌、粪普雷沃菌、挑剔真杆菌丰度降低（$P < 0.05$），肠道菌群的丰度改变可能是高血压脑出血的危险因素。

2. 肠道菌群和短链脂肪酸模型可能预测卒中后认知障碍

Dang等[13]发现，与健康对照组相比，卒中患者肠道微生物区系的α多样性更高（$P < 0.05$）。β多样性显示卒中患者的微生物区系组成与对照组有显著差异，他们有9个属的相对丰度显著增加，而82个属的相对丰度显著降低（$P < 0.05$）。Liu等[14]同样研究了卒中后认知障碍（post-stroke cognitive impairment，PSCI）与肠道微生物群及其相关代谢物的关系。结果显示，与卒中后未发生认知障碍的患者相比，卒中后认知障碍患者的α

表 17-3-2 肠道菌群和脑血管疾病关系的研究证据

作者，年度	研究类型	调查方法	研究对象及年龄	例数	结果	对认知影响
Gu, 2021[8]	横断面研究	采用高通量 Illumina 16S rRNA 测序技术，对 68 例轻症急性缺血性卒中患者（入院时 NIHSS≤3）和 67 例非轻症卒中患者（入院时 NIHSS 4~34）的粪便微生物组组成和结构进行了研究	轻症急性缺血性卒中患者：男性 48 例，女性 20 例，年龄 65.0±9.2 岁 非轻症急性缺血性卒中患者：男性 43 例，女性 24 例，年龄 71.0±10.4 岁	68 例轻症急性缺血性卒中患者，67 例非轻症急性缺血性卒中患者	罗氏菌属的相对丰度可能是影响卒中严重程度和功能结果进化的一个预测因子，罗氏菌属不仅与卒中量表评分呈负相关，与空腹葡萄糖之间也存在显著负相关性（$r=-0.23$，$P<0.05$）	有影响
Li, 2019[11]	病例对照研究	通过 16S rRNA V1~V2 的 Illumina 测序分析 30 名缺血性卒中患者和 30 名健康对照者粪便肠道微生物群	卒中组：男性 21 例，女性 9 例，年龄 60.47±10.57 岁 健康对照组：男性 18 例，女性 12 例，年龄 64.17±12.67 岁	30 例缺血性卒中患者和 30 例健康对照者	属水平上，健康人群中厌氧菌和瘤胃杆菌的丰度较高，而卒中组患者中气味杆菌、阿克曼菌、嗜酸杆菌丰度较高。卒中评分分析显示，患者发生卒中 1 个月后，肠杆菌球菌（$r=0.449$，$P<0.05$），胃瘤菌属（$r=0.449$，$P<0.05$）与卒中评分均呈显著正相关	有影响
Zeng, 2019[9]	横断面研究	利用 16S rRNA 基因扩增技术和微生物生态学定量分析（QIIME）分析比较肠道微生物群的组成。用气相色谱法测定粪便短链脂肪酸水平	参与者年龄均≥60 岁（年龄范围 60~88 岁，平均年龄 70.9 岁），无卒中病史	141 例	高危卒中组肠道机会致病菌和乳酸产生菌增加，而丁酸产生菌减少。中危和高危卒中组粪便样本中的丁酸盐浓度（分别为 11.22 μmol/g、13.45 μmol/g）比低危组（17.62 μmol/g）显著降低	有影响
Dang, 2021[13]	横断面研究	提取受试者的粪便 DNA，进行基因扩增和测序，比较不同组之间的微生物组成，多样性指数和物种共生情况并鉴定潜在的诊断生物标志物。评估鉴别细菌与卒中后功能结果之间的关系	卒中组平均年龄 59.18 岁，对照组平均年龄 59.36 岁	38 例卒中患者（男性 25 例，女性 13 例）和 35 例健康人（男性 23 例，女性 12 例）	卒中患者的肠道菌群在丰度和组成方面发生了显著改变。不同肠道菌群的改变与整体功能预后之间存在显著关联	有影响

续表

作者，年度	研究类型	例数	调查方法	研究对象及年龄	结果	对认知影响
Saji, 2021[10]	横断面研究	87 例	将研究对象认知分为轻度认知障碍（MCI）和正常认知（NC）两类，研究对象在家中收集粪便，然后将样本冷冻并保存在 NCGG 生物库（-81℃）。由 TechnoSur-uga 实验室（日本静冈县）采用末端限制性片段长度多态性（T-RFLP）肛溶法分析肠道微生物	男性 44 例，女性 43 例，年龄 73.1±9.5 岁	较高的 SVD 评分与认知能力下降、行为和心理症状相关	有影响
Liu, 2020[14]	横断面研究，临床干预研究	1.65 例新诊断急性缺血性脑卒中患者于入院时收集粪便，并于 3 个月后进行认知能力评估。对粪便样本进行 16SrRNA 基因测序及气相色谱-质谱分析 2. 新诊断的 18 例 AIS 患者辅以益生菌治疗，以评估微生物治疗 PSCI 的潜力	35 例 PSCI 患者，30例非PSCI患者，18 例新诊断 AIS 患者	PSCI 组：男性 25 例，女性 5 例，年龄 65.9±8.31 岁；非 PSCI 组：男性 24 例，女性 11 例，年龄 64.06±8.67 岁；AIS 组：18 例	梭杆菌与蒙特利尔认知评估量表（MoCA）评分呈高度负相关，而短链脂肪酸与 MoCA 呈正相关	有影响
宋少裕, 2021[12]	病例对照研究	10 例高血压性脑出血患者，10例体检健康者	分别提取两组粪便样本中细菌总 DNA，通过 Illumina Hi Seq 测序平台，利用 Bowtie2, meta SPAdes, Meta Gene Mark, Meta Phl An 等对测序结果进行生物信息学分析，并比较两组样本菌群差异	高血压性脑出血患者：年龄 60.82±11.15 岁，BMI 22.38±1.65 kg/m²；体检健康者：年龄 52.67±10.82 岁，BMI 21.42±1.41 kg/m²	高血压脑出血患者肠道菌群 α 多样性与健康人群相似，而 Emzyme, Kos, Pathway 等多样性指标的差异有统计学意义（$P < 0.05$），试验组患者部分菌群的丰度发生了改变，肠道菌群的丰度改变可能是高血压脑出血的危险因素	有影响

多样性降低（$P < 0.05$）、菌群代谢物含量显著减少（$P < 0.05$）。患者体内梭杆菌和短链脂肪酸含量变化与卒中后认知障碍具有一定的相关性，梭杆菌与蒙特利尔认知评估量表（MoCA）评分呈高度负相关，而短链脂肪酸与 MoCA 呈正相关。研究结果提示，肠道菌群及其代谢物在 PSCI 早期临床诊断和治疗中有一定应用潜力。

四、研究证据评价

综合研究结果显示，脑血管疾病患者与正常人之间的肠道菌群存在差异，综合评价等级为 C 级，具体研究证据的质量及等级评价见表 17-3-3。

表 17-3-3　肠道菌群与老年脑血管疾病及其认知功能关系推荐强度证据分析

内容	评级	备注
证据等级	中	2 篇病例对照研究、5 篇横断面研究
一致性	良	7 项研究显示脑血管疾病患者与对照组的肠道菌群组成存在差异，但不同研究结果中菌群特征存在不同
健康影响	良	70% 以上研究显示肠道菌群失调与脑血管健康之间存在关联
研究人群	良	证据体中研究人群为日本人、中国人，与目标人群的年龄差异小
适用性	优	研究人群均为中国人群、东南亚人群，研究结果可直接适用于中国目标人群

五、结语

1. 推荐意见

肠道菌群-脑血管疾病-认知可能存在一定关联，综合评价等级为 C 级。由于研究数量不足，缺乏 RCT 研究及大型队列研究，肠道菌群变化与脑血管疾病、认知功能变化间的因果关系无法判断，研究结论需谨慎应用，故暂不提出推荐意见。建议患脑血管疾病的老年人注意少摄入高脂、高盐和低纤维膳食，避免滥用抗生素、激素、免疫抑制剂，注意饮食平衡，维持肠道微生态平衡。

2. 局限性

肠道菌群-脑血管疾病-认知相关研究数量较少，目前研究仅揭示了三者之间存在一定相关性，需要更多大样本高质量的系统研究去明确它们之间的关系。

（沈　曦　何　方）

参考文献

［1］中华神经科学会，中华神经外科学会. 各类脑血管疾病诊断要点［J］. 中华神经科杂志. 1996，29（6）：379-380.

［2］Rodríguez JM，Murphy K，Stanton C，et al. The composition of the gut microbiota throughout life，with an emphasis on early life［J］. Microb Ecol Health Dis，2015，26：26050.

［3］Koren O，Spor A，Felin J，et al. Human oral，gut，and plaque microbiota in patients with atherosclerosis［J］. Proc Natl Acad Sci U S A，2011，108 Suppl 1（Suppl 1）：4592-4598.

［4］Zhu W，Gregory J C，Org E，et al. Gut microbial metabolite TMAO enhances platelet hyperreactivity and thrombosis Risk［J］. Cell，2016，165（1）：111-124.

［5］李亚梅，余茜，黄林，等. 卒中后早期认知下降患者肠道菌群改变与认知功能的相关性［J］. 四川大学学报（医学版），2022，53（05）：857-865.

［6］冯丹. 卒中后认知障碍患者肠道菌群及其代谢物短链脂肪酸特征及康复干预的影响［D］. 西南医科大学，2022.

［7］World Health Organization. WHO handbook for guideline development. 2011.

［8］Gu M，Chen N，Sun H，et al. Roseburia abundance associates with severity，evolution and outcome of acute ischemic stroke［J］. Front Cell Infect Microbiol，2021，11：669322.

［9］Zeng X，Gao X，Peng Y，et al. Higher risk of stroke is correlated with increased opportunistic pathogen load and reduced levels of butyrate-producing bacteria in the gut［J］. Front Cell Infect Microbiol，2019，9：4.

［10］Saji N，Murotani K，Hisada T，et al. The association between cerebral small vessel disease and the gut microbiome：a cross-sectional analysis［J］. J Stroke Cerebrovasc Dis. 2021，30（3）：105568.

［11］Li N，Wang X，Sun C，et al. Change of intestinal microbiota in cerebral ischemic stroke patients［J］. BMC Microbiol，2019，19（1）：191.

［12］宋少裕. 肠道菌群与高血压脑出血的相关性研究［D］. 吉首：吉首大学，2021.

［13］Dang Y，Zhang X，Zheng Y，et al. Distinctive gut microbiota alteration is associated with poststroke functional recovery：results from a prospective cohort study［J］. Neural Plast，2021，2021：1469339.

［14］Liu Y，Kong C，Gong L，et al. The association of post-stroke cognitive impairment and gut microbiota and its corresponding metabolites［J］. J Alzheimers Dis. 2020，73（4）：1455-1466.

第五篇 其他生活方式与老年认知功能

膳食因素在认知相关疾病发生发展中的作用日益引起关注，在前述章节已经列举了大量证据进行阐述。本篇内容主要围绕运动、睡眠、心理和社交与老年认知功能及认知障碍相关疾病的关系，为维护老年人大脑健康提供科学证据和生活方式指导。

《中国居民膳食指南（2022）》指出："充足的身体活动不仅有助于保持健康体重，还能够增强体质，降低全因死亡风险和心血管疾病、癌症等慢性病发生风险；同时也有助于调节心理平衡，缓解抑郁和焦虑，改善认知、睡眠和生活质量。"

与老年认知功能密切相关的运动主要包括有氧运动、传统康养功和智力运动等运动形式，并受运动强度、持续时间及运动频率的影响。本篇第十八章比较系统地探讨了与老年人认知功能及其相关疾病相关的常见运动方式及其运动负荷参数等，基于循证医学方法进一步从运动处方的层面来研究它们之间的关系，提出维护大脑认知功能和预防认知相关疾病的推荐意见。

充足且高质量的睡眠有助于记忆形成和巩固，睡眠时间过短或过长、睡眠障碍均可损害老年认知功能。近年来，焦虑、抑郁等心理因素与老年认知功能下降/痴呆的关系备受关注。研究认为焦虑、抑郁是痴呆的重要危险因素。本篇第十九章、第二十章对睡眠、心理和社交活动等生活方式与老年人认知功能及其相关疾病的关系分别进行讨论。

本篇主要研究对象为 60 岁以上老年人，部分研究为中老年人；主要利用 PubMed、MEDLINE、Cochrane Library 等外文数据库和维普、中国知网、万方数据库等中文数据库，检索 2000 年以来发表的文献；有关术语概念见附录一、证据收集评价方法详见第一篇，本篇各章节内不再赘述。

第十八章 运　　动

与老年认知功能密切相关的运动主要包括有氧运动、传统康养功和智力运动。本章采用循证医学方法比较系统地探讨了这三类运动与老年人认知功能及其相关疾病关系的研究证据、证据评价，提出维护大脑认知功能和预防认知障碍相关疾病的推荐意见和运动处方。

运动作为改善健康的有效方式业已得到公认。运动除了作为身体能量消耗的重要组成部分、维持适宜的能量平衡，维持肌肉骨骼，心、肺、脑等重要脏器的功能之外，本身还是一种简便、有效、愉悦的认知过程，需要大脑充分协调才能完成动作，无疑对维持老年人的认知功能和脑健康非常重要。

运动疗法是一种很有希望改善认知障碍的方法，早在 2006 年，《中国防治认知功能障碍专家共识》中就提及，加强康复训练是行之有效的防治措施；2018年《中华医学杂志》发布的《中国痴呆与认知障碍诊治指南（五）：轻度认知障碍的诊断与治疗》和2019年世界卫生组织发布的《降低认知衰退和痴呆症的风险指南》中，均推荐将身体活动作为MCI人群的重要干预方式。

第一节　有氧运动

一、引言

　　有氧运动是指主要以有氧代谢提供能量的运动方式，也称为有氧耐力运动。常见的有氧运动形式有步行、快走、慢跑、低强度游泳、自行车、太极拳及有氧舞蹈等项目，特点是强度低、有节奏、持续时间长，主要有助于提高心肺功能和机体抵抗力，改善心理状态。

　　当前全球人口正迅速迈向老龄化，随着生理年龄的增长，人体神经系统的结构和功能会发生不同程度的老化和衰退，表现为脑重量和神经细胞数量逐渐减少，以及感觉和认知功能降低。与年龄相关的认知能力下降是一个世界性的挑战，强调需要安全、有效的干预措施改善老年人的认知能力。

　　利用有氧运动的即时和长期的多重效应是一种越来越受关注的方法。研究认为，身体不活动是认知障碍的一个重要危险因素，而运动是目前公认的延缓衰老的非药物干预手段，其中有氧运动在延缓认知功能衰退、降低阿尔茨海默病的患病风险方面发挥积极作用[1-2]。对于随衰老出现的认知能力下降，大量研究认为运动可以传递一种保护作用，即使是在中年之后[3-5]。

　　认知减退可以通过认知训练达到改善及延缓的作用。目前认知训练主要通过逻辑记忆、视空间、执行能力以及言语记忆等开展，多项研究显示，认知训练一定程度上延缓MCI老年人的认知能力下降[6]。另外，药物干预和心理调节在改善MCI的整体认知功能方面也发挥积极作用[7]。

　　运动干预过程除了身体能量消耗之外，本身作为一种简便、有效的认知过程，对老年人的认知能力有一定的维持和促进作用。关于目前运动干预的类型、负荷强度、持续时间及频率等还存在很多争议。本文拟通过充分检索国内外相关文献，综合评价分析有氧运动干预对老年人群或MCI人群认知功能的影响，为MCI人群合理选择运动方案提供科学依据。

二、证据收集方法

　　本研究围绕有氧运动与老年认知障碍、阿尔茨海默病和帕金森病等疾病的关系对国内外公开发表的相关文献进行系统文献检索，共查阅2878篇文献。参照世界卫生组织（WHO）推荐的证据评价方法和标准，根据GRADE分级，结合本书总体要求和纳入、排除标准，共有22篇文献作为本次研究的主要证据，见表18-1-1。本章后两节证据收集方法与此相同，不再赘述。

表 18-1-1　有氧运动与认知相关疾病检索情况

检索词		文献篇数（纳入／总）
中文检索词	英文检索词	英文
有氧运动，耐力运动；认知，认知障碍，认知衰退，轻度认知障碍，阿尔茨海默病，帕金森病	aerobic exercise, endurance exercise cognition, cognitive disorder, cognitive decline, mild cognitive impairment, Alzheimer's disease, Parkinson's disease	22/2878

三、研究证据

经阅读筛查后，纳入本研究文献共 22 篇。研究证据见表 18-1-2 ～ 18-1-4，主要研究证据如后。

1. 有氧运动与老年人认知功能

综合研究结果显示，有氧运动可减轻认知障碍，并降低痴呆症的发生风险。Ahlskog 等[8]对 29 项前瞻性研究的结果进行 meta 分析，发现在痴呆或 MCI 患者中，与少动的对照组相比，经过 6 ～ 12 个月锻炼后的患者认知表现更好；120 名老年人的随机对照试验显示，有氧运动训练增加了海马体和灰质的容积，从而改善了空间记忆，还使脑源性神经营养因子（BDNF）水平上升，表明有氧运动训练可以有效地逆转成年后期的海马萎缩，改善记忆功能。Sofi 等[9]纳入了 15 项前瞻性研究，其中中国 2 项研究、加拿大 3 项研究、美国 4 项研究，新西兰、意大利、澳大利亚、英国、德国、新加坡各 1 项研究。该研究共纳入 33 816 名无痴呆症状的受试者，绝大多数为中老年人，随访 1 ～ 12 年，出现 3210 例认知能力下降患者。结果显示，高水平体育活动的受试者发生认知能力下降的风险比（HR）为 0.62（95%CI 0.54 ～ 0.70），低中水平体育活动的受试者发生认知能力下降的 HR 为 0.65（95%CI 0.57 ～ 0.75），表明所有水平的体育活动都可显著降低发生认知障碍的风险。

Tseng 等[10]纳入 12 项随机对照试验，进行系统综述后发现，每周 3 次及以上、每次 60 分钟、持续 6 周的运动对认知有积极作用，且单一运动类型对有认知障碍的老年人效果更好。随机对照试验结果显示，高水平的有氧能力及较低的肥胖风险有助于大脑白质完整性，对改善认知有积极作用。Yu 等[11]研究发现，6 个月的有氧锻炼增强了 AD 患者的体力，并且参与者都拥有积极的运动体验。有氧训练对于改善痴呆患者的病情及其家庭照顾者的感受是一个可行和有效的方法。综合比较两种有氧运动对受试者精神状态与起立行走均有改善作用，但当 MCI 患者进行有氧运动时，强度并非运动效果的决定要素。为了探究运动强度与认知功能之间的关系，Brown 等[12]的研究中 217 名参与者（年龄 60 ～ 89 岁）连续 7 天佩戴体动记录仪，并接受全面的神经心理学评估。根据体力活动强度分层，体育活动强度最高五位数参与者的数字符号（digit symbol）、REY 复杂图形测验（The Rey Complex Figure Test，RCFT）和语言流畅性测试（verbal fluency test）评分均显著改善，表明体力活动强度比体力活动量更重要。Zotcheva 等[13]将 945 名老年受试者随机分配为对照组、中等强度持续有氧运动组、高强度间歇运动组，持续 5 年，5 年后使用蒙特利尔认知评估量表（MoCA）评估其认知功能，结果发现，高强度有氧运动对男性认知的影响高于女性，且摄氧量峰值的维持或提高有利于提高认知水平。

为了验证有氧训练和阻力训练对海马体积的影响以及海马体积变化与记忆变化之间的关系，Ten 等[14]将 86 名老年 MCI 妇女随机分为有氧训练（AT）、阻力训练（RT）或平衡训练（BAT）组，为期 6 个月，每周 2 次，训练结束后评估得出有氧训练可显著增加老年 MCI 妇女的海马体积，提高老年人空间记忆能力。Makino 等[15]将 415 名有主观记忆不适的老年人随机分配到有氧训练（AT）、阻力训练（RT）和联合训练（CT）组，为期 26 周，随访发现 AT 干预可以改善老年人的延迟记忆。

2. 有氧等多种组合运动形式与老年人认知功能

总体研究结果显示，有氧训练对于缓解痴呆患者症状是一个可行和有效的方法，但有氧与抗阻力量训练结合更值得推荐。Northey 等[16]对 36 项研究进行 meta 分析表明，无论参与者的认知状况如何，运动锻炼都能改善 50 岁以上人群的认知功能，建议患者根据当前的运动指南，在一周中尽可能多的日子里进行至少中等强度的有氧运动和阻力运动。Shimada 等[17]对 65 岁及以上的有轻度认知障碍的老年人进行为期 40 周、每周 90 分钟的身体和认知训练，身体训练包括有氧、力量、平衡训练等，发现身体和认知活动相结合可以改善或维持 MCI 老年人的认知和身体表现。

关于比较不同运动形式方面的研究，Zhang 等[18]纳入 150 名老年受试者（年龄为 60～70 岁），将老年受试者分为游泳组、跑步组、广场舞组、太极拳组和对照组，每组 30 人，干预时长 18 个月。干预后 6 个月、12 个月和 18 个月进行 P300 测试、老年认知功能量表（SECF）、汉密尔顿抑郁量表（HAMD）和汉密尔顿焦虑量表（HAMA）评估。干预结果显示，不同的健身运动对老年人的认知功能和情感有积极效应，其中太极拳运动最为显著。

Arcoverde 等[19]选取 20 例老年轻度痴呆患者，随机分为运动组和对照组，每组 10 例。其中运动组采用跑步机进行锻炼，每次 30 分钟，每周 2 次，中等强度 60% $VO_{2\,max}$，16 周。干预结束，采用剑桥认知测验（CAMCOG）进行测试评估。结果显示，与对照组相比，运动组的认知能力有显著提高。

单一运动方式固然有效，但综合分析，有氧运动与抗阻运动的结合更值得推荐。Lee 等[20]纳入 14 项研究，共 1178 例老年 MCI 患者。结果表明，与对照组比较，参加运动可显著改善其认知功能（$P = 0.01$）和握力（$P = 0.00$）。Bossers 等[21]发现与非运动对照组相比，在减缓痴呆患者的认知和运动能力下降方面，有氧运动和力量训练的组合比单独有氧运动更为有效。

3. 有氧运动与阿尔茨海默病和帕金森病

有氧运动能改善阿尔茨海默病和帕金森病（PD）患者的身体功能，并且可能有助于改变疾病过程和认知功能。

López-Ortiz 等[22]对 21 项研究进行 meta 分析，尽管研究之间具有相当大的异质性，但发现有氧运动对 AD 患者在认知功能、身体功能、功能独立性（Barthel 指数）等多方面具有益处。

Sobol 等[23]对 AD 患者采用中高强度有氧运动（每周锻炼 3 次，每次 1 小时，共 16 周），发现可改善轻度 AD 患者的峰值摄氧量（$VO_{2\,peak}$），并初步认为峰值摄氧量的变化与认知和神经精神症状的变化有关。Schlosser 等[24]也证实，较高水平的有氧运动与将来患

表 18-1-2　有氧运动与认知功能的研究

作者，年度	研究类型	调查方法	例数	研究对象	运动情况	结果	对认知功能的影响
Ahlskog, 2011[8]	系统评价（29个前瞻性队列研究）	文献分析	—	痴呆或轻度认知障碍患者	有氧运动	在痴呆或轻度认知障碍患者中，与少动的对照组相比，经过 6~12 个月锻炼后的患者认知表现更好	改善
Sofi, 2011[9]	系统评价（15个前瞻性队列研究）	文献分析	33 816 例	无痴呆症状的受试者，绝大多数为中老年人	高、中、低水平身体活动	与相对安静的对照组相比，进行高水平活动的受试者患认知功能障碍的风险降低了 38%（HR 0.62，95%CI 0.54~0.70；$P<0.00001$），没有发现明显的异质性（$I^2=17\%$，$P=0.26$）。中低水平体力活动对认知下降有保护作用（HR 0.65，95%CI 0.57~0.75；$P<0.0001$），且研究之间没有发现明显的异质性（$I^2=33\%$，$P=0.1$）	改善
Tseng, 2011[10]	系统综述12项（随机对照试验）	文献分析	1207 例	健康老年人和认知受损老年人	有氧运动	在这 12 项研究中，有 8 项研究表明运动可以改善认知功能。5 项研究集中于健康的老年人，3 项研究集中于基线时认知受损的老年人。研究分析表明，简单的单组运动对认知障碍的老年人更好，而多组运动分运动对没有认知障碍的老年人更好	改善
Yu, 2012[11]	试验研究	运动干预	10 例	阿尔茨海默病患者，平均年龄 78.3 岁	6 个月的中等强度有氧运动锻炼，每周 3 次，每次 45 分钟	6 个月的锻炼增强了受试者的体力，并且参与者都拥有积极的运动体验。有氧训练对干改善痴呆患者的病情及其家庭照顾者的感受是一个可行和有效的方法	改善
Brown, 2012[12]	队列研究	体动记录仪记录 7 天活动	217 例	60~89 岁	有氧运动	对研究对象进行连续 7 天的胸式体动记录仪记录及神经心理学综合评估，结果表明，为了改善认知功能，运动强度比运动量更重要	改善
Zotcheva, 2022[13]	随机对照试验	运动干预	945 例	平均年龄 78.2 岁	中等强度持续运动每周 2 次，高强度运动每周 2 次，共持续 5 年	高强度有氧运动对男性认知的影响高于女性，且摄氧量峰值的维持或提高有利于提高认知水平	改善

续表

作者，年度	研究类型	调查方法	例数	研究对象	运动情况	结果	对认知功能的影响
Ten，2015[14]	随机对照试验	运动干预	86 例女性	70 ~ 80 岁	有氧训练（AT），阻力训练（RT）或平衡训练（BAT）每周2 次，共 6 个月	有氧训练可显著增加老年轻度认知障碍妇女的海马体积，提高老年人空间记忆能力	改善
Makino，2021[15]	随机对照试验	运动干预	415 例	平均年龄42.3 岁	有氧训练（AT），阻力训练（RT）和联合训练（CT）组，为期26 周	通过混合效应模型重复测量进行的意向治疗分析表明，AT 组在 WMS-R 逻辑记忆 II 测试中的表现 [2.74（1.82 ~ 3.66）分] 明显优于对照组 [1.36（0.44 ~ 2.28）分]（P = 0.037）。RT 组和 CT 组未观察到明显改善	改善

表 18-1-3 运动方式与认知功能关系的研究

作者，年度	研究类型	调查方法	例数	研究对象	运动情况	结果	对认知功能的影响
Northey, 2017[16]	系统评价（36项研究）	文献分析	12 820例	50岁以上人群	运动分有氧、抗阻及组合训练；运动强度分低、中、高强度	运动锻炼能够改善50岁以上人群的认知功能	改善
Shimada, 2018[17]	随机对照试验	试验法，量表评估	308例	65岁及以上MCI患者	每周90分钟，持续40周的身体和认知活动训练，包括有氧、力量、平衡训练等	身体和认知活动相结合可以改善或维持MCI老年人的认知和身体表现	改善
Zhang, 2014[18]	随机对照试验	试验法，量表评估	150例	60～70岁老年人	不同的运动干预18个月	不同的健身运动对老年人的认知功能和情绪有显著的有益影响，太极拳运动效果最显著	改善
Arcoverde, 2014[19]	随机对照试验	剑桥认知测验（CAMCOG）进行测试评估	20例	轻度痴呆老年人（64～82岁）	跑步机，每次30分钟，每周2次，中等强度60% $VO_{2\,max}$，16周	与对照组相比，运动组的运动能力和认知能力有显著提高	改善
Lee, 2020[20]	系统评价（14项随机对照试验）	文献分析	1178例	MCI老年人	有氧或阻抗运动，每周150分钟	与对照组比较，老年MCI患者参加运动可显著改善其认知功能	改善
Bossers, 2015[21]	随机对照试验	试验法	109例	痴呆患者，年龄85.5±5.1岁	9周的运动干预，包括每周2次抗阻力量、2次有氧步行训练	与非运动对照组相比，在减缓痴呆患者的认知和运动能力下降方面，有氧运动和力量训练的组合比单独有氧运动更为有效	改善

MCI 或 AD 的风险降低有关。Yu 等[25]将 96 名老年 AD 患者随机分配到骑自行车组（中等强度骑行 20～50 分钟，每周 3 次）和对照组（低强度拉伸），为期 6 个月，结果表明，运动可能会减少轻中度 AD 老年人的整体认知下降，自行车运动并没有表现出比拉伸运动更好的认知效果。

Ayed 等[26]招募了 79 名（平均年龄 69.62±0.99 岁）中度 AD 患者，有氧运动组进行 20 分钟中等强度的骑自行车（个人目标最大心率的 60%）。研究发现，有氧运动可能有助于改善中度 AD 患者的认知功能。

针对长期运动体力活动是否会影响痴呆症，de Bruijn 等[27]进行了长达 14 年的痴呆症患者跟踪试验，结果发现较高水平的体力活动与较低的痴呆风险之间存在显著关联。

有氧运动对 AD 影响的研究仍不够深入。Yu 等[28]通过测试 6 个月自行车运动对轻度至中度 AD 社区老年人 AD 症状的改善来探讨有氧运动对 AD 的影响。在试验开始、3 个月和 6 个月时，采用 AD 评估量表认知分量表（ADAS-Cog）、AD 残疾量表（DAD）和神经精神问卷–照顾者量表（NPI-Q）测量 AD 症状。结果表明，有氧运动可以减少 AD 症状，但仍需要进一步的随机对照试验来检验有氧运动对 AD 的影响。

另外，Coelho 等[29]通过多模式运动对老年 AD 患者的干预，并采用额叶评定量表、时钟绘制测验和符号搜索测验进行评定，探讨了多模式运动干预对 AD 患者额叶认知功能和运动步态参数的影响。结果表明，多模式运动干预改善了 AD 患者的额叶认知功能。

Altmann[30]研究认为有氧运动是 PD 可行的干预措施，可以预防抑郁症状的增加，并可以改善一些非运动领域，包括执行功能和语言障碍。Duchesne 等[31]研究采用 12 周有氧与力量结合的运动，显示运动可改善额叶执行功能，进而提高认知状况，但对情绪或生活质量无显著影响。结果表明，有氧运动可以作为一种有价值的非药物干预措施，促进 PD 患者早期的身体适应，同时也可以改善其认知功能。

4. 有氧运动改善老年人认知功能的相关机制

有氧运动作为一种非药物干预形式，通过多种机制影响认知功能。部分研究认为有氧运动通过改善大脑相关区域结构及功能直接影响认知功能；多数研究认为有氧运动通过改善身体功能状况，包括改善心血管功能、调节机体的代谢能力等因素来间接改善认知。

Alghadir 等[32]将 100 名健康受试者（65～95 岁）随机分为两组：对照组（$n = 50$）和运动组（$n = 50$），进行为期 24 周的中等强度有氧运动。结果显示，运动组受试者的体育活动状况与氧化应激自由基和炎性标志物的调节均显著相关，与久坐的参与者相比，运动组表现出更高的认知能力。研究认为，适度有氧运动通过调节老年人的氧化还原和炎症状态，改善认知功能。Alghadir 等[33]对 50～85 岁的 60 名老年人进行评估，其中 50% 为 MCI 患者，其余为正常健康受试者。在 12 周的有氧运动后，MCI 受试者皮质醇和细胞因子 CRP、TNF-α 和 IL-6 水平下降、认知评估分数提高，表明有氧运动可能通过调节压力和促炎细胞因子来改善老年人的认知障碍。

Tyndall 等[34]研究发现，有氧运动与老年人脑血管功能和认知能力的改善或维持有关。Guadagni 等[35]研究纳入 206 名健康低活动中老年人（65.9±6.4 岁），进行为期 6 个月的有氧运动干预，通过经颅多普勒超声测量脑血流速度，发现 6 个月的有氧运动干预

表 18-1-4　有氧运动与帕金森病、阿尔茨海默病的研究

作者，年度	研究类型	调查方法	例数	研究对象	运动情况	结果	对认知功能的影响
López-Ortiz, 2021[22]	系统分析（21项研究）	文献分析	1337例	年龄79~90岁	运动干预	有氧运动干预对AD患者在认知功能、身体功能、功能独立性（Barthel指数）等多方面具有益处	改善
Sobol, 2018[23]	对照试验	试验干预	55例	年龄52~83岁	运动干预16周	中高强度有氧运动可改善轻度AD患者的摄氧量峰值（$VO_{2\,peak}$）	改善
Schlosser, 2015[24]	队列研究	文献分析	716例	老年人	体力活动记录	体力活动水平越高，发生MCI或AD的风险越低（RR为0.477，95%CI 0.273~0.832）	改善
Yu, 2021[25]	对照试验研究	试验干预	96例	老年AD患者	运动干预6个月	运动可以减少轻度至中度AD痴呆患者整体认知能力的下降	改善
Ayed, 2021[26]	随机对照试验	试验干预	79例	中度AD患者	单次20分钟中等强度的骑自行车	中等强度的有氧运动可能有助于改善AD患者的认知功能	改善
Coelho, 2013[29]	随机对照试验	试验干预	27例	老年AD患者	运动为每周3次，每次1小时，持续16周	多模式运动干预可改善AD患者的额叶认知功能	改善
Altmann, 2016[30]	对照试验研究	试验干预	30例	老年PD患者	运动干预	有氧运动是PD可行的干预措施，可以预防抑郁症状的增加，并改善执行功能和语言障碍	改善
Duchesne, 2015[31]	对照试验研究	试验干预	39例	19例轻度老年PD患者	运动干预	采用12周有氧与力量结合的运动可改善额叶执行功能，进而提高认知状况，但对情绪或生活质量无显著影响	改善

与某些认知功能的改善与脑区血管调节有关。Tomoto 等[36]的研究中，70 名 MCI 患者被随机分配接受 1 年的中等至高强度有氧运动训练（AET），发现 AET 对脑血管功能有积极影响，这可能有益于改善老年人的认知能力。Brinke 等[37]从脑区结构分析，有氧训练能显著增加可能患有 MCI 的老年妇女的海马容量。Erickson 等[38]研究发现有氧运动训练可增加海马前部的体积，改善空间记忆；同时，海马体积增加与血清脑源性神经营养因子（BDNF）升高有关。上述研究结果提示，有氧运动训练可有效逆转老年阶段海马体积的减少，并伴有记忆功能的改善。

脑白质变性随着年龄的增长而发生，与认知功能下降有关。Voss 等[39]观察有氧运动对脑白质的影响，结果发现为期 1 年的有氧运动不影响脑白质完整性、执行功能或短期记忆水平的变化，但大强度有氧运动与额叶和颞叶脑白质完整性的改变以及短期记忆的改善有关。Tarumi 等[40]对失忆性 MCI 患者研究发现，虽然有氧运动干预没有改善脑白质完整性，但个体心肺功能的改善与前额叶皮质脑白质束完整性的改善相关。Voss 等[41]研究发现，有氧训练不影响受试者脑白质水平，以及工作记忆的完整性和短期记忆功能，但能改善体适能、运动能力以及老年人的认知能力。

Gonzales 等[42]通过对年龄 40～65 岁的 28 名接受耐力训练的成年人和 27 名久坐的成年人进行了一般健康评估、心肺健康测量、神经心理学测试和质子磁共振波谱等测试后，发现两组在整体认知功能、记忆和执行功能表现上无显著差异。但与久坐的成年人相比，耐力训练组额叶灰质的 N- 乙酰天冬氨酸（NAA）/ 肌酸（Cr）显著升高，枕顶灰质的胆碱类复合物（Cho）/Cr 显著升高。表明耐力训练使神经元的完整性增强，脑代谢效率提高，心肺功能改善，同时继发于神经可塑性的磷脂水平也得到提高。

四、研究证据评价

综合研究结果显示，有氧运动很可能改善老年人的认知功能，有氧、力量和平衡、抗阻训练等多种组合运动方式效果更好，综合评价等级为 B 级。较高强度的有氧运动可能降低 PD 和 AD 的发生风险。但异质性大，综合评价等级为 C 级。具体研究证据评价结果见表 18-1-5。

表 18-1-5　有氧运动与认知、帕金森病、阿尔茨海默病关系的证据分析

内容	评级	备注
有氧运动与认知		
证据等级	优	3 项 meta 分析、1 项队列研究、4 项对照试验研究
一致性	良	均以认知功能为重点，研究人群略有差异，主要为老年人
健康影响	中	多种组合形式的有氧运动很可能改善老年人认知功能，运动有可能减轻认知障碍和痴呆症发生风险
研究人群	中	涉及多个国家的老年人群
适用性	良	适用于中国人群时有个别注意事项
有氧运动与 AD、PD		
证据等级	优	1 项系统分析、1 项队列研究、1 项随机对照试验、4 项对照试验研究

续表

内容	评级	备注
一致性	良	均以 AD、PD 为重点，研究人群略有差异，均为老年人
健康影响	中	多种组合形式的有氧运动很可能改善老年人认知功能，运动有可能减轻认知障碍和痴呆症发生风险
研究人群	中	涉及多个国家的老年人群
适用性	中	适用于中国人群时有许多注意事项

五、结语

1. 推荐意见

综合评价结果显示，多种组合形式的运动很可能改善老年人认知功能，推荐强度为 B 级。建议老年人每周 3 次及以上、每次 60 分钟的有氧运动，结合力量、平衡、抗阻训练效果更好。

2. 局限性

关于有氧运动的负荷强度方面还缺乏相对客观的评定标准，需要大样本 RCT 研究。

（史仍飞　韩海军）

参考文献

[1] Colcombe SJ，Erickson KI，Scalf PE，et al. Aerobic exercise training increases brain volume in aging humans [J]. J Gerontol A Biol Sci Med Sci，2006，61（11）：1166-1170.

[2] Hillman CH，Erickson KI，Kramer AF. Be Smart，exercise your heart：Exercise effects on brain and cognition [J]. Nature Reviews Neuroscience，2008，9（1），58-65.

[3] Ngandu T，Lehtisalo J，Solomon A，et al. A 2 year multidomain intervention of diet，exercise，cognitive training，and vascular risk monitoring versus control to prevent cognitive decline in at-risk elderly people（FINGER）：a randomised controlled trial [J]. Lancet，2015，385（9984）：2255-63.

[4] Tolppanen AM，Taipale H，Purmonen T，et al. Hospital admissions，outpatient visits and healthcare costs of community-dwellers with Alzheimer's disease [J]. Alzheimers Dement，2015，11（8）：955-963.

[5] Tolppanen AM，Solomon A，Kulmala J，et al. Leisure-time physical activity from mid- to late life，body mass index，and risk of dementia [J]. Alzheimers Dement，2015，11（4）：434-443.

[6] Moro V，Condoleo MT，Valbusa V，et al. Cognitive stimulation of executive functions in mild cognitive impairment：specific efficacy and impact in memory [J]. Am J Alzheimers Dis Other Demen，2015，30（2）：153-164.

[7] Buschert VC，Friese U，Teipel SJ，et al. Effects of a newly developed cognitive intervention in amnestic mild cognitive impairment and mild Alzheimer's disease：a pilot study [J]. J Alzheimers Dis，2011，25（4）：679-694.

[8] Ahlskog JE，Geda YE，Graff-Radford NR，et al. Physical exercise as a preventive or disease-modifying treatment of dementia and brain aging [J]. Mayo Clin Proc，2011，86（9）：876-884.

[9] Sofi F，Valecchi D，Bacci D，et al. Physical activity and risk of cognitive decline：a meta-analysis of prospective studies. J Intern Med，2011，269（1）：107-117.

［10］Tseng CN，Gau BS，Lou MF. The effectiveness of exercise on improving cognitive function in older people：a systematic review［J］. J Nurs Res，2011，19（2）：119-131.

［11］Yu F，Swartwood RM. Feasibility and perception of the impact from aerobic exercise in older adults with Alzheimer's disease［J］. Am J Alzheimers Dis Other Demen & Other Dementias，2012，27（6）：397-405.

［12］Brown BM，Peiffer JJ，Mondal A，et al. Intense physical activity is associated with cognitive performance in the elderly［J］. Transl Psychiatry，2012，2（11）：e191.

［13］Zotcheva E，Håberg AK，Wisløff U，et al. Effects of 5 years aerobic exercise on cognition in older adults：the generation 100 study：A randomized controlled trial［J］. Sports Med，2022，52（7）：1689-1699.

［14］Ten Brinke LF，Bolandzadeh N，Nagamatsu LS，et al. Aerobic exercise increases hippocampal volume in older women with probable mild cognitive impairment：a 6-month randomised controlled trial［J］. Br J Sports Med，2015，49（4）：248-254.

［15］Makino T，Umegaki H，Ando M，et al. Effects of aerobic，resistance，or combined exercise training among older Aaults with subjective memory complaints：A randomized controlled trial［J］. J Alzheimers Dis，2021，82（2）：701-717.

［16］Northey JM，Cherbuin N，Pumpa KL，et al. Exercise interventions for cognitive function in adults older than 50：a systematic review with meta-analysis［J］. Br J Sports Med，2017，52（3）：154-160.

［17］Shimada H，Makizako H，Doi T，et al. Effects of combined physical and cognitive exercises on cognition and mobility in patients with mild cognitive impairment：A randomized clinical trial［J］. J Am Med Dirp Assoc，2018，19（7）：584-591.

［18］Zhang X，Ni X，Chen P. Study about the effects of different fitness sports on cognitive function and emotion of the aged［J］. Cell Biochem Biophys，2014，70（3）：1591-1596.

［19］Arcoverde C，Deslandes A，Moraes H，et al. Treadmill training as an augmentation treatment for Alzheimer's disease：a pilot randomized controlled study［J］. Arq Neuropsiquiatr，2014，72（3）：190-196.

［20］Lee J. Effects of aerobic and resistance exercise interventions on cognitive and physiologic adaptations for older adults with mild cognitive impairment：A systematic review and Meta-analysis of randomized control trials［J］. Int J Environ Res Public Health，2020，17（24）：9216.

［21］Bossers WJ，van der Woude LH，Boersma F，et al. A 9-week aerobic and strength training program improves cognitive and motor function in patients with dementia：A randomized，controlled trial［J］. Am J Geriatr Psychiatry，2015，23（11）：1106-1116.

［22］López-Ortiz S，Valenzuela PL，Seisdedos MM，et al. Exercise interventions in Alzheimer's disease：A systematic review and meta-analysis of randomized controlled trials［J］. Ageing Res Rev，2021，72：101479.

［23］Sobol NA，Dall CH，Høgh P，et al. Change in fitness and the relation to change in cognition and neuropsychiatric symptoms after aerobic exercise in patients with mild Alzheimer's disease［J］. J Alzheimers Dis，2018，65（1）：137-145.

［24］Schlosser Covell GE，Hoffman-Snyder CR，Wellik KE，et al. Physical activity level and future risk of mild cognitive impairment or dementia：a critically appraised topic［J］. Neurologist，2015，19（3）：89-91.

［25］Yu F，Vock DM，Zhang L，et al. Cognitive efects of aerobic exercise in Alzheimer's disease：A pilot randomized controlled trial［J］. J Alzheimers Dis，2021，80（1）：233-244.

［26］Ayed IB，Castor-Guyonvarch N，Amimour S，et al. Acute exercise and cognitive function in Alzheimer's disease［J］. J Alzheimers Dis，2021，82（2）：749-760.

［27］de Bruijn RFAG，Schrijvers EMC，de Groot KA，et al. The association between physical activity and dementia in an elderly population：the Rotterdam Study［J］. Eur J Epidemiol，2013，28（3）：

277-83.

[28] Yu F, Thomas W, Nelson NW, et al. Impact of 6-month aerobic exercise on Alzheimer's symptoms [J]. J Appl Gerontol, 2015, 34（4）: 484-500.

[29] Coelho FG, Andrade LP, Pedroso RV, et al. Multimodal exercise intervention improves frontal cognitive functions and gait in Alzheimer's disease: a controlled trial [J]. Geriatr Gerontol Int, 2013, 13（1）: 198-203.

[30] Altmann LJ, Stegemöller E, Hazamy AA, et al. Aerobic exercise improves mood, cognition, and language function in Parkinson's disease: results of a controlled study [J]. J Int Neuropsychol Soc, 2016, 22（9）: 878-889.

[31] Duchesne C, Lungu O, Nadeau A, et al. Enhancing both motor and cognitive functioning in Parkinson's disease: Aerobic exercise as a rehabilitative intervention [J]. Brain Cogn, 2015, 99: 68-77.

[32] Alghadir AH, Gabr SA, Al-Eisa ES. Effects of moderate aerobic exercise on cognitive abilities and redox state biomarkers in older adults [J]. Oxid Med Cell Longev, 2016, 2545168.

[33] Alghadir AH, Gabr SA, Al-Momani M, et al. Moderate aerobic training modulates cytokines and cortisol profiles in older adults with cognitive abilities [J]. Cytokine, 2021, 138: 155373.

[34] Tyndall AV, Davenport MH, Wilson BJ, et al. The brain-in-motion study: effect of a 6-month aerobic exercise intervention on cerebrovascular regulation and cognitive function in older adults [J]. BMC Geriatr, 2013, 13: 21.

[35] Guadagni V, Drogos LL, Tyndall AV, et al. Aerobic exercise improves cognition and cerebrovascular regulation in older adults [J]. Neurology, 2020, 94: 1-e13.

[36] Tomoto T, Tarumi T, Chen JN, et al. One-year aerobic exercise altered cerebral vasomotor reactivity in mild cognitive impairment [J]. J Appl Physiol, 2021, 131（1）: 119-130.

[37] Brinke LF, Bolandzadeh N, Nagamatsu LS, et al. Aerobic exercise increases hippocampal volume in older women with probable mild cognitive impairment: a 6-month randomised controlled trial [J]. Br J Sports Med, 2015, 49（4）: 248-254.

[38] Erickson KI, Voss MW, Prakash RS, et al. Exercise training increases size of hippocampus and improves memory [J]. Proc Natl Acad Sci USA, 2011, 108（7）: 3017-22.

[39] Voss MW, Heo S, Prakash RS, et al. The influence of aerobic fitness on cerebral white matter integrity and cognitive function in older adults: results of a one-year exercise intervention [J]. Hum Brain Mapp, 2013, 34（11）: 2972-85.

[40] Tarumi T, Thomasd BP, Tsenge BY, et al. Cerebral white matter integrity in amnestic mild cognitive impairment: A 1-year randomized controlled trial of aerobic exercise training [J]. J Alzheimers Dis, 2020, 73（2）: 489-501.

[41] Voss MW, Heo S, Prakash RS, et al. The influence of aerobic fitness on cerebral white matter integrity and cognitive function in older adults: results of a one-year exercise intervention [J]. Human Brain Mapping, 2013, 34（11）: 2972-2985.

[42] Gonzales MM, Tarumi T, Kaur S, et al. Aerobic fitness and the brain: increased N-acetyl-aspartate and choline concentrations in endurance-trained middle-aged adults [J]. Brain Topogr, 2013, 26（1）: 126-134.

第二节　传统康养功

一、引言

健康养生文化是中华民族优秀文化遗产的重要组成部分。传统康养功是指以太极拳和八段锦等为代表的一类中华传统健康养生功法。其中太极拳是一种集颐养性情、强身健体、技击对抗等多种功能为一体的中国传统拳术，旨在整合肌肉骨骼、感觉和认知系统，侧重于控制、自我启动的同步呼吸运动，运动模式包括重心位移、负重和移动、躯干和骨盆旋转以及眼手协调。八段锦是古代劳动人民在养生保健中积累出来以八节不同的动作组成的一套体育医疗方法，要求运动者从一个动作到下一个动作，缓慢而连续地变换身体姿势，促进适当的身体姿势、柔韧性、放松和精神集中，并涉及视觉空间处理、注意力和执行能力的训练。

传统康养运动很适合中老年人，它是一种安全有效、无不良反应，并可同时进行药物干预和非药物干预的锻炼方式，目前越来越成为慢病防控综合方案的重要组成部分。传统康养功在改善认知功能方面也卓有成效，但其运动方案有待完善，其作用机制有待探索。本节主要以太极拳、八段锦等为例，综合分析并评价传统康养功对老年人认知功能的研究证据。

二、证据收集方法

本研究围绕太极拳、八段锦和十二段锦及手指运动与老年人认知功能的关系进行系统性文献检索，共查阅到 36 篇高质量文献。其中属于"meta 分析和 RCT"类的文献共有 12 篇，包括太极拳改善老年人认知功能文献 6 篇、其他传统康养功（八段锦、十二段锦及手指运动等）改善老年人认知功能文献 6 篇（中文 2 篇），检索情况见表 18-2-1。

表 18-2-1　传统康养功与认知相关疾病检索情况

主体	检索词		文献篇数（纳入 / 总）
	中文检索词	英文检索词	
太极拳	太极拳，认知障碍，老年人	Tai Chi，cognition，older adults	6/24
其他	八段锦，十二段锦，手指运动，认知障碍，老年人	Baduanjin，twelve-duanjin exercise，finger exercise，cognition，older adults	6/12
文献总计			12/36

三、　研究证据

研究证据见表 18-2-2 ～ 18-2-3，主要研究结果如下。

（一）太极拳与老年人认知功能

Wayne 等[1]等通过系统回顾与 meta 分析发现，太极拳显示出增强 60 岁以上老年人认知功能的潜力，尤其是在改善执行功能方面和对没有认知功能损害的人群效果更加明显。Lim 等[2]的综述支持太极拳在改善老年人痴呆发病早期的短期认知功能方面的潜在作用，因为太极拳练习对整体认知功能、视觉空间机能、语义记忆、语言学习/记忆和记忆自我知觉均有改善作用。Li 等[3]通过系统回顾和 meta 分析得出，太极拳运动方案（3次 / 周，30 ～ 60 分钟 / 次，共 12 周）作为一种身心干预手段，对轻度认知障碍老年人大有好处。Chen 等[4]在纳入了 16 项研究共 1121 名受试者的系统综述中研究了太极拳持续时间（每次持续时间、每周持续时间、研究持续时间和整个研究持续时间）与社区老年人认知能力之间的剂量-反应关系。多元回归分析结果表明，太极拳对认知功能有积极影响，但其持续时间对认知功能的影响在统计学上无显著性差异；提示太极拳对认知功能有益，但长持续时间太极拳与更大的认知效应没有关联。未来的研究应明确展示干预方案，特别是太极拳的风格和强度。

Zheng 等[5]通过系统回顾发现，与其他身体活动相比，太极拳对健康成年人认知功能（如整体认知能力、注意力、学习和记忆力、语言、情感和感知以及执行能力）具有潜在的保护功效。王乾贝[6]的研究发现，每周 4 次、每次 40 分钟、共 12 周的太极拳运动可以改善轻度认知障碍老年人的记忆力和执行功能。Siu 等[7]探讨了太极拳对中国香港 160 名年龄≥ 60 岁的轻度认知障碍社区老年人一般认知功能及工具性日常生活活动（IADL）的影响。干预组（$n = 80$）接受杨式简易太极拳训练，每周 2 次，持续 16 周，对照组（$n = 80$）没有治疗方案，在研究期间照常参加社区娱乐活动。在调整了年龄、教育程度、婚姻状况和生活条件的差异后发现，干预组对象的中文版简易精神状态测试（CMMSE）和 IADL 问卷得分显著高于对照组（分别为 $P = 0.001$ 和 $P = 0.004$），研究结果提示，太极拳可能是提高 MCI 老年人认知健康和维持其 IADL 功能的一种有效策略。

Yu 等[8]调查了太极拳和快走对 60 岁及以上人群认知功能的影响，太极拳组的记忆表现显著优于快走组，在 10 周末，两个运动组对象的蒙特利尔认知表现及对动物的命名和定位均有显著改善。Chen 等[9]在中国福建、哈尔滨、深圳、北京完成了多中心随机临床试验，参与对象为 328 名临床诊断为 2 型糖尿病和轻度认知障碍的老年人（年龄≥ 60 岁）。24 周时太极拳组对象蒙特利尔认知评估（MoCA）评分显著高于对照组，但与健康步行组无统计学差异；36 周时太极拳组 MoCA 评分和平均韦氏记忆商（MQ）评分均显著高于步行组和对照组。作者认为该随机临床试验中，患有 2 型糖尿病和轻度认知障碍的老年人采用太极拳运动对改善其整体认知功能比健身步行更有效。结合上述研究结果，建议长期保持太极拳运动的习惯（至少 12 周）以更有效地改善认知功能。

表 18-2-2　太极拳与老年人认知功能关系的研究

作者，年度	研究类型	研究结论	对认知功能的影响
Wayne，2014[1]	系统综述和 meta 分析	太极拳显示出增强老年人认知功能的潜力，尤其是在改善执行功能方面和对无认知功能损害人群效果更好	改善
Lim，2019[2]	系统综述	在痴呆发病早期，太极拳有改善短期认知功能的潜力	改善
Li，2020[3]	系统综述和 meta 分析	3 个月太极拳（3 次 / 周，30 ～ 60 分钟 / 次）可作为轻度认知障碍老年人身心干预措施，有认知改善效果	改善
Chen，2023[4]	meta 分析	共纳入 16 项研究共 1121 名受试者，结果表明，太极拳对认知功能有积极影响，但其持续时间对认知功能的影响没有统计学意义	改善

（二）八段锦等传统康养功与老年人认知功能

1. 八段锦

Li 等[10]通过系统回顾和贝叶斯网络元分析四种中国传统运动对认功能损害人群效果

后发现，八段锦最有可能与认知能力的显著改善有关，它是最有效的运动类型，其次是太极拳。夏锐等[11]研究发现，经过24周八段锦运动干预后，认知衰弱症老年人的认知功能得到显著改善。王宇等[12]也得出了类似的结论，为期24周的八段锦干预显著改善轻度认知障碍人群的认知功能。刘诗茗等[13]则得出结论，为期6个月的八段锦运动能够显著改善轻度认知障碍患者的认知功能。Yu等[14]通过系统回顾与meta分析发现，与常规疗法比较，八段锦训练（40～60分钟/天，3～6次/周，持续1～12个月）＋常规疗法能够显著改善轻度认知障碍患者的认知功能。徐志立等[15]也发现为期6个月的八段锦健身运动有显著延缓老年人智力衰老、提高老年人生活质量的作用。Wang等[16]通过系统回顾与meta分析发现，八段锦训练（3～7次/周，每次30～60分钟，共1.5～12个月）对增强中老年人的整体认知功能和记忆功能安全有效，对其他认知功能（如执行能力和处理事务速度）也可能有益。此外，Tao等[17]的研究结果也均得出为期6个月单次持续时长60分钟的八段锦运动锻炼能够显著改善受试者的认知功能，而Yu等也得出了类似的结论[14]。鉴于上述研究结果，6个月以上的八段锦运动干预对改善认知功能有较为明显的效果。因此，为改善认知功能，建议持之以恒地长期保持八段锦运动习惯。

2. 十二段锦

相比于八段锦，十二段锦的相关研究较少。现有研究结果表明，十二段锦对认知功能的改善效果具有干预周期的时长依赖性。刘恒嘉等[18]通过对十二段锦运动组和对照组进行了为期24周临床观察，结果表明，运动开始前和第8周两组认知功能无统计学意义；而运动第16周和第24周的认知功能差异有统计学意义。该研究结果表明，十二段锦与前述的其他传统气功类似，也需要达到一定的运动周期才能够发挥改善认知功能的效果。此外，十二段锦在睡眠和情绪调节方面也发挥重要作用，而睡眠和情绪的调整与认知功能的改善有密切的联系[19]。

3. 手指运动

Wang等[20]在一项232名参与者的随机对照试验中研究了手指运动对社区轻度认知障碍老年人认知功能的影响。在控制了社会人口学变量后发现，手指运动对提高轻度认知障碍老年人MMSE测试得分有效。张丽等[21]探讨手指健智操对120例轻度痴呆患者的护理效果，结果显示，手指健智操可有效辅助药物治疗痴呆，提高患者的认知功能和日常生活能力。以上研究结果提示，手指运动可以作为轻度认知障碍早期管理的一种经济方便的替代方法，但需要更多的研究验证。

4. 养生十三法

又名聪明法，是1000多年以前由百岁老人孙思邈药王提出。十三法包括发常梳、目常运、齿常叩、漱玉津（玉津即津液、口水）、耳常鼓、面常洗、头常摇、腰常摆、腹常揉、摄谷道（即提肛）、膝常扭、常散步及脚常搓。

头面部有12对脑神经，这是与脑直接相连的周围神经。每天施用十三法中的前七法，对分布在头面部的脑神经进行按摩会对脑神经有良好刺激和保护作用。全身有很多重要穴位，穴位多为神经末梢密集或较粗的神经纤维经过处。按照中医基础理论，人体穴位主要有三大作用：①经络之气输注于体表的部位；②疾病反映于体表的部位；③针灸、推拿、气功等疗法的施术部位。因此，孙思邈的"十三法"有健脑强身的作用[22]。

表 18-2-3　八段锦等传统康养功与老年人认知功能关系的研究

作者，年度	研究类型	研究结论	对认知影响
Yao，2023[23]	系统回顾和meta 分析	来自中国、泰国和美国的 15 项随机对照试验。对 1127 名受试者的相关研究证明，传统康养功（太极拳、八段锦和气功）能明显改善认知障碍老年人的整体认知功能，而八段锦能改善受试者的整体认知功能、记忆和执行功能	改善
Li，2021[10]	系统综述和meta 分析	中国传统康养功在改善中老年人认知功能障碍方面均具有显著效果，八段锦最可能与认知功能改善有关，其次是太极拳、六字诀和气功	改善
Yu，2020[14]	系统综述和meta 分析	相对于传统疗法，八段锦＋常规疗法可显著改善 MCI 患者的认知和记忆功能	改善
夏锐，2020[11]	随机对照试验	6 个月八段锦运动可显著改善认知衰弱症老年人的整体认知功能	改善
刘恒嘉，2020[18]	随机对照试验	4～6 个月的十二段锦练习可显著提高轻度认知障碍患者的蒙特利尔认知评估量表总分	改善
Wang，2022[20]	随机对照试验	232 名受试者（干预组 117 人，对照组 115 人）在控制了社会人口学变量后发现，手指运动对提高轻度认知障碍老年人 MMSE 测试得分有效	改善

四、研究证据评价

研究结果显示，中华传统康养功多对改善认知功能有较为明显的效果，评价等级为 C 级，具体研究证据评价结果见表 18-2-4。

表 18-2-4　传统康养功与老年认知功能研究证据

内容	评级	备注
证据等级	优	meta 分析研究（9 篇）、随机对照试验研究（3 篇）
一致性	中	各研究均以认知功能改善为重点，研究人群和方案差异较大
健康影响	中	太极拳和八段锦等均可改善认知障碍，锻炼时间推荐 3 个月以上，3 次 / 周，30～60 分钟 / 次
研究人群	中	研究人群涉及中国等多个国家的老年人群和成年人群
适用性	良	适用于中国人群时有个别注意事项

五、结语

1. 推荐意见

综合评价结果显示，传统康养功的典型代表太极拳和八段锦等均可显著增强轻度认知障碍老年人的认知能力。建议中老年人进行每周 3 次、每次 30～60 分钟、持续 3 个月以上的传统康养功锻炼。

2. 局限性

针对改善不同认知功能状态采取的传统康养功的运动方案目前尚不十分清楚，建议开展更大样本的 RCT 研究，并探索和建立传统康养功改善认知功能的运动处方库。

（孙景权　韩海军）

参考文献

［1］Wayne PM，Walsh JN，Taylor-Piliae RE，et al. Effect of tai chi on cognitive performance in older adults：systematic review and meta-analysis［J］. J Am Geriatr Soc，2014，62（1）：25-39.

［2］Lim KH，Pysklywec A，Plante M，et al. The effectiveness of Tai Chi for short-term cognitive function improvement in the early stages of dementia in the elderly：a systematic literature review［J］. Clin Interv Aging，2019，14：827-839.

［3］Wei L，Chai Q，Chen J，et al. The impact of Tai Chi on cognitive rehabilitation of elder adults with mild cognitive impairment：a systematic review and meta-analysis［J］. Disabil Rehabil，2020：1-10.

［4］Chen ML，Wotiz SB，Banks SM，et al. Dose-response association of tai chi and cognition among community-dwelling older adults：a systematic review and meta-analysis［J］. Int J Environ Res Public Health，2021，18（6）：3179.

［5］Zheng G，Liu F，Li S，et al. Tai Chi and the protection of cognitive ability：a systematic review of prospective studies in healthy adults［J］. Am J Prev Med，2015，49（1）：89-97.

［6］王乾贝，绳宇. 太极拳对轻度认知障碍老年人记忆力和执行功能的影响［J］. 山东体育学院学报，2016，32（3）：68-72.

［7］Siu MY，Lee D. Effects of tai chi on cognition and instrumental activities of daily living in community dwelling older people with mild cognitive impairment［J］. BMC Geriatr，2018，18（1）：37.

［8］Yu Y，Zuo E，Doig S. The differential effects of Tai Chi vs. brisk walking on cognitive function among individuals aged 60 and greater［J］. Front Hum Neurosci，2022，16：821261.

［9］Chen Y，Qin J，Tao L，et al. Effects of Tai Chi Chuan on cognitive function in adults 60 years or older with Type 2 Diabetes and mild cognitive impairment in China：a randomized clinical trial［J］. JAMA Network Open，2023，6（4）：e237004.

［10］Li C，Zheng D，Luo J. Effects of traditional Chinese exercise on patients with cognitive impairment：A systematic review and Bayesian network meta-analysis［J］. Nurs Open，2021，8（5）：2208-2220.

［11］夏锐. 基于三重脑网络模型探讨八段锦改善认知衰弱症老年人认知功能及身体机能的机制［D］. 福建中医药大学，2020.

［12］王宇. 健身气功八段锦对轻度认知障碍人群的干预作用［D］. 上海中医药大学，2019.

［13］刘诗茗. 八段锦干预中老年轻度认知损害的随机对照研究［D］. 北京中医药大学，2020.

［14］Yu L，Liu F，Nie P，et al. Systematic review and meta-analysis of randomized controlled trials assessing the impact of Baduanjin exercise on cognition and memory in patients with mild cognitive impairment［J］. Clin Rehabil，2021，35（4）：492-505.

［15］徐志立，张莹，张旭，等. 八段锦对老年人智力衰老的改善作用研究［J］. 亚太传统医药，2019，15（2）：111-113.

［16］Wang X，Wu J，Ye M，et al. Effect of Baduanjin exercise on the cognitive function of middle-aged and older adults：A systematic review and meta-analysis［J］. Complement Ther Med，2021，59：102727.

［17］Tao J，Liu J，Chen X，et al. Mind-body exercise improves cognitive function and modulates the function and structure of the hippocampus and anterior cingulate cortex in patients with mild cognitive impairment［J］. Neuroimage Clin，2019，23：101834.

［18］刘恒嘉，殷秀敏，付清楠，等. 健身气功十二段锦对轻度认知功能障碍患者影响研究［J］. 中国预

防医学杂志，2020，21（9）：965-968.

［19］刘旭恩，苏丽娟，王清溪，等.睡眠与负性情绪对精神分裂症患者认知功能的影响［J］.河南大学学报（医学版），2021，40（2）：101-104.

［20］Wang J，Xie J，Li M，et al. Finger exercise alleviates mild cognitive impairment of older persons：A community-based randomized trial［J］. Geriatr Nurs，2022，47：42-46.

［21］张丽，祁风，刘子志.手指健智操对轻度老年痴呆患者护理效果.包头医学院学报［J］.2016，9：116-117.

［22］https：//zhuanlan.zhihu.com/p/397164518.

［23］Yao KR，Luo Q，Tang X，et al. Effects of traditional Chinese mind-body exercises on older adults with cognitive impairment：A systematic review and meta-analysis［J］. Front Neurol，2023，14：1086417.

第三节　智力运动

一、概述

智力运动（mind sports）是一种以游戏为载体的文明形态，是文化、休闲、竞技的综合表达[1]。国际智力运动协会（IMSA）长期计划将智力运动和奥林匹克体育按照相同模式发展[2]。目前被 IMSA 承认的智力运动项目包括 7 项，按照项目国际联合会加入IMSA 顺序分别为：桥牌（Bridge）、围棋（Go）、跳棋（Draughts）、国际象棋（简称象棋Chess）、中国象棋（Xiangqi）、麻将（Mahjong）、纸牌/扑克（Card Games）[2]，简称棋牌。其中围棋、国际象棋、中国象棋和桥牌是我国正式开展的运动项目。

智力运动是运动的一种形式[3]，其主题是竞技，要想在竞技中获胜，必须依靠高度专注、充满斗志、快速反应、意志坚强[4]。其中快速反应是神经生理天赋和训练的整体反馈结果，与智力直接相关[5]。一般智力并不能用以解决竞技中的常见进化问题，如欺骗[6]，且空间认知能力同一般智力或不具相关性[7]，竞技的专门智力发展不存在男女差异[8]。

智力运动的竞技和训练重点在于对思维和战术模式的表现和执行，快速地在多个选择中寻找更优解，智力运动带来了思维和战术模式的不断刺激，或更类似于文化学习的刺激，尤其如桥牌竞技对自我、协作和社区的认同具有独特的价值[9]。老人参与智力运动的竞技训练或可抑制轻度认知障碍（MCI）进展。

目前，医学和体育学研究都未见基于智力运动和老年人认知功能的直接证据，智力运动是否确切有效地促进老年认知功能尚无定论。本节拟通过对智力运动已有研究的结果，结合运动心理学中运动技能学习与控制理论进行解读，为通过开展智力运动保护老年人认知功能提供参考。

二、研究进展

（一）棋类智力运动与老年认知功能

1.围棋

围棋历来被作为智力活动来进行，有研究证明其能够改善心理健康[10]。围棋涉及与许多认知功能相关的变化，包括学习、抽象推理和自我控制，这些都有利于认知行为的治疗[11]。Lin 等[12]将 147 例阿尔茨海默病（AD）患者随机分为对照组（不玩围棋游戏）、短时围棋游戏组（SGGI 组，每天 1 小时）和长时围棋游戏组（LGGI 组，每天 2 小时）。经过 6 个月围棋干预，提高了金伯利土著抑郁症认知评估 KICA-dep（Kimberley Indigenous Cognitive Assessment of Depression）11 项中的 9 项，同时，SGGI 组和 LGGI 组血清脑源性神经营养因子（BDNF）水平显著高于对照组。提示围棋干预可能通过上调 BDNF 水平改善 AD 患者的抑郁表现。

2. 国际象棋

Patelia 等[13]针对 50 岁及以上中老年人进行了一项健康调查，研究表明，与一般人群相比，运动员和棋手患慢性病的风险降低。此外，国际象棋的参与也导致受伤的风险降低；对于不能进行身体活动的成年人来说，竞技国际象棋可能为维护认知功能和身体健康提供另一种方式，尽管这些影响的确切机制尚不清楚。Dartigues 等[14]随机挑选 3777 名 65 岁或以上的社区居民进行跟踪研究，采取标准化问卷收集休闲和社会活动，同时评估视觉记忆、语言记忆、语言、执行功能和简单的逻辑推理能力，研究结果表明，棋盘游戏能够通过减少老年棋盘游戏玩家的认知衰退和减少抑郁来降低患痴呆症的风险，进行棋盘游戏的人群患痴呆症的风险比不进行棋盘游戏的人群低 15%。综上，国际象棋在改善老年人认知方面发挥重要作用。

（二）牌类智力运动与老年认知功能

1. 麻将

如以参与人数论，中国第一智力运动是麻将。据不完全统计，在 21 世纪初我国已有超过 2 亿成年人的麻将受众[15]；其规模远超 IMSA 公布的国际性象棋和桥牌组织会员总人数。不同于桥牌竞技中的固定配对协作，麻将在竞技中还会产生随机的配对和（或）团队协作，其对人际认同的心理刺激作用或更具文化特点。

CHU-MAN 等[16]来自台湾的研究显示，92 名（试验组 45 名，对照组 47 名）中老年人（51 ～ 84 岁）持续 12 周、每周 3 次 70 ～ 90 分钟的麻将干预研究证明，打麻将是提高这些人群短期记忆、注意力和逻辑推理能力的有效策略。香港 Cheng[17]的研究显示，轻度至中度痴呆症患者（平均年龄为 83.94 岁）打麻将 16 周（每周 2 次或 4 次），可以提高痴呆男性所有维度的认知表现，1 个月左右达到阈值，或没有长期改善效应。Ding 等[18]研究了老年人（健康组 489 人，MCI 组 187 人）打麻将、休闲体育活动与 MCI 的关系，回归分析结果显示，调整一系列协变量后，打麻将年数和体育锻炼较多的老年人发生 MCI 的风险较低，休闲体育活动和打麻将相互作用，对患轻度认知障碍的概率产生综合影响，认知和身体干预相结合可能比单独干预产生更大的认知益处。Wang 等[19]从 2018 年中国健康长寿纵向调查中选取了 7308 名老年人（≥ 60 岁），探讨玩纸牌或麻将与认知功能的关系。结果表明，经常玩纸牌或麻将（≥ 1 次 / 周）的老年人的定位、注意力、计算、语言、总 MMSE 评分显著高于从不玩纸牌或麻将者（$P < 0.001$），提示老年人玩纸牌或麻将与其认知功能之间存在关联，并且参与的频率在这种关联中起着重要作用。

综上所述，麻将能够提高中老年人的短期记忆能力和改善认知障碍，但对其长期效果仍需要大量研究来验证。

2. 桥牌、纸牌 / 扑克

尚未有充分证据表明桥牌、纸牌游戏可以有效改善认知，但是相关研究发文量呈现显著增加的趋势。

总体来看，智力运动是多类不同文化的载体，在不同族裔中开展不同文化背景的智力运动或可更有效地促进认知功能；在不规则周期中多项智力运动交叉交换，尤其是棋类和牌类交叉，对于保护老年人认知下降有积极作用。

三、结语

根据已有研究结果，老年人每周 3 次，每次 60～90 分钟的棋牌活动可以改善其认知功能，对维持甚至提高中老年人短期记忆、专注力和逻辑推理能力有一定效应，且不规则地在不同类型棋牌活动间交换，效果更佳。棋牌活动往往时间比较长，建议每小时要起身动一动。

由于此类研究不可能开展动物实验，加之智力运动文化色彩浓重，不同项目在不同族裔人群中影响或差异较大，故本研究领域较为新鲜、难度较大，高质量的文献偏少，总体研究证据不足。建议增加更多大样本的 RCT 研究，以明确智力运动改善老年人认知功能的效果。

（查宇亮　韩海军）

参考文献

［1］马永军，胡俊生，郑兵. 智力运动：一种值得教育关注的生活元素［J］. 中国体育科技，2013，49（5）：120-4.

［2］IMSA. History［EB/OL］.（2021-4-11）. http：//www.imsaworld.com/wp/history/.

［3］Kobiela F. Should chess and other mind sports be regarded as sports?［J］. J Philos Sport，2018，45（3）：279-95.

［4］IMSA. Prospectus［EB/OL］.（2021-5-1）. http：//www.imsaworld.com/wp/wp-content/uploads/2016/05/IMSA-prospectus-final.pdf.

［5］Deary IJ，Penke L，Johnson W. The neuroscience of human intelligence differences［J］. Nat Rev Neurosci，2010，11（3）：201-11.

［6］Horn JL，Cattell RB. Refinement and test of the theory of fluid and crystallized general intelligences［J］. J Educ Psychol，1966，57（5）：253-70.

［7］Kanazawa S. General intelligence as a domain-specific adaptation［J］. Psychol Rev，2004，111（2）：512-23.

［8］Silverman I，Choi J，Peters M. The hunter-gatherer theory of sex differences in spatial abilities：data from 40 countries［J］. Arch Sex Behav，2007，36（2）：261-8.

［9］Punch S，Russell Z，Cairns B.（Per）forming identity in the mind-sport bridge：Self，partnership and community［J］. Int Rev Sociol Sport，2020：101269022095964.

［10］Kim SH，Han DH，Lee YS，et al. Baduk（the Game of Go）Improved Cognitive Function and Brain Activity in Children with Attention Deficit Hyperactivity Disorder［J］. Psychiatry Investig，2014，11（2）：143-151.

［11］Lee B，Park JY，Jung WH，et al. White matter neuroplastic changes in long-term trained players of the game of "Baduk"（GO）：a voxel-based diffusion-tensor imaging study［J］. Neuroimage，2010，52（1）：9-19.

［12］Li NQ，Cao Y，Gao J. The impacts of a GO-game（Chinese chess）intervention on Alzheimer disease in a Northeast Chinese population［J］. Front Aging Neurosci，2015，7：163.

［13］Patelia S，Stone RC，El-Bakri R，et al. Masters or pawns? Examining injury and chronic disease in male Masters Athletes and chess players compared to population norms from the Canadian Community Health Survey［J］. Eur Rev Aging Phys Act，2018，15：15.

［14］Dartigues JF，Foubert-Samier A，Le Goff M，et al. Playing board games，cognitive decline and dementia：a French population-based cohort study［J］. BMJ Open，2013，3（8）：e2998.

［15］皮建英. 中国麻将何处去——麻将运动在中国的火爆探究［J］. 湖北体育科技，2001，（04）：82-4.

［16］Chu-Man L，Chang MY，Chu MC. Effects of mahjong on the cognitive function of middleaged and older people［J］. Int J Geriatr Psychiatry，2015，30（9）：995-7.

［17］Cheng ST，Chan AC，Yu EC. An exploratory study of the effect of mahjong on the cognitive functioning of persons with dementia［J］. Int J Geriatr Psychiatry，2006，21（7）：611-7.

［18］Ding M，Ouyang H，Zhang CY，et al. Mahjong Playing and Leisure Physical Activity Alleviate Cognitive Symptoms in Older Community Residents［J］. J Aging Phys Act，2022，30（1）：89-97.

［19］Wang J，Liu N，Zhao XG，et al. Association of Playing Cards or Mahjong with Cognitive Function in Chinese Older Adults［J］. Int J Environ Res Public Health，2022，19（15）：9249.

第十九章　睡　眠

良好睡眠是身心健康的充分必要条件。随着年龄的增长，老年人的认知功能逐渐下降，与此同时，睡眠问题也越来越突出。二者的关系日益受到研究者的关注。本章主要讨论睡眠时长、睡眠质量与老年人认知功能及其相关疾病的关系，旨在为有效提高老年人认知能力、维护大脑功能提供科学依据和实用措施。

第一节　睡眠时长

一、引言

充足的睡眠是国际社会公认的三项健康标准之一。记忆是最基本的认知功能，几乎参与了所有其他的认知过程。充足的睡眠有助于记忆形成和巩固。睡眠为大脑提供了对机体在觉醒期学习获得的大量信息的记忆痕迹进行分类整理、强化等加工和处理的时间窗，帮助产生长久留存的记忆痕迹，并供大脑在清醒时回忆相关信息。慢波睡眠有助于记忆巩固[1]。睡眠越深，记忆越稳定。此外，睡眠在突触稳态调节中发挥重要作用，对新记忆的形成也至关重要。突触作为神经元间信息的传递通道，在人清醒时，随着新信息的不断输入，突触随之加强或变多，以适应信息传递的需求，但是突触不能无限加强，否则将会出现突触饱和现象，或者称之为"信息过载"，将再没有空间来形成新的记忆。而睡眠期间由于和外界刺激的相对隔绝，突触在这段时间得到充分休息，进而有利于在接下来的清醒时段形成新的记忆[2]。睡眠剥夺可能激活非特异性免疫，并诱发低水平全身炎症状态[3-4]，影响突触重塑[5]。慢性睡眠剥夺还可以使大脑网络信息传递效率显著降低，引起持续注意力下降[6]。即便是较短时间的睡眠不足也会影响机体的判断力，导致注意力分散和工作失误[7]。

充足的睡眠对于脑代谢废物的有效排出也是必需的。睡眠剥夺会改变正常的 β 淀粉样蛋白（Aβ）代谢[8]，或降低排泄物的清除率[9-10]，而且补觉并不能加速补偿清除能力[11]。Aβ 等代谢废物的集聚是导致认知功能下降的重要危险因素。

随着年龄的增长，老年人会出现睡眠不足或过多。这种情况在中国中老年人中也比较普遍。研究显示，中国老年人睡眠不足（＜ 7 h/d）率为 18.4%。睡眠过多（≥ 9 h/d）率为 20.3%。男性睡眠不足率（16.7%）低于女性（19.9%），睡眠充足（≥ 7 h/d 且＜ 9 h/d，62.3%）和睡眠过多（21.0%）率高于女性（60.3% 和 19.7%）[12-13]。

睡眠丧失会损害认知能力[14]，而睡眠时间过长亦加速身心老化。美国国家睡眠基金会[15]研究建议，65 岁以上老年人推荐最佳睡眠时长为 7 ～ 8 h。世界范围内，如美国[16]、英国[17]、芬兰[18]、法国[19]和中国[20-21]，针对老年人的横断面分析也显示，认知功能与自我报告的睡眠时间呈倒"U"形或"V"形关联。也有一些研究发现，维持不同特征的老年人群认知功能可能需要不同的睡眠时长[21-23]。有少数纵向研究还探讨了习惯性的短睡眠时间或长睡眠时间是否会增加老年人认知能力下降[24-26]或痴呆[27]的风险，但结果不一。更有一些研究认为，相较于睡眠时长，睡眠时长的改变对认知功能可能影响更大[17, 22]。

本节主要讨论睡眠时长与老年人认知功能及其相关疾病（如认知障碍、痴呆、脑卒中等）的关系，以期为有效提高老年人认知能力、维护大脑功能提供科学依据和实用措施。

二、证据收集方法

本节以 45 岁及以上人群为研究对象，以睡眠时长、认知功能及其相关疾病（帕金森氏症、阿尔茨海默病、痴呆、脑卒中）为关键词，检索国内外公开发表的相关文献。参照世界卫生组织（WHO）推荐的证据评价方法和标准，结合 GRADE 分级及本书总体要求和排除标准，共有 16 篇文献作为本次研究的主要证据，包括 1 篇系统综述、2 篇病例对照研究、7 篇队列研究、6 篇横断面研究。相关检索情况见表 19-1-1。

表 19-1-1 睡眠时长与老年人认知功能检索情况

检索词		文献数（纳入/总）		合计
中文检索词	英文检索词	中文	英文	
睡眠时长；认知功能，认知功能下降，认知损伤/障碍；阿尔茨海默病，帕金森病，痴呆，脑卒中	sleep duration；cognition, cognitive function, cognitive decline, cognitive impairment；Alzheimer's disease, Parkinson's disease, dementia, brain stroke	6/62	10/233	16/295

三、研究证据

（一）睡眠时长与老年人认知功能

该部分研究共纳入 6 篇文献，包括 3 篇队列研究、1 篇病例对照研究和 2 篇横断面研究。详细信息见表 19-1-2。

Ma[28] 进行的一项混合队列研究发现，基线数据显示，每晚睡眠时长为 8 h、9 h、10 h 或以上，或 4 h 及以下的个体的整体认知 Z 评分的调整最小二乘平均值显著低于每晚 7 h 的对照组。在调整协变量后，基线睡眠时长与总体认知评分、记忆、定位和执行功能 4 个认知 Z 分数之间呈倒 "U" 形关联。每晚睡眠 10 h 或以上的人认知得分最低。较长（8 h、9 h 或 ≥ 10 h）或较短（≤ 4 h）睡眠时长在记忆、定位和执行功能 3 个认知领域的基线得分较低，10 h 及以上睡眠时长者认知得分最低。基线睡眠时长和认知衰退的纵向分析结果显示，调整协变量后，每晚睡眠时长 ≤ 4 h 和 ≥ 10 h 的个体的整体认知 Z 评分的下降速度快于对照组（合并 β = − 0.022， − 0.033；95%CI − 0.035 ~ − 0.009 SD/ 年， − 0.054 ~ − 0.011 SD/ 年；P = 0.001, 0.003）；睡眠时长与整体认知下降以及记忆之间呈倒 "U" 形关联；睡眠时长 ≤ 4 h 与更快的定向下降显著相关（合并 β = − 0.019，95%CI − 0.034 ~ − 0.004 SD/ 年，P = 0.01），但记忆和执行功能未见下降，睡眠时长 ≥ 10 h 与记忆、执行功能和定位单个认知域之间的相关性均无统计学意义。即睡眠时长与整体认知功能呈倒 "U" 形关系。该队列包括了 28 756 例居住在英国的 ≥ 50 岁和居住在中国的 ≥ 45 岁的人群。认知功能测试包括记忆、执行功能和定向三个方面。Hua[29] 对纳入中国健康与退休纵向研究（CHARLS）的 10 325 例 45 岁及以上受试者的整体认知评分，包括情景记忆、视觉空间能力、计算能力、定向能力和注意能力与睡眠时长变化之间的关系进行了三波测试分析。结果显示，基线时，受试对象平均睡眠时长为 6.4 h。其中，62.5% 的参与者睡眠时长中等（MSD 组，6 ～ 8 h），29.2% 睡眠时长较短（SSD 组，< 6 h），只有 8.2% 睡眠时间长（LSD 组，> 8 h）；睡眠时长和整体认知得分呈倒 "U" 形关联。MSD 组整体认知得分最高。与 MSD 组相比，SSD 组、LSD 组总体认知得分、情景记忆、图形绘制和认知状态电话访谈（TICS）等特定领域的得分均较低（$P < 0.001$）。就整体认知评分而言，与 MSD 组相比，短睡眠的影响相当于使认知老化 5 ～ 9 岁，长睡眠的影响相当于使认知老化 6 ～ 11 岁。随访发现，基线睡眠时长与 4 年内整体认知功能的下降率之间无显著关联。对于 MSD 者，睡眠时长的变化与认知之间呈倒 "U" 形关系，超过 2 h 的睡眠时长的变化与较低的整体认知功能呈负相关（$\beta = -0.63$，-0.37；$P < 0.001$）。该影响相当于较睡眠时长保持者认知老化了 9 年。对于 SSD 者，相对于 "无变化" 组，≥ 2 h 的睡眠时长变化组在第三波测试中整体认知能力较低（$\beta = -0.53$，$P < 0.05$）；只有在第二、第三波测试时睡眠时长变化后均达到 MSD 者有更好的整体认知评分（$\beta = 0.38$，$P < 0.05$）。这一影响相当于使认知年轻了 4 ～ 10 年；图形绘制和 TICS 测试中亦如此，但对情景记忆无影响；而仅在一波测试时达到 MSD 者睡眠时长的变化对认知无影响。对于基线 LSD 者，与 "无变化" 组相比，≥ 2 h 的睡眠时长变化组在第三波测试中的整体认知能力（$\beta = -1.17$，$P < 0.01$）和情景记忆能力均较低。经调整混杂因素后，在第二波测试或第二、第三两波测试时睡眠时长变化后均达到 MSD 者对整体认知功能均无影响。因此，作者认为，对于睡眠时长较短的人，适度延长睡眠时长与认知能力的提高有关。对于睡眠时间长的人来说，没有必要缩短睡眠时长。过度改变或偏离中等睡眠持续时长与低认知能力有关。而 Lian[30] 对来自 CHARLS 的 5811 例老年人的研究显示，基线时，与对照组（7 ～ 8 h）相比，仅长睡眠时长（≥ 9 h）与情景记忆功能负相关（$\beta = -0.27$，95%CI -0.46 ～ -0.08）。随访发现，睡眠时长的变化与认知功能的恶化相关（$\beta = -0.34$，95%CI -0.67 ～ -0.01）且存在性别差异，男性睡眠时长增加 2 h 或更多与更差的整体认知功能相关（$\beta = -0.64$，95%CI -1.19 ～ -0.08），而女性睡眠时长减少 2 h 或更多与整体认知功能恶化有关（$\beta = -0.42$，95%CI -0.78 ～ -0.06）。

病例对照研究中，Fan[31] 基于多导睡眠监测（polysomnography，PSG）结果将在北京大学第六医院就诊的 57 例汉族失眠患者分为短睡眠时长（SSD，睡眠时长 < 6 h）组和正常睡眠时长（NSD，睡眠时长 ≥ 6 h）组。结果发现，相比于健康对照（HC,29 例）组，SSD 组在空间工作记忆广度、简易视空间记忆测验、言语流畅性、情绪管理及持续性注意测试中的表现均显著更差，而 NSD 组仅在简易视空间记忆测验及持续性注意测试上的表现劣于 HC 组，且后一项表现优于 SSD 组。说明睡眠时长不足会降低认知功能，时间越短，对认知功能的负面影响越广泛。

横断面研究中，Li[32] 采用广义线性模型分析来自 2011 年 CHARLS 的 4785 例 65 岁及以上成年人的基线数据，采用智力状态评分和记忆评分评价认知功能。智力状态评分包括定向能力（识别测试当天的日期、季节、周几的能力）、视觉构建能力（重画之前显示的图片的能力）、计算能力（连续减去 5 次 7），以及是否需要额外的解释或帮助。总分范围为 0 ～ 11 分，评分越高，说明认知功能越好。结果显示，与正常睡眠时长（7 ～ 8 h）相比，长睡眠时长（> 8 h/d）与较低的智力状态分数（$\beta = -0.43$，$P = 0.001$）和较低的记忆分数（$\beta = -0.26$，$P = 0.006$）相关。在男性（$\beta = -0.37$，$P = 0.033$）和女性（$\beta =$

表 19-1-2　睡眠时长与老年人认知功能关系的研究

作者，年度	研究类型	调查方法	例数	研究对象及年龄	结果	对认知功能的影响
Ma, 2020[28]	混合队列研究	面对面访谈，自报睡眠时长，英国队列中位随访时间 8 年，中国队列随访时间 4 年	20 065 例	英国 ≥ 50 岁，来自英国老龄化纵向研究 9254 人，平均年龄 64.6 岁；55.9% 女性；中国 ≥ 45 岁，来自中国健康与退休纵向研究的 10 811 人，平均年龄 57.8 岁，50.2% 男性	与对照组（每晚 7 h）相比，睡眠不足（≤ 每晚 4 h）或过量（≥ 每晚 10 h）者整体认知功能均较低，认知功能下降更快	睡眠时长和整体认知能力及其下降之间呈倒 "U" 形关联
Hua, 2020[29]	队列研究	面对面访谈，自报睡眠时长，随访间进行了 3 波测试	10 325 例	>45 岁中国健康退休人群，平均年龄 59.1 岁；47.3% 为男性，76.5% 来自农村	过短或过长的睡眠时间均会导致整体认知及 3 个分测试得分降低（$P < 0.001$）。睡眠时长与整体认知的下降率之间无显著关联。短睡眠者睡眠增加或长睡眠者睡眠时长减少 2 h 及以上都使整体认知功能下降。中等睡眠时长者认知功能最好	睡眠时长和整体认知得分呈倒 "U" 形关联。睡眠时长的过度变化或偏离先前的睡眠时长与较低的认知功能有关
Lian, 2020[30]	队列研究	面对面访谈，自报睡眠时长，情景记忆和执行功能	5811 例	≥45 岁中国人，男性 2545 例，女 3266 例，平均年龄 57.3 岁	基线时，与对照组（每晚 7~8 h）相比，长睡眠时长（≥9 h）与情景记忆显著负相关（$\beta = -0.27$, 95%CI $-0.46 \sim -0.08$）。随访结束时发现，睡眠时长无变化，睡眠时长减少 1 h，增加 1 h，增加 2 h 及以上者整体认知、情景记忆（$\beta = -0.14$, 95%CI $-0.28 \sim -0.01$）和执行功能（$\beta = -0.25$, 95%CI $-0.45 \sim -0.05$）均以上者整体认知，情景记忆和执行功能得分降低。与睡眠时长无变化者相比，睡眠时长减少 2 h 或 2 h 以上的个体整体认知功能恶化更差。（$\beta = -0.34$, 95%CI $-0.67 \sim -0.01$）。在男性中，睡眠时长增加 2 h 或更多与更差的整体认知功能相关（$\beta = -0.64$, 95%CI $-1.19 \sim -0.08$），而在女性中，睡眠时长减少 2 h 或更多与整体认知功能恶化相关（$\beta = -0.42$, 95%CI $-0.78 \sim -0.06$）	长睡眠时长与情景记忆功能呈负相关。睡眠时长改变或整体认知改变与整体认知功能是否存在性别差异

续表

作者，年度	研究类型	调查方法	例数	研究对象及年龄	结果	对认知功能的影响
Fan, 2019[31]	病例对照研究	神经心理学测试，LSD，Epworth嗜睡量表（ESS），多导睡眠监测	失眠患者57例，对照29例	SSD组30例，女性16例（53.33%），48.20±7.86岁，病程6.22年，NSD组27例，女性18例（66.67%），44.93±8.85岁，病程5.40年；健康对照46.00±8.85岁，女性18例（62.07%）。北京汉族人	SSD组在空间工作记忆广度（$P=0.004$），BVMT（$P<0.001$），情绪管理（$P=0.002$）和CPT-IP（$P<0.001$）方面的得分显著低于对照组；与对照组相比，NSD组仅在BVMT（$P=0.017$）和CPT-IP中表现更差（$P=0.025$），并且在后者的测试中得分高于SSD组（$P<0.001$）。NSD组与SSD组相比，在言语流畅性试验任务上表现更好（$P=0.035$）。三组间跟踪试验（TMT），精神分裂症患者认知简评，BACS-SC和HVLT测试评分均无差异（$P>0.05$）	短睡眠时长降低认知功能，越短降低越显著
Li, 2021[32]	横断面研究	精神状态和记忆评估	4785例	≥65岁，49.8%为女性，≥75岁占32.5%，CHARLS队列中国人	整个人群中，与正常睡眠时长（7~8 h）相比，长睡眠时长（>8 h）与较低的精神状态分数（$\beta=-0.43$，$P=0.001$）和较低的记忆分数（$\beta=-0.26$，$P=0.006$）相关。性别分层后，长睡眠时长与男性（$\beta=-0.37$，$P=0.033$）和女性（$\beta=-0.46$，$P=0.025$）较低的精神状态均相关。男性的长睡眠时长还与较低记忆分数相关（$\beta=-0.26$，$P=0.047$）	长睡眠时长会降低认知功能，且有性别差异
陈琛，2020[12]	横断面研究	自报睡眠时长，精神状态和情景记忆评估	17 175例	男性8272例，女性8888例，45~97岁，68.4%来自农村，中国人	平均睡眠时间6.44 h。正常睡眠时长（7~8 h）组老人认知水平最高，短时长（<7 h）者次之，长时长（>8 h）组的认知水平最低，P值均小于0.001	过长/过短睡眠时长均会降低认知功能

注：SD，标准差；LSD，长睡眠时长（>8 h）；MSD，适度睡眠时长（6~8 h）；SSD，短睡眠时长（<6 h）；NSD，正常睡眠时长（7~8 h）；TICS，认知状态电话访谈；简易空间记忆测试；CPT-IP，连续性能测试；BACS-SC，符号编码；HVLT，霍普金斯言语学习测试。TMT，跟踪试验。
* "过度变化"：对于SSD组而言指的是变化后达到总睡眠时长低于6 h。

－ 0.46，$P = 0.025$）中，睡眠时间长均与较低的智力状态相关。男性的睡眠时间长还与较低的记忆分数相关（$\beta = -0.26$，$P = 0.047$）。综合研究结果表明，长睡眠时长与中国老年人较差的智力状态和记忆分数显著相关。陈琛等[12] 在对来自 2015 年 CHARLS 的 17 175 例平均年龄为 62.6 岁老年人的研究中将睡眠时长划分为：短时长：＜ 7 h，正常时长：7 ～ 8 h，长时长：＞ 8 h；认知能力分为情景记忆和智力状态。其中，情景记忆测试采用 10 分制，智力状态测试包括计算题、常识题和画图题，满分 11 分。认知能力测评总分 21 分。结果表明，短时长睡眠的中老年人抑郁检出率较高（$\chi^2 = 461.352$，$P < 0.001$），认知测试总得分、记忆能力得分、画图题得分、常识题和计算题得分均显示为：正常睡眠时长组最高，短时长睡眠组次之，长时长睡眠组最低，组间差异均达到 $P < 0.001$；睡眠与抑郁相互影响（$P < 0.05$）。作者认为，中老年人睡眠时长与认知能力、抑郁密切相关，应采取综合性干预措施改善中老年人睡眠质量，从而减缓认知老化速度，减少抑郁发生。

（二）睡眠时长与老年人认知障碍

该部分研究共纳入 7 篇文献，包括 1 篇系统综述，2 篇队列研究，1 篇病例对照研究，3 篇横断面研究。详细信息见表 19-1-3。

Xu 等[33] 对 51 个队列（北美队列 43%，欧洲队列 37%，东亚队列 20%）人群进行的睡眠与全因认知障碍之间关系的 meta 分析研究结果显示，全因认知障碍与睡眠时长的关系呈"U"形，睡眠时长不足（＜ 4 小时 / 夜或整天）或过度（＞ 10 小时 / 夜，整天＞ 12.5 h）会增加全因认知障碍的风险。每晚睡 6 ～ 7 h 可降低认知障碍发生风险。最佳夜间睡眠时长可能介于 5.6 h 和 7 h 之间。

队列研究中，魏玥等[34] 对 9679 例认知完好的中国老年人群采用 Cox 比例风险回归模型分析不同睡眠时长与其认知障碍发生风险的关联。结果显示，与睡眠时长 6 h 的老年人比较，睡眠时长≤ 5 h 的老年人发生认知障碍的风险增加 30%（HR ＝ 1.30，95%CI 1.05 ～ 1.62），趋势检验显示，随着睡眠时长的增加（＞ 6 h）老年人发生认知障碍的风险增加，且存在剂量-反应关系（$P < 0.001$），睡眠时长为 7 h、8 h 和≥ 9 h 的老年人发生认知障碍风险分别增加 34%（HR ＝ 1.34，95%CI 1.09 ～ 1.64）、40%（HR ＝ 1.40，95%CI 1.17 ～ 1.69）和 43%（HR ＝ 1.43，95%CI 1.19 ～ 1.70）。作者认为睡眠时间过短和过长均可增加我国 65 岁及以上老年人患认知障碍的发生风险，优化睡眠时长可能会延缓认知障碍的发生。Xu[35] 对由 736 例认知正常、平均年龄 62.3 岁者组成的临床队列研究发现，夜间睡眠时间少于 4 h 或超过 10 h，认知障碍发生风险将会显著升高，而每晚睡 6 ～ 7 h 可降低认知障碍发生风险，每晚 10 点入睡效果最好。魏玥等[36] 按照中文版简易精神状态测试量表（CMMSE）将 7111 例≥ 65 岁老年人分为认知障碍组和认知正常组，使用多因素 logistic 回归模型分析睡眠时长与认知障碍患病风险之间的关联。结果显示，研究对象的 CMMSE 得分随睡眠时长呈倒"U"形分布。趋势检验显示，老年人患认知障碍的风险随着睡眠时间延长而增加，且存在剂量-反应关系（$P_{趋势} = 0.017$），与睡眠时长为 7 h 的老年人相比，睡眠时长为 8 h 和≥ 9 h 的老年人患认知障碍的 OR 值分别为 1.21（95%CI 0.90 ～ 1.64）和 1.41（95%CI 1.06 ～ 1.86），而睡眠时长＜ 7 h 与老年人认知障碍发生风险无关，这提示睡眠时间过长与我国 65 岁及以上老年人的认知障碍患病风险存在关联。

横断面研究中，张晓帆等[23] 对中国 32 个县中 5334 例≥ 55 岁居民的研究发现，睡

表 19-1-3　睡眠时长与老年人认知障碍关系的研究

作者，年度	研究类型	例数	调查方法	研究对象及年龄	结果	对认知功能的影响
Xu，2020[33]	系统综述	51 个队列，523 828 例	数据库检索，meta 分析	北美（43%），欧洲（37%），东亚（20%）老年人，平均 65 岁以上	睡眠时长不足（＜4 小时/夜或整天）或过度（＞10 小时/夜，整天＞12.5 h）会增加全因认知障碍或 AD 痴呆的风险	全因认知障碍与睡眠时长呈"U"形关系
魏玥，2022[34]	队列研究	9679 例	随访，Cox 比例风险回归模型	认知完好的≥65 岁中国老年人	与睡眠时长为 6 h 的老年人比较，睡眠时长≤5 h 的老年人发生认知障碍风险增加 30%（HR = 1.30，95%CI 1.05～1.62），老年人发生认知障碍的风险趋势检验显示，随着睡眠时长的延长，存在剂量-反应关系（P＜0.001）。睡眠时长为 7 h，8 h 和≥9 h 者风险分别增加 34%（HR = 1.34，95%CI 1.09～1.64），40%（HR = 1.40，95%CI 1.17～1.69）和 43%（HR = 1.43，95%CI 1.19～1.70）	睡眠时长过短和过长均增加认知障碍的发生风险
Xu，2020[35]	队列研究	736 例	自报睡眠特点，检测脑脊液中 AD 生物标志物 Aβ 和 APOEε4，（非）线性回归分析	中国人，认知正常，59% 为女性，62.3 岁（40～88 岁）	6～7 h 夜间睡眠可降低认知障碍发生风险。＜4 小时/夜，或＞10 小时/夜，认知障碍发生风险均会显著升高。最佳夜间睡眠时长可能为 5.6～7 h。夜间睡眠时长不足或过多的人的脑脊液积淀粉样蛋白生物标志物更多	夜间睡眠不足或增睡眠过多均可增加认知障碍和 AD 风险
魏玥，2021[36]	病例对照研究	7111 例	中文版简易精神状态测试量表（CMMSE）多因素 logistic 回归模型分析	中国老年人，≥65 岁	CMMSE 得分随睡眠时长增加呈倒""U""形分布，调整了人口学、社会经济因素、生活方式和健康状况后，与睡眠时长为 7 h 者相比，睡眠时长为 8 h 和≥9 h 者患认知障碍的 OR 值分别为 1.21（95%CI 0.90～1.64）和 1.41（95%CI 1.06～1.86）。随着睡眠时长延长（＞7 h），老年人患认知障碍的风险增加，且存在剂量-反应关系（$P_{趋势}$ = 0.017），而睡眠时长＜7 h 与认知障碍发生风险无关	睡眠时长过长增加认知障碍患病风险

续表

作者，年度	研究类型	调查方法	例数	研究对象及年龄	结果	对认知功能的影响
张晓帆，2021[23]	横断面研究	MoCA问卷调查	5334例	河北、浙江、陕西、湖南4省32县居民，≥55岁，男性2362例，女性2972例，平均年龄67.43岁	与睡眠7.0～7.9 h者相比，睡眠时长<6.0 h和8.0～8.9 h者患MCI的风险分别为1.417倍（95%CI 1.012～1.984）和1.191倍（P<0.05，95%CI 1.001～1.418）；男性睡眠时长<6 h患MCI的风险是2.083倍（95%CI 1.145～3.789），女性睡眠时长≥9.0 h患MCI的风险是1.741倍（P<0.05，95%CI 1.301～2.331）	较短或较长的睡眠时长是MCI独立相关的重要因素，存在性别差异
吉赛赛，2021[21]	横断面研究	自报睡眠特点，广义线性混合效应模型分析	14 966例	中国人，≥65岁	与每日睡眠时长7 h相比，睡眠时长≤5 h和睡眠时长≥9 h与认知功能障碍有关联，OR值分别为1.35（95%CI 1.09～1.68）和1.70（95%CI 1.39～2.07）。此关联在65～79岁老年人和男性老年人中更为显著	睡眠时长过短或过长均增加中国老年认知障碍的发生风险
Ding，2020[37]	横断面研究	MMSE	1115例	北京、合肥和兰州社区老年人，≥60岁	睡眠时长<6 h和>8 h的认知障碍校正OR值分别为2.54（95%CI 1.70～3.80），2.39（95%CI 1.41～4.06）	睡眠时长过长过短均增加认知障碍风险

表 19-1-4　睡眠时长与痴呆的关系研究

作者，年度	研究类型	调查方法	例数	研究对象及年龄	结果	对认知功能的影响
Sabia，2021[38]	队列研究	问卷，随访调查25年，睡眠时长分为≤5 h，6 h，7 h，8 h，≥9 h	7959例	英国公务员，年龄53.4～87.6岁，临床评估时的平均年龄50.6±2.6岁	与正常睡眠时长（7 h）相比，50岁和60岁时的睡眠时长≤6 h的痴呆风险更高，风险比（HR）为1.22（95%CI 1.01～1.48）、1.37（95%CI 1.10～1.72）。与7 h睡眠时长相比，50岁、60岁和70岁时持续短睡眠时长均与痴呆风险增加30%相关	短睡眠时长损害
Robbins，2021[39]	队列研究	美国国家健康和老龄化趋势研究（NHATS），Cox比例风险模型	2812例	美国人，65岁以上，60%为女性，约72%白人，20%黑人，3%西班牙裔/拉丁裔，6%亚裔	在调整后的Cox模型中，极短睡眠时长（≤5 h）和长睡眠潜伏期（>30分钟）与痴呆发生率相关：HR=2.04（95%CI 1.26～3.33）、1.45（95%CI 1.03～2.03）	短睡眠时长和长睡眠潜伏期增加痴呆风险

眠时长为＜ 6.0 h 和 8.0 ～ 8.9 h 者患 MCI 的风险分别是睡眠 7.0 ～ 7.9 h 者的 1.417 倍
（95%CI 1.012 ～ 1.984）和 1.191 倍（95%CI 1.001 ～ 1.418）。男性睡眠时长＜ 6 h 者
患 MCI 的风险是睡眠 7.0 ～ 7.9 h 者的 2.083 倍（95%CI 1.145 ～ 3.789），女性睡眠时长
≥ 9.0 h 患 MCI 的风险是睡眠 7.0 ～ 7.9 h 者的 1.741 倍（95%CI 1.301 ～ 2.331）。提
示较短或较长的睡眠时间是 MCI 独立相关的重要因素，男性睡眠不足和女性睡眠时间
较长均能增加 MCI 的患病风险。吉赛赛等[21]对 14 966 例 65 岁及以上研究对象的分析
结果则显示，与自报每日睡眠时长 7 h 者相比，睡眠时长≤ 5 h 和睡眠时长≥ 9 h 与认知
功能障碍有关联，OR 值分别为 1.35 和 1.70。此关联在 65 ～ 79 岁老年人和男性老年人
中更为显著。说明睡眠时长过短或过长可增加中国老年人，尤其是男性认知障碍的发生
风险。Ding 等[37]对来自北京、合肥和兰州 3 个中国社区的 1115 例 60 岁及以上老年人
的睡眠时长和认知数据的分析结果显示，控制所有人口统计学、生活方式和共病等因素
后，睡眠时长＜ 6 h 者和＞ 8 h 者认知障碍校正 OR 值分别为 2.54（95%CI 1.70 ～ 3.80），
2.39（95%CI 1.41 ～ 4.06），提示睡眠时长过短或过长可增加中国社区老年人认知障碍
风险。

（三）睡眠时长与痴呆

该部分研究共纳入 2 篇文献，均为队列研究。详细信息见表 19-1-4。

Sabia[38]等对 Whitehall Ⅱ队列的研究发现，与正常睡眠时长（7 h）相比，50 岁和 60
岁时睡眠时长≤ 6 h 者 25 年后的痴呆风险更高，HR 分别为 1.22（95%CI 1.01 ～ 1.48）和
1.37（95%CI 1.10 ～ 1.72）。调整社会人口、行为、心脏代谢和心理健康因素后，与正常
睡眠时间（7 h）相比，50 岁、60 岁和 70 岁时持续短睡眠时间与痴呆风险增加 30% 相关。
说明老年前期持续短睡眠时间会增加痴呆风险。Robbins[39]等对美国国家健康和老龄化趋
势研究（NHATS）项目中 2812 例 65 岁以上美国人的研究发现，极短睡眠时间（≤ 5 h）
与痴呆发生率相关。

（四）睡眠时长与老年人脑卒中

该部分仅纳入 1 篇横断面研究。马青艳等[40]根据多导睡眠监测收集的睡眠时长数据
探讨社区人群中睡眠时长与发生缺血性脑卒中之间的关系。受试者共 2062 例，男性 724
例，女性 1338 例，平均年龄为 61.44 岁。结果显示，短睡眠时长（6 h）组缺血性脑卒中
的发生率明显高于长睡眠时长（8 h）组和正常睡眠时长（6 h ≤睡眠时长≤ 8 h）组，发
生率分别为 5.9%、2.7%、1.6%，$P = 0.044$、$P < 0.001$；单因素和多因素 logistic 回归分
析均提示，短睡眠时长与缺血性脑卒中的发生有关，是缺血性脑卒中发生的独立危险因素
（OR = 3.845，95%CI 1.789 ～ 8.266，$P = 0.001$；OR = 2.629，95%CI 1.033 ～ 6.693，P
= 0.043）。

四、研究证据评价

综合研究结果显示，过短或过长的睡眠时长都会给认知功能带来消极影响，可能增加
认知障碍、痴呆和脑卒中的风险。每日睡眠 6 ～ 8 h 可使老年人维持较好的认知功能，综
合评价等级为 C 级。具体研究证据的质量及价值评价结果见表 19-1-5。

表 19-1-5 睡眠时长与老年人认知功能推荐证据分析

内容	评级	备注
证据等级	良	1 项系统综述，2 项病例对照研究，7 项队列研究，6 项横断面研究
一致性	良	90% 以上的研究均认为睡眠时长与认知功能有关。1 项系统综述认为睡眠时长与全因认知障碍呈 "U" 形关系；2 项中国队列研究结果显示，睡眠时长与认知功能呈倒 "U" 形关系；2 项中国队列认为过短 / 过长睡眠时长增加认知障碍和 AD 风险；1 项中国队列研究认为过长睡眠时长仅与情景记忆功能有关联，但睡眠时长的变化会导致认知功能恶化；1 项队列研究认为中年短睡眠时长增加迟发性痴呆的风险；1 项队列研究认为短睡眠时长增加痴呆风险；1 项中国病例对照研究认为过长睡眠时长增加认知障碍风险；1 项中国病例对照研究认为短睡眠时长增加认知功能下降风险；4 项横断面（中国 3 项）研究认为过短 / 过长睡眠时长均增加认知功能损伤、认知障碍风险；1 项中国横断面研究认为长睡眠时长增加认知功能下降风险；1 项中国横断面研究认为过短睡眠时长增加脑卒中风险
健康影响	良	过长 / 过短的睡眠时长均不利于认知功能，6 ~ 8 h 较适宜
研究人群	良	主要研究人群来自中国，还有新加坡、印度、日本、韩国等亚洲国家，以及英国、美国、西班牙、芬兰、法国、澳大利亚、德国、爱尔兰、荷兰、加拿大、墨西哥、南非等
适用性	良	适用于中国老年人时有一些注意事项

五、结语

1. 推荐意见

老年人保持 6 ~ 8 h 的睡眠时长有利于认知功能维护。睡眠时长不足或过多的老年人宜逐步调整至适宜时长。

2. 局限性

现有研究中对睡眠时长长短的划分界限不统一，可能影响对其与认知功能关系的最终评价。

参考文献

［1］Diekelmann S，Born J. The memory function of sleep［J］. Nat Rev Neurosci，2010，11（2）：114-126.

［2］Girardeau G，Lopes-Dos-Santos V. Brain neural patterns and the memory function of sleep［J］. Science，2021，374（6567）：560-564.

［3］Wang Z，Chen WH，Li SX，et al. Gut microbiota modulates the inflammatory response and cognitive impairment induced by sleep deprivation［J］. Mol Psychiatry，2021，26（11）：6277-6292.

［4］Faraut B，Boudjeltia KZ，Vanhamme L，et al. Immune，inflammatory and cardiovascular consequences of sleep restriction and recovery［J］. Sleep Med Rev，2012，16（2）：137-149.

［5］Maret S，Faraguna U，Nelson AB，et al. Sleep and waking modulate spine turnover in the adolescent mouse cortex［J］. Nat Neurosci，2011，14（11）：1418-1420.

［6］Farahani FV，Fafrowicz M，Karwowski W，et al. Effects of chronic sleep restriction on the brain functional network，as revealed by Graph Theory［J］. Front Neurosci，2019，13：1087-1096.

［7］Lee S，Buxton OM，Andel R，et al. Bidirectional associations of sleep with cognitive interference in employees' work days［J］. Sleep Health，2019，（3）：298-308.

［8］Ooms S，Overeem S，Besse K，et al. Effect of 1 night of total sleep deprivation on cerebrospinal fluid β-amyloid 42 in healthy middle-aged men：a randomized clinical trial［J］. JAMA Neurology，2014，71（8）：971-977.

［9］Xie L，Kang H，Xu Q，et al. Sleep drives metabolite clearance from the adult brain［J］. Science，2013，342（6156）：373-377.

［10］van Alphen B，Semenza ER，Yap M，et al. A deep sleep stage in drosophila with a functional role in waste clearance［J］. Sci Adv，2021，7（4）：eabc2999.

［11］Eide PK，Vinje V，Pripp AH，et al. Sleep deprivation impairs molecular clearance from the human brain［J］. Brain，2021，144（3）：863-874.

［12］陈琛，李江平，张佳星，等.中老年人睡眠时间与认知、抑郁关系及影响因素［J］.中华疾病控制杂志，2020，（24）8：919 - 922.

［13］欧阳一非，王志宏，张兵.2015 年中国十五省老年居民睡眠时间与体脂率的关系［J］.环境与职业医学，2019，36（12）：1113 - 1118.

［14］Roth T，Costa e Silva JA，Chase MH. Sleep and cognitive（memory）function：research and clinical perspectives［J］. Sleep Med，2001，2（5）：379-387.

［15］Ni WB. How long should we sleep?［J］. Science news，2015（6）：44-45.

［16］Schmutte T，Harris S，Levin R，et al. The relation between cognitive functioning and self-reported sleep complaints in nondemented older adults：results from the Bronx aging study［J］. Behav Sleep Med，2007，5（1）：39-56.

［17］Ferrie JE，Shipley MJ，Akbaraly TN，et al. Change in sleep duration and cognitive function：findings from the Whitehall II Study［J］. Sleep，2011，34（5）：565-573.

［18］Kronholm E，Sallinen M，Suutama T，et al. Self-reported sleep duration and cognitive functioning in the general population［J］. J Sleep Res，2009，18（4）：436-446.

［19］Ohayon MM，Vecchierini MF. Daytime sleepiness and cognitive impairment in the elderly population［J］. Arch Intern Med，2002，162（2）：201-208.

［20］Xu L，Jiang CQ，Lam TH，et al. Short or long sleep duration is associated with memory impairment in older Chinese：the Guangzhou Biobank Cohort Study［J］. Sleep，2011，34（5）：575-580.

［21］吉赛赛，吕跃斌，施小明.中国 65 岁及以上老年人睡眠时长与认知功能受损的关联研究［J］.中华预防医学杂志，2021，55（1）：31 - 38.

［22］Lian Y，Zhang J，Jia CX. Sleep duration change and cognitive function：a national cohort study of Chinese people older than 45 Years［J］. J Nerv Ment Dis，2020，208（6）：498-504.

［23］张晓帆，金东辉，鲍威，等.中国四省 55 岁及以上人群睡眠时长与轻度认知功能障碍的关联性［J］.卫生研究，2021，50（1）：15 - 20.

［24］Devore EE，Grodstein F，Duffy JF，et al. Sleep duration in midlife and later life in relation to cognition［J］. J Am Geriatr Soc，2014，62（6）：1073-1081.

［25］Keage HA，Banks S，Yang KL，et al. What sleep characteristics predict cognitive decline in the elderly?［J］. Sleep Med，2012，13（7）：886-892.

［26］Potvin O，Lorrain D，Forget H，et al. Sleep quality and 1-year incident cognitive impairment in community-dwelling older adults［J］. Sleep，2012，35（4）：491-499.

［27］Pergola BL，Moonie S，Pharr J，et al. Sleep duration associated with cardiovascular conditions among adult Nevadans［J］. Sleep Med，2017，34：209-216.

［28］Ma YJ，Liang LR，Zheng FF，et al. Association between sleep duration and cognitive decline［J］. JAMA Network Open，2020，3（9）：e2013573.

［29］Hua JN，Sun HP，Shen YP. Improvement in sleep duration was associated with higher cognitive function：a new association［J］. Aging，2020，12（20）：20623-20644.

［30］Lian Y，Zhang J，Jia CX. Sleep duration change and cognitive function：a national cohort study of Chinese people older than 45 Years［J］. J Nerv Ment Dis，2020，208（6）：498-504.

［31］Fan TT，Chen WH，Shi L，et al. Objective sleep duration is associated with cognitive deficits in primary insomnia：BDNF may play a role ［J］. Sleep, 2019, 42（1）.

［32］Li W, Sun N, Kondracki A, et al. Sex, sleep duration, and the association of cognition：findings from the China Health and Retirement Longitudinal Study ［J］. Int J Env Res Public Health, 2021, 18（19）：10140.

［33］Xu W, Tan CC, Zou JJ, et al. Sleep problems and risk of all-cause cognitive decline or dementia：an updated systematic review and meta-analysis ［J］. J Neurol Neurosurg Psychiatry, 2020, 91（3）：236-244.

［34］魏玥，林进龙，陈功，等. 中国65岁及以上老年人睡眠时长对认知障碍影响的队列研究 ［J］. 中华流行病学杂志，2022，43（3）：359-365.

［35］Xu W, Tan L, Su BJ, et al. Sleep characteristics and cerebrospinal fluid biomarkers of Alzheimer's disease pathology in cognitively intact older adults：The CABLE study ［J］. Alzheimers Demen, 2020, 16（8）：1146-1152.

［36］魏玥，林进龙，陈功，等. 中国65岁及以上老年人睡眠时长与其认知障碍风险的关联研究 ［J］. 中华流行病学杂志，2021，42（12）：2138-2142.

［37］Ding GW, Li JL, Lian ZW. Both short and long sleep duration are associated with cognitive impairment among community-dwelling Chinese older adults ［J］. Medicine（Baltimore）, 2020, 99（13）：e19667.

［38］Sabia S, Fayosse A, Dumurgier J, et al. Association of sleep duration in middle and old age with incidence of dementia ［J］. Nat commun, 2021, 12（1）：2289.

［39］Robbins R, Quan SF, Weaver MD, et al. Examining sleep deficiency and disturbance and their risk for incident dementia and all-cause mortality in older adults across 5 years in the United States ［J］. Aging, 2021, 13（3）：3254-3268.

［40］马青艳，闫斌，杨建，等. 睡眠时长与发生缺血性脑卒中的相关性研究：一项大型社区研究 ［J］. 西安交通大学学报（医学版），2020，41（4）：593-597.

第二节 睡眠质量

一、引言

（一）睡眠-觉醒周期在大脑老化中起重要作用

睡眠的时间点、持续时长和巩固是生物钟与睡眠-觉醒稳态过程相互作用的结果。当这两个系统协调并以最佳方式运行时，允许白天保持清醒，晚上长时间保持睡眠。睡眠调节过程或其相互作用方式的改变可能导致无法在所需时间点入睡、难以保持睡眠、过早醒来和（或）难以在一天中保持清醒。这称为昼夜节律睡眠-觉醒障碍（circadian rhythm sleep-wake disorders, CRSWD）[1]，又称昼夜节律紊乱。研究表明，老年人的睡眠对昼夜节律更敏感[2]，因此，更容易出现CRSWD。患有与年龄相关的神经退行性疾病（包括AD和相关痴呆症以及PD）者的生物钟紊乱更为严重[3]。睡眠和生物钟紊乱具有相似的生理终点，包括代谢、认知和免疫损伤[4]。生物钟紊乱一方面可能是神经退行性疾病的前驱表现，另一方面又增加认知损伤风险。良好睡眠对认知功能至关重要。

（二）随着年龄增长发生的睡眠模式的改变加速认知损伤

人的睡眠有明显的周期性和时相性。非快速眼动睡眠（non-Rapid eye movement sleep, NREM sleep）和快速眼动睡眠（rapid eye movement sleep, REM sleep）两种状态周期性交

替进行，构成了人的睡眠模式。随着年龄的增长，睡眠模式会发生显著的变化，导致睡眠质量下降，包括：睡眠效率降低，深度睡眠阶段减少，夜间睡眠碎片化显著增加、入睡困难；原发性睡眠障碍，如失眠、嗜睡、睡眠呼吸暂停和与睡眠相关的运动障碍的患病率增加[5-7]。深睡眠的减少会阻碍代谢废物的有效排出。大脑只有在深睡眠期间才会产生大量脑脊液来清除代谢垃圾。在此期间，大脑的神经胶质细胞体积亦缩小，为脑脊液创造了更大的空间来清除垃圾。Aβ 是大脑的代谢废物之一。Aβ 负荷可能损害非快速眼动（NREM）活动，这可能破坏记忆记固[8]。慢波睡眠减少还与大脑皮质及皮质下体积下降、白质高信号病变体积增高有关[9]，加速阿尔茨海默病（AD）进程。睡眠改变也是轻度认知障碍（MCI）和 AD 的核心组成部分[10]。

（三）睡眠障碍在中国老年人中比较普遍

Li 等[11-12]的研究显示，中国老年人群睡眠障碍总患病率为 41.2%，失眠特异性睡眠障碍总患病率为 35.9%；女性高于男性（45.0% *vs.* 35.7%）；农村老年人高于城市老年人（42.0% *vs.* 36.4%）；60 岁以上患病率随年龄增长而升高。

近年来，国内外学者就睡眠质量与大脑认知功能的关系开展了很多科学研究，尚无一致结论[13-19]，可能与睡眠障碍的类型多样有关。尽管如此，有研究发现，改善睡眠的治疗可能会减少 Aβ 的早期积累，并有助于延缓与早期 AD 相关的认知功能障碍的发生[20]。因此，本节主要收集国内外对老年人常见的失眠、睡眠呼吸相关障碍与认知功能关系的研究文献，综合评价其与老年人认知功能及其相关疾病的关系，旨在为有效提高老年人认知能力、维护大脑功能提供科学依据和实用措施。

二、证据收集方法

本节证据收集方法同第一节。共有 18 篇文献作为本研究的主要证据，包括 4 项系统综述、2 项 meta 分析、6 项队列研究、5 项病例对照研究、1 项横断面研究。相关检索情况见表 19-2-1。

表 19-2-1　睡眠质量与老年人认知功能检索情况

检索词		文献数（纳入 / 总）		合计
中文检索词	英文检索词	中文	英文	
失眠，睡眠障碍，睡眠呼吸障碍，睡眠紊乱，睡眠呼吸暂停；认知功能，认知功能下降，认知损伤 / 障碍；帕金森病，阿尔茨海默病，痴呆，脑卒中	insomnia, sleep disorder, sleep-disordered breathing, sleep disturbance, sleep-related apnea; cognition function, cognitive decline, cognitive impairment; Parkinson's disease, Alzheimer's disease, dementia, brain stroke	4/ 318	14 /2104	18/ 2422

三、研究证据

本部分对纳入的 18 篇文献进行了详细的描述，所有纳入研究的详细信息见表 19-2-2 ～ 19-2-5。

（一）睡眠质量与老年人认知功能

睡眠质量与老年人认知功能下降的关系研究共有 2 篇文献，包括 1 篇 Meta 分析和 1 篇病例对照研究。详细信息见表 19-2-2。结果如下：

Zhu[21] 在对 6 个队列共 19 940 例样本的研究中发现，基线评估和随访的结果均显示，睡眠呼吸障碍（sleep-disordered breathing，SDB）者患 MCI 或痴呆的风险明显高于无 SDB 者，基线 RR = 1.69，随访 RR = 1.70，$P < 0.001$，且与 ApoE4 等位基因型无关。SDB 者在随访中发生 MCI（RR = 2.44，$P < 0.001$）的风险高于发生痴呆的风险（RR = 1.61，$P < 1.001$；$P_{亚组差异} = 0.04$）。SDB 与女性认知下降的风险较高存在显著相关（RR = 2.06，$P < 0.001$），而男性中则无关（RR = 1.18，$P = 0.19$）。提示 SDB 可能是导致认知能力下降的独立危险因素，且存在性别差异。陈胡丹等[22] 开展的病例对照研究也发现，睡眠呼吸暂停（sleep-related apnea）组 MoCA 总分及视空间 / 执行功能、注意力、语言功能、记忆力得分均低于健康对照组（$P < 0.05$）。睡眠呼吸暂停者夜间缺氧严重程度越高，认知功能受损可能越明显。

（二）睡眠质量与老年认知障碍

睡眠质量与老年人认知障碍的关系研究共有 7 篇文献，包括 2 篇系统综述、1 篇 Meta 分析、2 篇病例对照研究、1 篇队列研究和 1 篇横断面研究。所有纳入研究的详细信息见表 19-2-3。主要结果如下：

系统综述中，Xu 等[23] 对 11 155 份报告和 51 个有关 15 类睡眠问题的队列进行睡眠与全因认知障碍之间关系的分析结果显示，呼吸暂停（RR = 1.29，95%CI 1.12 ~ 1.48）、快速眼动睡眠行为障碍（RR = 1.90，95%CI 1.23 ~ 2.91）和卧床时间过长（RR = 1.15，95%CI 1.02 ~ 1.30）与全因认知障碍的高风险具有中到高水平相关。有 4 种失眠情形与认知障碍风险增加 7% ~ 16% 相关，包括日间功能障碍（RR = 1.16，95%CI 1.06 ~ 1.27）、睡眠效率低下（RR = 1.15，95%CI 1.02 ~ 1.30）、睡眠碎片化（RR = 1.11，95%CI 1.05 ~ 1.17，$I^2 = 0\%$）和入睡潜伏期延迟（RR = 1.07，95%CI 1.00 ~ 1.15）。Leng 等[13] 对纳入了 14 项同行评议的横断面和前瞻性研究进行的 meta 分析，涉及 4 288 419 例老年人，对其中 6 项前瞻性研究的汇总分析表明，SBD 患者发生认知障碍的可能性高出 26%（OR = 1.26，95%CI 1.05 ~ 1.50）。剔除 1 项引入显著异质性的研究后，合并 OR 为 1.35，95%CI 1.11 ~ 1.65。对 7 项无异质性或发表偏倚的横断面研究的汇总分析表明，SBD 患者的执行功能稍差：标准化平均差为 - 0.05，95%CI - 0.09 ~ 0.00。总体而言，SBD 与认知障碍的风险增加和执行功能的轻微恶化有关。

Smith 等[24] 对来自 6 个中低收入国家、年龄 50 ~ 114 岁、总样本例数 32 715 例的 10 项横断面研究的 meta 分析结果发现，与没有睡眠问题者相比，有轻度、中度和重度 / 极度睡眠问题者 MCI 的发病率分别高出 1.40、1.83 和 2.69 倍。在年龄组和性别之间观察到类似的关联。在研究的 6 个国家中，重度 / 极度睡眠问题与 MCI 呈正相关，总体估计值为 OR = 1.80（95%CI 1.50 ~ 2.16），国家间异质性水平较低（I^2 = 28.2%）。

病例对照研究中，王璇等[18] 对 1167 对 ≥ 60 岁老年人的研究显示，ApoEε4 基因型、睡眠问题、嗅觉问题、长期便秘是老年人认知异常的独立危险因素（OR 值分别为 1.44、

表 19-2-2 睡眠质量与老年人认知功能关系的研究

作者，年度	研究类型	调查方法	例数	研究对象及年龄	结果	对认知功能的影响
Zhu, 2018[21]	meta分析	随机效应模型	19 940例	6个队列（5项美国，1项中国），4项前瞻性队列，2项回顾性队列。中国队列为40岁以上的一般人群，其他研究均由社区或全国的平均年龄67岁以上人群组成	SDB者认知下降风险明显较高：基线RR = 1.69，随访中RR = 1.70，$P < 0.001$。SDB者之后发生MCI的风险较痴呆更高，RR = 2.44 vs. 1.61，$P < 0.001$。SDB与女性认知下降的风险显著较高有关，RR = 2.06，$P < 0.001$，而与男性无关，RR = 1.18，$P = 0.19$	损害，对女性损害更大
陈胡丹，2020[22]	病例对照研究	多导睡眠监测，MoCA量表评估	病例126，对照92	中国人，病例组男性/女性：79例/47例，48±14岁；对照组男性/女性：51例/41例，47±14岁	睡眠呼吸暂停组MoCA总分及视空间/执行功能，注意力，语言功能，记忆力得分均低于健康对照组（$P < 0.05$），多元线性回归分析显示，睡眠呼吸暂停组MoCA得分与平均血氧饱和度呈正相关，$\beta = 0.142$，$P = 0.044$	损害

注: SDB，睡眠呼吸障碍。

表 19-2-3 睡眠质量与认知障碍关系的研究

作者，年度	研究类型	调查方法	例数	研究对象及年龄	结果	对认知功能的影响
Xu, 2020[23]	系统综述，meta分析	数据库检索，meta分析	51个队列和11 155份报告，共523 828例	北美人（43%），欧洲人（37%），东亚人（20%），平均年龄65岁以上	失眠，碎片化，日间功能障碍，潜伏期长，快速眼动睡眠行为障碍和卧床时间过长，与全因认知障碍的高风险有中到高水平相关	睡眠质量差增加认知障碍风险
Leng, 2017[13]	系统综述，meta分析	数据库检索，meta分析	14项研究，共4 288 419例，其中6项前瞻性研究共212 943例，8项横断面研究共4 075 476例	10项美国，法国，中国台湾，挪威，德国各1项，平均年龄40岁以上	6项无发表偏倚但有显著偏倚的前瞻性研究结果显示，SDB者认知障碍的风险是对照的1.26倍。排除1项引入显著异质性的研究后，合并OR为1.35。横断面研究结果显示，SDB导致执行功能稍差（SMD −0.05，95%CI −0.09～0.00），但与整体认知功能（SMD −0.02，95%CI −0.07～0.04）和记忆功能（SMD −0.01，95%CI −0.05～0.04）无关	SDB与认知障碍风险升高，执行功能轻微恶化有关

续表

作者、年度	研究类型	调查方法	例数	研究对象及年龄	结果	对认知功能的影响
Smith, 2021[24]	Meta分析	meta分析横断面研究，多变量逻辑回归分析	32 715例	6个中低收入国家，50～114岁，51.7%女性	与无睡眠问题相比，轻度、中度和重度/极度睡眠问题与MCI的发病率显著相关，分别出现1.40、1.83和2.69倍。6个国家中，重度/极度睡眠问题与MCI呈正相关，总体估计为OR＝1.80（95%CI 1.50～2.16）	睡眠问题增加MCI风险
王璇，2020[18]	病例对照研究	问卷量表调查，ApoEε4基因型检测	1167对	≥60岁，中国人	ApoEε4基因型，睡眠问题是老年人认知异常的独立危险因素，OR值分别为1.44、1.65，$P<0.001$	睡眠障碍增加认知异常风险
José，2017[25]	病例对照研究	多导睡眠图，综合神经心理测试，问卷调查	580例	病例组（痴呆）291例，对照组（非痴呆）289例，72.1岁。瑞士洛桑人	病例组轻度睡眠明显增多，深度睡眠和快速动眼睡眠明显减少，睡眠效率较低，睡眠中觉醒较多，嗜睡评分较高（$P<0.05$）。认知障碍患者的AHI高于对照（18.0 vs. 12.9，$P<0.001$），ODI更高。调整混杂变量后的多变量分析中，AHI≥4%、ODI≥6%与认知障碍独立相关	AHI，ODI≥4%和≥6%增加认知障碍风险
Nicholas，2021[26]	队列研究	简易失眠问卷，全球认知评估工具，Cox比例风险模型分析，随访12年	13 833例	59.4%为女性，平均66.41岁，基线时无MCI或痴呆，86%白人，17%的人受教育程度低于高中	失眠症状指数每增加一个单位，MCI和痴呆的风险增加5%（HR＝1.05，95%CI 1.04～1.06；HR＝1.05，95%CI 1.03～1.05）	损害
张彧，2021[27]	横断面研究	MMSE评估	11 832例	中国人，65～74岁占23.9%，75～84岁占26.8%，≥85岁占49.2%	睡眠障碍组出现认知衰弱的可能性为无睡眠障碍组的1.370倍（OR＝1.370，95%CI 1.167～1.608）	睡眠障碍增加老年人认知衰弱的发生风险

注：SMD：平均化标准差；ODI：氧饱和指数；AHI：呼吸暂停低通气指数。

1.65、2.26、2.13，$P < 0.001$），ApoE 基因型与嗅觉问题对认知异常的相加交互作用有统计学意义，AP（attributable proportion to interaction，归因比）$= 0.45$（95%CI 0.13 ~ 0.77），S（the synergy index，交互作用指数）$= 2.37$（95%CI 1.08 ~ 5.24）。José 等[25] 对 580 例 65 岁以上瑞士洛桑人群的研究结果发现，有认知障碍者与对照组相比，轻度睡眠明显增多，深度睡眠和快速眼动睡眠明显减少，睡眠效率较低，睡眠中醒觉较高，嗜睡评分较高（$P < 0.05$）。认知障碍患者的 SDB 更严重，$P < 0.001$，氧饱和度指数（oxygen saturation index，ODI）更高。在调整混杂变量后的多变量分析中，呼吸暂停低通气指数（apnea hypopnea index，AHI）$\geqslant 4\%$、ODI $\geqslant 6\%$ 与认知障碍独立相关。说明 SDB 及相关的间歇性缺氧可能与 65 岁及以上者的认知障碍有关。

队列研究中，Nicholas[26] 对 13 833 例美国人的 12 年随访研究发现，失眠症状指数每增加一个单位，MCI 的风险增加 5%（HR $= 1.05$，95%CI 1.04 ~ 1.06）。提示失眠是 MCI 的潜在重要风险因素。

横断面研究中，张或等[27] 对 11 832 例中国老年人的研究发现，睡眠障碍增加老年人认知障碍的发生风险（$P < 0.05$），睡眠障碍组出现认知衰弱的可能性为无睡眠障碍组的 1.370 倍（OR $= 1.370$，95%CI 1.167 ~ 1.608）。

（三）睡眠质量与帕金森病和痴呆

睡眠质量与帕金森病和痴呆的关系研究共有 5 篇文献，包括 2 篇系统综述和 3 篇队列研究。所有纳入研究的详细信息见表 19-2-4。

系统综述中，Sun[28] 对 4 项回顾性队列研究的分析发现，阻塞性睡眠呼吸暂停（obstructive sleep apnea，OSA）组帕金森病（PD）发病率是非 OSA 患者组的 1.59 倍（95%CI 1.36 ~ 1.85，$P < 0.001$）。其中，男性 OSA 患者 PD 发病率是其对照的 1.56 倍（95%CI 1.30 ~ 1.87），女性 PD 发病率是其对照的 1.60 倍（95%CI 1.21 ~ 2.11），提示 OSA 是 PD 的独立危险因素。8 项病例对照研究的结果显示，与非 PD 组相比，PD 患者 OSA 的合并 OR 为 0.92（95%CI 0.52 ~ 1.64），差异无统计学意义（$P = 0.78$）；PD 患者 AHI 的平均差为 3.16（95%CI - 3.76 ~ 10.08，$P = 0.37$），与合并 OR 的结果一致，提示 PD 不是 OSA 的危险因素。Shi[29] 的系统回顾和 meta 分析研究了总体睡眠障碍及其亚型（例如，失眠、睡眠呼吸障碍）以及其他睡眠问题（例如，日间过度嗜睡、睡眠相关运动障碍、昼夜节律睡眠障碍和非特异性睡眠问题）对痴呆，包括突发性全因痴呆、AD 和血管性痴呆亚型的预测作用。相比于无睡眠障碍患者，睡眠障碍患者发生全因痴呆风险增加 19%，AD 风险增加 49%，血管痴呆风险增加 47%。失眠患者 AD 发病风险增加 51%，对血管性或全因痴呆无影响。相反，SDB 与全因痴呆、AD 和血管性痴呆的发病率较高相关。这项 meta 分析表明，睡眠障碍可能预测发生痴呆的风险。此外，失眠仅与 AD 事件相关，SDB 是全因痴呆、AD 和血管性痴呆的危险因素。然而，作者同时指出，睡眠障碍的评估主要基于自我报告，一些混杂因素可能会调节睡眠障碍与痴呆之间的关系。因此，应进一步验证结果。

Lee[30] 等的回顾性队列研究使用了 2005 年 6 月至 2018 年 9 月收集的统一数据集（unified data set，UDS），该数据集由美国国家阿尔茨海默病协调中心（National Alzheimer's Disease Coordinating Center，NACC）公开，研究人群由 8460 例基线时无痴呆的美国人组成，随访结束时睡眠障碍的老年人患痴呆症的风险增加了 1.2 倍。睡眠障碍严重程度也与痴呆相

表 19-2-4　睡眠质量与帕金森病和痴呆关系的研究

作者，年度	研究类型	调查方法	例数	研究对象及年龄	结果	对认知功能的影响
Sun, 2020[28]	系统综述	meta 分析回顾性队列研究、病例对照研究，病例对照研究使用多导睡眠图监测，队列研究使用 Cox 比例风险回归分析	共有 12 项研究，93 332 例	4 项回顾性队列研究，8 项病例对照研究，中国台湾总例数占 8.4 万，其他为新加坡、土耳其、意大利、美国、法国、卢森堡大公国、希腊	睡眠呼吸暂停患者的 PD 发生率更高（HR 1.59～95%CI 1.36～1.85）。男性和女性分别为 1.56（95%CI 1.30～1.87）和 1.60 95%CI 1.21～2.11）	损害
Shi, 2018[29]	系统综述	系统检索纵向研究，meta 分析，平均随访 9.49 年	272 633 例	18 项研究，基线 246 786 例，随访结束时 25 847 例痴呆患者	相比于无睡眠障碍患者，睡眠障碍患者发生全因痴呆风险增加 19%，AD 风险增加 49%，血管痴呆增加 51%，对血管性或全因痴呆无影响。失眠患者 AD 发病风险增加 47%。SDB 与全因痴呆、AD 和血管性痴呆的发病率较高相关	损害
Lee, 2022[30]	纵向回顾性队列研究	NPI-Q 评估睡眠障碍，用 NACC 公布的统一诊断集中的临床医生数据集评估痴呆，Cox 比例风险模型分析相关性	8460 例	美国人，48% 为女性，61～80 岁占 73%，84% 为白人，63% 认知正常，7% 认知受损但无 MCI，30%MCI。信息报告者中，56% 为女性，61～80 岁占 68%，84% 为白人，90% 为参与者的配偶	与无睡眠障碍者相比，有睡眠障碍者患痴呆风险更高（HR = 1.20，95%CI 1.03～1.39）。认知正常者、认知受损但未达到 MCI 者、MCI 患者中睡眠障碍患病率分别为 10.3%、23.7%、23.6%。平均随访 4.5 年后，痴呆症的发病率分别为 6.3%、16.2%、36.6%。基线认知正常者睡眠障碍与痴呆之间关联存在统计学意义（HR = 1.56，95%CI 1.07～2.27），但在认知受损或 MCI（HR = 1.12，95%CI 0.94～1.33）者中睡眠障碍与痴呆之间没有关联。睡眠障碍的严重程度与痴呆显著相关，与轻度睡眠障碍相比，中度/重度睡眠障碍与痴呆风险增加相关（HR = 1.40，95%CI 1.05～1.86）	睡眠障碍增加痴呆风险，且与严重程度有关

续表

作者，年度	研究类型	调查方法	例数	研究对象及年龄	结果	对认知功能能的影响
Beydoun，2021[31]	纵向队列研究	10年随访，Cox比例风险模型	9518例	≥65岁，美国人	随着失眠症状严重程度增加，痴呆的风险增加45%～58%	损害
Baril，2020[32]	前瞻性队列研究	家庭多导睡眠监测。偶发性全因痴呆和AD。平均随访13.4年，最长22.5年	291例	弗雷明汉心脏研究项目，美国人，平均年龄67.5岁，51.6%为男性	基线睡眠暴露与痴呆事件之间无直接联系。在预测全因痴呆和AD时，CRP水平与夜间清醒状态相互作用。在高CRP组中，较长的WASO（HR＝2.89，95%CI 1.3～6.34）和更多的夜间发生性醒来（HR＝4.55，95%CI 1.19～17.38）与较高的偶发性痴呆发生风险相关。在低CRP组中，较少的夜间醒来与痴呆的发生风险增高相关（HR＝0.07，95%CI 0.01～0.68）	无，但可与炎症因素共同预测痴呆风险

注：NPI-Q，神经精神学调查问卷；NACC，美国国家阿尔茨海默病协调中心；CRP，C反应蛋白；WASO，睡眠开始后醒来。

表 19-2-5 睡眠质量与老年人脑卒中关系的研究

作者，年度	研究类型	调查方法	例数	研究对象及年龄	结果	对认知的影响
Pablo, 2019[33]	前瞻性队列研究	随访 71～72 个月	1005 例	西班牙人，≥65 岁，可疑 OSA 者	卒中患病率 85.5%。重度睡眠呼吸暂停组（AHI ≥ 30）的卒中发生率校正 RR = 3.42，95%CI 1.37～8.52	重度睡眠呼吸暂停增加卒中风险
Geer, 2021[34]	多中心病例对照研究	柏林问卷，logistic 回归分析	6000 例	西班牙人，3000 例 ICH 患者，3000 例对照者 61.5 岁，白人、黑人	与对照组相比，睡眠呼吸暂停在病例中更常见，71% vs. 52%，OR = 2.28，95%CI 2.05～2.55）。在多变量 logistic 回归模型中，睡眠呼吸暂停与 ICH 风险增加相关（OR = 1.47，95%CI 1.29～1.67）	睡眠呼吸暂停增加 ICH 风险
Mohammad, 2019[35]	病例对照研究	问卷调查	107 例	沙特阿拉伯人，40 例 WUS，67 例 NWUS	72.5% 的 WUS 患者有潜在的睡眠呼吸暂停，而 NWUS 患者中仅有 45% logistic 回归分析显示，WUS 患者睡眠呼吸暂停患病率较高，OR = 3.25，95%CI 1.397～8.38，P = 0.0053	睡眠呼吸暂停可能是卒中中的危险因素
嵇朋, 2021[36]	病例对照研究	多导睡眠监测	147 例	中国人，急性缺血性脑卒中患者，WUS 组 43 例，NWUS 组 104 例，年龄 60～85（67.59±5.32）岁	WUS 组中重度 OSAS 比例（62.8% vs. 39.4%，P = 0.011）和 AHI [24.7（5.9～45.1）次/小时 vs. 12.7（5.3～32.9）次/小时，P = 0.031] 明显高于 NWUS 组。二元 logistic 回归分析显示，中重度 OSAS（OR = 3.099，95%CI 1.628～15.288，P = 0.011），AHI（OR = 1.371，95%CI 1.203～1.561，P = 0.007）是 WUS 的独立危险因素	中重度 OSAS 是觉醒型脑卒中的独立危险因素

注：ICH：出血性脑卒中；NWUS：非觉醒型卒中；WUS：觉醒型卒中；OSAS：睡眠呼吸暂停综合征。

关，中重度睡眠障碍的患者比轻度睡眠障碍的患者痴呆风险高 40%。Beydoun[31] 对 9518 例 65 岁及以上美国人的 10 年随访研究发现，随着失眠症状严重程度增加，痴呆症的风险增加 45% ～ 58%。Baril[32] 对 291 例弗雷明汉心脏研究项目参与者的研究显示，睡眠暴露与痴呆事件之间没有直接联系，但在预测全因痴呆和 AD 时，CRP（C 反应蛋白）水平与夜间清醒状态有交互作用。在高 CRP 组中，较长的睡眠开始后醒来（wake after sleep onset，WASO）（HR = 2.89，95%CI 1.31 ～ 6.34）和更多的夜间醒来（HR = 4.55，95%CI 1.19 ～ 17.38）与较高的偶发性痴呆发生风险相关。在低 CRP 组中，较少的夜间醒来与痴呆的发生风险增高相关（HR = 0.07，95%CI 0.01 ～ 0.68）。提示炎症的存在可能是评估睡眠障碍如何与神经退行性病变相关的一个重要决定因素。

（四）睡眠质量与老年脑卒中

睡眠质量与老年脑卒中的关系有 4 篇文献，包括 3 篇病例对照研究和 1 篇队列研究。所有纳入研究的详细信息见表 19-2-5。

Pablo 等[33] 在西班牙 2 所大学医院对 1005 例 65 岁及以上的可疑睡眠呼吸暂停患者前瞻性随访约 72 个月发现，与对照组（AHI < 15）相比，未经治疗的重度睡眠呼吸暂停老年患者脑卒中的发病率增加，校正危险比（RR）为 3.42（95%CI 1.37 ～ 8.52）。

为了确定睡眠呼吸暂停是否与出血性脑卒中（ICH）风险相关，Geer[34] 等评估了非创伤性 ICH 患者和匹配的对照组在发病前的 OSA 暴露情况。采用 logistic 回归分析来评估睡眠呼吸暂停和 ICH 之间的相关性，结果显示，与对照组相比，睡眠呼吸暂停在病例中更为常见（71% vs. 52%，OR = 2.28，95%CI 2.05 ～ 2.55）。在多变量 logistic 回归模型中，睡眠呼吸暂停与 ICH 风险增加相关（OR = 1.47，95%CI 1.29 ～ 1.67）。提示睡眠呼吸暂停是 ICH 的危险因素。

Mohammad[35] 对沙特阿拉伯利雅得一个医疗中心的 107 例（60% 男性）急性脑卒中患者进行的病例对照研究发现，非觉醒型卒中（non-wake-up stroke，NWUS）患者睡眠呼吸暂停患病率高于觉醒型卒中（wake-up stroke，WUS）患者，（29/40 = 72.5% vs. 30/67 = 45%；OR = 3.25，95%CI 1.397 ～ 8.38，P = 0.0053）。提示睡眠呼吸暂停是睡眠期缺血性脑卒中的重要危险因素。而嵇朋等[36] 对 147 例中国急性缺血性脑卒中患者的分析发现，WUS 组中重度睡眠呼吸暂停综合征（OSAS）比例（62.8% vs. 39.4%，P = 0.011）和 AHI 明显高于 NWUS 组［24.7（5.9 ～ 45.1）次 / 小时 vs. 12.7（5.3 ～ 32.9）次 / 小时，P = 0.031］。二元 logistic 回归分析显示，中重度 OSAS（OR = 3.099，95%CI 1.628 ～ 15.288，P = 0.011）、AHI（OR = 1.371，95%CI 1.203 ～ 1.561，P = 0.007）是 WUS 的独立危险因素。

四、研究证据评价

综合评价结果显示，睡眠质量差增加认知功能下降、认知障碍、痴呆和脑卒中的发生风险或加重其严重程度。综合评价等级为 C 级。具体研究证据的质量及价值评价结果见表 19-2-6。

表 19-2-6 睡眠质量与老年认知功能关系证据分析

内容	评级	备注
证据等级	中	4 项系统综述，2 项 meta 分析，6 项队列研究，5 项病例对照研究，1 项横断面研究
一致性	良	2 项系统综述认为睡眠障碍增加 PD、全因痴呆、AD、血管性痴呆的风险，2 项系统综述研究认为睡眠质量差增加认知障碍风险，但其中 1 项系统综述研究认为 SDB 与整体认知功能和记忆无关联；1 项 meta 分析认为 SDB 增加 MCI 风险，尤其是女性，另一项 meta 分析认为睡眠障碍增加 MCI 风险；2 项队列研究认为失眠/睡眠障碍增加 MCI、痴呆/认知功能下降风险，1 项队列研究认为睡眠障碍与痴呆无关联，但可与炎症因子 CRP 共同预测痴呆风险，另两项队列研究认为睡眠障碍严重程度与痴呆风险升高之间存在关联；2 项病例对照研究认为睡眠异常增加认知功能受损风险；1 项横断面研究认为睡眠异常增加认知障碍风险；1 项队列研究和 3 项病例对照研究认为睡眠质量差增加卒中的风险
健康影响	优	睡眠质量差增加认知功能下降、痴呆等神经退行性疾病和卒中发生风险或加重其严重程度
研究人群	中	研究人群主要是美国人，还有中国人、韩国人、新加坡人、沙特阿拉伯人、土耳其人、意大利人、澳大利亚人、法国人、瑞士人、瑞典人、卢森堡大公国人、西班牙人、芬兰人、希腊人
适用性	中	适用于中国老年人，应注意性别差异、APOE 基因多态性等

五、结语

1. 推荐意见

综合研究结果显示，睡眠质量差增加老年人认知功能下降及相关疾病发生风险。老年人应保证良好睡眠。

2. 局限性

大多数研究对于睡眠质量的评价采用的是主观感受报告的方法，与客观检测相比可能带来较大误差。睡眠障碍的类型多样，本研究中的文献涉及的类型不全一致，亦可能对研究结论产生影响。

参考文献

[1] Kim JH, Elkhadem AR, Duffy JF. Circadian rhythm sleep-wake disorders in older adults [J]. Sleep Med Clin, 2022, 17（2）: 241-252.

[2] Dijk DJ, Duffy JF, Riel E, et al. Ageing and the Circadian and homeostatic regulation of human sleep during forced desynchrony of rest, melatonin and temperature rhythms [J]. J Physiol, 1999, 516（2）: 611-627.

[3] Leng Y, Musiek ES, Hu K, et al. Association between Circadian rhythms and neurodegenerative diseases [J]. Lancet Neurol, 2019, 18（3）: 307-318.

[4] Heyde I, Kiehn JT, Oster H. Mutual influence of sleep and circadian clocks on physiology and cognition [J]. Free Radic Biol Med, 2018, 119: 8-16.

[5] Benca RM, Teodorescu M. Sleep physiology and disorders in aging and dementia [J]. Hand Clin Neurol, 2019, 167: 477-493.

[6] Fetveit A. Late-life insomnia: a review [J]. Geriat Gerontol Int, 2009, 9（3）: 220-234.

［7］ Gulia K，Kumar VM. Sleep disorders in the elderly：a growing challenge［J］. Psychogeriatrics，2018，18（3）：155-165.

［8］ Mander BA，Marks SM，Vogel JW，et al. β-Amyloid disrupts human NREM slow waves and related hippocampus-dependent memory consolidation［J］. Nat Neurosci，2015，18（7）：1051-1057.

［9］ Baril AA，Beiser AS，Mysliwiec V，et al. Slow-Wave Sleep and MRI Markers of Brain Aging in a Community-Based Sample［J］. Neurol，2021，96（10）：e1462-e1469.

［10］ Romanella SM，Roe D，Tatti E，et al. The sleep side of aging and Alzheimer's disease［J］. Sleep Med，2021，77：209-225.

［11］ Lu L，Wang SB，Rao W，et al. The prevalence of sleep disturbances and sleep quality in older Chinese adults：A comprehensive Meta-analysis［J］. Behav Sleep Med，2019，17（6）：683-697.

［12］ 熊风，赖玉清，黄河浪. 中国老年人群睡眠障碍流行特征的 Meta 分析［J］. 中国循证医学杂志，2019，19（4）：398 - 403.

［13］ Leng Y，McEvoy CT，Allen IE，et al. Association of sleep-disordered breathing with cognitive function and risk of cognitive impairment：a systematic review and meta-analysis［J］. JAMA Neurology，2017，74（10）：1237-1245.

［14］ Li LJ，Yang Y，Guan BY，et al. Insomnia is associated with increased mortality in patients with first-ever stroke：a 6-year follow-up in a Chinese cohort study［J］. Stroke Vasc Neurol，2018，3（4）：197-202.

［15］ Sobreira-Neto MA，Pena-Pereira MA，Sobreira EST，et al. Obstructive sleep apnea and Parkinson's disease：characteristics and associated factors［J］. Arq Neuropsiquiatr，2019，77（9）：609 - 616.

［16］ Sexton CE，Sykara K，Karageorgiou E，et al. Connections between insomnia and cognitive aging［J］. Neurosci Bull，2020，36（1）：77-84.

［17］ Gaeta AM，Benítez ID，Jorge C，et al. Prevalence of obstructive sleep apnea in Alzheimer's disease patients［J］. J Neurol，2020，267（4）：1012-1022.

［18］ 王璇，王志会，王丽敏. 我国老年人认知异常影响因素及其交互作用病例对照研究［J］. 中华流行病学杂志，2020，41（5）：705 - 710.

［19］ 崔光辉，李少杰，刘馨谣. 睡眠质量与抑郁症状及其交互作用与老年人认知衰弱的关联研究［J］. 中国全科医学，2021，24（9）：1076 -1081.

［20］ Insel PS，Mohlenhoff BS，Neylan TC，et al. Association of sleep and β-Amyloid pathology among older cognitively unimpaired adults［J］. JAMA Network Open，2021，4（7）：e2117573.

［21］ Zhu X，Zhao Y. Sleep-disordered breathing and the risk of cognitive decline：a meta-analysis of 19940 participants［J］. Sleep Breath，2018，22（1）：165-173.

［22］ 陈胡丹，王娟，王新森，等. 阻塞性睡眠呼吸暂停患者认知功能损害与睡眠相关呼吸指标的关系［J］. 中华医学杂志，2020，100（37）：2929-2933.

［23］ Wei Xu，Chen-Chen Tan，Juan-Juan Zou，et al. Sleep problems and risk of all-cause cognitive decline or dementia：an updated systematic review and meta-analysis［J］. J Neurol Neurosur Psy，2020，91（3）：236-244.

［24］ Smith L，Shin JI，Jacob L，et al. Sleep problems and mild cognitive impairment among adults aged ≥ 50 years from low- and middle-income countries［J］. Exp Gerontol，2021，154：111513.

［25］ Haba-Rubio J，Marti-Soler H，Tobback N，et al. Sleep characteristics and cognitive impairment in the general population：The HypnoLaus study［J］. Neurol，2017，88（5）：463-469.

［26］ Nicholas R，Bezawit K，Valerie Y，et al. Time-varying insomnia symptoms and incidence of cognitive impairment and dementia among older US adults［J］. Int J Env Res Pub Health，2021，18（1）：351.

［27］ 张彧，姚峥嵘，张丽. 老年人日常活动能力与睡眠质量及其交互作用对认知功能的影响［J］. 现代预防医学，2021，48（20）：3779-3782 + 3787.

［28］ Sun AP，Liu N，Zhang YS，et al. The relationship between obstructive sleep apnea and Parkinson's disease：a systematic review and meta-analysis［J］. Neurol Sci，2020，41（5）：1153-1162.

［29］ Shi L，Chen SJ，Ma MY，et al. Sleep disturbances increase the risk of dementia：a systematic review and meta-analysis [J]. Sleep Med Rev, 2018, 40: 4-16.

[30] Lee W, Gray SL, Barthold D, et al. Association Between Informant-Reported Sleep Disturbance and Incident Dementia: An Analysis of the National Alzheimer's Coordinating Center Uniform Data Set [J]. J Appl Gerontol, 2022, 41 (1): 285-294.

[31] Beydoun HA, Beydoun MA, Weiss J, et al. Insomnia as a predictor of diagnosed memory problems: 2006-2016 Health and Retirement Study [J]. Sleep Medicine, 2021, (Suppl 1) 80: 158-166.

[32] Baril AA, Beiser AS, Redline S, et al. Systemic inflammation as a moderator between sleep and incident dementia [J]. Sleep, 2021, 44 (2): 164.

[33] Catalan-Serra P, Campos-Rodriguez F, Reyes-Nuñez N, et al. Increased incidence of stroke, but not coronary heart disease, in elderly patients with sleep apnea [J]. Stroke, 2019, 50 (2): 491-494.

[34] Geer JH, Falcone GJ, Vanent KN, et al. Obstructive sleep apnea as a risk factor for intracerebral hemorrhage [J]. Stroke, 2021, 52 (5): 1835-1838.

[35] Mohammad Y, Almutlaq A, Al-Ruwaita A, et al. Stroke during sleep and obstructive sleep apnea: there is a link [J]. Neurol Sci, 2019, 40 (5): 1001-1005.

[36] 嵇朋, 寇启星, 孟凡超, 等. 觉醒型急性缺血性脑卒中与睡眠呼吸暂停综合征的研究 [J]. 中华老年心脑血管病杂志, 2021, 23 (11): 1192-1194.

（魏心源　程道梅）

第二十章　心理和社交

现代社会中，人们的脑力劳动日趋繁重，心理压力普遍增加；同时由于社会经济转型以及自身科技知识匮乏带来的一些不健康生活方式也会损害人们的心理健康，由此带来的焦虑、抑郁等心理疾患均呈快速增长态势。研究表明，心理精神因素可能与痴呆的发生和发展有关，比如抑郁、晚发型抑郁、焦虑、双向情感障碍、精神分裂症、睡眠障碍、饮酒，以及创伤后应激障碍等。此外，大量研究表明，晚年的社交活动与老年人身体健康和认知能力关系密切，高水平的社交活动可延缓记忆丧失和知觉下降速度并降低痴呆患病风险。本章重点阐述抑郁、焦虑等心理因素及社交活动与老年认知的关系，以期为全面保护老年人认知功能提供科学依据和干预措施。

第一节　心　　理

一、引言

世界卫生组织将抑郁症确定为全球总体疾病负担的最大贡献者之一，估计影响全球3.5亿人。在中国，目前抑郁患者已经超过5400万人，且呈不断上升的趋势，总体患病率为3.02%，其中男性抑郁症患病率为2.2%，女性抑郁症患病率为3.3%[1]。在现代社会，随着社会压力的不断加大、竞争的日益加剧，焦虑也同样成为普遍的心理问题。研究表明，焦虑可能是痴呆的前期症状[2]，故焦虑的发生可能是痴呆的一个可预防的危险因素。在老年人群，抑郁、焦虑等心理问题也日益凸显。

近年来，抑郁、焦虑与认知功能下降/痴呆关系的研究越来越多。抑郁症、焦虑患者常伴发认知功能损害，包括注意力、记忆力、执行能力下降和处理速度减慢[3-5]。研究者也发现，即便在抑郁或焦虑缓解之后，认知功能的下降仍然持续存在。

二、证据收集方法

本研究围绕抑郁、焦虑与老年人认知功能及相关疾病的关系，进行系统文献检索，共纳入20篇文献作为本次研究的主要证据，其中中文文献4篇，英文文献16篇，见表20-1-1。

表 20-1-1　抑郁与认知功能下降和痴呆检索情况

疾病	检索词		文献数（纳入/总）		合计
	中文检索词	英文检索词	中文	英文	
抑郁	痴呆，认知障碍，阿尔茨海默病，血管性痴呆，路易体痴呆，额颞叶痴呆，认知功能下降，抑郁，晚发性抑郁，危险因素	depression, depressive disorder, cognitive decline, dementia, risk factor, risk	2/1372	14/2075	16/3447

续表

| 疾病 | 检索词 | | 文献数（纳入／总） | | 合计 |
	中文检索词	英文检索词	中文	英文	
焦虑	痴呆，认知障碍，阿尔茨海默病，血管性痴呆，路易体痴呆，额颞叶痴呆，认知功能下降，焦虑，危险因素	anxiety, cognitive decline, dementia, risk factor, risk	2	2	4/834
文献总合计			4/1372	16/2075	20/4281

三、研究证据

1. 抑郁与认知相关疾病

抑郁与认知相关疾病关系的核心文献有 2 篇。Semkovska 等[6] 2019 年在 *Lacent Psychiatry* 上发表文献对抑郁缓解后认知功能的损害进行了系统综述。研究对 75 个认知相关变量进行了分析，发现在抑郁缓解后，有 55 个认知相关变量仍然受损，主要包括逻辑记忆的及时和延时回忆、工作记忆、处理速度、执行能力和视觉选择注意等领域。Kuring[7] 在 2020 年发表的一篇系统综述纳入了 31 篇研究抑郁症与 AD 及其他痴呆关系的纵向研究。研究发现，有抑郁症病史的个体发生痴呆的可能性是没有抑郁症病史个体的 1.91 倍。如果只分析发生 AD 的风险，有抑郁症病史的个体发生 AD 的可能性是没有抑郁症病史个体的 2.23 倍。研究结果提示抑郁是痴呆的危险因素。

其他重要文献包括英文文献 14 篇，中文文献 2 篇，总结于表 20-1-2。

2. 焦虑与痴呆的关系

近年来焦虑和认知功能下降／痴呆关系也受到广泛关注。研究表明，各种焦虑的相关因素，比如炎症和氧化应激，均与痴呆的发病机制相关[2]。研究结果显示，焦虑可能是痴呆的前期症状[24]，故焦虑的发生可能是痴呆的一个可预防危险因素。焦虑与痴呆关系研究的核心文献也有 2 篇。其中 2000 年，Santabárbara[25] 研究了焦虑与全因痴呆的关系，纳入了 8 项研究的 9 个前瞻性队列。研究发现，有焦虑的研究对象比没有焦虑的研究对象发生痴呆的调整风险高 24%。2018 年，Becker 等[26] 在一项系统综述中研究了焦虑与 AD 和血管性痴呆的关系。研究纳入了 9 篇研究焦虑与 AD 的病例对照研究和队列研究，3 篇研究焦虑与血管性痴呆的病例对照研究和队列研究。研究发现，有焦虑病史的个体发生血管性痴呆和 AD 的风险分别是没有焦虑病史个体的 1.88 倍和 1.53 倍。

其他重要文献包括英文文献 2 篇，中文文献 2 篇，详见表 20-1-3，具体发现不再赘述。

四、研究证据评价

综合研究结果显示，抑郁很可能增加痴呆的发病风险，综合评价等级为 B 级；焦虑可能增加痴呆的发病风险，综合评价等级为 C 级。具体研究证据评价结果见表 20-1-4。

表 20-1-2　抑郁与认知相关疾病的研究

作者，年度	研究对象	样本量	OR/HR	平均年龄（标准差）	女性人数（女性占比）	研究地区	随访时限（年）	对认知功能的影响
Holmquist, 2020[8] 队列一	痴呆患者	抑郁组：119 386 例 对照组：119 386 例	OR = 2.37	63.79 (11.89)	145 014 例 (60.7%)	瑞典社区	10.41	损害
Holmquist, 2020[8] 队列二	痴呆患者	抑郁组：25 322 例 对照组：25 323 例	OR = 3.16	抑郁组：59.10 (8.85) 对照组：59.97 (8.91)	29 228 例 (57.7%)	瑞典社区	11.04	损害
Liew, 2019[9]	MCI/痴呆患者	抑郁组：1307 例 对照组：12 155 例	HR = 1.4	—	—	美国社区	4.4	损害
Chan, 2019[10]	MCI患者	抑郁组：141 例 对照组：159 例	HR = 1.83（进展≤7年） HR = 0.79（进展>7年）	—	177 例 (59%)	美国社区	12.5	损害
Lipnicki, 2019[11]	认知能力衰退患者	48 522 例	—	72.7 (7.5)	28 337 例 (58.4%)	澳大利亚等15个国家	2～5	—
Kontari, 2019[12]	痴呆/AD患者	抑郁组：309 例 对照组：2301 例	HR = 2.17	抑郁组：66.50 (11.13) 对照组：64.87 (9.36)	2679 例 (55.1%)	英国社区	10	损害
Fang, 2020[13]	痴呆患者	抑郁组：356 例 对照组：4496 例	HR = 1.55	—	—	中国台湾健康保险研究数据库	10	损害
Lee, 2021[14]	痴呆患者	对照组：15 455 例 成年抑郁：331 例 持续抑郁：335 例 晚发性抑郁：487 例	HR = 1.23 HR = 1.15 HR = 1.97	—	5762 例 (37.3%) 79 例 (23.9%) 72 例 (21.5%) 123 例 (25.3%)	中国香港健康中心	5	损害
Heser, 2020[15]	痴呆患者	抑郁组：424 例 对照组：3719 例	HR = 1.31	抑郁组：80.76 (4.28) 对照组：79.91 (3.93)	338 例 (79.7%) 2447 例 (65.8%)	德国社区	—	损害

续表

作者，年度	研究对象	样本量	OR/HR	平均年龄（标准差）	女性人数（女性占比）	研究地区	随访时限（年）	对认知功能的影响
Heser, 2020[16]	痴呆患者	抑郁组：12 668 例 对照组：84 442 例	IRR = 1.58	抑郁组：78.1（6.1）对照组：74.7（6.6）	—	德国社区	5.82	损害
沈刚, 2012[17]	AD 患者	病例组：105 例 对照组：105 例	OR = 2.19	—	120 例（57.1%）	中国医院	—	损害
武佳佳, 2020[18]	MCI 患者	抑郁组：2906 例 对照组：9853 例	HR = 1.48（＜80 岁）HR = 1.12（≥80 岁）	69.44（7.02）	6981 例（54.71%）	奥地利，德国等 14 个国家的社区	8.09	损害
Kim, 2021[19]	AD 患者	抑郁组：77 013 例 对照组：441 453 例	HR = 3.35	—	300 817 例（58.0%）	韩国社区	12	损害
Korhonen, 2022[20]	痴呆患者	抑郁组：23 959 例 对照组：1 592 362 例	HR = 1.27	抑郁组：68.5（5.6）对照组：68.9（6.2）	903 523 例（55.9%）	芬兰社区	9.1	损害
Larsen, 2022[21]	痴呆患者	抑郁组：11 862 例 对照组：520 979 例	HR = 2.18	—	0 例（0）	丹麦社区	11	损害
Liou, 2022[22]	痴呆患者	抑郁组：14 137 例 对照组：42 412 例	HR = 6.08	54.5（6.8）	27 994 例（49.5%）	中国台湾社区	—	损害
Yang, 2021[23]	痴呆患者	抑郁组：2832 例 对照组：38 895 例	HR = 1.93	60.32（10.66）	22 344 例（53.5%）	瑞典社区	18	损害

注：MCI，轻度认知障碍；AD，阿尔茨海默病。

表 20-1-3 焦虑与痴呆关系的研究

作者，年度	研究对象	样本量	OR 或 RR 或 HR	年龄（岁）M（IQR）	女性占比（%）	数据来源	地区	随访时间（年）M（IQR）	对认知功能的影响
王艳平，2011[27]	MCI 患者	1114 例	4.46（RR）	—	71.1	社区	中国太原	3（—）	损害
Pujades-Rodriguez，2018[28]	MCI 患者	371 778 例	1.27（OR）	—	66	EHR	英国	至少 1 年	损害
林碧清，2018[29]	MCI 患者	400 例	4.45（RR）	平均 76.05	52.8	社区	中国佛山	1（—）	损害
Liew，2020[30]	MCI 患者	14 066 例	1.3（HR）	71（12）	65.5	NACC	美国	4.5（5.5）	损害

注：EHR，电子健康记录；NACC，美国国家阿尔茨海默病协调中心；M，中位数；IQR，基线表年龄。
"—" 表示原文中未描述。

表 20-1-4 抑郁、焦虑与痴呆关系推荐强度证据分析

内容	评级	备注
抑郁与痴呆		
证据等级	优	1 项系统评价，14 项队列研究，1 项病例对照研究
一致性	优	15 项研究显示抑郁是痴呆的危险因素，1 项研究显示抑郁和痴呆无联系
健康影响	优	15 项研究显示抑郁会增加痴呆的发病风险，1 项研究显示抑郁和痴呆无关
研究人群	中	研究人群为瑞典、美国、英国、德国、中国等多个国家的人群
适用性	中	适用于中国时有许多注意事项
焦虑与痴呆		
证据等级	中	2 项系统评价，1 项队列研究，1 项病例对照研究
一致性	优	4 项研究均显示焦虑是痴呆的危险因素
健康影响	优	4 项研究显示焦虑会增加痴呆的发病风险
研究人群	中	研究人群为美国、英国、中国等多个国家的人群
适用性	中	适用于中国时有许多注意事项

五、结语

1. 推荐意见

维持良好心态，减少焦虑或抑郁情绪，有助于降低痴呆的发病风险，推荐强度为 B 级。

2. 局限性

尽管国际上对抑郁和痴呆关系研究较多，我国尚缺乏高质量的研究。

（邱培媛）

参考文献

[1] Baxter AJ, Charlson FJ, Cheng HG, et al. Prevalence of mental, neurological, and substance use disorders in China and India: a systematic analysis [J]. Lancet Psychiatry, 2016, 3 (9): 832-841.

[2] Machado A, Herrera AJ, De Pablos RM, et al. Chronic stress as a risk factor for Alzheimer's disease [J]. Rev Neurosci, 2014, 25 (6): 785-804.

[3] Rock PL, Roiser JP, Riedel WJ, et al. Cognitive impairment in depression: a systematic review and meta-analysis [J]. Psychol Med, 2014, 44 (10): 2029-40.

[4] Papakostas GI. Cognitive symptoms in patients with major depressive disorder and their implications for clinical practice [J]. J Clin Psychiatry, 2014, 75 (1): 8-14.

[5] Snyder HR. Major depressive disorder is associated with broad impairments on neuropsychological measures of executive function: a meta-analysis and review [J]. Psychol Bull, 2013, 139 (1): 81-132.

[6] Semkovska M, Quinlivan L, O'grady T, et al. Cognitive function following a major depressive episode: a systematic review and meta-analysis [J]. Lancet Psychiatry, 2019, 6 (10): 851-61.

［7］Kuring JK，Mathias JL，Mard L. Risk of dementia in persons who have previously experiencd clinically-significant depression，anxiety，or PTSD：a systematic review and meta-analysis ［J］. J Affect Disord，2020，274：247-261.

［8］Holmquist S，Nordström A，Nordström P. The association of depression with subsequent dementia diagnosis：A Swedish nationwide cohort study from 1964 to 2016 ［J］. PLoS Med，2020，17（1）：e1003016.

［9］Liew TM. Depression，subjective cognitive decline，and the risk of neurocognitive disorders ［J］. Alzheimer Res Ther，2019，11（1）：70.

［10］Chan CK，Soldan A，Pettigrew C，et al. Depressive symptoms in relation to clinical symptom onset of mild cognitive impairment ［J］. Int Psychogeriatr，2019，31（4）：561-9.

［11］Lipnicki DM，Makkar SR，Crawford JD，et al. Determinants of cognitive performance and decline in 20 diverse ethno-regional groups：A COSMIC collaboration cohort study ［J］. PLoS Med，2019，16（7）：e1002853.

［12］Kontari P，Smith KJ. Risk of dementia associated with cardiometabolic abnormalities and depressive symptoms：a longitudinal cohort study using the English longitudinal study of ageing ［J］. Int J Geriatri Psychiatry，2019，34（2）：289-98.

［13］Fang TC，Wu YH，Chen YH，et al. Risk of Dementia in Patients with Depression or Parkinson's Disease：A Retrospective Cohort Study ［J］. Parkinsons Dis，2020，2020：8493916.

［14］Lee ATC，Fung AWT，Richards M，et al. Risk of incident dementia varies with different onset and courses of depression ［J］. J Affect Disord，2021，282：915-20.

［15］Heser K，Kleineidam L，Pabst A，et al. Sex-specific associations between depressive symptoms and risk for subsequent dementia ［J］. J Alzheimers Dis，2020，74（1）：151-61.

［16］Heser K，Fink A，Reinke C，et al. The temporal association between incident late-life depression and incident dementia ［J］. Acta Psychiatr Scand，2020，142（5）：402-12.

［17］沈刚. 阿尔茨海默病的危险因素研究 ［J］. 临床合理用药杂志，2012，5（12）：17.

［18］武佳佳. 老年抑郁对认知功能的影响 ［D］. 郑州大学，2020.

［19］Kim H，Jeong W，Kwon J，et al. Association between depression and the risk of Alzheimer's disease using the Korean National Health Insurance Service-Elderly Cohort ［J］. Sci Rep，2021，11（1）：22591.

［20］Korhonen K，Tarkiainen L，Leinonen T，et al. Association between a history of clinical depression and dementia，and the role of sociodemographic factors：population-based cohort study ［J］. Br J Psychiatry，2022，221（1）：410-6.

［21］Larsen EN，Sloth MM，Osler M，et al. Depression in adulthood and risk of dementia later in life：A Danish register-based cohort study of 595，828 men ［J］. J Affect Disord，2022，302：25-32.

［22］Liou YJ，Tsai SJ，Bai YM，et al. Dementia risk in middle-aged patients with schizophrenia，bipolar disorder，and major depressive disorder：a cohort study of 84，824 subjects ［J］. Eur Arch Psychiatry Clin Neurosci，2022，273（1）：219-227.

［23］Yang W，Li X，Pan KY，et al. Association of life-course depression with the risk of dementia in late life：A nationwide twin study ［J］. Alzheimers Dement，2021，17（8）：1383-90.

［24］Stella F，Radanovic M，Balthazar MLF，et al. Neuropsychiatric symptoms in the prodromal stages of dementia ［J］. Curr Opin Psychiatry，2014，27（3）：230.

［25］Santabarbara J，Lipnicki DM，Olaya B，et al. Does anxiety increase the risk of all-cause dementia? An updated meta-analysis of prospective cohort studies ［J］. J Clin Med，2020，9（6）：1-13.

［26］Becker E，Orellana Rios CL，Lahmann C，et al. Anxiety as a risk factor of Alzheimer's disease and vascular dementia ［J］. Br J Psychiatry，2018，213（5）：654-60.

［27］王艳平. 社区老年人阿尔兹海默病发病及患病相关因素研究 ［D］. 山西医科大学，2011.

［28］Pujades-Rodriguez M，Assi V，Gonzalez-Izquierdo A，et al. The diagnosis，burden and prognosis of dementia：A record-linkage cohort study in England ［J］. PloS one，2018，13（6）：e0199026.

［29］林碧清，张薇．佛山市社区老年人主观认知功能下降现状及对阿尔茨海默病转归率的影响［J］．现代医院，2018，18（09）：1290-3.

［30］Liew TM. Subjective cognitive decline, anxiety symptoms, and the risk of mild cognitive impairment and dementia［J］. Alzheimers Res Ther, 2020, 12（1）：107.

第二节 社交活动

社交活动（social activity）是指人与人之间进行的交往、互动，有广义和狭义之分，广义的社交活动包括平时在路上遇到熟人打招呼，与别人通电话等；狭义的社交活动是参加一定时间内在固定场所举行的特定人群的活动，比如酒会、舞会、相亲会等。社交活动是老年人寻求心理沟通和获得社会支持的重要途径。由于社交活动涉及多种人际关系和支持的交换，能够带来丰富的认知刺激和积极的情绪状态。研究者通过社交活动的社会网络、社会支持和社会参与三方面研究了对老年认知功能的影响[1]。大量研究表明，晚年的社交活动与老年人身体和认知能力关系密切，高水平的社交活动可延缓记忆丧失和知觉下降速度[2]并降低痴呆患病风险[3]。棋、牌类智力运动见本书第十八章第三节，本节重点介绍非体育运动类社交活动与老年认知功能的关系及其可能机制。

一、非体育运动类社交活动与老年认知功能

非体育运动类社交活动包括给朋友打电话、微信视频聊天、邀约朋友见面（吃饭、喝茶、聊天等）、益智游戏（打麻将、打牌、下棋等）、虚拟现实游戏和玩电子游戏等以静态动手动脑的活动，不包括听收音机、看电视、看书、看报等单向信息传递活动。

1. 交友：电话、微信、视频和见面

中国台湾的一项大型研究从人口调查的层面揭示了社交活动对老年人认知功能的重要性[4]。他们对高雄地区 4993 名 65 岁以上的老年人进行了面对面的访谈，结果显示，工具性日常生活活动（IADL）评分与认知功能和脑损伤程度（SPMSQ 评分）呈负相关关系，即生活自理能力差者认知能力也差；已婚老人、得到朋友积极支持的老年人，他们的认知能力更好；社区老人的认知能力越高，其社会支持程度越高。该结果提示生活方式管理应为老年人提供社会活动，以提高生活质量。

多交新朋友有助改善负面情绪。加州大学洛杉矶分校的一项研究招募了 702 名 60 岁以上老年人，从实验开始、到 12 个月、24 个月分别对这些老年人进行了心理健康、身体健康以及认知能力水平的调查。最终的调查结果显示，老年人结交新朋友能促进他们对生活的满意度，提高心理健康水平和认知能力。与新朋友交往越频繁，对他们认知能力和心理健康的促进效果越好。该研究结果提示，老年人积极参与新的社交网络关系，能够大大减少他们的负面情绪，间接改善老年人的健康状况[5]。

一项综述文献[6]在回顾了相关的研究后发现，视频电话比传统的语音电话更能有效刺激大脑额叶皮层，促进人的注意力和执行能力。视频电话中，人的面部表情、肢体动作是更加丰富的刺激来源，让人们在处理语言信息的同时，处理视觉接受到的身体语言信息，有助于提高大脑信息处理能力。牛津大学发表的一项调查了人际交往中"视频更好还是见面更好"的研究发现，视频似乎无法取代传统的面对面交流[7]。

2. 益智游戏

（1）参与虚拟现实游戏：虚拟现实（VR）技术可以通过帮助回忆过去改善记忆。英国北安普顿的一所精神保健中心开展的研究纳入了 41～88 岁的 8 名痴呆症患者。每位患者使用 VR 耳机"访问"了大教堂、森林、沙滩、海滩岩石和乡村景色的五个虚拟环境。该试验一共进行了 16 个疗程，并向患者及其护理人员收集反馈信息。该试验中的一个重要发现是，VR 可以通过新的场景刺激来帮助患者进行回忆。

（2）玩电子游戏：一项发表于 *Nature* 的研究发现，通过一款专门设计的三维电子游戏，可以提高老年人的认知能力，并逆转大脑的一些与衰老相关的退行性变。经过 1 个月总共 12 个小时的训练，年龄为 60～85 岁的参与者在电子游戏中的表现超过了 20 多岁的人。此外，工作记忆和持续注意力两个重要的认知域也得到了改善。

二、社交活动与老年认知功能

2016 年美国退休人员协会（AARP）对于美国 40 岁以上的成年人开展了社交和脑健康方面的调查研究，对美国 40 岁以上成年人社交活动类型、社交网络大小、孤独与隔离和社会参与情况与脑健康情况进行了分析和归纳。调查发现，社交网络较广阔的 40 岁以上成年人相对拥有较好的脑健康；在过去 5 年中不满意其社交参与水平的成年人，更有可能出现认知功能下降。这是目前看到的最完整的社交和脑健康的研究，基于该项研究，美国开展了一系列针对阿尔茨海默病的社会互动研究，以期帮助那些脑功能受损的人尽可能维持和提高脑健康。由于社交因素对脑健康的影响是多维度、多层次的，非常复杂，目前国内的研究相对局限于某些社交活动对脑健康的影响，应加强这方面的研究。

三、社交活动增进老年认知功能可能机制

Felix[8] 调查了社区 293 名老年人社会认知相关脑区与其灰质结构的关联，研究发现，社交活跃的老年人在与痴呆症相关的脑区中具有更强大的灰质。

在 *Neurology* 最新发表的研究中，研究者收集到 8896 名基线无痴呆症、65 岁及以上的老年人。根据与非同居的亲戚与朋友的接触频率，所有参与者被分为 4 组：每天、每周几次、每月几次、很少。而大脑萎缩的情况是采用脑部磁共振扫描记录下大脑总量和区域体积、颅内体积及白质病变体积来评估。Hirabayashi 的研究结果显示[9]，社交频率最高组的脑总体积占颅内总体积的 67.8%；随着社交频率的降低，大脑总体积占比也呈下降趋势，该比例在社交频率最低组为 67.3%。提示更多地接触社会与总体和认知功能相关的脑容量更大相关，罹患痴呆和晚年抑郁症的概率也自然更低。

（付萍　张国雄　毛沛钰）

参考文献

［1］赵丹，余林.社会交往对老年人认知功能的影响［J］.心理科学进展，2016，24（1）：45-54.

［2］Bath PA，Deeg D. Social engagement and health outcomes among older people：introduction to a special section［J］. Eur J Ageing，2005，2（1）：24-30.

［3］Paillard BS，FratiglioniL，Winblad B，et al. Leisure activities in late life in relation to dementia risk：

Principal component analysis［J］. Dementia and Geriatric Cognitive Disorders，2009，28（2）：136-144.

［4］Jennifer YSC，Liu YY. Influence of social support on cognitive function in the elderly［J］. BMC Health Serv Res，2003，3：9.

［5］Menkin JA，Robles TF，Gruenewald TL，et al. Positive expectation regarding aging linked to more new friends in later life［J］. J Gerontol B Psychol Soc Sci，2017，72（5）：771-781.

［6］Schilbach L. On the relationship of online and offline social cognition［J］. Front Hum Neurosci，2014，8：278.

［7］Dunbar RIM. Do online social media cut through the constrains that limit the size of offline social networks?［J］. R Soc Open Sci，2016，3（1）：150292.

［8］Felix C，Rosano C，Zhu X，et al. Greater social engagement and greater gray matter microstructural integrity in brain regions relevant to dementia［J］. J Gerontol B Psychol Sci Soc Sci，2021，76（6）：1027-1035.

［9］Hirabayashi N，Honda T，Hata J，et al. Association between frequency of social contact and brain atrophy in community-dwelling older people without dementia：The JPSC-AD Study［J］. Neurology，2023，101（11）：e1108-e1117.

附 录

附录一　本书涉及的重要概念和术语

一、认知功能及其相关疾病

1. 认知（cognition）

人类获取、加工、存储和使用信息的心理过程的总称。包括感觉、知觉、注意、记忆和思维等过程。

2. 认知相关疾病（cognition related diseases）

主要指痴呆、阿尔茨海默病、脑卒中、脑损伤等疾病。

3. 认知障碍（cognitive impairment）

指各种原因导致的不同程度的认知缺陷或异常，包括感知障碍、记忆障碍和思维障碍。

4. 轻度认知障碍（mild cognitive impairment，MCI）

又称轻度认知功能障碍或轻度认知损害。是指记忆力或其他认知功能进行性减退但不影响日常生活能力，且未达到痴呆的诊断标准。是介于正常老化与轻度痴呆之间的一种临床状态。

5. 痴呆（dementia）

是一组较严重的、持续的认知障碍。临床上以缓慢出现的智能减退为主要特征，伴有不同程度的人格改变，但无意识障碍。痴呆有明确的认知缺陷，而且累及 1 个认知领域或以上，这种认知缺陷症状已经妨碍患者生活功能。阿尔茨海默病是最常见的痴呆原因，其次是血管性痴呆、路易体痴呆和额颞叶痴呆。

6. 血管性痴呆（vascular dementia，VaD）

是指由脑血管疾病导致的严重认知功能障碍综合征。

7. 阿尔茨海默病（Alzheimer's disease，AD）

一种常见的与年龄密切相关的神经系统变性疾病。临床主要表现为慢性、进行性加重的认知功能障碍，并可出现行为和心理障碍。其病理特征为脑内大量的神经元外淀粉样斑块、神经细胞内神经原纤维缠结的形成以及神经元和突触的丢失。

8. 神经退行性疾病（neurodegenerative diseases）

是由神经元和（或）其髓鞘的丧失所致，随着时间的推移而恶化，出现功能障碍。其可分为急性神经退行性疾病和慢性神经退行性疾病，前者主要包括脑缺血、脑损伤、癫痫，后者包括阿尔茨海默病、帕金森病、亨廷顿病、肌萎缩侧索硬化等。

9. 帕金森病（Parkinson's disease，PD）

是一种常见于中老年的神经系统变性疾病，临床上以静止性震颤、运动迟缓、肌强直和姿势平衡障碍为主要特征。

10. 脑卒中（stroke）

起病急，迅速出现的脑循环障碍。症状一般持续 24 h 以上，可迅速导致局限性或弥漫性脑功能缺损。按病理类型可分为缺血性和出血性两大类，包括脑梗死、脑出血和蛛网膜下腔出血等。具有高发病率、高死亡率和高致残率的特点。常见的病因包括高血压、糖尿病、心脏病、血脂异常、吸烟等。

11. 脑出血（intracerebral hemorrhage，ICH）

是指非外伤性脑实质内出血，在我国约占全部脑卒中的 20% ~ 30%。

12. 健康老龄化（health aging）

老年人个体的身心健康及良好的社会适应。老年人群体的健康，健康预期寿命的延长以及社会整体的协调，社会发展氛围良好等的总和。由世界卫生组织由 1990 年提出。

二、植物性食物

13. 深色蔬菜（dark vegetable）

深绿色、红色、橘红色和紫红色蔬菜，具有营养优势，尤其富含 β 胡萝卜素，是膳食维生素 A 的主要来源。每天摄入量应占蔬菜总摄入量的 1/2 以上。

14. 十字花科蔬菜（cruciferous vegetable）

是指茎生叶互生，十字形花冠、有 / 无辛辣味的一类蔬菜，常见有白菜类、甘蓝类、芥菜类，如卷心菜、大白菜、花椰菜、西蓝花、油菜、甘蓝、芥菜、榨菜、大头菜等。

15. 深色浆果（dark berry）

是指水分含量高，果肉呈浆状，呈黑、紫、红等深颜色的一类水果，如蓝莓、黑莓、草莓、樱桃、车厘子、葡萄、桑葚等。浆果中含有维生素 C、维生素 E、胡萝卜素等天然抗氧化物质，深色浆果中还富含花色苷。

16. 坚果（nut）

果皮坚硬、生长在非豆科作物树上的种子。脂肪含量高，富含多不饱和脂肪酸；蛋白质含量与豆类相似；碳水化合物含量低于谷类和豆类；是维生素 B_1、B_2 和烟酸的良好来源。

三、动物性食物

17. 动物性食物（animal food）

主要指畜禽肉、禽蛋类、奶类、水产类及其制品，这些食物是膳食优质蛋白的主要来源，还含有丰富的脂肪、脂溶性维生素和矿物质等营养成分。

18. 肉类及制品（meat and meat products）

是指畜类（猪、牛、羊、鹿、马、兔等）、禽类（鸡、鸭、鹅、火鸡、鹌鹑等）、鱼虾蟹贝类等动物的肌肉、内脏及其制品。在烹饪前为红色，纹理较深、富含肌红蛋白的肉，如猪肉、牛肉、羊肉、鹿肉等哺乳动物的肉为"红肉"；肌红蛋白含量较少的肉，如鸟类（鸡、鸭、鹅、火鸡等）、鱼、爬行动物、两栖动物、甲壳类动物（虾蟹等）或双壳类动物（牡蛎、蛤蜊）等的肉为"白肉"。

19. 乳类及制品（milk and milk products）

乳又称"奶"，指哺乳动物分娩后从乳腺中分泌的一种白色或稍带黄色的生物学液体，有人叫"白色血液"。人类常用的乳类及乳制品包括人乳、牛乳、羊乳、马乳、牦牛乳等，以及以其原料制成的乳粉、酸乳、奶酪、冰淇淋、炼乳等乳制品。其中以牛乳消费量最大，接受度最广。

20. 蛋类及制品（egg and egg products）

蛋指的是鸟类、爬行类以及卵生哺乳类（如鸭嘴兽）动物产下的卵及其胚胎外包防水的壳。在适当的温度下，受精的蛋会孵化为幼体。人类食用的蛋类及制品包括未受精的鸡蛋、鸭蛋、鹅蛋、鹌鹑蛋、鸽蛋等，以及以其原料制成的皮蛋、咸蛋、糟蛋、松花蛋、巴氏杀菌鸡全蛋粉、鸡蛋黄粉等蛋制品。

四、饮料

21. 饮用水（drinking water）

本专著中饮用水指供人生活的饮水，包括干净的天然泉水、井水、河水和湖水，也包括经过处理的矿泉水、纯净水等。最常见的、最健康安全的饮用水是白开水，加工过的饮用水有瓶装水、桶装水、管道直饮水等形式。

22. 水合状态（hydration status）

水平衡是指水摄入量与水排出量之间的关系，水合状态是水平衡在人体内呈现的状态。当摄入水与排出水相近，机体处于正常水合状态；当摄入水过少，或者水丢失过多时，机体处于脱水（dehydration）状态；当摄入水过多时，机体则处于过水合状态，严重者可能会引起水中毒。当机体处于正常水合状态时，水摄入量能满足机体内水各种生理功能的需求；否则机体就会出现脱水或水中毒症状，甚至威胁生命。

23. 饮料（beverage）

也可称为饮品，是用一种或几种食用原料，添加或不添加辅料、食品添加剂、食品营养强化剂，经加工制成定量包装的、供直接饮用或冲调饮用、乙醇含量不超过质量分数为0.5%的制品，如碳酸饮料、果蔬汁类及其饮料、蛋白饮料、固体饮料等，而乙醇含量超过 0.5% 的饮品则称为酒精饮料或硬饮料。

24. 茶饮料（tea drink）

是指用水浸泡茶叶，经抽提、过滤、澄清等工艺制成的茶汤或在茶汤中加入水、糖液、酸味剂、食用香精、果汁或植（谷）物抽提液等调制加工而成的饮料制品。茶中有多种微量营养素，但营养价值受茶叶用量较少所限。

25. 咖啡类饮料（coffee based beverage）

是指以咖啡豆和（或）咖啡制品（研磨咖啡粉、咖啡的提取液或其浓缩液、速溶咖啡等）为原料，可添加食糖、乳和（或）乳制品、植脂末、食品添加剂等，经加工制成的液体饮料。

26. 酒精饮料（alcoholic beverage）

是指乙醇含量超过质量分数为 0.5% 的饮品。

五、食药物质

27. 食药物质（medicine and food homology materials）

是指传统作为食品且列入《中华人民共和国药典》的物质，它是按照传统既是食品又是中药材物质的简称，食药物质目录由国家卫生健康委员会等部门制定。

28. 药膳（medicated diet）

是根据防病、治病、抗衰老的需要，在中医药理论指导下，将传统中药材物质和食物相配伍，并采用我国独特的饮食烹调技术和现代科学方法制作而成的、色香味形俱全的饮食。

六、膳食模式

29. 膳食模式（dietary patterns）

又称为膳食结构，是指膳食中各食物的品种、数量及其比例和消费的频率。膳食模式的形成是一个长期的过程，受一个国家或地区的人口、农业生产、食物流通、食品加工、消费水平、饮食习惯、文化传统、科学知识等多种因素的影响。

30. 健康膳食模式（healthy dietary pattern，HDP）

是针对健康结局（慢性疾病的发生、预期寿命等）而言的说法或认识，其特点常包括少油盐、少深加工食品、多蔬果全谷物等特征。

31. 地中海饮食（mediterranean diet，MD）

以意大利南部、希腊的大部分地区，尤其是克利特岛的居民膳食结构为基础形成的一种特点鲜明的饮食模式，该模式的特点是食物多样、清淡和加工简单，营养素丰富、单不饱和脂肪酸和膳食纤维摄入量很高。

32. 防控高血压饮食（dietary approaches to stop hypertension，DASH）

饮食中含有丰富的蔬菜、水果、低脂乳制品、全谷物、禽肉类、鱼和坚果，甜食、含糖饮料和红肉较少。总脂肪含量、饱和脂肪和胆固醇含量均低，而钾、镁、钙、蛋白质和膳食纤维含量丰富。

33. 延缓神经退变饮食（mediterranean-DASH diet intervention for neurological delay，MIND）

该模式推荐经常食用 10 种有益于大脑健康的食物（绿叶蔬菜、其他蔬菜、坚果、莓类水果、豆类、全谷物、鱼、禽、葡萄酒和橄榄油），减少 5 种不健康的食物（红肉、黄油 / 人造黄油、奶酪、全脂奶制品、甜点 / 糖果、油炸食品 / 快餐）。

34. 东方健康膳食模式（eastern health diet pattern）

以我国浙江、上海、江苏、福建等地区为主要代表，膳食特点以食物多样、清淡少油为主，尤其以丰富蔬菜水果、多鱼虾海产品、多奶类和豆类为主要特征。该地区的慢性病发病率和死亡率较低，预期寿命较高。

七、饮食习惯

35. 饮食行为（dietary behaviour）

是指摄食活动，包括食物的选择与购买，进食频率、数量及方式，进食场所等。

36. 饮食习惯（dietary habit，eating habit）

在日常生活中反复进行的饮食行为，它是对饮食条件产生的生理和心理的适应行动，是在人类发展过程中和个体发育各阶段中形成的。

37. 平衡膳食（balanced diet）

摄入的各种营养素种类齐全，营养素之间比例适当，能够满足人体营养需要的合理膳食。

38. 高盐（钠）饮食（high salt/sodium diet）

是指成人食盐摄入量 ≥ 5 g/d，或成人钠摄入量 ≥ 2000 mg/d 的饮食，其中包括通过各种途径，如酱油、味精等调味品和咸菜咸肉等食物摄入盐（钠）的量。食盐和钠的换算关系是：1 g 食盐 ＝ 0.4 g 钠；1 g 钠 ＝ 2.5 g 食盐。

39. 高脂饮食（high fat diet）

脂肪供能比高于总能量 30% 的膳食。

40. 高糖饮食（high carbohydrate/sugar diet）

是指成人每日添加糖（包括白糖、红糖、冰糖等蔗糖及糖浆、液体果糖等）供能比 ＞10%；也指每日碳水化合物供能比 ＞ 65% 的饮食[2]，这里的碳水化合物主要来自高血糖指数食物和高血糖负荷食物。

41. 血糖指数（glycemic index，GI）

又称血糖生成指数，是指含 50 g 碳水化合物的食物与相当量葡萄糖在一定时间（一般为 2 h）体内血糖反应水平的百分比值，反映食物与葡萄糖相比升高血糖的速度和能力。通常将葡萄糖的 GI 值定为 100，＞ 70 为高 GI 食物，55 ～ 70 为中 GI 食物，＜ 55 为低

GI 食物。

42. 血糖负荷（glycemic load，GL）

血糖负荷是用食物的 GI 值乘以 100 g 食物中所含可利用碳水化合物的量，一般认为 GL ＞ 20 为高 GL 食物，10 ～ 20 为中 GL 食物，＜ 10 为低 GL 食物。

43. 素食（vegetarian diet）

是指一类以谷物、蔬菜、水果、豆类、种子和坚果等植物性食物为主，基本不含动物性食物（奶、蛋、鱼除外）的饮食。

八、其他膳食成分

44. 黄酮类化合物（flavonoids）

泛指两个具有酚羟基的苯环通过中央三碳原子相互连接的一系列化合物。

45. 黄酮醇（flavonols）

是指具有酮基的类黄酮，是组成原花青素的重要成分，包含槲皮素、山奈酚、高良姜素、杨梅素等。

46. 黄烷醇（flavanonols）

是黄烷酮的 3- 羟基衍生物，也称为二氢黄酮醇（dihydroflavonols）、儿茶素（catechins）或黄烷 -3- 醇，包含茶多酚中的儿茶素、没食子儿茶素、表没食子儿茶素没食子酸酯等，主要来源于含鞣质的木本植物，如苹果、蓝莓、桃子、梨等。

47. 异黄酮（isoflavonoids）

异黄酮类化合物包含大豆异黄酮、金雀异黄酮染料木素、葛根素等，主要来源于大豆和其他豆科植物。

48. 黄烷酮（flavanones）

也称为二氢黄酮（dihydroflavones），主要包含橙皮素、柑橘素、圣草素等，通常存在于所有柑橘类水果中，如橙子、柠檬、柚等。

49. 黄酮（flavones）

包含芹菜素、木犀草素、黄芩素等，主要来源于枝、叶、果实、树干、菊科植物、唇形科植物，如芹菜、欧芹、红辣椒、洋甘菊、薄荷、银杏等。

50. 花色苷（anthocyanin）

具有 2- 苯并吡喃结构的类糖苷衍生物。是一种天然的水溶性色素。具有抗氧化、抑制炎症反应、改善视力等作用。分布广泛，在深色浆果、蔬菜、薯类和谷物种皮中含量丰富。

51. 花青素（anthocyanidin）

黄烊盐阳离子苷元，包含 2 个苯环并由 1 个三碳的单位连结（C6-C3-C6）。是花色苷的糖苷配基基本结构。性质很不稳定，在自然界中一般与糖结合形成糖苷化合物，即以花色苷的形式存在。

52. 原花青素（proanthocyanidin）

一类由不同数量的儿茶素、表儿茶素或没食子酸聚合而成的同源或异源黄酮类化合物。具有抗氧化、抗肿瘤、抗感染、预防心血管疾病等生物学作用。主要存在于葡萄、高粱、可可豆以及野生浆果中，葡萄籽中含量尤其丰富。

九、肠道菌群

53. 肠道菌群（gut microbiota）

在人类或者其他动物消化道中生活的微生物，包括细菌、古菌、真菌、病毒。

54. 肠道菌群多样性（gut bacterial diversity）

包括 α 多样性、β 多样性等，α 多样性是指一个特定区域或生态系统内的多样性，是反映丰度和均匀度的综合指标，β 多样性是指任意尺度上不同区域间物种组成的差异。

55. 菌属丰度（bacterial abundance）

菌属丰度即菌属丰富程度，是在一定范围内描述细菌种类多少的指标。

56. 益生菌（probiotics）

活的微生物，当摄入充足的数量时，对宿主产生健康益处。

57. 益生元（prebiotics）

一般不能被人体所消化吸收但可被人体微生物选择性利用，能够改善肠道微生物组成和（或）活性，从而益于人体健康的食物成分。

58. 糖尿病认知功能障碍（diabetes cognitive impairment）

通常指糖尿病患者伴有认知功能的损伤，是糖尿病最常见的慢性并发症之一。

59. 脑血管病（cerebral vascular disease，CVD）

是指由颅内外动脉、静脉、静脉窦病变引起的脑血液供应及循环障碍所导致的脑损伤和功能障碍。可分为缺血性脑血管病和出血性脑血管病。常见的危险因素为高血压、高脂血症、糖尿病、吸烟等。

60. 脑小血管病（cerebral small vessel disease，CSVD）

是指各种病因影响脑内小动脉、微动脉、毛细血管、微静脉和小静脉所导致的一系列临床、影像、病理综合征。

十、运动

61. 体力活动（physical activity）

是指任何由骨骼肌收缩引起能量消耗的身体运动，可以分为职业、交通、家务和休闲四大类。而运动（exercise）是休闲类的体力活动，是有计划、有组织、可重复，旨在改善或保持体质健康的身体表现或健康的身体活动。

62. 运动疗法（therapyutic exercise）

是指以运动学、生物力学和神经发育学为基础，以改善躯体、生理、心理和精神功能障碍为主要目标，以作用力和反作用力为治疗因子，通过改善、代偿和替代的途径，改善运动组织（肌肉、骨关节、韧带等）的血液循环和代谢，促进神经肌肉功能，提高肌力、耐力、心肺功能和平衡功能，减轻异常压力或施加必要的治疗压力，纠正躯体畸形和功能障碍的治疗方法。

63. 运动处方（exercise prescription）

是由运动处方技术培训合格人员依据处方对象的基本健康信息、体力活动水平、医学检查与诊断、运动风险筛查、运动测试等结果，以规范的运动方式和规定的运动频率、强度、时间、周运动量、进阶以及注意事项，形成局部和整体相结合、近期和远期目标相结合的个性化健康促进及疾病防治的主动运动指导方案。

64. 有氧运动（aerobic exercise）

是指主要以有氧代谢提供运动中所需能量的运动方式。有氧运动也称为耐力运动，是指身体大肌群参与的、较长时间的持续运动，这类运动所需的能量是通过有氧氧化产生的。有氧运动可改善心肺耐力，改善人体代谢功能，如改善血糖和血脂水平。有氧运动的常见运动方式包括快走、中长跑、广场舞、太极拳、骑自行车和游泳等。

65. 抗阻运动（resistance exercise）

是指人体调动身体的骨骼肌收缩来对抗外部阻力的运动方式，包括增加骨骼肌的力量、耐力、爆发力和体积的身体活动或运动。抗阻运动可以利用自身重量或特定的训练器械实施，如弹力带、杠铃、哑铃或固定器械等。

66. 体适能（physical fitness）

是从体育学角度评价健康的一个综合指标，即机体有效与高效执行自身功能的能力，也是机体适应环境的能力。包括与健康、运动技能和代谢相关的多个参数，直接与整体生活质量相关。

67. 最大摄氧量（maximal oxygen uptake，VO_2max）

是指动力性运动中机体每分钟、每千克体重能够摄取并被细胞利用的氧的最大值，单位为 ml/（kg·min），取决于心输出量和动静脉氧差。通常采用功率自行车和运动跑台测定，是评价个体最大有氧工作能力的综合性指标。

68. 太极拳（taijiquan）

融气功和拳术于一体，每一式都是绵绵不断，犹如太极图的拳术。由古代导引术逐渐演化而形成。练习时要求精神专一，呼吸和动作配合，动作要求柔和缓慢、连贯圆活，呼吸要求匀、细、深、长。

69. 八段锦（baduanjin exercise）

是我国传统养生保健中传承下来的以八节动作组成的一套健身运动方法，是一种中国传统的身心运动，注重将对称的身体姿势、冥想和呼吸技巧以和谐的方式结合在一起，在中国已有 1000 多年的历史。它要求运动者从一个动作到下一个动作，缓慢而连续地变换身体姿势，促进适当的身体姿势、柔韧性、放松和精神集中，并涉及视觉空间处理、注意力和执行能力的训练。

70. 智力运动（mind sport）

是一种以游戏为载体的文明形态，是文化、休闲、竞技的综合表达。目前被国际智力运动协会（IMSA）承认的智力运动项目有 7 项，按照项目国际联合会加入 IMSA 顺序依次为：桥牌、围棋、跳棋、国际象棋（简称象棋）、中国象棋、麻将、纸牌 / 扑克，简称棋牌。

十一、睡眠

71. 良好睡眠（good sleep）

是指符合人体生物钟，睡眠时间充足，睡眠质量高，睡醒之后精力充沛。良好睡眠是健康的充分必要条件。

72. 生物钟（circadian clock）

是生物体内的一种无形的"时钟"，是生物体生命活动的内在节律性。由生物体内的时间结构序所决定。睡眠-觉醒周期是生物钟最具代表性的表现。

73. 睡眠障碍（sleep disorder）

是以入睡困难、睡眠维持困难、过度睡眠、睡眠-觉醒周期紊乱或者睡眠行为异常等为表现的一类睡眠相关的临床综合征。

74. 失眠（insomnia）

指患者对睡眠时间和（或）睡眠质量不满足并影响白天社会功能的一种主观体验。主要表现为入睡困难、睡眠浅、早醒、醒来后缺乏清醒感等。

75. 睡眠呼吸障碍（sleep-related breathing disorder，SBD）

是指以睡眠中发生异常呼吸事件为特征的一组与睡眠相关的呼吸疾病。包括睡眠低通气综合征、阻塞性睡眠呼吸暂停低通气综合征、上气道阻力综合征、陈-施呼吸综合征等。

76. 睡眠呼吸暂停（sleep-related apnea）

通常是指睡眠过程中口鼻气流停止 ≥ 10 s 的事件，是一种病因不明的睡眠呼吸疾病，临床表现有夜间睡眠打鼾伴呼吸暂停和白天嗜睡。反复的呼吸暂停现象可伴有记忆力、注意力下降及头昏等。

十二、心理和社交活动

77. 抑郁症（depressive disorder）

以情绪显著而持久的低落为基本临床表现，并伴有相应的思维和行为异常的一种精神障碍。有反复发作倾向，患者情绪低落，自卑忧郁，甚至悲观厌世，可有自杀企图和行为。

78. 焦虑（anxiety）

指对未来或可能的风险过分担心和害怕的情绪状态。伴有运动性不安及自主神经系统症状。

79. 病理性焦虑（pathological anxiety）

又称焦虑症状，指持续的紧张不安、无充分现实依据地感到将要大难临头。其临床特点包括：①焦虑情绪的产生无现实依据，或焦虑情绪的强度与现实威胁明显不相称；②焦虑情绪持久存在，不随客观问题的解决而改善；③伴随强烈的自主神经系统症状，如心悸气短、胸闷、口干、出汗、肌紧张性震颤、颤抖或颜面潮红、苍白等；④焦虑情绪导致明显的精神痛苦和自我效能下降；⑤灾难化的预感，对预感到的威胁感到异常痛苦害怕，难以控制，缺乏应对能力。

80. 焦虑障碍（anxiety disorder）

又称焦虑症，是一组以上述病理性焦虑症状为主要临床相的精神障碍的总称。按照临床表现和发病特点，常见的焦虑障碍包括广泛性焦虑障碍（generalized anxiety disorder, GAD）、恐怖性焦虑障碍（社交恐怖、广场恐怖和特定的恐怖等）、惊恐障碍（又称急性焦虑障碍）等。

81. 社交活动（social activity）

是指人与人之间进行的交往、互动，有广义和狭义之分，广义的社交活动包括平时在路上遇到熟人打招呼，与别人通电话等；狭义的社交活动是参加一定时间内在固定场所举行的特定人群的活动，比如酒会、舞会、相亲会等。

附录二　维护老年人认知功能营养专家共识

中国营养学会特殊营养分会　中国营养学会老年营养分会
中国营养学会营养与神经科学分会　中国老年学和老年医学学会营养食品分会
中国老年医学学会营养与食品安全分会

　　维护老年人认知功能是积极维护脑健康、主动预防痴呆和认知相关疾病的根本措施，也是实现健康老龄化的必然要求。研究显示，膳食营养在延缓认知功能衰退、降低痴呆风险方面发挥重要作用[1]。中国营养学会特殊营养分会牵头，组织专家依据循证医学原则，系统检索了近 20 年国内外相关文献；并按照 WHO 推荐的证据评价方法和标准[2]系统评价了营养素、食物、膳食、运动、心理、睡眠等因素与老年认知功能及认知相关疾病的关系，根据不同等级的科学证据形成了十五条推荐意见和六大策略。

第一部分　研究证据

1　营养素和其他膳食成分维护老年人认知功能的研究证据

1.1 营养素

1.1.1 蛋白质：给衰弱老年人补充蛋白质可以改善记忆或信息处理速度[3]；补充鸡蛋蛋白水解物[4]等肽类可改善认知功能。

1.1.2 脂类：饱和脂肪和反式脂肪酸的摄入量与阿尔茨海默病（AD）的发生风险呈正相关[5]；增加 4 g/d 饱和脂肪酸（SFA）可增加 AD 发生风险 15%[6]；对 14 项研究的 meta 分析结果表明，n-6/n-3 脂肪酸比值与认知功能损伤呈正相关关系[7]；反式脂肪酸摄入量最高组发生缺血性脑卒中的风险较最低组增加 39%[8]。

1.1.3 碳水化合物：膳食纤维摄入量与老年人的认知功能改善有关[9]，含糖饮料的摄入量与认知功能障碍的患病率呈正相关[10]。

1.1.4 维生素：①维生素 D：维生素 D 缺乏人群发生痴呆和 AD 的风险较高[11]。②叶酸：在校正了包括血浆同型半胱氨酸在内的多个影响因素后，低血浆叶酸水平可使老年认知减退的发生风险增加 1.6 倍[12]。对叶酸缺乏或不足的轻度认知障碍（MCI）老年人，补充叶酸（400～800 µg/d）后其部分认知功能得到明显改善[13-15]。③维生素 B_6：低水平维生素 B_6 摄入与 MCI 和 AD 的发生风险显著相关[16]。④胆碱：膳食胆碱和磷脂酰胆碱（主要来自鸡蛋、猪肝、鱼、坚果等食物）摄入增加与老年人更好的认知功能表现相关[17-18]，而磷脂酰胆碱摄入能降低痴呆的发生风险[17]。给 AD 患者补充甜菜碱（主要来自贝类、菠菜和甜菜等食物）200 µg/（kg·d），干预 1 个月后其认知表现得到改善[19]。

1.1.5 矿物质：①钙：乳制品来源的钙摄入可降低中老年人群的认知功能损伤风险且存在剂量-反应关系[20]。②锌：血浆锌浓度低可增加高血压人群首次发生出血性脑卒中的风险[21]；补充锌可改善急性期脑卒中患者脑功能[22]。③钠：高盐（钠）饮食增加脑卒中发病及死亡的风险[23]。

1.2 其他膳食成分

1.2.1 黄酮：黄酮（如来自蓝莓、可可、大豆中的黄酮）摄入量高的中老年男性，帕金森病（PD）的发生风险比摄入量低者下降40%[24]。

1.2.2 花色苷：MCI患者补充蓝莓提取物（花色苷500 mg/d）12周后，其认知能力明显改善[25]。每天补充100 mg的野生蓝莓提取物，干预3个月可促进老年人更好的情景记忆[26]。

2 食物、膳食维护老年人认知功能的研究证据

2.1 食物

2.1.1 深色蔬菜和深色浆果：摄入深色蔬菜与认知功能呈正相关，洋葱有助于情景记忆[27]。摄入多品种蔬菜与整体认知风险的减少相关，摄入蔬菜和水果品种越多，执行功能和注意力越好。健康或MCI老年人摄入冻干蓝莓/蓝莓汁、酸樱桃汁、葡萄汁/粉3～6个月后认知功能改善[28-29]。

2.1.2 坚果：MCI老年人每天摄入5 g巴西坚果6个月[30]，健康或超重中老年人每周摄入一次花生（56～84 g），持续12周可部分改善认知功能[31]。老年女性坚果总摄入量越高，整体认知能力越好；每周食用至少28 g坚果可延缓认知衰退约2年[32]。中国55岁及以上老年人的研究结果显示，较高的坚果摄入（≥10 g/d）是认知功能的保护因素[33]。

2.1.3 鱼、禽肉、奶类：55岁及以上中老年人每周增加100 g鱼摄入可使AD型痴呆风险降低12%[34]；每天多吃100 g鱼，可使脑卒中发生风险降低14%[35]。摄入较多红肉和加工肉制品是脑卒中的危险因素，而禽肉摄入是保护因素[36]。较高水平的牛奶摄入可使认知障碍风险降低28%[37]；每天摄入60 g牛初乳或乳清蛋白复合物（含38 g蛋白质），均有益于改善老年人认知功能[38]。

2.1.4 水和饮料：横断面研究显示，老年人的体内水合状态越好，陈述性记忆和工作记忆越强[39]。每天饮用绿茶（500 ml）可降低29%的认知功能障碍发生风险[40]，每天饮用1～2杯咖啡可降低认知功能缺陷的风险[41]，过量饮酒可能会增加缺血性脑卒中的发生风险[42]。

2.1.5 药食同源物质：轻中度AD患者每天口服黄精丸（黄精加当归）3个月后痴呆症状和认知功能改善[43]。AD患者在常规治疗基础上每天口服火麻仁颗粒剂或煎液，8周后认知功能量表得分明显优于对照组[44-45]。

2.2 膳食模式

遵循地中海膳食模式（MD），摄入较多橄榄油或坚果的受试者，其简易精神状态检查（MMSE）平均得分更高[46]。对控制高血压膳食模式（DASH）依从程度越高的老年妇女认知功能越好，语言记忆也更强[47]。MD-DASH延缓神经退变膳食模式（MIND）与更好的语言记忆得分有关[48]。老年男性的认知功能障碍患病率随理想膳食模式得分的增加而减少[49]。

2.3 益生菌

MCI/AD[50]、脑小血管疾病[51]患者出现肠道菌群紊乱以及厚壁菌门/拟杆菌门比值异常。健康老年人服用益生菌后，可促进其思维灵活性[52]。AD患者每天摄入益生菌或其制品后，其压力量表得分降低[53]，同时粪便连蛋白（zonulin）、血清犬尿氨酸等与认知相关的免疫和炎症标志物发生改变[54]。MCI患者服用益生菌24周后，其定位能力和MMSE得分均显著提高[55]。益生菌可通过降低炎症等机制改善AD或MCI患者的认知能力[56]。

3 运动、睡眠和心理维护老年人认知功能的研究证据

3.1 运动

高水平体力活动以及每周≥3次、每次60 min的规律运动有利于维持认知功能[57]。结合神经心理学综合评估，运动强度比运动量更重要。在减缓痴呆患者的认知和运动能力下降方面，有氧运动和力量训练的组合比单独有氧运动更为有效[58]。MCI老年人经6个月八段锦训练后认知功能显著改善[59]。

3.2 睡眠

短时睡眠（≤5 h）和长时睡眠（≥9 h）的老年人较7～8 h睡眠时长者认知功能分别降低1.4倍和1.58倍[60]。队列研究显示，睡眠时长≤4 h或≥10 h者与7 h睡眠时长者相比，整体认知能力下降，认知功能障碍或AD的发生风险增加[61-62]。

3.3 心理

抑郁和焦虑会增加患痴呆的概率[63]。有抑郁症病史的个体发生痴呆的可能性是没有抑郁症病史个体的1.91倍[64]。有焦虑的研究对象比没有焦虑的研究对象发生痴呆的风险高24%[65]。瑞典的双胞胎研究显示焦虑症状与痴呆症的发生风险增加有关[66]。

第二部分 推荐意见和六大策略

1 推荐意见

本共识对科学证据的推荐强度分为四级[2]，即A级：证据体指导实践是可信的；B级：在大多数情况下证据体指导实践是可信的；C级：证据体为推荐意见提供了一些支持，但是在应用时应加以注意；D级：证据体弱，在应用建议时必须要非常谨慎或不使用该推荐意见。本次推荐未纳入D级。以下推荐中"认知功能"包括记忆、语言、视空间、执行、计算和理解判断等方面的能力，"认知相关疾病"主要指痴呆、阿尔茨海默病、脑卒中、脑损伤等疾病。

营养素和其他膳食成分

推荐意见1. 通过合理膳食获取全面均衡的营养素，经营养评估确实存在营养问题再予以补充或调整。

推荐意见2. 蛋白质的摄入以及必要时补充肽类物质有利于老年认知功能（C）；减少膳食饱和脂肪酸、反式脂肪酸的摄入/降低n-6与n-3脂肪酸的比值，以避免加重认知功能衰退（B/C）。

推荐意见3. 对叶酸缺乏或不足的轻度认知障碍老年人补充叶酸（400～800 μg/d）可以改善其认知功能，改善维生素B_6和维生素D营养状况可降低老年人认知相关疾病的发生风险，膳食胆碱、磷脂酰胆碱和甜菜碱的摄入有利于老年认知功能的改善（C）。

推荐意见4. 老年人保证充足的锌摄入可降低脑卒中的发生风险，急性期脑卒中患者补充锌有利于脑功能恢复（C）；中老年人保证从乳制品中摄入充足的钙可降低认知功能损伤的发生风险（B）。

推荐意见5. 增加黄酮含量高的食物摄入可降低帕金森病的发生风险（C），补充富含花色苷的蓝莓提取物可改善轻度认知障碍患者的认知功能（C）。

食物和膳食

推荐意见6. 遵循《中国居民膳食指南（2022）》和《中国老年人膳食指南（2022）》，做到食物多样、平衡膳食、足量饮水，摄入优质蛋白质。

推荐意见 7.地中海膳食模式（MD）、MD-DASH 延缓神经退变膳食模式（MIND）、富含多不饱和脂肪酸（PUFA）饮食 / 以及控制高血压膳食模式（DASH）有利于维护老年认知功能（B/C）；多吃粗粮、少吃高添加糖饮食有利于降低认知功能衰退的发生风险（C）。

推荐意见 8.深色浆果、坚果（≥ 10 g/d）/ 深色蔬菜有利于维护老年认知功能（B/C），鱼类（每周至少吃 1 次）、每天饮绿茶（500 ml）/ 禽类和奶类可减少认知相关疾病的发生风险（B/C）。

推荐意见 9.适量咖啡（每日 1 ～ 2 杯）/ 某些药食同源物质（如黄精加当归、火麻仁）可减少认知相关疾病的发生风险（B/C）。

推荐意见 10.过量饮酒、高盐饮食 / 摄入较多红肉和加工肉制品是脑卒中的危险因素（B/C）。

推荐意见 11.补充益生菌可改善轻度认知障碍老年人的认知能力（C）。

运动、睡眠和心理

推荐意见 12.维持健康生活方式，做到良好心态、生活规律，维护血管、视听、骨骼和肌肉功能。

推荐意见 13.推荐进行每周≥ 3 次、每次 60 min 的中 / 低强度有氧运动，推荐采取有氧运动结合抗阻力、"八段锦"和"太极拳"等多种运动方式，以维护老年认知功能（B）。

推荐意见 14.保证每天充足、高质量的睡眠，推荐每天睡眠时长为 6 ～ 8 h，有利于维护老年认知功能（C）。

推荐意见 15.维持良好心态，减少焦虑或抑郁情绪，均有助于降低痴呆的发病风险（B）。

2 六大策略

依据推荐意见，绘制了"维护老年人认知功能六大策略的扇形图"，可为老年人提供具体指导。

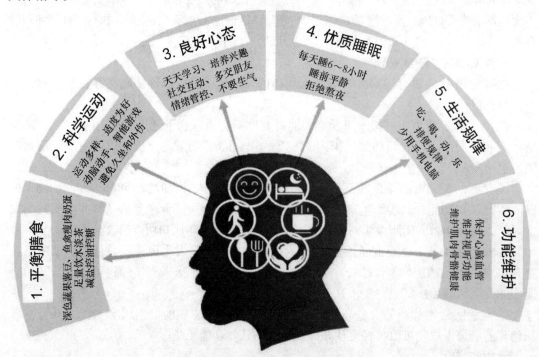

维护老年人认知功能六大策略扇形图

鸣谢：本共识的编写工作得到了中国营养学会杨月欣理事长的指导以及达能营养中心（中国）的大力支持，在此一并致以诚挚的谢意！

（执笔人：蒋与刚 黄承钰 黄国伟 肖 荣）

附：

共识工作组名单

学术顾问	程义勇	孙建琴					
专　　家	蒋与刚	黄承钰	黄国伟	肖　荣	张　坚	付　萍	胡　雯
	朱惠莲	牛凯军	何　方	吕全军	韩海军	史仍飞	邱培媛
	安　丽	周　俭	祝建洪	李　鸣	夏　阳	程道梅	李　文
	周政华	马　乐	张国雄	刘　静	吴夏秋	连福治	周继昌
	马　菲	邬红梅	杨红澎	谭　龙	石　磊	孙景权	查宇亮
	卢　豪	席元第	沈　曦	翟军亚	王　锋		
秘　　书	徐雅馨	毛沛钰					

参考文献

［1］Martin CR，Preedy VR. Diet and nutrition in dementia and cognitive decline［M］. London：Elsevier Academic Press，2015.

［2］World Health Organization. WHO handbook for guideline development［M//OL］. Geneva：World Health Organization，2014［2021-02-12］. http：//sapps.who.intirisbitstreamhandle106651457149789241548960_eng.pdfsequence＝1.

［3］van der Zwaluw NL，van de Rest O，Tieland M，et al. The impact of protein supplementation on cognitive performance in frail elderly［J］. Eur J Nutr，2014，53：803-812.

［4］Mohajeri MH，Wittwer J，Vargas K，et al. Chronic treatment with a tryptophan-rich protein hydrolysate improves emotional processing，mental energy levels and reaction time in middle-aged women［J］. Br J Nutr，2015，113：350-365.

［5］Morris MC，Evans DA，Bienias JL，et al. Dietary fats and the risk of incident Alzheimer disease［J］. Arch Neurol，2003，60：194-200.

［6］Ruan Y，Tang J，Guo X，et al. Dietary fat intake and risk of Alzheimer's disease and dementia：a meta-analysis of cohort studies［J］. Curr Alzheimer Res，2018，15：869-876.

［7］Loef M，Walach H. The omega-6/omega-3 ratio and dementia or cognitive decline：a systematic review on human studies and biological evidence［J］. J Nutr Gerontol Geriatr，2013，32：1，1-23.

［8］Yaemsiri S，Sen S，Tinker L，et al. Trans fat，aspirin，and ischemic stroke in postmenopausal women［J］. Ann Neurol，2012，72：704-715.

［9］Prokopidis K，Giannos P，Ispoglou T，et al. Dietary fiber intake is associated with cognitive function in older adults：Data from the National Health and Nutrition Examination Survey. Am J Med，2022，135：e257-e262.

［10］Liu H，Liu Y，Shi M，et al. Meta-analysis of sugar-sweetened beverage intake and the risk of cognitive disorders. J Affect Disord，2022，313：177-185.

［11］Kalra A，Teixeira AL，Diniz BS. Association of vitamin D levels with incident all-cause dementia in longitudinal observational studies：a systematic review and meta-analysis［J］. J Prev Alzheimers Dis，2020，7：14-20.

［12］Kado DM，Karlamangla AS，Huang MH，et al. Homocysteine versus the vitamins folate，B_6，and B_{12} as predictors of cognitive function and decline in older high-functioning adults：MacArthur Studies of Successful Aging［J］. Am J Med，2005，118：161-167.

［13］Ma F，Zhou X，Li Q，et al. Effects of folic acid and vitamin B_{12}，alone and in combination on cognitive function and inflammatory factors in the elderly with mild cognitive impairment：a single-blind experimental design [J]. Curr Alzheimer Res, 2019, 16: 622-632.

[14] Ma F, Li Q, Zhou X, et al. Effects of folic acid supplementation on cognitive function and Aβ-related biomarkers in mild cognitive impairment: a randomized controlled trial [J]. Eur J Nutr, 2019, 58: 345-356.

[15] Huang L, Zhao J, Chen Y, et al. Baseline folic acid status affects the effectiveness of folic acid supplements in cognitively relevant outcomes in older adults: a systematic review [J]. Aging Ment Health, 2022, 26: 457-463.

[16] Kim H, Kim G, Jang W, et al. Association between intake of B vitamins and cognitive function in elderly Koreans with cognitive impairment [J]. Nutr J, 2014, 13: 118.

[17] Ylilauri MPT, Voutilainen S, Lönnroos E, et al. Associations of dietary choline intake with risk of incident dementia and with cognitive performance: the Kuopio ischaemic heart disease risk factor study [J]. Am J Clin Nutr, 2019, 110: 1416-1423.

[18] Poly C, Massaro JM, Seshadri S, et al. The relation of dietary choline to cognitive performance and white-matter hyperintensity in the Framingham Offspring Cohort [J]. Am J Clin Nutr, 2011, 94: 1584-1591.

[19] Sun J, Wen S, Zhou J, et al. Association between malnutrition and hyperhomocysteine in Alzheimer's disease patients and diet intervention of betaine [J]. J Clin Lab Anal, 2017, 31: e22090.

[20] Talaei M, Feng L, Yuan JM, et al. Dairy, soy, and calcium consumption and risk of cognitive Impairment: the Singapore Chinese Health Study [J]. Eur J Nutr, 2020, 59: 1541-1552.

[21] Zhang J, Cao J, Zhang Y, et al. Baseline plasma zinc and risk of first stroke in hypertensive patients: a nested case-control study [J]. Stroke, 2019, 50: 3255-3258.

[22] Aquilani R, Baiardi P, Scocchi M, et al. Normalization of zinc intake enhances neurological retrieval of patients suffering from ischemic strokes [J]. Nutr Neurosci, 2009, 12: 219-225.

[23] WHO. Effect of reduced sodium intake on cardiovascular disease, coronary heart disease and stroke [EB/OL]. (2013-04-12) [2021-10-06]. http://apps.who.int/iris/handle/10665/79322.

[24] Gao X, Cassidy A, Schwarzschild MA, et al. Habitual intake of dietary flavonoids and risk of Parkinson disease [J]. Neurology, 2012, 78: 1138-1145.

[25] 孙寿丹. 老年认知功能障碍的影响因素及蓝莓花色苷干预研究 [D]. 南宁: 广西医科大学, 2013.

[26] Whyte AR, Cheng N, Fromentin E, et al. A randomized, double-blinded, placebo-controlled study to compare the safety and efficacy of low dose enhanced wild blueberry powder and wild blueberry extract (ThinkBlue™) in maintenance of episodic and working memory in older adults [J]. Nutrients, 2018, 10: 660.

[27] Nurk E, Refsum H, Drevon CA, et al. Cognitive performance among the elderly in relation to the intake of plant foods. The Hordaland Health Study [J]. Br J Nutr, 2010, 104: 1190-1201.

[28] Kent K, Charlton K, Roodenrys S, et al. Consumption of anthocyanin-rich cherry juice for 12 weeks improves memory and cognition in older adults with mild-to-moderate dementia [J]. Eur J Nutr, 2017, 56: 333-341.

[29] Lee J, Torosyan N, Silverman DH. Examining the impact of grape consumption on brain metabolism and cognitive function in patients with mild decline in cognition: a double-blinded placebo controlled pilot study [J]. Exp Gerontol, 2017, 87: 121-128.

[30] Rita Cardoso B, Apolinário D, da Silva Bandeira V, et al. Effects of Brazil nut consumption on selenium status and cognitive performance in older adults with mild cognitive impairment: a randomized controlled pilot trial [J]. Eur J Nutr, 2016, 55: 107-116.

[31] Barbour JA, Howe PRC, Buckley JD, et al. Cerebrovascular and cognitive benefits of high-oleic peanut consumption in healthy overweight middle-aged adults [J]. Nutr Neurosci, 2017, 20: 555-562.

[32] O'Brien J, Okereke O, Devore E, et al. Long-term intake of nuts in relation to cognitive function in older women [J]. J Nutr Health Aging, 2014, 18: 496-502.

[33] Li M, Shi Z. A prospective association of nut consumption with cognitive function in Chinese adults aged

55[+] China health and nutrition survey [J]. J Nutr Health Aging, 2019, 23: 211-216.

[34] Zeng LF, Cao Y, Liang WX, et al. An exploration of the role of a fish-oriented diet in cognitive decline: a systematic review of the literature [J]. Oncotarget, 2017, 8: 39877-39895.

[35] Bechthold A, Boeing H, Schwedhelm C, et al. Food groups and risk of coronary heart disease, stroke and heart failure a systematic review and dose-response meta-analysis of prospective studies [J]. Crit Rev Food Sci Nutr, 2019, 59: 1071-1090.

[36] Kim K, Hyeon J, Lee SA, et al. Role of total, red, processed, and white meat consumption in stroke incidence and mortality: a systematic review and meta-analysis of Prospective Cohort Studies [J]. J Am Heart Assoc, 2017, 6: e005983.

[37] Wu L, Sun D. Meta-analysis of milk consumption and the risk of cognitive disorders [J]. Nutrients, 2016, 8: 824.

[38] Duff WRD, Chilibeck PD, Rooke JJ, et al. The effect of bovine colostrum supplementation in older adults during resistance training [J]. Int J Sport Nutr Exerc Metab, 2014, 24: 276-285.

[39] Suhr JA, Patterson SM, Austin AW, et al. The relation of hydration status to declarative memory and working memory in older adults [J]. J Nutr Health Aging, 2010, 14: 840-843.

[40] Liu X, Du X, Han G, et al. Association between tea consumption and risk of cognitive disorders: A dose-response meta-analysis of observational studies [J]. Oncotarget, 2017, 8: 43306-43321.

[41] Ran LS, Liu WH, Fang YY, et al. Alcohol, coffee and tea intake and the risk of cognitive deficits: a dose-response meta-analysis [J]. Epidemiol Psychiatr Sci, 2021, 30: e13.

[42] Mukamal KJ, Ascherio A, Mittleman MA, et al. Alcohol and risk for ischemic stroke in men: the role of drinking patterns and usual beverage [J]. Ann Intern Med, 2005, 142: 11-19.

[43] 杨晶莹, 肖移生, 姜劼琳, 等. 黄精丸治疗轻中度阿尔茨海默病临床研究 [J]. 中国中医药信息杂志, 2020, 27: 40-44.

[44] 秦川, 陈纪东. 火麻仁颗粒剂对阿尔茨海默病患者认知能力的改善和安全性观察 [J]. 中国妇幼健康研究, 2016, 27: 221-222.

[45] 秦川, 陈纪东. 火麻仁煎液对老年性痴呆患者的记忆改善作用 [J]. 中华临床医师杂志 (电子版), 2016, 10: 221-222.

[46] Martínez-Lapiscina EH, Clavero P, Toledo E, et al. Mediterranean diet improves cognition: the PREDIMED-NAVARRA randomised trial [J]. J Neurol Neurosurg Psychiatry, 2013, 84: 1318-1325.

[47] Berendsen AAM, Kang JH, van de Rest O, et al. The dietary approaches to stop hypertension diet, cognitive function, and cognitive decline in American older women [J]. J Am Med Dir Assoc, 2017, 18: 427-432.

[48] Berendsen AM, Kang JH, Feskens EJM, et al. Association of long-term adherence to the MIND diet with cognitive function and cognitive decline in American women [J]. J Nutr Health Aging, 2018, 22: 222-229.

[49] 刘慧媛, 周政华, 蒋与刚, 等. 天津市老年人平衡膳食模式与认知功能障碍关系研究 [J]. 营养学报, 2022, 44: 252-257.

[50] 王锋, 蒋与刚. 肠道菌群-阿尔茨海默病防治的新靶标 [J]. 生理科学进展, 2022, 53: 73-76.

[51] Saji N, Murotani K, Hisada T, et al. The association between cerebral small vessel disease and the gut microbiome: a cross-sectional analysis [J]. J Stroke Cerebrovasc Dis, 2021, 30: 105568.

[52] Kim CS, Cha L, Sim M, et al. Probiotic supplementation improves cognitive function and mood with changes in gut microbiota in community-dwelling older adults: a randomized, double-blind, placebo-controlled, multicenter trial [J]. J Gerontol A Biol Sci Med Sci, 2021, 76: 32-40.

[53] Akbari E, Asemi Z, Daneshvar KR, et al. Effect of probiotic supplementation on cognitive function and metabolic status in Alzheimer's disease: a randomized, double-blind and controlled trial [J]. Front Aging Neurosci, 2016, 8: 256.

[54] Leblhuber F, Steiner K, Schuetz B, et al. Probiotic supplementation in patients with Alzheimer's dementia - an explorative intervention study [J]. Curr Alzheimer Res, 2018, 15: 1106-1113.

［55］Asaoka D，Xiao J，Takeda T，et al. Effect of probiotic bifidobacterium breve in improving cognitive function and preventing brain atrophy in older patients with suspected mild cognitive impairment：results of a 24-week randomized，double-blind，placebo-controlled trial［J］. J Alzheimers Dis，2022，88：75-95.

［56］Den H，Dong X，Chen M，et al. Efficacy of probiotics on cognition，and biomarkers of inflammation and oxidative stress in adults with Alzheimer's disease or mild cognitive impairment - a meta-analysis of randomized controlled trials［J］. Aging，2020，12：4010-4039.

［57］Sofi F，Valecchi D，Bacci D，et al. Physical activity and risk of cognitive decline：a meta-analysis of prospective studies［J］. J Intern Med，2011，269：107-117.

［58］Bossers WJR，van der Woude LHV，Boersma F，et al. A 9-week aerobic and strength training program improves cognitive and motor function in patients with dementia：a randomized，controlled trial［J］. Am J Geriatr Psychiatry，2015，23：1106-1116.

［59］Yu L，Liu F，Nie P，et al. Systematic review and meta-analysis of randomized controlled trials assessing the impact of Baduanjin exercise on cognition and memory in patients with mild cognitive impairment［J］. Clin Rehabil，2021，35：492-505.

［60］Lo JC，Groeger JA，Cheng GH，et al. Self-reported sleep duration and cognitive performance in older adults：a systematic review and meta-analysis［J］. Sleep Med，2016，17：87-98.

［61］Ma Y，Liang L，Zheng F，et al. Association between sleep duration and cognitive decline［J］. JAMA Netw Open，2020，3：e2013573.

［62］Fan TT，Chen WH，Shi L，et al. Objective sleep duration is associated with cognitive deficits in primary insomnia：BDNF may play a role［J］. Sleep，2019，42：1-8.

［63］Yang W，Li X，Pan KY，et al. Association of life-course depression with the risk of dementia in late life：A nationwide twin study［J］. Alzheimers Dement，2021，17：1383-1390.

［64］Kuring JK，Mathias JL，Ward L. Risk of dementia in persons who have previously experienced clinically-significant depression，anxiety，or PTSD：a systematic review and meta-analysis［J］. J Affect Disord，2020，274：247-261.

［65］Santabarbara J，Lipnicki DM，Olaya B，et al. Does anxiety increase the risk of all-cause dementia? An updated meta-analysis of prospective cohort studies［J］. J Clin Med，2020，9：1-13.

［66］Petkus AJ，Reynolds CA，Wetherell JL，et al. Anxiety is associated with increased risk of dementia in older Swedish twins［J］. Alzheimers Dement，2016，12：399-406.

——原载于：营养学报，2022，44（6）：523-529

附录三　与老年认知功能相关的饮食等生活行为

1. 有利于认知功能	2. 减少认知相关疾病风险	3. 不利于认知功能	4. 增加认知相关疾病风险
推荐等级：B	推荐等级：B	推荐等级：B	推荐等级：B
坚果、深色浆果	鱼类——AD、DE、ST； 每天饮绿茶——CI、DE、ST、PD； 适量咖啡——CI、ST、PD		高盐（钠）饮食——ST
多种形式的有氧运动（结合抗阻、力量等运动）	富含高不饱和脂肪酸饮食——DE、AD		高脂（饱和脂肪酸）饮食——DE、AD 高脂（反式脂肪酸）饮食——ST
MD（地中海饮食） MIND（延缓神经退变饮食，敏得饮食）	良好心态，减少焦虑、抑郁情绪	过量饮酒（酒精＞30 g/d）	过量饮酒（酒精＞30 g/d）——CI、AD
推荐等级：C	推荐等级：C	推荐等级：C	推荐等级：C
深色蔬菜，十字花科、多品种蔬菜；全谷类；DASH（防控高血压饮食，得舒饮食）	禽类——CI、ST； 奶类——CI； 茶——AD； 咖啡——DE、AD； 补充益生菌及其制品——MCI	高添加糖饮食	高脂（SFA）饮食——CI
中华传统康养功（如太极拳、八段锦、手指运动），智力运动	补益类（黄精＋当归）；其他类（火麻仁）——AD、DE		过量饮酒（酒精＞30 g/d）——ST
优质睡眠			

注：[1] 认知相关疾病主要包括认知障碍（CI）、轻度认知障碍（MCI）、阿尔茨海默病（AD）、痴呆（DE）、脑卒中（ST）和帕金森病（PD）。

[2] 有利于老年人脑健康的饮食等生活行为要强调："遵循《中国居民膳食指南（2022）》和《中国老年人膳食指南（2022）》，做到食物多样、平衡膳食、足量饮水、摄入优质蛋白质。"

[3] 此表汇总本书 2022 年以前采集分析的相关资料数据，有待今后更多研究证实。

附录四 《中国居民膳食指南（2022）》要点

——平衡膳食八准则及核心推荐

准则一 食物多样，合理搭配

- 坚持谷类为主的平衡膳食模式。
- 每天的膳食应包括谷薯类、蔬菜水果、畜禽鱼蛋奶和豆类食物。
- 平均每天摄入 12 种以上食物，每周 25 种以上，合理搭配。
- 每天摄入谷类食物 200～300 g，其中包含全谷物和杂豆类 50～150 g；薯类 50～100 g。

准则二 吃动平衡，健康体重

- 各年龄段人群都应天天进行身体活动，保持健康体重。
- 食不过量，保持能量平衡。
- 坚持日常身体活动，每周至少进行 5 天中等强度身体活动，累计 150 分钟以上；主动身体活动最好每天 6000 步。
- 鼓励适当进行高强度有氧运动，加强抗阻运动，每周 2～3 天。
- 减少久坐时间，每小时起来动一动。

准则三 多吃蔬果、奶类、全谷、大豆

- 蔬菜水果、全谷物和奶制品是平衡膳食的重要组成部分。
- 餐餐有蔬菜，保证每天摄入不少于 300 g 的新鲜蔬菜，深色蔬菜应占 1/2。
- 天天吃水果，保证每天摄入 200～350 g 的新鲜水果，果汁不能代替鲜果。
- 吃各种各样的奶制品，摄入量相当于每天 300 ml 以上液态奶。
- 经常吃全谷物、大豆制品，适量吃坚果。

准则四 适量吃鱼、禽、蛋、瘦肉

- 鱼、禽、蛋类和瘦肉摄入要适量，平均每天 120～200 g。
- 每周最好吃鱼 2 次或 300～500 g，蛋类 300～350 g，畜禽肉 300～500 g。
- 少吃深加工肉制品。
- 鸡蛋营养丰富，吃鸡蛋不弃蛋黄。
- 优先选择鱼，少吃肥肉、烟熏和腌制肉制品。

准则五 少盐少油，控糖限酒

- 培养清淡饮食习惯，少吃高盐和油炸食品。成年人每天摄入食盐不超过 5 g，烹调油 25～30 g。
- 控制添加糖的摄入量，每天不超过 50 g，最好控制在 25 g 以下。

- 反式脂肪酸每天摄入量不超过 2 g。
- 不喝或少喝含糖饮料。
- 儿童青少年、孕妇、乳母以及慢性病患者不应饮酒。成年人如饮酒，一天饮用的酒精量不超过 15 g。

准则六 规律进餐，足量饮水

- 合理安排一日三餐，定时定量，不漏餐，每天吃早餐。
- 规律进餐、饮食适度，不暴饮暴食、不偏食挑食、不过度节食。
- 足量饮水，少量多次。在温和气候条件下，低身体活动水平成年男性每天喝水 1700 ml，成年女性每天喝水 1500 ml。
- 推荐喝白水或茶水，少喝或不喝含糖饮料，不用饮料代替白水。

准则七 会烹会选，会看标签

- 在生命的各个阶段都应做好健康膳食规划。
- 认识食物，选择新鲜的、营养素密度高的食物。
- 学会阅读食品标签，合理选择预包装食品。
- 学习烹饪、传承传统饮食，享受食物天然美味。
- 在外就餐，不忘适量与平衡。

准则八 公筷分餐，杜绝浪费

- 选择新鲜卫生的食物，不食用野生动物。
- 食物制备生熟分开，熟食二次加热要热透。
- 讲究卫生，从分餐公筷做起。
- 珍惜食物，按需备餐，提倡分餐不浪费。
- 做可持续食物系统发展的践行者。

附录五 《中国老年人膳食指南（2022）》要点

本指南适用于年龄在 65 岁及以上的老年人，分为 65～79 岁的一般老年人和 80 岁及以上的高龄老年人两部分。两个指南是在一般人群膳食指南基础上，针对老年人特点的补充建议。

进入老龄阶段，人的生活环境、社会交往范围出现了较大的变化，特别是身心功能出现不同程度的衰退，如咀嚼和消化能力下降，视觉、嗅觉、味觉反应迟缓等。这些变化会增加一般老年人患营养不良的风险，减弱抵抗疾病的能力。良好的膳食营养有助于维护老年人身体功能，保持身心健康状态。因此，有必要全面、深入认识老年期的各种变化，为老年人提出有针对性的膳食营养指导和建议。

多数高龄老年人身体各个系统功能显著衰退，常患多种慢性病，生活自理能力和心理调节能力显著下降，营养不良发生率高，需要他人照护，在营养方面有更加多样复杂的要求，需要专业、精细、个体化的膳食指导。

（一）一般老年人膳食指南

随着年龄增加，尤其是超过 65 岁，衰老的特征比较明显地表现出来。生理上的变化主要体现在代谢能力下降，呼吸功能衰退，心脑功能衰退，视觉和听觉及味觉等感官反应迟钝，肌肉衰减等。这些变化会影响老年人摄取、消化食物和吸收营养物质的能力，使他们容易出现蛋白质、微量营养素摄入不足，产生消瘦、贫血等问题，降低了身体的抵抗能力，增加罹患疾病的风险。

在一般成年人平衡膳食的基础上，应为老年人提供更加丰富多样的食物，特别是易于消化吸收、利用，且富含优质蛋白质的动物性食物和大豆类制品。老年人应积极主动参与家庭和社会活动，积极与人交流；尽可能多与家人或朋友一起进餐，享受食物美味，体验快乐生活。老年人应积极进行身体活动，特别是户外活动，更多地呼吸新鲜空气、接受阳光，促进体内维生素 D 合成，延缓骨质疏松和肌肉衰减的进程。需要关注老年人的体重变化，定期测量；用身体质量指数评判，适宜范围在 $20.0～26.9 \ kg/m^2$。不要求偏胖的老年人快速降低体重，而是应维持在一个比较稳定的范围内。在没有主动采取措施减重的情况下出现体重明显下降时，要主动去做营养和医学咨询。老年人应定期到正规的医疗机构进行体检，做营养状况测评，并以此为依据，合理选择食物、预防营养缺乏、主动健康，快乐生活。

核心推荐：
- 食物品种丰富，动物性食物充足，常吃大豆制品。
- 鼓励共同进餐，保持良好食欲，享受食物美味。
- 积极户外活动，延缓肌肉衰减，保持适宜体重。
- 定期健康体检，测评营养状况，预防营养缺乏。

（二）高龄老年人膳食指南

高龄、衰弱老年人往往存在进食受限，味觉、嗅觉、消化吸收能力降低，营养摄入不足。因此需要能量和营养密度高、品种多样的食物，多吃鱼、畜禽肉、蛋类、奶制品及大豆类等营养价值和生物利用率高的食物，同时配以适量的蔬菜和水果。精细烹制，口感丰富美味，食物质地细软，适应老年人的咀嚼、吞咽能力。根据具体情况，采取多种措施鼓励进食，减少不必要的食物限制。体重丢失是营养不良和老年人健康状况恶化的征兆信号，增加患病、衰弱和失能的风险。老年人要经常监测体重，对于体重过轻（BMI ＜ 20 kg/m^2）或近期体重明显下降的老年人，应进行医学营养评估，及早查明原因，从膳食上采取措施进行干预。如膳食摄入不足目标量的 80%，应在医生和临床营养师指导下，适时合理补充营养，如特医食品、强化食品和营养素补充剂，以改善营养状况，提高生活质量。高龄、衰弱老年人需要坚持身体和益智活动，动则有益，维护身心健康，延缓身体功能的衰退。

核心推荐：

- 食物多样，鼓励多种方式进食。
- 选择质地细软、能量和营养素密度高的食物。
- 多吃鱼禽肉蛋奶和豆，适量蔬菜配水果。
- 关注体重丢失，定期营养筛查评估，预防营养不良。
- 适时合理补充营养，提高生活质量。
- 坚持健身与益智活动，促进身心健康。